DIAGNOSTIC ET TRAITEMENT

DE LA

BLENNORRAGIE

CHEZ

L'HOMME ET CHEZ LA FEMME

DIAGNOSTIC ET TRAITEMENT

DE LA

BLENNORRAGIE

CHEZ

L'HOMME ET CHEZ LA FEMME

PAR

Le Dr Jules JANET

MASSON & Cie, ÉDITEURS
LIBRAIRIE DE L'ACADÉMIE DE MÉDECINE
120, BOULD SAINT-GERMAIN, PARIS VIe
1929

PRÉFACE

La blennorragie, par cela même qu'elle est une des maladies les plus fréquentes, a toujours été vouée à l'exploitation des empiriques et des charlatans, d'autant plus que beaucoup de malades atteints de cette affection, par timidité et par crainte de dévoiler leur maladie, dite honteuse ou secrète, n'osent pas demander secours à leur médecin habituel et deviennent des proies faciles pour ce genre de commerçants. Il est de notre devoir de mettre en garde les jeunes gens contre les grands dangers qu'ils courent, en se lançant dans cette voie néfaste.

Mais si le charlatan urinaire constitue un gros danger social, dont la monographie, je devrais plutôt dire le réquisitoire, n'a pas encore été établi, nous devons aussi nous méfier d'erreurs scientifiques momentanées, énoncées de la meilleure foi du monde et pourtant formidablement dangereuses pour les individus et même pour la race tout entière.

Les cautérisations excessives de la muqueuse urétrale, dans un état trop aigu pour les supporter, ont multiplié, à une certaine époque et dans certains pays, les rétrécissements urétraux dans une proportion invraisemblable. Certaines méthodes, dites modernes, trop brutales et intempestives, manquant d'opportunisme, provoquent à foison les épididymites et conduisent à la stérilité un grand nombre d'individus qui, abandonnés à eux-mêmes, sans aucun traitement, auraient eu beaucoup plus de chances de s'en tirer indemnes. N'est-il pas regrettable de voir que la science, honnête mais mal desservie, peut devenir un facteur important de la dépopulation de notre pays?

Un des grands dangers de la spécialité mal comprise, c'est la tendance qu'ont trop souvent les médecins à se créer deux ou trois types d affections dans lesquels tout doit rentrer. De là ces traitements stéréotypés qui ne tiennent aucun compte de l'individualisme, pourtant si grand, des affections urinaires.

On ordonne à tort et à travers : l'urotropine, le bicarbonate de soude, les massages de la prostate, les dilatations et l'on estime avoir fait œuvre de spécialiste : ce sont des procédés classiques, habituels, ils doivent donc être bons. Non, ils ne sont pas bons dans tous les cas, c'est l'opportunité de leur application qui fait qu'ils ont une action favorable. Ils peuvent faire autant de mal qu'ils sont susceptibles de faire de bien.

Je chercherai, dans ce travail, à individualiser au maximum tous les cas qui peuvent se présenter à nous jusque dans leurs variétés les plus fines, de manière à nous permettre d'opposer judicieusement à chacun d'eux l'arme qui lui convient.

Il est évident que tout le monde a de mauvais cas, tout le monde fait des erreurs, tout le monde a des accidents de traitement. Il n'y a que ceux qui ne font rien qui ne font pas de mal, mais il faut se rappeler qu'ils ne font pas de bien non plus.

Il faut évidemment faire le moins d'erreurs possible, en se souvenant qu'il est souvent plus facile de reconnaître les erreurs des autres que les siennes. Il faut avoir de la suite dans les idées. Il ne faut pas changer de méthode à tout instant devant un semblant d'insuccès. Il ne faut pas se laisser influencer par l'impatience des malades qui nous pousse à aller toujours plus fort, toujours plus loin, dans leur hâte d'être guéris. Il faut accorder à la méthode utilisée quelques jours de piétinement sur place, avant de la remplacer par une autre.

Si, avec cela, on est bien assis sur son diagnostic et si on le tient à jour à tout moment, on a des chances d'obtenir de belles guérisons avec un minimum de casse.

Pour se rendre compte des résultats obtenus, il faut, avant tout, qu'ils soient à peu près comparables. Une méthode, qui guérit facilement une cinquième chaudepisse, pourra être impuissante contre une première. Ceci explique le moment d'enthousiasme et la rapide désillusion consécutive qui accompagnent si souvent les nouvelles panacées proposées contre la chaudepisse.

Il est également important de savoir que les méthodes de traitement employées, si diverses suivant les spécialistes et suivant les pays, impriment à la blennorragie des caractères cliniques différents : l'évolution de la maladie, le sort ultérieur des malades diffèrent profondément, suivant les méthodes employées.

Connaître l'histoire de la chaudepisse en général ne suffit pas, il faut encore savoir que cette histoire varie suivant les traitements employés par les différents spécialistes.

A l'état normal, l'épithélium cylindrique à trois couches de l'urètre est éminemment phagocytaire; tous les microbes, qui pullulent à leur aise sur l'épithélium plat et sans défense de la fosse naviculaire, sont instantanément foudroyés s'ils osent s'aventurer plus profondément dans l'urètre. C'est grâce à ce procédé de défense que tous les canaux de l'organisme, des plus gros, tels que l'œsophage et l'utérus, jusqu'aux plus petits, tels que les glandes sudoripares, sont protégés contre l'invasion des microbes venant du dehors.

Malheureusement cette précieuse faculté ne s'exerce que contre les microbes dits banaux qui peuplent l'entrée de nos orifices naturels; elle est impuissante à arrêter la progression des microbes dits pathogènes, tels que le gonocoque, le staphylocoque et quelques autres microbes moins bien connus.

La pénétration du gonocoque par les orifices naturels de l'homme et de la femme et sa prolifération dans la profondeur des canaux et organes correspondants, parfois même de tout l'organisme, constitue la blennorragie ou gonococcie.

Peut-on résumer en quelques mots l'évolution et les conséquences de cette affection? Il me semble que nous pouvons le faire de la façon suivante, en prenant l'urètre pour exemple :

Le gonocoque envahit un urètre normal, il y crée des désordres anatomiques plus ou moins profonds, suivant qu'on l'a laissé plus ou moins exercer ses ravages. Oserons-nous ajouter que quelquefois des traitements intempestifs, bien intentionnés, mais mal proportionnés, ajoutent encore quelque chose à ces ravages. *L'urètre sort de cette aventure, comme nos départements envahis, débarrassé de ses ennemis, mais parsemé de ruines, dont quelques-unes sont irréparables.*

Les désordres anatomiques, qui persistent après la disparition des gonocoques, laissent l'urètre dans un état manifeste d'infériorité à deux points de vue : *Premièrement au point de vue de sa résistance à l'action irritante du passage de l'urine et secondement au point de vue de sa résistance aux infections secondaires.* Cette double défaillance entraîne à sa suite les accidents dits post-gonococciques : *urétrites simples, infectieuses, chroniques.*

Enfin les gonocoques peuvent fort bien se cramponner dans leurs gîtes et y persister malgré les apparences d'une fausse guérison : *c'est la blennorragie chronique ou gonococcie chronique.*

L'art du spécialiste consistera à débarrasser son malade de ses gonocoques dans le temps le plus court possible, en réduisant au minimum les chances d'accidents consécutifs.

Pour arriver à ce résultat, il devra avant tout établir un bon diagnostic. Il n'y a, du reste, pas lieu de se presser outre mesure à cet égard ; le diagnostic se complète et se parfait en cours de traitement, chaque jour amène une clarté nouvelle.

En tout cas, les procédés utilisés pour le diagnostic ne doivent jamais nuire au malade. Dans ce cas, il vaudrait mieux y renoncer. Que l'on fasse courir quelques risques à un malade dans un but de traitement, cela est encore excusable, mais, par contre, tout à fait inacceptable, quand il s'agit simplement d'établir un diagnostic. *La fameuse devise : « primo non nocere » doit être toujours présente à l'esprit du médecin pendant qu'il examine un malade :* Cathétériser un malade dont l'urètre antérieur seul est infecté, au risque d'infecter son urètre postérieur, faire saigner un urètre infecté, sous prétexte d'apprécier son calibre, le traumatiser par l'introduction d'instruments qui le forcent, tels que les endoscopes ou par des massages intempestifs, le presser d'une façon indue, pour en extraire sa sécrétion : telles sont les fautes qu'il ne faut pas commettre, si l'on ne veut pas transformer en blennorragies compliquées toutes les blennorragies simples qui se confient à nos soins.

Le traitement lui aussi doit être aussi doux et aussi prudent que possible ; il n'y a aucun avantage à brutaliser les urètres, à les cambrioler, comme disait le regretté Escat. On n'a pas idée de l'importance que peuvent avoir pour un pays ces mauvaises méthodes de diagnostic et de traitement. Comme je le disais plus haut, des générations entières ont payé par des rétrécissements les erreurs de thérapeutique régnantes, d'autres ont vu et voient encore aujourd'hui une proportion inquiétante d'hommes et de femmes stérilisés par des complications génitales qu'un traitement plus logique aurait pu éviter.

On peut, en effet, apprécier la valeur d'un spécialiste au nombre des épididymites qui se manifestent dans sa clientèle.

Les progrès constants de notre spécialité ont mis entre nos mains des instruments de plus en plus nombreux. L'art du spécialiste ne consiste pas à les utiliser à tort et à travers, pour paraître très moderne; il consiste, au contraire, à ne s'en servir qu'avec la plus grande circonspection. *Connaître exactement l'opportunité de l'emploi de nos différentes armes, tout est là dans notre spécialité.*

C'est par l'éducation simultanée des malades et des médecins que l'on arrivera à combattre d'une façon efficace ce dangereux fléau qu'est la blennorragie.

***

La blennorragie de l'homme et de la femme, malgré son énorme diffusion, est certainement la maladie la plus mal connue des médecins et la plus mal traitée par la plupart d'entre eux. Le but de ce livre est de condenser en quelques pages le résultat de l'expérience que j'ai pu acquérir dans le traitement de cette affection dont je m'occupe d'une façon presque exclusive depuis bien des années.

Je m'estimerai heureux si quelques-uns de mes confrères veulent profiter de cette expérience et me suivre dans cette voie. Quelques blennorragies bien traitées représentent un important contingent de naissances, dont la France a plus que jamais besoin. Faisons la guerre au gonocoque, son importance au point de vue social est au moins égale à celle du spirochète et du bacille de Koch. Son action stérilisante sur l'homme et surtout sur la femme en fait un des principaux agents de la dépopulation.

On a le grand tort de considérer la blennorragie comme une maladie bénigne, par laquelle tout le monde doit passer; on oublie trop les redoutables complications auxquelles elle peut conduire, qui empoisonnent bien des existences et qui trop souvent en suppriment. *L'homme méprise la chaudepisse parce qu'elle ne tue que la femme*, mais elle tue des hommes aussi, soit directement par gonococcémie, soit plus tard par le fait des complications urinaires qu'elle provoque. Pour la femme, ses méfaits ne se comptent pas. Les trois quarts des affections gynécologiques en proviennent. De graves complications immédiates, plus tard la vie sur la chaise longue, plus tard encore l'extirpation des annexes malades, la stérilité, quelquefois la mort, tel est l'avenir de bien des femmes infectées, si elles ne reçoivent pas les soins nécessaires au début de leur maladie.

Une bonne thérapeutique peut éclaircir ce sombre tableau : bien traitée, surtout traitée aussi tôt que possible, la blennorragie peut devenir l'affection relativement bénigne dont parlent les jeunes gens ; mais pour mener à bien cette thérapeutique efficace, il faut connaître à fond le gonocoque et ses habitats, le poursuivre avec ardeur et constance, comme un bon chasseur en quête de gibier, et n'abandonner la lutte que quand on peut jurer que le dernier microbe a enfin mordu la poussière.

Pourquoi les médecins connaissent-ils si mal la blennorragie? Pour deux raisons : la première c'est qu'ils n'ont jamais appris à la connaître, la seconde c'est que, pour la plupart, ils n'ont pas de microscope. Ils avouent, du reste, leur ignorance relativement à la chaudepisse, ils disent volontiers ne la connaître que par celle qu'ils ont eue et qu'ils ont en général bien mal soignée.

La blennorragie est traitée en parent pauvre par les spécialités auxquelles elle semble avoir le droit de se rattacher : les vénéréologues la répudient de plus en plus et la renvoient aux urologues, ceux-ci, aujourd'hui lancés dans la grande chirurgie et oublieux de la petite chirurgie urinaire, qui est pourtant la base de leur spécialité, la méprisent et s'en débarrassent sur des aides inexpérimentés, qui n'y prennent aucun intérêt. Ainsi abandonnée de tous, elle n'est l'objet d'aucun enseignement sérieux, les services hospitaliers qui la concernent sont rudimentaires. Et pourtant il est peu de maladies aussi variées et aussi complexes, peu de maladies nécessitant des connaissances aussi diverses : pour devenir un bon chasseur de gonocoques, il faut être à la fois vénéréologue, urologue, gynécologue et bactériologue. C'est probablement à ce caractère amphibie que la blennorragie doit son discrédit actuel.

La seconde raison de l'ignorance des médecins au point de vue de cette affection, c'est qu'ils sont pour la plupart réfractaires à l'usage du microscope ; or, le diagnostic et le traitement de la chaudepisse sont absolument impraticables sans le secours de cet instrument. Un médecin qui soigne une blennorragie sans microscope ressemble pour moi à un médecin sourd qui voudrait traiter une pleurésie ou à un médecin aveugle qui voudrait faire de l'ophtalmologie. Et, ce qui est plus grave, c'est que la plupart de nos confrères semblent totalement ignorer cette particularité et se mêlent de faire des diagnostics et des traitements de chaudepisses, sans se rendre compte qu'il leur manque le sens indispensable pour ce genre de travail. Si je leur demandais de faire un diagnostic d'affection pulmonaire, sans ausculter le malade, ils me traiteraient de fou et pourtant ils se prennent au sérieux, quand ils traitent un blennorragique ou quand ils pratiquent un examen sanitaire chez l'homme ou chez la femme, sans avoir sous la main le microscope indispensable.

Les résultats de cette inconséquence sont désastreux et peu à l'honneur du corps médical : des balanites sont prises pour des chaudepisses, des malades, indemnes de tout gonocoque, sont traités pendant de longs mois comme s'ils en avaient ; d'autres, qui en ont encore, sont déclarés parfaitement guéris et renvoyés à leurs amours (pauvres amours !) ; réciproquement des femmes, qui viennent de donner manifestement la chaudepisse, sont déclarées fraîches comme l'œil et au-dessus de tout soupçon. C'est une véritable pétaudière.

Qu'on ne me dise pas que l'on substitue au microscope absent des analyses faites par d'éminents chefs de laboratoire. Non, ceci ne remplace pas cela. La préparation que l'on fait analyser dans ces conditions est, en général, mal recueillie : ou bien elle est trop épaisse, ou bien la lame a été appliquée contre le méat, ou elle a récolté tous les microbes de la création, ou bien la sécrétion a été trop écrasée par frottement, ou bien encore elle est aplatie entre deux lames auxquelles elle s'accole, en devenant impossible à examiner.

La réponse de l'analyseur vaut ce que valent les préparations qu'on lui adresse, c'est-à-dire rien du tout, elle ne peut que lancer le médecin sur une fausse piste. Il est curieux de voir qu'en pareil cas la réponse du laboratoire donne presque toujours un résultat positif. Ce phénomène est facile à expliquer : la crainte des conséquences possibles d'une erreur de diagnostic, relativement à la présence du gonocoque, pousse les analyseurs à le dénoncer dans tous les cas douteux, pour ne pas endosser la responsabilité d'une contagion, s'ils donnaient au malade sa patente nette. J'ai constaté maintes fois, dans les analyses ainsi faites, que n'importe quel microbe rond est déclaré gonocoque. Allez donc vous tirer d'un traitement de chaudepisse avec des données aussi fantaisistes. Je parle, bien entendu, des analyseurs d'occasion et non de nos bons laboratoires.

Du reste, la déduction thérapeutique de l'analyse doit être immédiate; il serait absolument impossible de conduire un traitement d'une façon sérieuse, s'il fallait attendre vingt-quatre ou quarante-huit heures le résultat des examens de chaque préparation.

Rien ne peut remplacer l'analyse faite par le médecin lui-même, immédiatement avant de prendre une décision thérapeutique et aussi souvent que le besoin s'en fait sentir.

Le traitement de la blennorragie chez l'homme et chez la femme constitue pour le médecin une véritable mine presque inexplorée. L'ennemi est tenace et puissant, il nous faut des renforts pour lutter contre lui, si nous voulons l'empêcher de faire de nouveaux progrès; si les médecins étaient mieux renseignés sur ses mœurs et mieux armés contre lui, le succès ne serait pas douteux et l'ignoble blennorragie, plaie des temps modernes, cesserait bientôt d'exercer ses ravages sur la natalité.

Peu de maladies ont donné lieu à autant de tentatives thérapeutiques que la blennorragie. Il n'est pas de jour, où l'on ne trouve, dans les journaux médicaux, un nouveau remède souverain pour la guérir. Ces procédés s'évanouissent du reste aussi vite qu'ils sont nés et ne laissent que peu de souvenir de leur passage, même dans l'esprit de leurs inventeurs.

J'atteindrai mon but, en écrivant ce livre, si j'arrive à faire comprendre que le problème du traitement de la blennorragie ne consiste pas à trouver un nouveau spécifique meilleur que ceux que nous connaissons. L'agent employé n'est qu'une arme qui ne vaut que par celui qui l'emploie, comme un bistouri entre les mains d'un chirurgien. Un bon chasseur tue son perdreau avec un mauvais fusil, une arme du bon faiseur entre les mains d'une mazette ne tue rien du tout. Soyons bons chasseurs, connaissons à fond les caractères, les mœurs et les habitats de notre gibier, pourchassons-le dans tous ses repaires, détruisons par le feu ou par le fer ceux que nous ne pouvons atteindre et nous ferons de la bonne besogne, quelle que soit l'arme que nous ayons en mains.

Bien entendu, cette arme n'est pas quelconque, l'agent employé doit être antiseptique, pénétrant, non caustique et non irritant ; il ne doit pas provoquer de réaction suppurative, favorable au développement des gonocoques épargnés ; il ne doit exercer aucune action destructive sur le fragile épithélium urétral. Toutes ces qualités ne se trouvent guère réunies aujourd'hui que dans trois substances : le permanganate de potasse, l'argyrol et l'oxycyanure de mercure. Les autres antiseptiques couramment employés contre le gonocoque : le nitrate d'argent, le protargol, l'albargine et autres sels d'argent, l'acide phénique, l'acide picrique, le sublimé, etc., sont parfaitement aptes à tuer les gonocoques ; mais leurs propriétés, plus ou moins irritantes, caustiques ou nécrosantes, doivent les faire rejeter.

Les Américains ont proposé contre le gonocoque des substances antiseptiques colorantes, la gonacrine ou acriflavine et plus récemment le mercurochrome. L'idée est juste, car il est à remarquer que les meilleurs agents contre le gonocoque sont précisément des substances fortement tachantes telles que le permanganate de potasse, le bleu de méthylène, l'acide picrique, l'argyrol.

Ce qui doit surtout présider au choix de notre antiseptique, c'est la considération suivante :

Nous devons toujours avoir présent à l'esprit, quand nous traitons un urètre, que son épithélium cylindrique est la barrière établie par la nature pour empêcher la pénétration des infections banales, que cet épithélium est éminemment phagocytaire, que tout microbe vulgaire qui tombe à sa surface est instantanément annihilé. Nous devons donc éviter à tout prix de léser cet épithélium et de provoquer son remplacement par de mauvaises cellules plates, accessibles à tout microbe pendant toute la vie du malade. N'estropions pas les gens sous le prétexte de les soigner.

Les récents travaux sur le traitement de la blennorragie par les vaccins gonococciques ont pu faire croire un instant qu'une nouvelle ère s'ouvrait pour cette thérapeutique et que nos vieilles méthodes de traitement local, si laborieusement établies, allaient être reléguées au rang des accessoires démodés. Il n'en était malheureusement rien ; le présent n'a pas encore fait table rase du passé et les vieux lavages semblent devoir, pendant quelque temps encore, constituer notre seule arme sérieuse contre le gonocoque.

En résumé, le traitement de la blennorragie consiste à pourchasser le gonocoque avec des lavages de permanganate de potasse, d'argyrol ou d'oxycyanure de mercure dans tous ses foyers et rien que dans ses foyers et à détruire chirurgicalement les repaires que les lavages ne peuvent atteindre.

Le Dr PERRIN (354) résume de la façon suivante nos devoirs envers les blennorragiques : « Détruire le gonocoque dans le plus bref délai possible, en s'efforçant de ne pas faire plus de dégâts que lui. »

Je lis dans plusieurs publications récentes [CARLE (54 et 57), RENAUD (364), HOGGE (184)] que la méthode que j'ai proposée a donné d'excellents résultats entre mes mains, mais que, dans d'autres mains, elle n'a donné que des déboires. Cela tient peut-être à ce que les courts articles que j'ai publiés jusqu'à présent sur ce sujet n'ont donné à ceux qui ont bien voulu me suivre dans cette voie que des indications insuffisantes : les doses fortes de permanganate que j'avais indiquées au début, acceptables pour les traitements abortifs, ont été généralisées à n'importe quelle période de la chaudepisse, sans tenir compte de la loi que j'avais établie, d'après laquelle *la dose doit toujours être inversement proportionnelle au degré de l'inflammation.*

Seul un livre pouvait me permettre d'envisager tous les cas et de faire profiter mes confrères de ma longue expérience personnelle.

J'ai tardé à le publier, pour rendre cette expérience aussi complète que possible ; j'ose espérer que ceux qui voudront bien le lire n'auront pas de peine à obtenir d'aussi beaux résultats que les miens.

LA BLENNORRAGIE

PREMIÈRE PARTIE

CONSIDÉRATIONS GÉNÉRALES SUR LA BLENNORRAGIE

CHAPITRE PREMIER

MATÉRIEL

Il est nécessaire de se créer, soit dans son cabinet de consultation, soit, mieux, dans une pièce spéciale, une salle de traitement qui comportera les meubles et appareils suivants :

1° *Une table d'examen et de traitement.*

Cette table (*fig.* 1), de 1^{m},70 de long et de 0^{m},66 de large, doit avoir une hauteur proportionnée à la taille de l'opérateur dont l'avant-bras doit être à peu près horizontal dans la position de lavage. Il est intéressant de disposer de la plus grande hauteur possible, pour faciliter l'examen des femmes qui se fait au bout de la table.

Le plateau doit présenter deux panneaux mobiles : le premier forme têtière, il reste d'habitude soulevé pour remplir ce rôle, mais il faut pouvoir l'abaisser à l'horizontale, pour examiner les malades à plat, pour les étendre en cas de syncope et pour faire les piqûres intra-musculaires dans la position couchée ; le second, beaucoup plus grand, se relève pour servir de dossier à l'autre extrémité de la table qui se trouve ainsi transformée en fauteuil à speculum (*fig.* 2). Le dernier panneau sur lequel les femmes s'assoient doit être fixe, il présente sur son bord libre une large échancrure de 0^{m},16 de profondeur et de 0^{m},10 de largeur qui servira à l'écoulement du liquide de lavage dans un récipient à glissière dissimulé sous ce panneau. Ce récipient se vide par un gros tube de caoutchouc dans un seau placé sous la table.

Deux porte-jambes en croissants complètent l'installation de ce lit pour l'examen et le traitement des femmes. Ils sont mobiles et ne sont mis en place qu'au moment de l'usage. Entre temps, ils sont déposés dans le plateau de la table qui est planchéié dans ce but.

Deux supports de pieds sont, en outre, fixés aux pieds de de-

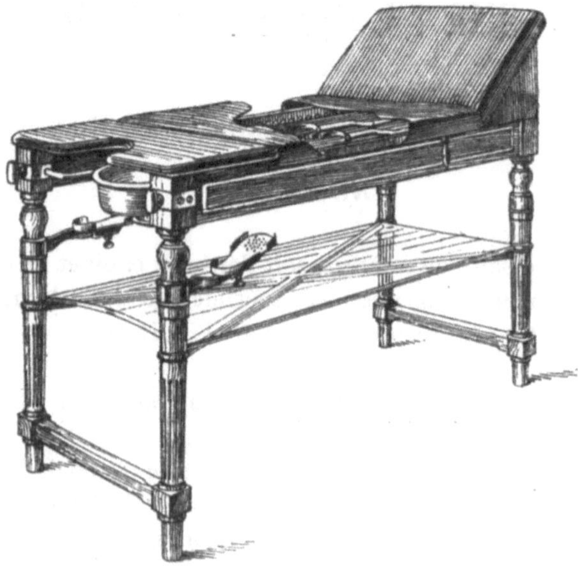

Fig. 1. — Table disposée pour l'examen et le traitement des hommes.

vant de la table. Ils sont destinés à l'examen des malades, hommes ou femmes, dans la position assise, pour les endoscopies par exemple.

Il existe de ces tables dont le panneau central est évidé de manière à laisser écouler les lavages au-dessous dans un récipient approprié. C'est un dispositif qui a bien des avantages, surtout dans les cliniques ; je l'ai volontiers utilisé dans les hôpitaux militaires. Je lui reproche de ne pas permettre d'étendre sur toute la table une grande serviette renouvelée pour chaque malade, attention à laquelle ils sont en général très sensibles.

Pour conserver cet avantage, j'ai préféré renoncer à ce dispositif et le remplacer par un bassin ovale en tôle émaillée placé entre les jambes du malade, où il reçoit le lavage. Entre temps, il baigne constamment dans une auge remplie d'eau fréquemment renouvelée.

La table peut être en bois ou en métal; sa surface peut être

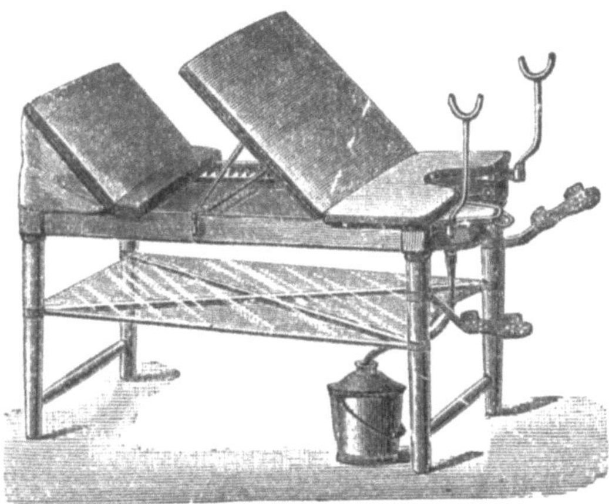

FIG. 2. — Table disposée pour l'examen et le traitement des femmes.

nue, mais il semble préférable de la faire rembourrer et recouvrir de moleskine, sauf le panneau qui sert de siège au fauteuil à speculum qui doit être en lave émaillée (Haran constructeur).

Il ne faut pas du reste exagérer l'importance de ces détails, une bonne table solide en bois ripoliné est parfaitement suffisante et peut être établie par n'importe quel menuisier.

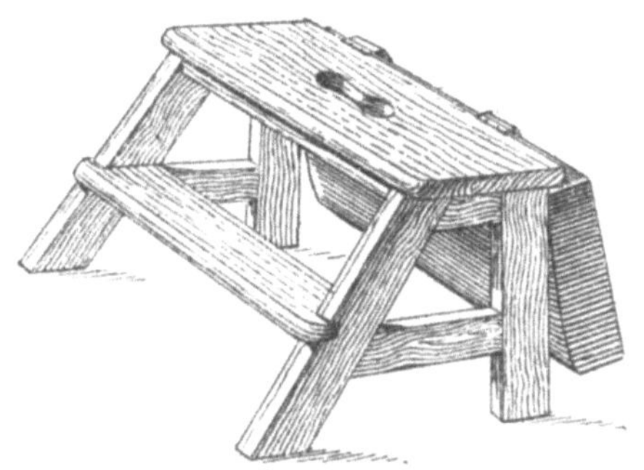

FIG. 3. — Escabeau-siège.

2° *Un escabeau-siège et un tabouret.*

Un escabeau placé au bout du lit complète l'installation du fauteuil à speculum. J'ai adopté pour cet usage un petit escabeau à deux marches qui sert aux malades pour monter sur la table et qui me sert ensuite de siège, en rabattant sur sa marche supérieure un panneau moleskiné qui y est fixé par deux charnières de paravent (*fig.* 3). La hauteur de cet escabeau doit être

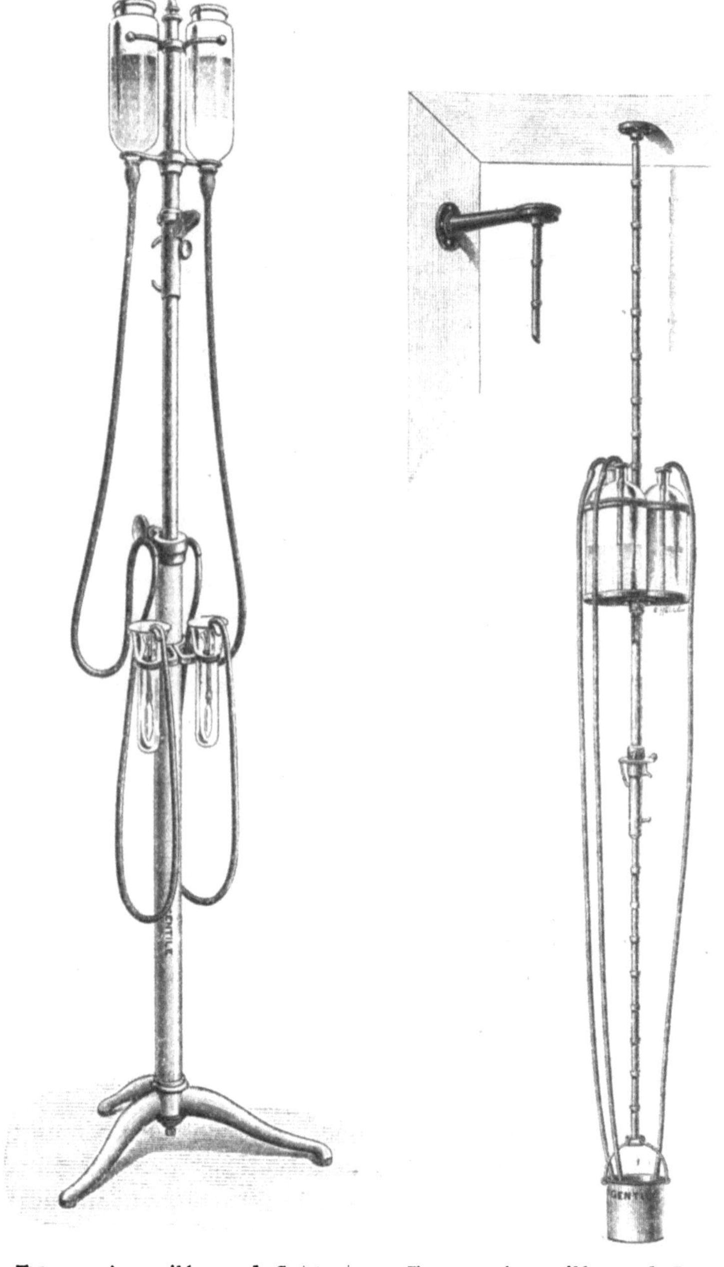

Fig. 4. — Appareil laveur de Gentile.

Fig. 5. — Appareil laveur de Janet.

naturellement proportionnée à la taille de l'opérateur et le mettre dans de bonnes conditions pour l'examen des femmes et l'endoscopie. Un tabouret à vis et à tige flexible, comme celui qu'utilisent les dentistes, se met à la droite de la table et permet au médecin de faire les lavages dans la position assise.

3° *Un appareil à lavages.*

Cet appareil comporte un laveur pouvant être élevé suivant les besoins à des hauteurs différentes. Il peut être utile de posséder un appareil à deux laveurs, mais ce n'est pas indispensable.

Le laveur peut consister en un simple flacon de un litre dans la tubulure duquel s'engage la petite branche d'un siphon, ou bien en un flacon à tubulure inférieure d'où part le tube de caoutchouc destiné à l'écoulement du liquide. Il est évident qu'un simple bock en tôle émaillée peut parfaitement faire l'affaire, mais il a l'inconvénient de ne pas permettre de surveiller l'écoulement du liquide. Pour moi, j'ai donné la préférence à la simple bouteille siphonée par en haut. Elle évite le couvercle des appareils à tubulure inférieure, le transvasement de liquide que ceux-ci nécessitent et les inondations auxquelles ils exposent, en cas de chute du tube de caoutchouc.

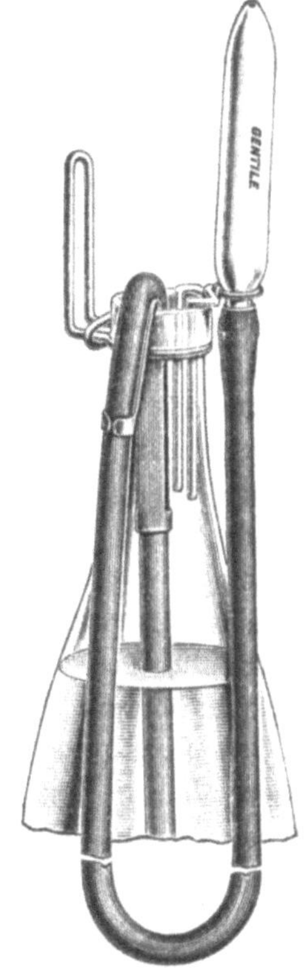

Fig. 6. — Collet porte-bouteille Janet, avec ou sans porte-canule.

Le mécanisme élévateur du laveur doit lui permettre de s'élever à volonté de 5 en 5 centimètres, ou progressivement, depuis le niveau de la table jusqu'à $1^m,50$ au-dessus de ce niveau (hauteur maxima qu'il faut, du reste, éviter d'utiliser).

Il existe dans le commerce plusieurs modèles de ces appareils, fixés au sol ou mieux suspendus au plafond, tels que l'appareil laveur de M. Gentile à élévation pneumatique progressive (*fig.* 4), et celui dont je me sers et que j'ai fait construire par M. Gentile, qui utilise le siphonage (*fig.* 5), (490).

Une simple poulie et une corde à nœuds judicieusement espacés, soutenant un bock en tôle émaillée ou un litre muni d'un siphon peuvent parfaitement les remplacer. J'ai fait construire par M. Gentile un collet très pratique pour suspendre ainsi n'importe quelle bouteille. Il est facile d'adapter à ce collet une pince qui sert à immobiliser la canule pendant le transport de ce récipient. Je propose ce dispositif pour les autolavages des dispensaires (page 474), (*fig.* 6).

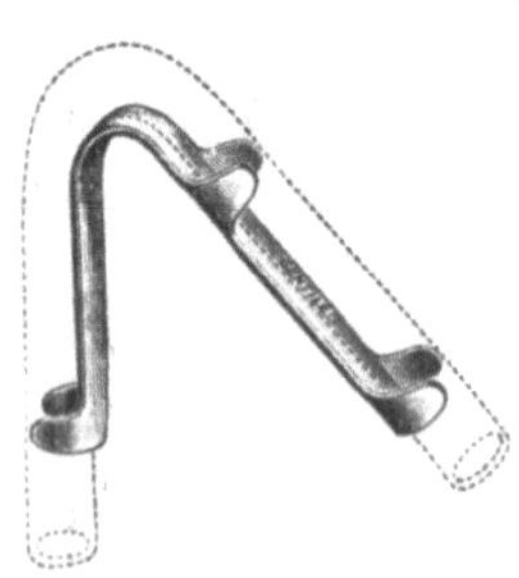

FIG. 7. — Gouttière en U pour siphon.

Le tube du laveur doit avoir 1 centimètre de diamètre extérieur et une longueur appropriée à la distance de la table. Si on utilise le système du siphonage, il faut lui donner une longueur un peu plus grande qu'il ne conviendrait, car il fait ainsi, en contre-bas de la canule, un arc de cercle capable de retenir assez de liquide, pour obtenir, par redressement du tube, l'amorçage de l'appareil, pour le lavage suivant.

La coudure du siphon est assurée par une gouttière métallique en U (*fig.* 7), ou mieux par un tube métallique argenté à coudure que j'ai fait faire par M. Gentile. Il plonge jusqu'au fond du récipient et porte, d'autre part, un téton, pour y fixer le tube de caoutchouc. Un bouchon métallique, coulant le long de la tige, assure l'obturation de la bouteille (*fig.* 8).

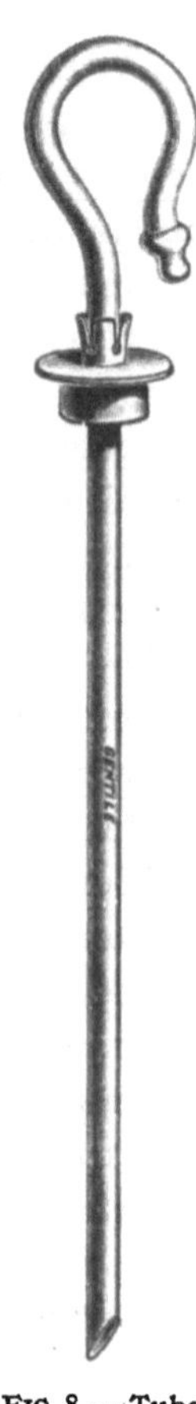

FIG. 8. — Tube à coudure de JANET pour siphon.

Une pince à tube, garnie d'un crochet (*fig.* 9), sert à suspendre le tube au repos; elle remplace avantageusement les robinets en ébonite. J'ai fait construire cette pince par M. Gentile, elle est à ressort ou à charnière; je préfère ce dernier modèle qui est beaucoup plus durable.

La canule urétrale en verre que j'ai proposée (*fig.* 10) et dont le premier modèle a été construit par la maison Fontaine a $0^{m},11$ de long, $1^{cm},5$ de large; elle a un bec ogival terminé par un orifice de 2 millimètres. Il existe actuellement de ces canules en verre Pyrex très résistantes aux changements de température et qui supporteront mieux que les autres la brusque immersion dans l'eau bouillante.

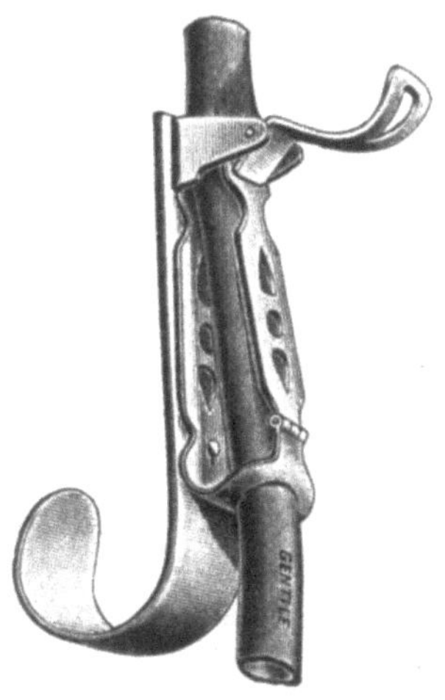

FIG. 9. — Pince à tube de JANET.

Ces canules, une fois bouillies, peuvent être conservées dans un bocal garni d'un support perforé construit par M. Gentile; on peut remplir ce bocal d'une solution phéniquée faible ou d'oxycyanure de mercure à $0^{gr},25$ 0/00 (*fig.* 11).

Il existe, sous mon nom, dans le commerce, des canules à extrémité plissée en grain d'avoine, pour assurer le retour du liquide, quand on fait le lavage de l'urètre

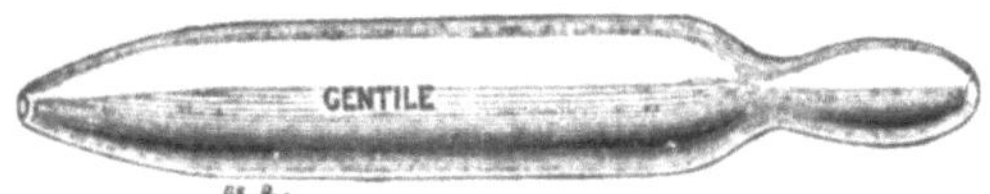

FIG. 10. — Canule JANET.

antérieur seul. Je réprouve absolument cet appareil que je n'ai jamais proposé, il nécessiterait un double jeu de canules les unes pour l'urètre antérieur, les autres pour l'urètre postérieur; il lave, du reste, très mal l'urètre antérieur, il risque de ne faire qu'un court lavage d'aller et retour dans les premiers centimètres de l'urètre.

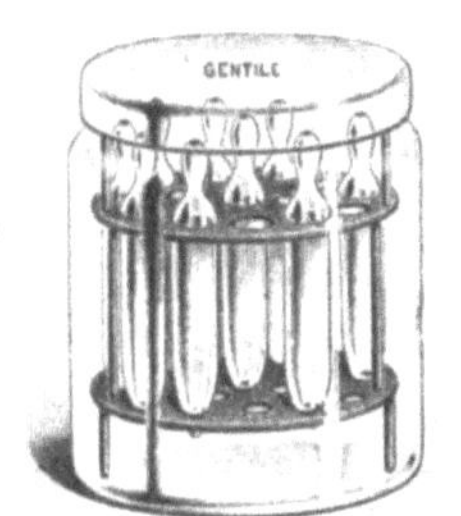

FIG. 11. — Bocal à canules de GENTILE.

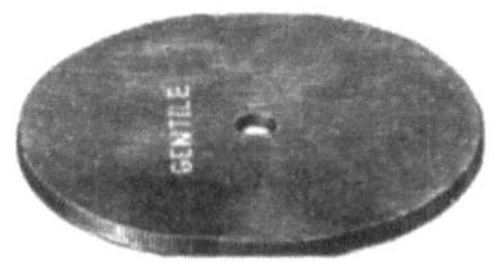

FIG. 12. — Disque pare-jet de MOTZ.

Pour protéger les mains de l'opérateur et les vêtements du malade, il est bon d'armer la canule d'un disque de caoutchouc de 8cm,5 de large. Ce disque a été proposé par le Dr MOTZ. On le fixe à la base du téton de la canule (*fig.* 12).

4° *Une installation pour obtenir de l'eau bouillie tiède.*

Cette installation peut être évidemment très compliquée et très luxueuse, comporter des stérilisateurs d'eau sous pression avec récipients refroidisseurs, ou, au contraire, très simple; comme je ne m'adresse pas aux spécialistes, je préfère m'en tenir aux procédés les plus économiques et les moins encombrants :

Une bouillotte de 10 litres permet de porter l'eau à l'ébullition dans la cuisine; cette eau est transportée ensuite dans un récipient métallique à robinet de 30 litres par exemple, ou dans un tonnelet de verre à robinet ou, tout simplement, comme nous faisions pendant la guerre, dans une petite lessiveuse à robinet.

Une petite casserole à bec de nickel ou d'aluminium ou mieux un petit bouilleur à robinet de 1 litre et demi permet de chauffer rapidement sur une lampe à alcool ou sur le gaz la quantité d'eau chaude nécessaire pour porter un ou plusieurs lavages au degré voulu, 38 à 40°.

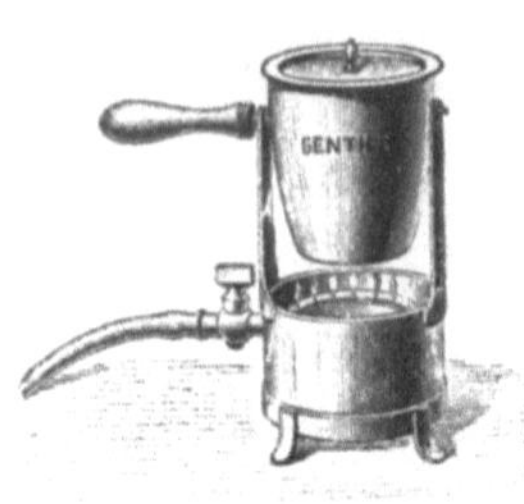

FIG. 13. — Caléfacteur du Dr NOGUÈS.

Le Dr NOGUÈS a fait construire pour cet usage par M. Gentile un petit caléfacteur très pratique (*fig.* 13).

Maintenant que nous possédons les sels organiques d'argent qui peuvent être dissous dans l'eau ordinaire, il est moins important qu'autrefois de posséder une réserve d'eau distillée stérile pour faire les solutions de nitrate d'argent. Ce sel ne doit pourtant pas être abandonné complètement, car il est bien des cas où rien ne peut le remplacer. Il faut donc conserver, pour ces occasions, quelques litres bien bouchés d'eau distillée stérile, dont on fait chauffer une partie au moment de l'usage, pour la tiédir au degré voulu.

5° *Quelques appareils de verrerie.*

Deux éprouvettes graduées, une de 50 centimètres cubes pour mesurer les petites doses, l'autre de 125 centimètres cubes pour les grosses.

Deux verres cylindriques de 500 centimètres cubes pour recevoir les urines. Les verres coniques généralement utilisés pour cet usage ne sont guère acceptables, car l'eau ou l'urine y tourbillonnent et finissent par s'échapper au dehors par la tangente.

Un plateau de verre ou de porcelaine, supportant le flambage, pour y déposer les instruments bouillis.

Deux ou trois bols ou capsules de verre supportant également le flambage, pour y déposer les cotons et les solutions destinés aux lavages extérieurs et pour y puiser les solutions avec la seringue.

Quelques capsules de verre ou de porcelaine plus petites pour permettre d'y puiser à la seringue urétrale, ou avec les petites seringues à trajets, les solutions d'argyrol ou de permanganate à injecter dans l'urètre, dans les petites cavités ou les trajets.

Des agitateurs et des abaisse-langue en verre.

6° *Une petite balance. — Des solutions-mères.*

Pour faire soi-même les solutions-mères de permanganate de potasse, de sels de zinc et d'argent, et les solutions qui doivent être préparées extemporanément comme l'argyrol et le protargol, etc... Toutes les solutions-mères doivent être, autant que possible, dosées au centième. De cette façon, chaque centimètre cube de solution correspond à un centigramme de principe actif. Cela rend très facile le dosage des solutions-filles. Pour faire une solution de permanganate de potasse à $0^{gr},25$ 0/00, nous prendrons 25 centimètres cubes de la solution-mère au centième et nous les ajouterons à 1 litre d'eau bouillie.

Gardons-nous bien d'appeler une pareille solution une solution au quatre millième, expression malheureusement encore très répandue aujourd'hui. Cette dénomination veut aussi bien dire 4 pour mille que 1 pour quatre mille; elle peut être cause d'erreurs dangereuses. Un de mes malades, désirant se protéger contre un contact suspect, se rappela qu'on lui avait fait des injections de sublimé au vingt millième, il en demanda une à un pharmacien qui lui délivra du sublimé à 20^{gr} 0 /00 dans l'alcool. Le résultat de cette erreur fut désastreux, bien entendu. Veut-on un autre exemple, bien typique celui-là. Nous le trouverons dans les leçons cliniques sur les maladies des voies urinaires de notre regretté maître GUYON (465), (tome III, pages 17, 20, 22 et 25). Il y est question, pour le nettoyage des sondes, d'une solution de biiodure de mercure au 25 /1.000 (*sic*). Heureusement que cette solution n'est destinée qu'à laver des sondes et que le biiodure n'est soluble qu'à 0,40 /1.000. Il voulait parler d'une solution à 1 /25.000 qui était alors couramment utilisée à la clinique de Necker pour le nettoyage et le trempage des sondes. Le seul moyen d'éviter ces redoutables erreurs c'est d'abandonner complètement cette dénomination et d'exprimer les doses en grammes et centigrammes pour 100 ou pour 1.000, ce qui est du reste infiniment plus pratique à tous égards [J. Janet (230)].

Les solutions-mères étant faites, il faut s'assurer qu'elles sont bien dissoutes; pour le permanganate de potasse, en particulier, il peut rester pendant plusieurs heures au fond de la bouteille des cristaux non fondus. Si la solution est utilisée immédiatement, elle se trouve inexacte et les dernières doses deviennent dangereuses, parce qu'elles sont trop concentrées et qu'elles peuvent même permettre l'introduction dans l'urètre ou dans la vessie des cristaux de permanganate non fondus. Il en est de même pour les solutions d'argyrol.

Le dosage du permanganate de potasse par paquets est très à la mode, il semble pratique, les malades et les médecins l'utilisent volontiers, c'est pourtant la méthode la plus erronée que l'on puisse imaginer. Les pharmaciens ne peuvent pas admettre pour la fabrication des paquets d'autre procédé que celui du couteau : 10 grammes en 10 paquets. On pèse les 10 grammes, on les étale sur un papier et avec un couteau on fait neuf sections au jugé. Cela fait 10 paquets d'un gramme. Malheureusement, ce couteau n'est pas une arme de précision. Je demande une fois 20 grammes de permanganate en deux paquets de 10 grammes chaque, on me livre deux paquets l'un de 8 grammes, l'autre de 12. C'est à peu près la proportion des erreurs que subissent tous ces paquets, en plus ou en moins. Nous ne pouvons pas nous en accommoder pour nos lavages qui exigent une précision au centigramme près.

7° *Quelques produits pour l'analyse chimique des urines.*

Acide acétique cristallisable pour éclaircir les urines carbonatiques ou phosphatiques et pour l'analyse qualitative de l'albumine. Liqueur de Fehling pour le sucre;

Acide azotique pour les sels biliaires;

Ammoniaque pour certaines centrifugations;

Papier de tournesol rouge et bleu.

8° *Un bouilleur.*

Cet instrument est particulièrement important : il est indispensable de s'en procurer un qui remplisse bien son but. Celui

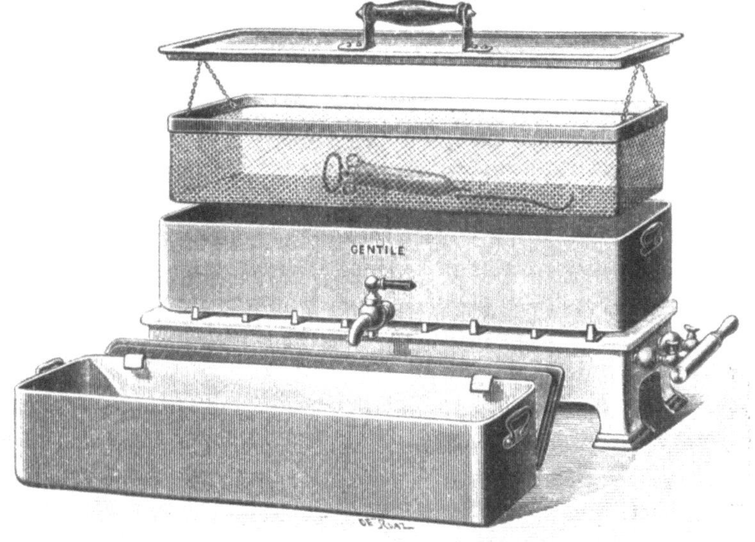

FIG. 14. — **Bouilleur JANET.**

que j'ai fait construire par M. Gentile me semble répondre à tous les desiderata (*fig.* 14) :

Il comprend un bouilleur à panier et à robinet, chauffé par le gaz à deux marches, petite marche et grande marche, et un bac refroidisseur où l'on plonge le panier pour le refroidissement immédiat des instruments bouillis. Tous les soirs, on vide le refroidisseur et on le remplit avec l'eau du bouilleur, qui servira d'eau bouillie froide pour le lendemain.

Pour éviter toute incrustation, je n'utilise dans ce bouilleur que de l'eau distillée.

9° *Instruments divers.*

SERINGUE URÉTRALE.

J'ai fait construire par M. Gentile une seringue urétrale en verre à piston de verre, nue ou enfermée dans un tube de verre pour le transport à l'état stérile (237). Cette seringue (*fig.* 15) a 7 centimètres cubes de capacité utilisable ; elle est graduée à

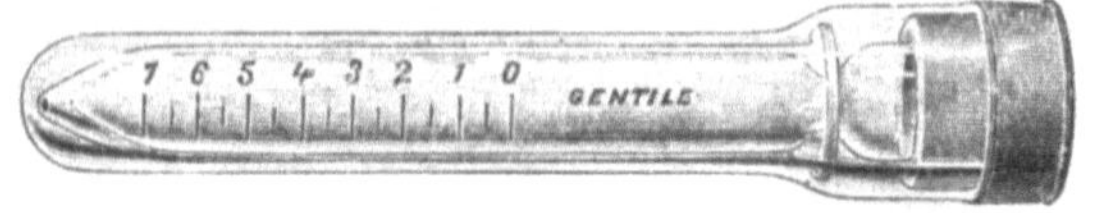

FIG. 15. — Seringue urétrale transportable de JANET.

partir de son bec, qui a la même forme ogivale que mes canules.

Pour la transporter à l'état stérile, on peut tout simplement la déposer dans un tube de verre bouché par un couvercle à vis, c'est ce dispositif qui est livré à la pharmacie Leclerc, ou par un large bouchon de caoutchouc.

M. Gentile a construit, sur ma demande, une seringue urétrale portative très pratique. La gaine qui sert d'enveloppe épouse les contours de la seringue. Elle est bouchée par un bouchon de caoutchouc fixé d'autre part à la tige du piston. Cet appareil est si précis que, sans la protéger avec un tampon de coton, la seringue est immobilisée à l'intérieur de sa gaine sans aucun ballottement.

Il a été proposé d'autres modèles de seringue urétrale, par exemple celle du Dr BONNAUD, qui consiste en une poire de caoutchouc adaptée à l'extrémité d'un tube en forme de seringue. Je considère que ce dispositif est mauvais, il ôte à l'opérateur toute finesse et toute précision.

SERINGUE VÉSICALE.

Il est bon d'avoir des seringues vésicales de 60 et 120 centimètres cubes à piston de caoutchouc d'un maniement très doux et supportant bien l'ébullition. Le modèle proposé par le professeur GUYON est certainement le plus pratique.

Il est vrai de dire que la seringue vésicale, indispensable aux urologues opérateurs, est d'un emploi peu courant dans la petite urologie, où elle est presque toujours remplacée par le bock à lavages, qui est toujours à notre portée.

SERINGUE DE 2 CENTIMÈTRES CUBES.

Les seringues de 2 centimètres cubes sont utilisées pour les lavages des petites cavités et des trajets ; elles peuvent également servir pour les injections sous-cutanées de vaccins; mais, pour cet usage, je préfère l'instrument suivant.

SERINGUE A VACCINS.

Cette seringue, plus longue que la précédente, est largement graduée en 2 centimètres cubes divisés par demis et quarts de centimètre cube.

SONDES, BOUGIES ET EXPLORATEURS.

Comme nous sommes supposés ne pas devoir dépasser les limites du vénérisme, sans empiéter sur le domaine de la grande urologie, il n'est pas nécessaire de prévoir un très grand assortiment de sondes et bougies et une étuve à trioxyméthylène pour les stériliser.

Quelques bougies filiformes, un jeu de bougies coniques olivaires, quelques sondes Nélaton pour hommes de 14 à 18 Charrière, des sondes Nélaton courtes pour femmes n° 16, quelques explorateurs à boule assortis permettent de faire un lavage à la sonde, d'évacuer un rétentionniste ou d'explorer un rétréci. Si on veut s'attaquer à l'urétrite chronique, il faudrait posséder aussi une série de Béniqués utilisables avec ou sans conducteurs. Le mieux est d'en avoir deux séries, une sans pas de vis que l'on n'utilise que sans conducteurs, l'autre conique à pas de vis qui ne peut être utilisée qu'avec un conducteur. Ces Béniqués coniques (*fig.* 16), que j'ai fait construire par M. Gentile, débutent au n° 16, c'est-à-dire 8 Charrière. Je ne pourrais, à aucun prix, m'en

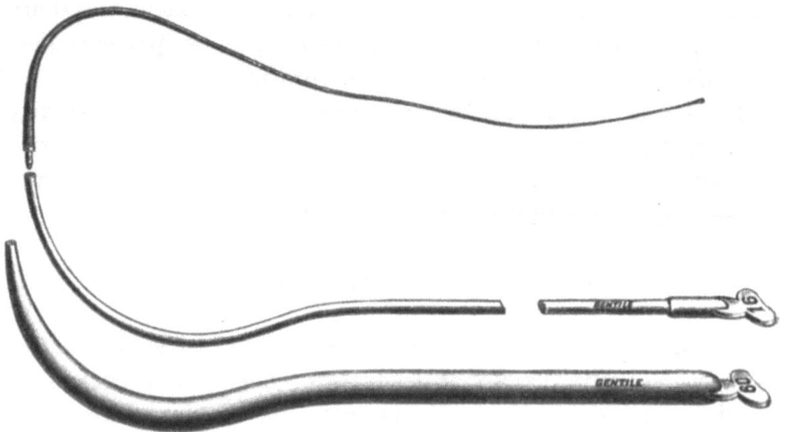

Fig. 16. — Béniqués coniques conduits de Janet.

passer aujourd'hui et je m'étonne de ne pas les voir plus répandus parmi les urologues [J. Janet (468)].

Stylets.

Ce sont des fils de platine plus ou moins gros, légèrement boutonnés et fixés sur des tiges de verre ; ils servent à explorer les lacunes et les trajets (*fig.* 17).

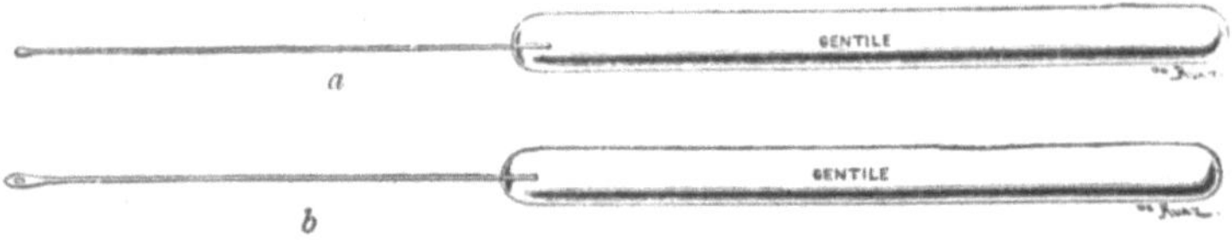

Fig. 17. — Stylets urétraux : *a* simple ; — *b* aiguillé.

Il faut avoir également une bobine de fil de bronze très fin qui sert à cathétériser les fistules et à y passer un fil de soie.

Canules mousses a trajets.

Ce sont de petites canules mousses en platine, de longueur et de calibre variables, qui servent à injecter les lacunes, les trajets para-urétraux et autres repaires gonococciques, tels que les glandes de Skene des femmes. Il faut en posséder d'extrêmement fines.

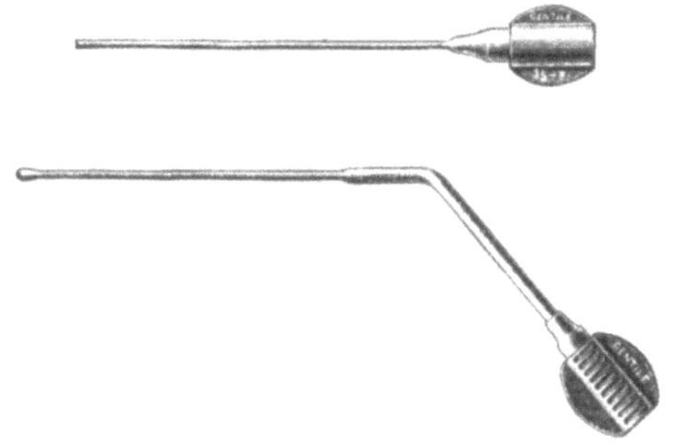

FIG. 18. — Canules à trajets de JANET (droite et coudée).

ANSES GALVANIQUES ET GALVANO-CAUTÈRES.

C'est une petite anse de platine qui, après avoir été introduite sous une bride ou dans un trajet à sectionner, est reliée par deux

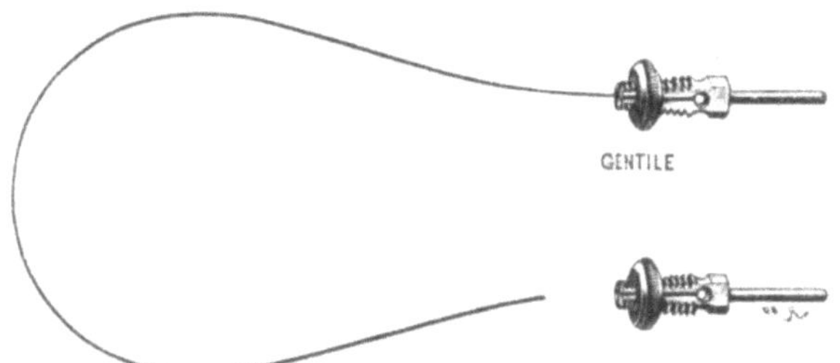

FIG. 19. — Anse galvanique à vis de serrage.

vis de serrage au manche du galvanocautère (*fig.* 19).

De fins cautères sont également nécessaires.

VALVE URÉTRALE.

Elle sert à écarter la paroi opposée de l'urètre, quand on cherche à cathétériser avec le fil de bronze un trajet ouvert dans l'urètre (*fig.* 20) ou pour l'ablation des végétations du méat. Il existe aussi des écarteurs à deux valves (*fig.* 120).

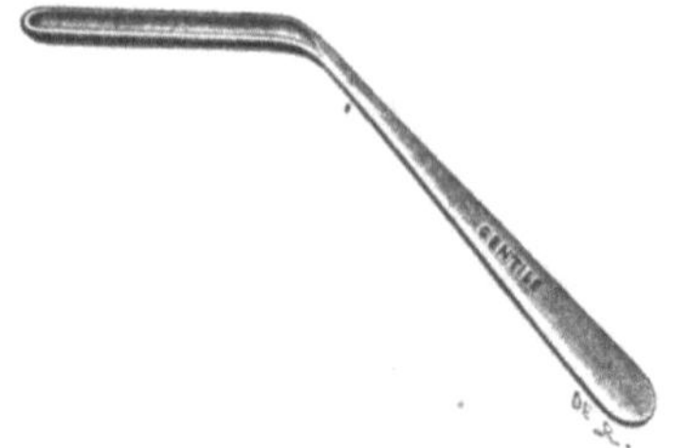

FIG. 20. — Écarteur de méat de JANET.

COUTEAU DE WEBER.

C'est un fin bistouri légèrement courbé à son extrémité qui est boutonnée. Il sert à effondrer le fond d'un trajet et à le sectionner ensuite (*fig.* 21).

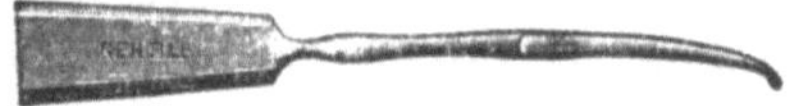

FIG. 21. — Couteau de WEBER.

GUILLOTINE A TRAJETS.

Cet instrument (*fig.* 22), que j'ai fait construire par M. Gentile, sert à sectionner les trajets para-urétraux du côté de la cavité de

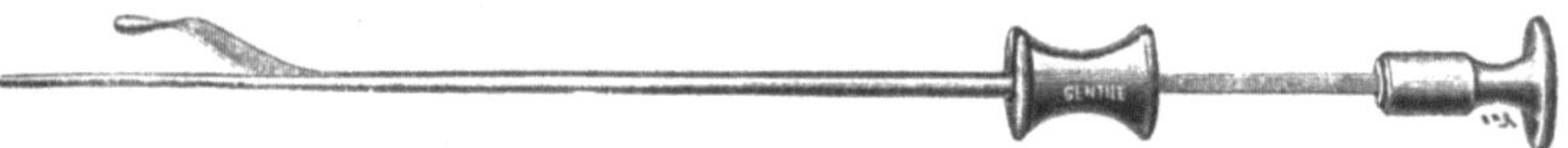

FIG. 22. — Guillotine à trajets de JANET.

l'urètre. Il se compose d'une petite lame boutonnée qui glisse le long d'un fin cathéter cannelé.

CAPOTES DIGITALES ET PRÉSERVATIFS.

Ces capotes doivent être en caoutchouc fin. J'utilise également de véritables capotes anglaises pour fixer un coton au bout de la verge en cas d'injections d'argyrol ou d'introduction de crayons urétraux susceptibles de tacher le linge des malades.

10° *Matériel endoscopique.*

On verra, dans le cours de ce livre, combien j'ai horreur de toute introduction instrumentale dans un urètre atteint de blennorragie. L'endoscopie urétrale, constituant un cathétérisme pénible pour l'urètre, doit donc être pour moi, en principe, bannie du traitement de la chaudepisse. Ce qu'elle nous apprendrait serait du reste de maigre importance. Voir la muqueuse rouge et gonflée ne nous sert pas à grand'chose, voir une lacune qui suppure peut sembler intéressant, mais il faut bien se dire que pour une lacune infectée que l'on voit, il y en a dix qu'on ne voit pas.

L'endoscopie ne trouve sa place que dans des cas très rares de gonococcie chronique à foyer gonococcique localisé : végétation ou petit abcès glandulaire urétral, se vidant dans l'urètre. C'est dans le diagnostic et le traitement de l'urétrite chronique qu'elle trouve ses principales applications.

Quoi qu'il en soit, il faut être bien outillé dans ce sens. On aura recours soit aux endoscopes à lumière externe éclairés par le miroir frontal de Clar, soit aux endoscopes à lumière interne de Valentine modifié par Luys, de Demonchy, de Mac Carthy, original ou modifié par Noguès.

De fines tiges de bois garnies d'un toupillon d'ouate bien serré servent à éponger l'urètre. Il faut toujours avoir à sa portée la pince endoscopique de Grunfeld pour retirer ces cotons, dans le cas où ils se détacheraient dans l'urètre. De fins stylets, de fins galvanocautères endoscopiques, des curettes endoscopiques compléteront notre outillage.

11° *Matériel électrique.*

Quand on a l'électricité à sa disposition, le plus simple est de se procurer un *transformateur qui permet d'utiliser la lumière et la galvanocaustique.* Il en existe aujourd'hui d'excellents chez les fabricants d'appareils d'électricité médicale. Faute de quoi, on en sera réduit aux accumulateurs à lumière et à caustique :

six éléments pour la lumière et deux plus grands pour la caustique, mais leur emploi est bien décevant.

Quand on possède un transformateur du courant de la ville, il faut faire prévoir sur le tableau une prise directe, fournissant le courant normal, pour l'éclairage d'une lampe frontale, presque indispensable pour les traitements gynécologiques.

Cette lampe frontale, évidemment gênante, est heureusement remplacée aujourd'hui par le projecteur asciatique de la Verrerie scientifique, qui supprime à peu près complètement les ombres portées.

Il existe de petits transformateurs portatifs pour la lumière qui permettent de se brancher sur n'importe quelle prise de courant, quand on opère au dehors.

Comme tableau, je préfère un tableau portatif horizontal à un tableau mural. Il est alimenté par un fil qui s'enroule dans un *enrouleur Baron*, quand on le rapproche du mur et qui se déroule, suivant les besoins, quand on s'en éloigne.

Ce dispositif nous permet de mettre le tableau à notre portée, soit pour le traitement des hommes, soit pour le traitement des femmes.

Il faut, en outre, avoir à notre disposition une *pile à courant continu* pour l'électrolyse.

Enfin un *appareil de haute fréquence* complétera notre installation électrique. Celui du Dr HEITZ-BOYER (177)répond à tous nos besoins : diathermie, étincelage, tubes à vide.

Je renvoie ceux qui voudraient avoir plus de détails sur ces questions d'instrumentation électrique à mon article de l'*Encyclopédie Francaise d'Urologie*, tome Ier (191).

12° *Instruments gynécologiques.*

SPECULUMS.

Il faut avoir deux speculums du modèle Cusco, l'un à valves égales (*fig.* 125), l'autre à valve supérieure plus courte que l'inférieure (*fig.* 23). Les valves de ces deux instruments sont réunies par une charnière à gauche et libres et écartées l'une de l'autre du côté droit.

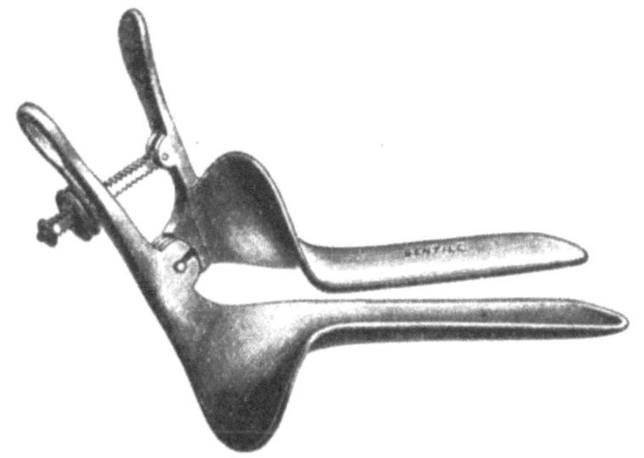

FIG. 23. — Speculum CUSCO à valve supérieure plus courte.

PINCE A PANSEMENT VAGINAL.

Les pinces sans tenons d'arrêt sont les plus pratiques.

HYSTÉROMÈTRE FLEXIBLE A CURSEUR.

Il sert à apprécier la courbure utérine, pour le choix de la sonde à employer pour les lavages intra-utérins.

SONDES A JET RÉCURRENT POUR LE LAVAGE DU COL.

Cette sonde à chapeau que j'ai fait construire par M. Gentile

FIG. 24. — Sonde à jet récurrent de JANET pour lavage du col.

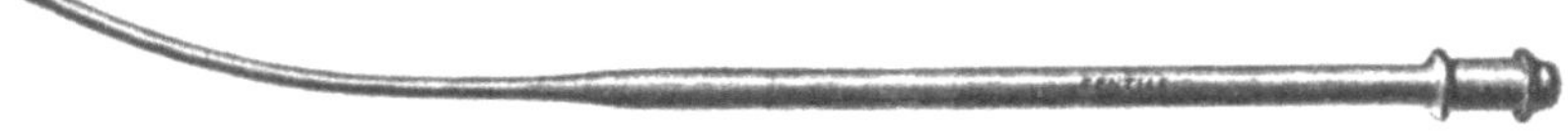

FIG. 25. — Sonde de JANET pour lavage des cols très étroits.

(*fig.* 24), donne de bons résultats pour le lavage du col seul. Je lui en ai fait également construire une autre très fine et sans chapeau pour laver les cols très étroits (*fig.* 25).

SONDES A DOUBLE COURANT POUR LAVAGES INTRA-UTÉRINS.

Ce sont des sondes de Bozemann que j'ai fait modifier, pour remplir le desideratum du Dr REBLAUD, qui consiste à laver l'utérus sans dilatation préalable.

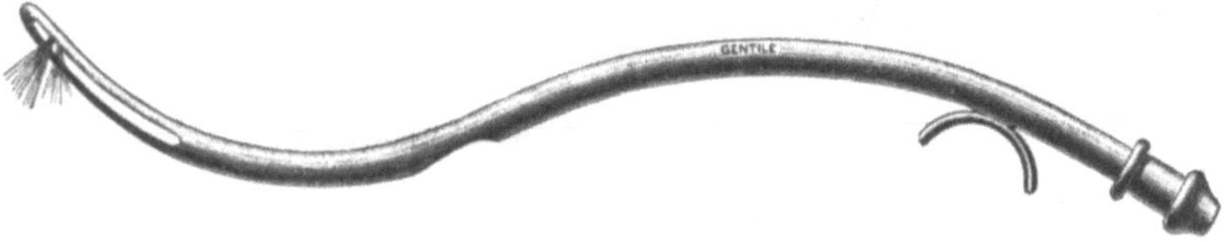

FIG. 26. — Sonde intra-utérine JANET-REBLAUD à petite courbure.

Ces sondes sont de petit calibre et pourtant leur chambre de retour est vaste, grâce au dispositif que j'ai adopté, qui consiste

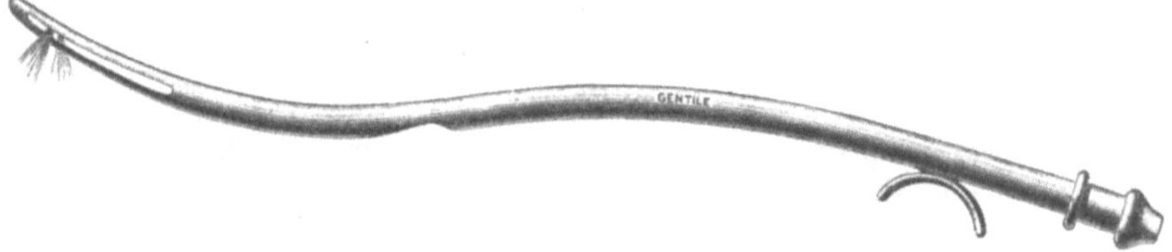

FIG. 27. — Sonde intra-utérine JANET-REBLAUD à grande courbure.

à faire circuler le jet d'aller dans la paroi même de l'instrument. Elles comportent deux courbures, une petite courbure pour les nullipares (*fig.* 26) et une grande courbure pour les femmes qui ont eu des enfants (*fig.* 27).

CANULE POUR LE LAVAGE DES GLANDES DE BARTHOLIN.

Cette canule est semblable aux canules à trajets, mais elle est courbe (*fig.* 28). Les canules à trajets droites(*fig.* 18) servent pour le lavage des glandes de Skene.

FIG. 28. — Canule de JANET pour le lavage des glandes de BARTHOLIN.

CANULES VAGINALES EN VERRE DE POZZI.

Ce sont les plus pratiques pour le lavage du vagin (*fig.* 29). Il en existe des courtes et des longues : les courtes servent aux

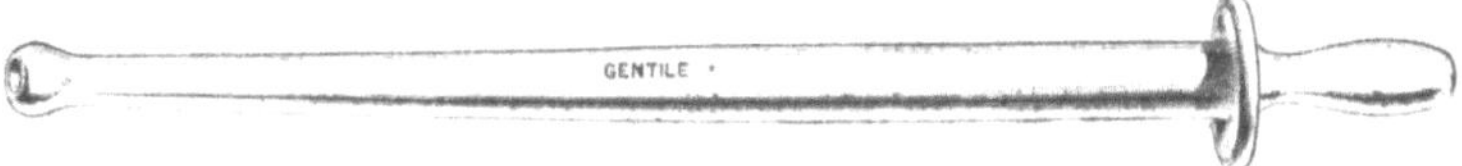

FIG. 29. — **Canule vaginale de POZZI.**

femmes elles-mêmes, les longues sont plus pratiques entre les mains de l'opérateur.

SONDES DE NÉLATON COURTES.

Ces sondes de Nélaton courtes de $0^{m},15$ de long, perforées latéralement ou perforées latéralement et au bout (*fig.* 30), sont très pratiques pour le lavage à la sonde de la vessie des femmes.

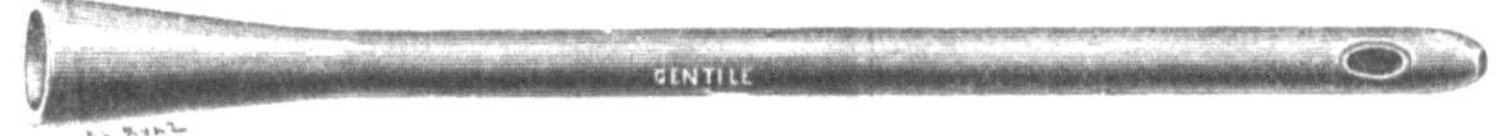

FIG. 30. — **Sonde Nélaton courte de JANET pour femmes.**

Le n° 16 est le plus pratique. Dans la plupart des cas, du reste, j'utilise, de préférence, les lavages sans sonde avec une canule de verre.

BOUGIES D'HÉGARD.

Il faut avoir un jeu de ces bougies qui peuvent rendre service dans les cas exceptionnels où les sondes intra-utérines ne peuvent être introduites.

13° *Installation microscopique.*

UN MICROSCOPE.

Le microscope doit porter, montés sur un révolver, un objectif à immersion 1/12 et deux objectifs secs, 3 et 7. On ne doit avoir qu'un seul oculaire, le n° 3. L'appareil doit être disposé de manière à passer, très facilement et sans séparer aucune pièce du microscope, de l'examen à l'immersion à l'examen sec.

UNE LAMPE APPROPRIÉE, ÉLECTRIQUE OU AUTRE.

Cette lampe doit permettre de faire des examens à toute heure, quand le jour fait défaut.

Comme accessoire du microscope, il faut avoir :

DES LAMES DE VERRE.

Des fils de platine montés sur tiges de verre pour récolter les sécrétions, ils sont terminés par une petite boucle.

UNE LAMPE A ALCOOL OU BEC BUNSEN.

Pour flamber et sécher les préparations, un cahier de papier Joseph, placé sous le microscope, sert à sécher les préparations.

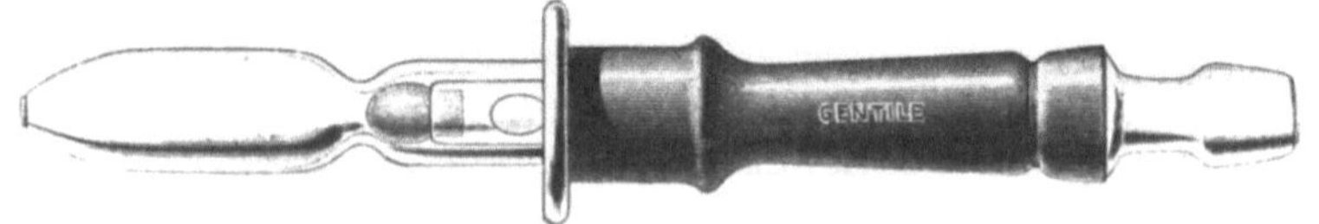

FIG. 31. — Canule de PICCININI.

Un verre à eau ou mieux un litre d'eau, muni d'un siphon terminé par une canule de Piccinini (*fig.* 31), pour laver les préparations.

DES MATIÈRES COLORANTES.

1° Le bleu de méthylène à l'eau : il suffit de le mettre en excès dans le fond du flacon et de rajouter de l'eau, quand la solution s'épuise;

2° Le réactif de Gram;

3° L'alcool absolu;

4° Le réactif de Ziehl;

5° Le réactif de Fraenkel;

6° L'éosine à l'eau;

7° Le rouge neutre;

8° De l'huile de cèdre pour l'immersion;

9° Le xylol, pour enlever l'huile des préparations que l'on tient à garder et pour nettoyer discrètement et très rarement les lentilles de l'objectif à immersion, en le tenant, la lentille verticalement en bas. Un bon nettoyage à la peau de chamois après chaque examen peut rendre inutile ce procédé de nettoyage, qui n'est pas sans inconvénients.

UN CENTRIFUGEUR.

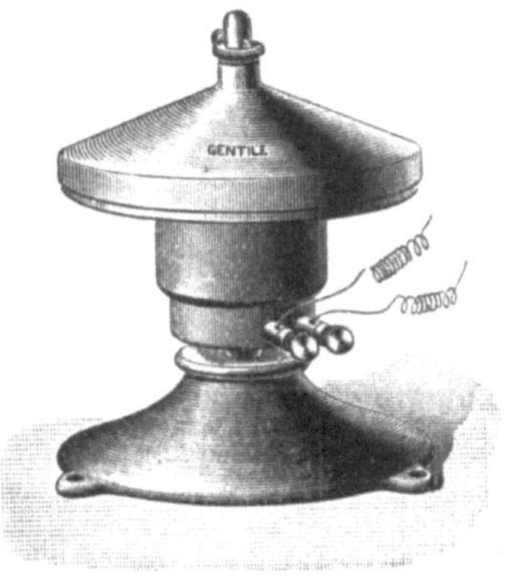

FIG. 32. — Centrifugeur électrique.

Il existe des centrifugeurs à ficelle, à eau, à l'électricité et à main.

Celui que je préfère, c'est le centrifugeur à ficelle de Gœrtner, car il est le plus robuste. Il doit être aujourd'hui difficile de se le procurer. Il est évident qu'on peut le remplacer avantageusement par un bon centrifugeur électrique (*fig.* 32).

14° *Un lavabo.*

Enfin l'installation de la salle d'opération sera complétée par un lavabo et quelques tablettes murales :

Le lavabo sera un lavabo chirurgical quelconque, autant que possible avec évacuation au tout à l'égout.

Il faut aussi prévoir une caisse à verres dans laquelle trempent indéfiniment les verres à urine, le bassin qui sert à recueillir les lavages et un urinal pour femmes.

Un vidoir s'évacuant au tout à l'égout est indispensable, il reçoit les urines des malades et les lavages.

15° *Des tablettes murales.*

Des tablettes murales en verre ou en opaline sont disposées autour de la pièce pour recevoir les flacons de solutions-mères, les boîtes à coton et à pansements.

CHAPITRE II

LE PÉRIL BLENNORRAGIQUE

La blennorragie ou chaudepisse doit rester synonyme d'infection gonococcique. Il ne faut, à aucun prix, employer indifféremment les mots : urétrite et blennorragie et appeler, par exemple, blennorragie chronique une vieille urétrite sans gonocoques.

Cette confusion existe malheureusement dans l'esprit de ceux qui emploient ces termes l'un pour l'autre, précisément parce que le diagnostic précis du cas leur échappe.

Ne tombons pas dans ces erreurs. *Appelons une urétrite sans gonocoque une urétrite et réservons le nom de blennorragie à l'urétrite gonococcique.*

La blennorragie peut évidemment être contractée par contact avec un objet souillé de pus blennorragique récent : seringue, canule, thermomètre, linge, vase de nuit ou siège de cabinet, mais ces moyens de contamination sont plutôt rares; il faut en tenir compte néanmoins pour les femmes et surtout pour les petites filles.

Ces exceptions étant posées, *le grand moyen de contamination de la chaudepisse, c'est le coït, quelle qu'en soit la variété, avec un partenaire infecté de gonocoques.*

Pour bien comprendre les différents cas de contagions blennorragiques des hommes et bien saisir ce qu'ils peuvent quelquefois présenter d'obscur, il faut diviser les femmes contaminantes en trois catégories :

1° Les blennorragiques aiguës;

2° Les blennorragiques chroniques;

3° Les femmes vaccinées à la longue dont le type est représenté par les femmes de bordel.

1° *Les blennorragiques aiguës*

1° La blennorragique aiguë peut évidemment avoir un âge quelconque; une vieille vertu peut se laisser séduire, attraper la chaudepisse et la transmettre, mais, en général, elle est jeune, elle en est à ses débuts dans la carrière vénérienne. *Aussi bien au point de vue de la syphilis qu'au point de vue de la blennorragie, il est prudent de se méfier des jeunesses.*

A la première, deuxième ou troisième aventure, en général il n'en faut pas plus, les femmes attrapent leur première blennorragie. Pourquoi si vite? Parce que la contamination blennorragique de la femme est pour ainsi dire forcée, alors que celle de l'homme n'est qu'accidentelle.

Je répète souvent, sans être bien sûr du chiffre, du reste, *qu'il faut cent femmes blennorragiques pour contaminer un homme, alors qu'il suffit d'un homme blennorragique pour contaminer une femme saine.* Cette proportion doit être à peu près vraie, étant donné le nombre assez restreint de blennorragies contractées par un homme qui change souvent de femmes, pourtant blennorragiques pour la plupart.

Chez l'homme, le gonocoque est déposé à l'extérieur, le moindre lavage, la miction même, le chasse avant qu'il n'ait pris pied; chez la femme, au contraire, il est déposé au plus profond des organes, dans les replis compliqués desquels il trouve facilement un abri contre les lavages.

La femme est donc vouée à la blennorragie, dès ses premiers rapports : en exagérant un peu, on peut dire *qu'une femme ne peut pas avoir trois ou quatre hommes, sans attraper la chaudepisse.*

Cette première chaudepisse est naturellement très aiguë, parce que mal soignée ou plus souvent pas soignée du tout. Au bout de quelques mois, elle semblera s'éteindre, mais une nouvelle contagion ne tardera pas à provoquer une seconde atteinte et ainsi de suite pendant les trois ou quatre premières années.

Néanmoins, un fait très important se manifeste pendant cette première période de la vie de la prostituée, c'est que ces poussées successives sont de moins en moins aiguës, de moins en moins brutales; plus elles se répètent, plus elles deviennent bénignes, au point de devenir presque insignifiantes. C'est la vaccination gonococcique qui intervient.

Quoi qu'il en soit relativement à ce dernier point de vue, sur lequel nous aurons à revenir, ces femmes sont, pendant les premières années de leur carrière génitale, dangereuses par leurs blennorragies plus ou moins aiguës. J'estime néanmoins qu'elles ne fournissent pas plus de une sur dix des contagions, les neuf autres étant dues aux catégories suivantes. Pourquoi contaminent-elles si rarement? Parce qu'à cette époque de leur vie, elles sont très jeunes, elles sont encore dans la période faubourienne de leur vie sentimentale, parce qu'elles passent dans les hôpitaux les trois quarts du temps de cette période, parce que leur état d'acuité, même pour les moins clairvoyants, les rend bien peu attrayantes.

2° *Les blennorragiques chroniques.*

Les femmes atteintes de blennorragie chronique constituent l'immense majorité des femmes contaminantes. *Autant la blennorragie chronique, j'entends le gonocoque chronique, est rare chez l'homme, autant elle est fréquente chez la femme.* Nous verrons plus tard que cela tient, non seulement aux mauvais soins que reçoivent les femmes, mais surtout à la fréquence chez elles des foyers extra-urétraux où se complaît le gonocoque chronique.

La femme blennorragique chronique peut fort bien être une des jeunes personnes dont je viens de parler, à une période plus avancée de son existence; elle peut fort bien être une véritable prostituée qui a passé la période aiguë de ses chaudepisses et qui en conserve un reliquat chronique, mais elle peut fort bien être aussi une personne très raisonnable : une ouvrière, une maîtresse vivant sévèrement avec son ami, voire même une femme mariée, toutes femmes qui n'ont peut-être eu qu'une seule blennorragie dans leur vie, mais qui l'ont gardée à l'état chronique, parce qu'on n'a jamais essayé de les en débarrasser.

Ce sont ces femmes, infectées de gonocoques chroniques, qui donnent les huit dixièmes des chaudepisses, les deux autres dixièmes étant fournis : le premier par les blennorragiques aiguës, le second par les femmes de bordel.

Ce qui est remarquable dans cette catégorie c'est la confiance absolue que le contaminé accorde à sa partenaire. « C'était, dit-il, une femme au-dessus de tout soupçon, une maîtresse très sérieuse, une femme mariée à sa première incartade, une femme que j'ai payée si cher, des femmes comme ça ne peuvent pas avoir la chaudepisse. » Et pourtant si, elles l'ont, et elles la donnent, et huit sur dix des chaudepisses se prennent avec elles. Un autre fait intéressant à ce sujet, c'est que ces femmes atteintes de blennorragie chronique ont souvent une apparence de santé génitale parfaite; hélas! les médecins s'y trompent et leur donnent des certificats élogieux qu'elles méritent bien peu et que contredit le moindre examen microscopique. *La blennorragie chronique de la femme ne peut être dépistée qu'au microscope; même avec le microscope, on peut ne trouver le gonocoque qu'après plusieurs examens, il peut être nécessaire d'attendre la période post-menstruelle pour le découvrir.* Soyons donc prudents avec les femmes et tournons plusieurs fois notre plume dans notre encrier avant de les déclarer saines. *Il est presque impossible de jurer qu'une femme n'a pas de gonocoques.* En tout cas, quand une femme vient notoirement de donner une chaudepisse, il faut admettre comme plutôt probable qu'elle l'a, se donner la peine de chercher le gonocoque dans ses gîtes habituels et ne pas se hâter de donner un brevet de santé à sa cliente, si on ne l'y trouve pas du premier coup.

3° *La femme de bordel.*

J'entends par là, non la femme de maison de passe, l'extra du samedi et du dimanche, mais la vraie femme de bordel, prêtresse fidèle des maisons à lanterne. Cette femme constitue, du fait de sa profession, une catégorie toute spéciale. Elle est arrivée par la force des choses à un état idéal bien connu des patronnes de maisons publiques : l'état de vaccination syphilitique et gonococcique.

Ces femmes, qui sont l'aboutissant forcé de la première catégorie dont nous parlions, se sont peu à peu vaccinées contre le gonocoque, à force d'en récolter tous les jours. Elles se sont de même vaccinées contre la syphilis qu'elles ont forcément contractée dans les quatre premières années de leur exercice, ou du moins elle ont depuis longtemps passé la période des accidents contagieux, elles ne sont donc plus à craindre à ce point de vue. Tel est l'état si enviable de la prostituée de métier, état uniforme pour toutes les prostituées de même âge vénérien. Ce métier étant toujours le même, ses dangers de contagion toujours les mêmes, les résultats en doivent être toujours identiques. *Rêver une prostitution saine est une utopie;* aucune réglementation, aucune surveillance médicale ne pourra enrayer cette évolution morbide qui est une conséquence forcée de ce triste métier. *Ce qu'il faut rêver, c'est une prostitution le plus tôt possible vaccinée.* Ce desideratum nous conduit à une conception un peu étrange, mais pourtant logique, *c'est qu'il ne faut pas soigner les blennorragies des prostituées :* si nous les débarrassons du gonocoque, c'est d'abord un travail inutile, car, huit jours après, elles auront été réinfectées; le remplissage du fameux tonneau était un travail d'enfant à côté de celui-là. Et de plus, nous ne leur aurons nullement rendu service : au lieu d'avoir une seconde blennorragie moins forte que la première et ainsi de suite, la poussée ultérieure sera aussi virulente qu'une première atteinte, parce que nous aurons empêché l'encombrement gonococcique qui atténue le microbe et l'imprégnation du sang par les toxines qui produit et entretient l'état d'immunité. J'estime, d'après l'âge des femmes de bordel, qu'il faut à peu près dix ans d'exercice, pour arriver à cet état de vaccination si désirable.

Laissons donc couler les prostituées, c'est le seul cas où cette méthode a du bon; nous hâterons ainsi leur admission dans le harem heureux où toutes les muqueuses sont fraîches et roses, malgré un ensemencement gonococcique journalier.

Il ne faudrait quand même pas exagérer cette abstention de traitement, il ne faudrait pas priver les prostituées blennorragiques des avantages des traitements antiphlogistiques et des soins antiseptiques de propreté. Et même il serait logique de chercher à débarrasser les vieilles prostituées de leurs derniers foyers gonococciques qui pourraient bien avoir des chances, après guérison, de ne pas récidiver.

Et pourtant la femme de bordel donne quelquefois la chaude-pisse, évidemment, une fois sur dix à peu près, avons-nous dit; cela tient à ce que, si elle est vaccinée contre les effets toxiques du gonocoque, elle n'est pas vaccinée contre sa présence : elle peut fort bien conserver dans ses repaires quelques vieux philosophes d'autrefois ou tout simplement servir de vase malpropre entre deux clients successifs. Aussi ces contagions ont-elles en général lieu les jours de presse, le samedi et le dimanche, aux heures d'affluence, les soins de propreté étant alors trop hâtifs et insuffisants.

Quoi qu'il en soit, ces contagions sont rares. Il est vrai que d'autres raisons se joignent aux considérations précédentes, pour augmenter l'innocuité relative de cette catégorie de femmes : leur col utérin est, en général, masqué par un tampon et surtout, comme elles participent fort peu à la joie qu'elles procurent, elles n'ont pas l'occasion de vider leurs glandes et d'en extérioriser les gonocoques [VERCHÈRE (478)].

Quelle que soit celle des catégories ci-dessus à laquelle elle appartienne, il est intéressant de savoir quand une femme infectée est plus ou moins contagieuse. Il est incontestable qu'en cas de blennorragie aiguë une femme est, d'une façon constante, très contagieuse. Il n'en est pas de même dans les cas chroniques. Dans ces cas, il faut, à moins d'un grand hasard, la réunion de plusieurs circonstances pour que la contagion soit possible. *Le maximum de contagiosité se produit dans les jours qui suivent immédiatement les règles, elle s'exagère encore si la femme n'a pas pu prendre de soins de propreté avant le rapport.* Cette même femme, en dehors de cette période post-menstruelle et bien lavée, ne donnera pour ainsi dire jamais la chaudepisse. C'est ainsi que l'on peut avoir des rapports constants avec une femme blennorragique, sans rien attraper pendant de longs mois et même des années.

« Un homme vit maritalement avec une femme blennorragique : il ne prend la chaudepisse que tous les six mois et souvent beaucoup plus rarement. Veut-on des exemples? J'ai relevé les chiffres suivants : huit mois, neuf mois, un an de coïts réguliers avec une femme infectée, avant le coït contaminant.

« Bien mieux encore, une femme mariée depuis onze ans a contracté la blennorragie au début de son mariage ; elle a un premier amant depuis cinq ans, elle ne lui a jamais rien donné et un second depuis un an, c'est à ce moment que ce dernier prend la chaudepisse avec elle. Comme foyer, gonocoques dans la Bartholin droite, sans aucune trace d'inflammation.

« Une femme d'apparence absolument saine n'a pas eu de rapports depuis deux ans ; elle prend un ami, au bout d'un mois elle le contamine d'une blennorragie très aiguë. J'ai mis un quart d'heure à trouver dans un filament blanc, qui traversait le mucus absolument transparent de son col, deux polynucléaires contenant quatre ou cinq gonocoques très altérés, mais parfaitement reconnaissables.

« Une femme, contaminée par son mari six ans auparavant, a un amant depuis deux ans, elle l'infecte seulement au bout de ce laps de temps.

« Une femme, depuis quatre ans avec un amant et trois ans avec un second, n'a jamais rien donné au premier, elle a contaminé deux fois le second, au commencement et à la fin des trois ans de leurs rapports. Une skene infectée et c'est tout.

« Un autre cas de contagion au bout de quatre ans de rapports. »

Un homme qui n'a jamais eu de blennorragie vit depuis un an avec une femme qui a eu la blennorragie il y a quatre ou cinq ans; il est contaminé à ce moment par un coït après les règles.

Un homme, qui a eu une première blennorragie en février 1918, vit pendant deux ans avec une femme, sans rien avoir; il prend avec elle une blennorragie en janvier 1920 que je lui guéris, il revoit la même femme pendant deux ans après son accident et reprend avec elle une troisième chaudepisse en mai 1922: les deux fois à la fin des règles. Cette femme s'était fait soigner par son médecin habituel.

« Il ne faudrait pas croire que ces femmes ont récemment contracté des gonocoques, avant de les transmettre. Dans tous ces cas, la rareté des gonocoques et la difficulté avec laquelle je les découvrais prouvent surabondamment qu'il s'agissait de cas très anciens et non de cas d'infection récente. Le peu de contagiosité de la blennorragie discrète des femmes est dû à ce que les microbes sont très peu nombreux et à ce qu'ils sont facilement balayés par les soins de propreté avant les rapports. De plus, le gonocoque utérin est tellement englué dans la sécrétion muqueuse gluante du col qu'il ne s'extériorise pas volontiers, sauf pendant les jours qui suivent les règles où cette sécrétion devient momentanément plus fluide. »

Ces passages entre guillemets sont extraits de mon article sur la blennorragie discrète de la femme (228), paru dans *le Paris médical* du 4 mars 1922 et analysé dans le *Journal d'Urologie* du 4 mars 1922; ils montrent combien l'infection gonococcique de l'homme est difficile et combien celle de la femme est persistante.

Les hommes sont, du reste, plus ou moins réceptifs; les plus jeunes à muqueuse tendre sont plus réceptifs que les vieillards, comme les vagins jeunes sont infectables, alors que les vagins adultes ne le sont pas. Les blonds, les roux sont plus disposés à la contamination que les bruns et les noirs. Enfin certaines dispositions anatomiques du méat facilitent la contagion : méats larges, ectropionnés pendant l'érection, méats à fossette, méats compliqués des hypospades.

RICORD (369) a donné autrefois une excellente recette pour attraper la chaudepisse; sans en contester l'efficacité, je voudrais en proposer une autre, au moins aussi sûre.

Prenez une femme quelconque qui a tant soit peu fait la noce, et qui vient de terminer ses règles, sacrifiez avec elle à Vénus dans un endroit où il ne vous soit loisible, ni à elle avant, ni à vous après, de faire les ablutions rituelles; si, dans ces conditions, vous n'attrapez pas la chaudepisse, c'est qu'un dieu vous protège.

La femme n'est pas seule à donner la chaudepisse, l'homme la donne aussi; quelques-uns malheureusement en connaissance de cause, se sachant malades ou insuffisamment guéris, mais quelquefois aussi dans l'ignorance complète du danger qu'ils font courir à leur conjointe.

Il ne faut pas manquer d'instruire les hommes des caractères du péril blennorragique en pareil cas.

Ils doivent avant tout savoir que *la blennorragie est déjà contagieuse dans la période d'incubation*. Que de femmes mariées ont payé de leur santé l'ignorance de leur mari relativement à cette loi! Un homme séparé momentanément de sa femme, pendant la saison des eaux ou des bains de mer, se laisse aller à pratiquer un coït extra-conjugal, le jeudi par exemple; le samedi soir, ne sentant rien d'anormal, il prend le train des maris et il a un rapport avec sa femme sans aucune appréhension. Le lundi, il coule, il va voir son médecin, avouant son rapport avec sa femme, mais affirmant qu'il n'y a aucun danger pour elle, parce qu'alors il ne coulait pas encore. Il faut savoir le détromper, lui annoncer qu'il a très probablement infecté sa femme et qu'il faut la mettre immédiatement en observation. Ce mari, désormais averti, saura se mettre *en quarantaine d'au moins dix jours après chaque coït extra-conjugal.*

Un homme peut encore devenir inconsciemment dangereux pour les femmes, quand il se croit guéri d'une chaudepisse rendue latente par le traitement. Il a pris du santal ou du copahu pendant longtemps, il ne coule plus, son médecin l'a peut-être même déclaré guéri, il se risque à pratiquer un coït. *Ce coït peut parfaitement devenir infectant, si la guérison n'est qu'apparente, ce qui se produit fréquemment avec le traitement balsamique.*

Je considère que c'est là un des plus grands avantages du traitement par les lavages de permanganate que j'ai proposé : avec ce traitement, il ne peut y avoir aucune erreur sur la guérison ou la non-guérison de la chaudepisse. *Si, après un dernier lavage, il reste quelques gonocoques, dans l'immense majorité des cas, quarante-huit heures après, l'écoulement recommence ;* en tout cas, si l'on attend, pour plus de sûreté, de cinq à huit jours et qu'ensuite on fasse faire à son malade une preuve de bière, si cette preuve de bière ne ramène pas d'écoulement, la certitude de la guérison est complète. Au contraire, il se produit après le traitement par les balsamiques des latences qui peuvent durer quinze jours et plus après la cessation de ce traitement et qui rendent la preuve de bière beaucoup moins probante.

CHAPITRE III

CE QUE DOIT ÊTRE UNE CLIENTÈLE DE BLENNORRAGIQUES

Il semblerait que la clientèle des blennorragiques qui viennent consulter doive être formée de toutes les variétés possibles de chaudepisses, au point de vue de l'acuité et des complications. C'est, en effet, ce qui se produirait au début de l'installation d'un spécialiste dans une ville, c'est ce qui m'est arrivé à moi-même, quand je me suis installé : la vieille théorie du laisser couler était alors si ancrée dans les masses, que la plupart des malades ne venaient qu'au bout de huit ou quinze jours d'écoulement, me disant qu'ils n'avaient pas cru devoir venir plus tôt, certains que je n'allais pas commencer le traitement avant ces huit ou quinze jours de laisser-couler. On peut penser comment je recevais ces malades et quels sanglants reproches je leur adressais, pour s'être pliés à cette incohérente méthode, qui attend, pour faire la mobilisation, que tout le pays soit envahi. Je leur faisais comprendre qu'ils avaient ainsi perdu les bénéfices possibles du traitement abortif, qui peut guérir une chaudepisse en trois jours, qu'ils avaient, en tout cas, perdu toute chance d'avoir un traitement court de quinze jours à trois semaines, limité à l'urètre antérieur et qu'enfin, pendant cette période d'écoulement néfaste, ils avaient risqué de graves complications, telles que l'épididymite qui peut stériliser un homme et modifier ainsi toute son existence. J'ajoutais qu'ils avaient permis au gonocoque de détériorer leur muqueuse urétrale et d'y créer les lésions de l'urétrite chronique, avec ses conséquences éloignées, le rétrécissement urétral.

J'ai le souvenir d'avoir été consulté un samedi par un confrère blennorragique. Je lui proposai naturellement de commencer sans retard le traitement. Il objecta une occupation pour le lendemain et demanda la remise du début du traitement au lundi suivant : ce lundi-là, il revenait avec une épididymite. Cette complication ne se serait certainement pas produite, s'il avait été traité le samedi et le dimanche. Cet exemple n'est guère encourageant pour les amateurs du laisser-couler.

Cette petite conférence, répétée avec patience et véhémence à tous les malades successifs qui se présentent, ne tarda pas à porter ses fruits.

La blennorragie est une maladie dont on ne se cache pas, bien au contraire, elle fait l'objet habituel des conversations des jeunes gens. Mes prosélytes ne tardent pas à faire école dans ces petits cercles et, de cercle en cercle, la bonne parole se répand avec une rapidité dont on n'a pas idée. Le résultat ne s'en fait pas attendre, au bout de quelques mois, vous ne voyez plus arriver dans votre cabinet que des blennorragies débutantes : plus d'écoulements aigus, plus de complications, vous ne voyez plus que des gouttes de quelques heures ou à la rigueur d'un jour ou deux. C'est ainsi que ma clientèle est faite et qu'elle se maintient depuis bien des années. Je peux dire que je ne vois pas plus d'une blennorragie franchement aiguë par an. Quelle simplification dans la thérapeutique, quelle diminution énorme de chances de complications en cours de traitement. Je ne vois presque jamais de complications à l'entrée, je n'en vois pour ainsi dire jamais se développer dans la suite : *presque jamais d'épididymite, jamais de rhumatisme blennorragique*, quelques prostatites légères et quelques bactériuries, c'est tout ce que j'ai rencontré d'un bout à l'autre de ma carrière, comme complications de la chaudepisse ; et comme suites, bien entendu, *jamais d'urétrite chronique et jamais de rétrécissement*. Tout au plus quelques urétrites simples postgonococciques.

Ce que j'ai obtenu dans cette voie, tout le monde peut le réaliser dans n'importe quelle ville et dans n'importe quelle clientèle, fût-elle hospitalière.

DEUXIÈME PARTIE

BLENNORRAGIE CHEZ L'HOMME

CHAPITRE IV

DIAGNOSTIC DE LA BLENNORRAGIE CHEZ L'HOMME

A. — *EXAMEN DU MALADE*

1° *Interrogatoire du malade.*

Rendons-nous compte tout d'abord de l'âge de notre malade. Cet âge a une certaine importance, car *la chaudepisse des jeunes est plus mauvaise que la chaudepisse des vieux* : comme le vagin de la femme adulte qui cesse de cultiver le gonocoque, alors qu'il constitue un excellent terrain pour lui chez la petite fille, la muqueuse de l'urètre de l'homme se tanne avec l'âge et résiste mieux à l'infection.

Le malade a-t-il déjà eu des écoulements, ou est-ce le premier? Cette multiplicité des atteintes a aussi une grande importance, car *les chaudepisses deviennent de moins en moins virulentes, au fur et à mesure qu'elles se répètent.*

C'est une chose qu'il faut toujours avoir présente à l'esprit, quand on veut apprécier la valeur d'une méthode de traitement de la chaudepisse.

Une première atteinte et une quatrième ne sont nullement comparables. Une méthode qui guérit facilement la quatrième n'aura que peu d'effet sur la première. Pour bien apprécier l'efficacité d'une méthode nouvelle de traitement de la blennorragie, il faudrait ne l'expérimenter que sur de premières atteintes.

S'il y a eu d'autres écoulements, de quelle nature? A quelle époque? Quel traitement leur a été opposé? Est-il resté quelque chose de ces écoulements précédents : trouble de l'urine, filaments, goutte matinale, rechutes après excès alimentaires ou génitaux, gêne de la miction, fréquence des mictions?

Passons à l'écoulement actuel.

Quand a-t-il débuté?

A combien de temps remontent les coïts précédents? Quelle femme peut être le plus vraisemblablement incriminée? *L'incubation de la blennorragie qui est de trente-six heures à huit jours, rarement plus,* nous permet de nous orienter dans cette enquête.

L'incubation de la blennorragie peut atteindre dans des cas très rares une durée tout à fait insolite, onze jours, quinze jours et même vingt-sept et vingt-huit jours (page 205). *Il semble certain que plus l'incubation est longue, moins la blennorragie sera aiguë et violente.* Par exemple, plus l'incubation est longue plus un traitement abortif sera facile.

Si les renseignements obtenus ne concordent pas avec une probabilité de contamination nouvelle, il faut envisager la possibilité d'une rechute d'une infection précédente et poursuivre notre étude dans ce sens.

Y a-t-il eu un autre rapport avec une femme saine, pendant la période d'incubation? En pareil cas, cette femme serait en danger de contamination et il y aurait intérêt à la visiter le plus tôt possible. Y a-t-il eu un traitement déjà suivi? Lequel? manœuvres prophylactiques, injections, lavages, balsamiques, etc...?

2° *Examen de la verge.*

On apprécie l'état de rougeur et de gonflement du méat, sa forme, sa grandeur, ses malformations.

D'un doigt d'ange on palpe l'urètre, dans toute son étendue, pour apprécier son degré de gonflement, *sans exercer sur lui la plus légère pression. On ne saurait, en effet, trop s'élever contre la néfaste habitude qu'ont tous les malades et malheureusement bien des médecins de traire un urètre comme un pis de vache. C'est vouloir provoquer l'éclosion des littrites, des lacunites et même des phlegmons urétraux et périurétraux.*

Cette manœuvre, qui constitue un massage brutal et intempestif d'un organe infecté est absolument inutile et extrêmement dangereuse. Pourquoi la faire ? *Chaque malade, dès sa première visite, devra recevoir sa petite leçon à ce sujet.*

Cette appréciation de l'état d'acuité de la maladie étant faite, on passe à l'examen de la sécrétion elle-même. On en a déjà une bonne idée par les taches qu'elle a laissées sur la chemise ou sur le coton dont il a orné sa verge. Mais il faut en obtenir une petite partie à l'état frais, pour apprécier sa nature, sa consistance, sa couleur et pour en faire l'examen microscopique.

3° *Récolte et examen de la sécrétion urétrale.*

Tout étant prêt pour cet examen : une lame de verre étant à portée, une lampe à alcool ou un bec Bunsen allumé, un fil de platine à boucle monté sur tige de verre préalablement flambé et refroidi étant disposé au bord de la table, à la portée de la main droite, on saisit le gland de la main gauche, et on entr'ouvre l'orifice, on trouve en général une goutte très suffisante à l'entrée de la fosse naviculaire. Il est tout à fait exceptionnel qu'on soit forcé de presser sur le gland pour amener cette goutte au méat; dans ce cas, cette pression doit être aussi légère et délicate que possible, surtout si on est forcé de la reporter plus en arrière sur l'urètre lui-même.

Quoi qu'il en soit, la goutte est ainsi amenée à l'orifice, il ne faut pas la laisser s'y étaler et s'y répandre, il faut la maintenir entre les lèvres entre-baillées du méat, pour éviter de récolter en même temps les nombreux microbes de la surface balanique. La main droite saisit alors le manche du fil de platine et prestement recueille une petite portion de la goutte, en évitant de toucher aux parois.

Cette portion de goutte est aussitôt transportée sur la lame de verre et étalée avec l'extrémité de la boucle du fil. Il faut se garder de l'étaler avec le plat du fil qui écraserait les éléments, encore plus de l'étaler avec le bord d'une autre lame ou d'une lamelle, le résultat en serait désastreux pour l'examen : les éléments laminés seraient méconnaissables. Il faut encore éviter de pousser trop loin l'étalement, alors que la goutte commence à sécher, le résultat serait aussi mauvais. Enfin il faut surtout proscrire l'écrasement de la goutte entre deux lames de verre, si on veut la conserver pour un examen ultérieur. Cette méthode stupide qui est universellement répandue rend toute analyse matériellement impossible. Comme je l'ai dit plus haut, c'est dans ces conditions-là que sont faits les trois quarts des analyses qui sont confiées aux laboratoires. Quelle précision peut-on en attendre ?

La préparation, ayant été dûment étalée, est séchée à la flamme d'une lampe à alcool ou d'un bec Bunsen ; on la passe pour cela deux ou trois fois dans cette flamme, en l'appliquant immédiatement, à chaque fois, sur l'index gauche, pour se rendre compte si la chaleur est tolérable ; si elle est trop forte, on souffle dessus, pour rester au degré voulu. On arrive ainsi à sécher la préparation, sans la cuire.

Les conditions ne sont pas toujours aussi favorables. Le malade peut avoir uriné peu de temps avant son arrivée. On ne trouve aucune goutte ; s'il pouvait au moins uriner un peu, on pourrait encore ramasser un filament ou faire une centrifugation et obtenir ainsi un examen acceptable, mais il ne peut pas uriner une goutte.

Comment faire? Il ne faut pas se contenter de probabilités d'infection gonococcique d'après l'incubation, les taches du linge, etc., *il faut à tout prix voir le gonocoque, avant de commencer le traitement, car une fois ce traitement commencé, on serait dans l'impossibilité de remettre d'aplomb un diagnostic mal fait au début.*

Il n'y a pas à hésiter ; dans ce cas, il faut prier le malade de revenir deux heures plus tard, pour nous montrer sa goutte et son urine.

Il ne faut jamais, non plus, faire un diagnostic de chic et conclure, de l'état jaune ou verdâtre et de l'abondance de l'écoulement, à l'existence d'une chaudepisse ; cela pourrait être vrai neuf fois sur dix, mais une dixième fois on tomberait dans une grossière erreur.

J'ai vu, maintes fois, sans parler des balanites prises pour des chaudepisses, des écoulements urétraux abondants, verdâtres, d'aspect manifestement blennorragique, qui ne contenaient aucun gonocoque et que des médecins avaient pris pour des blennorragies.

Il faut faire dans tous les cas, même dans ceux qui paraissent les plus évidents, un examen microscopique de la goutte, avant de commencer le traitement. Il ne faut jamais supposer le gonocoque, il faut le voir.

Une autre difficulté très sérieuse se présente relativement aux malades qui nous demandent conseil, après avoir déjà suivi un commencement de traitement. Que faire en pareil cas, si on ne trouve pas d'emblée les gonocoques? *Faut-il continuer le traitement, en se fiant au diagnostic précédent? J'estime que non,* soit que le malade ait improvisé lui-même son traitement, soit qu'il ait été conseillé par un médecin. J'ai tant vu d'erreurs de diagnostic sur la chaudepisse, que je préfère interrompre le traitement commencé, jusqu'à la réapparition des gonocoques, pour partir d'un point de départ certain.

Notre préparation de l'écoulement étant faite, continuons l'étude de notre malade qui va encore nous fournir d'autres sujets d'analyses.

4° *Examen de l'urine et du sperme.*

Il y a encore à cet égard une petite leçon à faire au malade. Il faut lui faire comprendre que nous avons besoin de voir son urine en quantité suffisante à chaque visite. Il doit donc toujours se présenter chez nous avec la vessie pleine.

Encore faut-il qu'il soit capable de la vider devant nous. Il n'est pas rare de rencontrer des malades que la timidité urinaire empêche totalement d'uriner dans notre laboratoire. Voici les moyens que j'emploie en pareil cas :

Premier moyen : faire couler un robinet d'eau près du malade et le prier de tremper une de ses mains dans l'eau froide.

Deuxième moyen : le laisser seul dans le laboratoire.

Troisième moyen : celui-là infaillible, l'envoyer aux cabinets avec ses deux verres, sous l'influence de ce milieu connu, la miction redevient facile.

a. — Preuve des deux verres.

Cette preuve consiste à faire pisser le malade dans deux verres successifs, par parties égales. Elle est la base du traitement de la chaudepisse, c'est elle qui nous montre, avant tout traitement, si l'infection est limitée à l'urètre antérieur ou si elle a déjà atteint l'urètre postérieur, et, en cours de traitement, si l'urètre postérieur, primitivement indemne, se prend à son tour.

La première moitié de l'urine lave tout l'urètre de ses sécrétions. Ces sécrétions provenant soit de l'urètre antérieur seul, soit des deux portions de l'urètre, tombent dans le premier verre qu'elles troublent, ou parsèment de filaments.

La seconde moitié de l'urine, parcourant désormais un urètre propre, représente l'aspect de l'urine, telle qu'elle est dans la vessie. Or, *l'urètre postérieur se vide dans la vessie, comme l'urètre antérieur se vide dans la chemise;* s'il y a urétrite postérieure, le milieu vésical se trouve troublé ou chargé de filaments et le second verre d'urine est, lui aussi, troublé et chargé de filaments.

Si, au contraire, l'urètre postérieur est indemne, le second verre d'urine reste parfaitement clair. On peut donc résumer ainsi les données de la preuve des deux verres :

1er verre trouble................ 2e verre clair	Urétrite antérieure.
1er verre trouble .... 2e verre trouble	Urétrite totale.

Je me sers, dans cette démonstration, du mot urétrite et non du mot blennorragie, parce que cette épreuve de deux verres a la même valeur pour toutes les variétés d'urétrites, c'est une loi générale en urologie.

Cette preuve n'a réellement de valeur qu'avant tout traitement, car il suffit souvent d'un seul lavage pour éclaircir un deuxième verre trouble et pourtant l'urétrite postérieure est toujours présente.

La clarté du deuxième verre ne peut du reste pas, même avant tout traitement, être une preuve absolue de la limitation du mal à l'urètre antérieur, elle prouve que l'urètre postérieur ne secrète pas ou secrète peu, mais elle ne prouve pas qu'il n'est pas infecté : *il existe pour l'urètre postérieur une incubation comme pour l'urètre antérieur*. Pendant la durée de cette incubation, il ne se produit encore aucune sécrétion capable de troubler l'urine et pourtant l'infection existe déjà; elle ne manifestera sa présence qu'au bout de deux à huit jours, comme pour l'urètre antérieur.

Certains signes cliniques permettent de prévoir l'infection de l'urètre postérieur, avant l'apparition du trouble du deuxième verre : l'écoulement ne se tarit pas comme d'habitude sous l'influence des lavages, il augmente plutôt et le malade éprouve déjà des envies plus fréquentes et plus impérieuses d'uriner.

Si l'écoulement augmente, en cours de traitement, au lieu de diminuer, il faut songer à l'urètre postérieur qui doit se prendre.

La constatation d'un premier verre trouble et d'un second verre clair ne donne donc qu'une probabilité d'urétrite antérieure, surtout pour une urétrite ancienne dont les sécrétions sont peu abondantes; un examen journalier des urines peut seul, au bout de quelques jours, confirmer le diagnostic, en montrant que le second verre reste toujours aussi clair que le premier jour. Et encore, *quand il s'agit d'une blennorragie ancienne à sécrétions minimes, la clarté constante du deuxième verre n'est pas une preuve absolue de la limitation de l'infection à l'urètre antérieur, le diagnostic reste toujours douteux.*

J'ai pris le parti, dans ces cas, de toujours laver les deux urètres quand bien même le deuxième verre resterait clair pendant plusieurs jours de suite. J'ai vu une épididymite survenir chez un malade dont le deuxième verre était absolument limpide.

Par contre, si un deuxième verre, primitivement limpide, devient trouble en cours de traitement, c'est une preuve certaine de la prise de l'urètre postérieur. Bien entendu, les causes d'erreur étant éliminées.

Ces causes d'erreurs dans l'appréciation de la valeur diagnostique du trouble des urines sont fréquentes : la présence de *cristaux de carbonate ou de phosphate de chaux* leur donne un louche uniforme très caractéristique et très facile à dépister, quand on en a l'habitude. Quelques gouttes d'acide acétique cristallisable, ajoutées à ces urines, les rendent absolument limpides, avec production de bulles de gaz, en cas de carbonates; sans cette production, en cas de phosphates. Par contre, si les urines contiennent du santal ou autres balsamiques en quantité notable, ou du sperme, l'addition de l'acide acétique les trouble profondément.

Les urines fébriles, les urines rares de la période estivale et même les premières urines du matin sont souvent louches, nuageuses, troublées qu'elles sont par la présence d'urates; il suffit de les chauffer légèrement pour les éclaircir. Néanmoins, ces urines du matin ne sont pas fameuses pour l'appréciation de la nature des urétrites. *Autant la sécrétion urétrale du matin est favorable pour l'analyse microscopique, autant le résultat de l'examen des urines du matin est sujet à caution en raison des causes d'erreur qu'il comporte.*

Il faut noter une autre cause d'erreurs très importante : quelquefois le deuxième verre est troublé par la présence du sperme, soit qu'il y ait spermatorrhée de miction, soit qu'il s'agisse de la régurgitation du sperme dans la vessie, à l'occasion d'un coït ou d'une pollution nocturne plus ou moins entravés par un spasme ou un rétrécissement.

Le trouble subit et imprévu du second verre, quelquefois même plus trouble que le premier, sans qu'aucun symptôme fasse préjuger la prise de l'urètre postérieur, doit faire penser à la présence du sperme dans l'urine et doit conduire le médecin à faire une analyse par centrifugation, pour la vérifier.

Ce diagnostic est très facile à faire chez les malades dont le premier verre est clair. *Un premier verre clair et le deuxième trouble doivent immédiatement faire penser à la spermatorrhée de miction.*

Quand le premier verre est trouble, le diagnostic est plus délicat; ce premier verre peut être troublé par les sécrétions urétrales et le second par le sperme. Ce serait encore un cas de spermatorrhée de miction chez un malade à urètre antérieur sécrétant; mais, dans ce cas, le premier verre est habituellement trouble.

Au contraire, *un trouble subit des deux verres, chez un malade porteur habituel d'urines claires, doit faire soupçonner la régurgitation du sperme dans la vessie.*

Résumons donc ces données :

1er verre clair........................... 2e verre trouble contenant du sperme....	Spermatorrhée de miction.
1er verre habituellement trouble.. 2e verre accidentellement trouble, contenant du sperme..........	Spermatorrhée de miction chez un urétritique antérieur.
1er verre accidentellement trouble, contenant du sperme......... 2e verre accidentellement trouble, contenant du sperme.........	Régurgitation spermatique chez un spasmodique ou un rétréci.

Il existe des cas dans lesquels les deux verres étant troubles, le second l'est plus que le premier, cela tient à ce que la vessie a laissé déposer dans son bas-fond une couche épaisse du produit qui trouble son contenu, sels ou pus. Ce sédiment, sortant en dernier, trouble profondément le deuxième verre d'urine. Cela arrive dans les fortes phosphaturies et dans les pyuries abondantes, le diagnostic entre ces deux affections étant facile, grâce à l'acide acétique qui éclaircit les urines phosphatiques et à l'examen microscopique qui montre, en cas de pyurie, du pus et souvent des microbes en abondance :

1er verre trouble....................... 2e verre plus trouble.................. (s'éclaircissant par l'acide acétique).	Forte phosphaturie.
1er verre trouble....................... 2e verre plus trouble.................. (urine odorante, chargée de pus et souvent de microbes, n'éclaircissant pas par l'acide acétique).	Pyurie abondante.

Il se produit quelquefois, dans ces cas, un fait curieux qu'il faut connaître : si le dépôt intra-vésical est très abondant, le premier jet d'urine est très trouble, le deuxième jet beaucoup moins et le troisième extrêmement trouble. Cela tient à ce que le dépôt dépasse, dans la vessie, le niveau du col : la portion de dépôt située au-dessus du col sort la première, puis vient la masse de l'urine plus claire et enfin sort le dépôt du bas-fonds situé au-dessous du col.

Quelques gouttes de sang provenant de l'urètre antérieur et s'échappant avec les dernières gouttes d'urine peuvent également troubler le second verre qui, sans cela, aurait été fort clair.

Enfin, il faut envisager un dernier cas dans lequel les deux verres sont légèrement louches, mais d'un louche rigoureusement égal; de plus ces urines sont légèrement odorantes, d'une odeur désagréable, leur surface est souvent pailletée d'un vernis brillant. De semblables urines sont naturellement d'abord traitées par l'acide acétique, qui n'a aucune influence sur leur trouble. L'analyse microscopique s'impose, elle montre que le trouble est uniquement dû à une infinité de microbes, en général d'une seule espèce, mais quelquefois aussi d'espèces différentes, sans que l'on puisse constater la présence d'aucun élément anatomique, cellule épithéliale ou pus : c'est la bactériurie.

1er verre trouble .... 2e verre d'un trouble égal.............. (urine odorante contenant en abondance des microbes sans pus).	Bactériurie.

Voir *Bactériurie chez les blennorragiques* (pages 275 et 281).

Notre malade ayant ainsi pissé dans ses deux verres se trouve donc, sauf les restrictions énoncées ci-dessus, déjà catalogué en antérieur ou total, sans préjuger de l'affection que le microscope va nous révéler tout à l'heure.

Il ne faudrait pas croire qu'un malade, classé tout d'abord comme total, le restera toujours pendant toute la durée du traitement, quelle qu'elle soit. Il est fréquent de voir l'urètre postérieur guérir le premier, alors que l'urètre antérieur est encore infecté. *De total, un malade peut donc redevenir antérieur en fin de traitement.*

b. — Preuve des deux verres après lavage de l'urètre antérieur.

En cas de doute sur la participation de l'urètre postérieur, quand les sécrétions urétrales sont réduites à des filaments nageant dans une urine claire, on peut apporter à la question un peu de précision, en lavant l'urètre antérieur avant la miction ; on balaye ainsi les filaments de cette partie du canal, on peut les retrouver dans le bassin qui reçoit le produit du lavage. Ce lavage doit être fait assez énergiquement avec de fréquentes expressions du bulbe, pour bien détacher tous les filaments. Cela fait, on prie le malade d'uriner dans deux verres ; le premier nous montrera les filaments de l'urètre postérieur, le second le contenu vésical. Cromayer avait proposé autrefois de faire une injection de bleu de méthylène dans l'urètre antérieur, avant de faire uriner le malade. Grâce à ce procédé, les filaments de l'urètre antérieur se montraient colorés en bleu et ceux de l'urètre postérieur incolores.

c. — Preuve des trois verres.

Quand on soupçonne une infection ou une suppuration ou simplement une hypersécrétion de la prostate ou des vésicules séminales, il faut recourir à la preuve des trois verres. Elle consiste à faire pisser au malade un premier verre, puis un deuxième verre, en lui recommandant de garder encore un peu d'urine dans sa vessie, le moins possible : un verre à liqueur suffit. Cela fait, on lui masse la prostate ou les vésicules, on recueille la sécrétion obtenue, si elle se présente au méat, et enfin on lui fait pisser un troisième verre qui contient, en plus des éléments contenus dans le second, ce que la pression du doigt a fait sortir de la prostate ou des vésicules, si le massage a porté sur ces organes. L'analyse de ce troisième verre se fait par centrifugation :

1er verre trouble........................	Prostatite.
2e verre trouble	
3e verre, après massage de la prostate, plus trouble avec pus et microbes.....	

d. — Examen des filaments.

L'examen des filaments donne évidemment des résultats intéressants, mais, si on a le choix, il faut lui préférer l'examen de la goutte, car les gonocoques y sont toujours beaucoup plus nombreux et plus faciles à découvrir.

Les filaments des deux verres d'urine sont très variés de forme, de volume et de densité ; leurs caractères nous fournissent de précieuses indications au point de vue du diagnostic de la maladie et de son évolution pendant le traitement.

Dans une urine très trouble, les filaments sont invisibles, parce que l'opacité de l'urine empêche de les apercevoir ; quand ils existent, ils sont, en général, abondants, volumineux, ils tombent lourdement au fond du verre où on les aperçoit à travers la paroi de celui-ci. Il est important de s'en rendre compte, car nous devons savoir reconnaître les urines uniformément troubles sans filaments des urines troubles qui en possèdent.

Les urines louches ou claires permettent de constater les variations de forme de leurs filaments. Ceux-ci peuvent être lourds, en grumeaux, en petits grains isolés ou nageurs, c'est-à-dire se tenant longtemps au centre du verre, avant de se décider à descendre ou à monter, étirés en longs fils, en pellicules, ou légers et, dans ce cas, en petits fils fins remontant à la surface de l'urine, ou enfin muqueux et aérés formant, sous la mousse de l'urine, un petit nuage transparent parsemé de fines bulles d'air; ils peuvent aussi former dans l'urine de longues traînées muqueuses, qui nagent entre deux eaux.

Il faut également tenir compte de leur teinte : ils peuvent devenir d'un blanc crayeux quand ils sont chargés de cristaux de carbonate ou de phosphates et rouges s'ils contiennent du sang. Enfin, il faut se rendre compte de leur nombre : ils peuvent être très nombreux, rares ou réduits à un seul élément.

e. — Récolte des filaments.

Si cela nous semble intéressant, nous allons récolter les filaments du premier verre et même du second, pour compléter les renseignements que nous donnera la goutte.

Pour cela, le filament le plus gros est saisi avec la boucle du fil de platine, préalablement flambé, puis on l'étale sur la lame de verre de la même façon que la goutte.

Il est bon, avant de procéder à cet étalement, de toucher une ou plusieurs fois un des bouts de la lame avec l'extrémité de la boucle, pour la débarrasser de l'excès d'urine qu'elle a pu entraîner avec le filament. Cela fait, on déposera le filament au milieu de la lame où, grâce à cette précaution, on l'étalera facilement.

f. — Centrifugation de l'urine.

Pour une raison ou pour une autre : aspect très louche de l'urine du deuxième verre, mauvaise odeur de l'urine, louche uniforme de l'urine faisant pressentir la bactériurie, deuxième verre plus trouble que le premier, analyse du troisième verre après massage de la prostate, on désire se rendre compte de l'état de cette urine, au point de vue des éléments anatomiques et des microbes qu'elle peut contenir ; pour cela on procède à la centrifugation de l'urine du deuxième ou du troisième verre.

A cet effet, on remplit aux deux tiers un des tubes du centrifugeur, on remplit d'eau l'autre tube, exactement au même niveau, pour que la rotation soit bien régulière ; on met les deux tubes en place et on actionne l'appareil, jusqu'à ce qu'on ait obtenu un culot suffisant.

Le tube contenant l'urine est renversé et maintenu dans cette position, tandis qu'avec un fragment de papier Joseph on cherche à assécher le mieux possible l'intérieur du tube. Cette manœuvre a pour effet d'empêcher l'urine adhérente aux parois de retomber dans le culot et de le diluer. Cela fait, on peut retourner les tubes et y puiser avec le fil de platine, préalablement flambé, une petite partie du résultat de la centrifugation, qui sera étalée sur une lame de verre comme précédemment.

Si la centrifugation ne se fait pas bien, on peut ajouter à l'urine un quart à peu près d'alcool absolu qui colle l'urine et facilite le dépôt. J'ai aussi proposé, dans ce but, d'ajouter à l'urine quelques gouttes d'ammoniaque, qui coagulent le mucus de l'urine, précipitent des sels alcalins et produisent un énorme culot, quelquefois difficile à étaler quand il est muqueux, mais qui permet de déceler des éléments anatomiques et des microbes dans une urine presque claire, qui sans cela serait absolument impossible à centrifuger.

g. — Examen du sperme.

Dans bien des cas il est nécessaire de faire l'analyse du sperme.

S'il s'agit simplement de constater la présence des spermatozoïdes, de se rendre compte de leur nombre et de leur vitalité et de faire enfin un examen bactériologique du sperme, il suffit de le faire apporter dans une capote, peu de temps après son émission. Mais si l'on veut compléter cet examen par une culture, il est indispensable que ce sperme soit fourni directement au laboratoire, au moment même de son émission et immédiatement mis à l'étuve, c'est le seul moyen d'avoir des résultats absolument probants au point de vue gonococcique.

Pour l'examen direct du sperme, il est étalé sur lame et séché à l'air. Pour éviter qu'il ne se décolle sous l'influence des lavages de la préparation, on l'arrose d'alcool absolu et on le passe à la flamme, en évitant de se brûler les doigts. Ce flambage du sperme le fait adhérer à la lame et permet de faire sa coloration.

Nous étudierons plus loin la spermoculture (page 363).

L'examen des urines étant terminé, le malade est invité à

s'étendre sur la table à lavages, pour que l'opérateur soit mieux à même de constater s'il présente quelque chose de particulier dans ses régions para-urétrales ou dans ses annexes.

5° *Examen du para-urètre.*

J'entends sous ce nom tous les diverticules de l'urètre capables de créer des foyers extra-urétraux ou para-urétraux. Ces diverticules, constants chez les hypospades, se rencontrent assez souvent, même en dehors de cette malformation. Pour éviter les redites, je reprendrai l'étude de ce sujet au chapitre du traitement de ces repaires extra-urétraux. Après avoir bien recherché ces repaires, on fait écarter les cuisses du malade et on s'assure que le périnée n'est le siège d'aucun gonflement médian, en cas de phlegmon bulbaire, ou un peu latéral en cas de cowpérite.

La palpation légère de l'urètre pénien permet de s'assurer de l'état des glandes de Littre et de rechercher les abcès para-urétraux.

6° *Examen des annexes.*

a. — Épididymes, cordons.

Nous poursuivons l'étude du malade par l'examen des deux épididymes, en nous renseignant sur leur passé, des deux cordons et des canaux inguinaux, où se manifestent les premières douleurs, en cas d'épididymite.

b. — Ganglions. Blennorragie et syphilis.

La palpation des ganglions inguinaux s'impose également ; ces ganglions ont le droit d'être légèrement gonflés, en cas de blennorragie, mais si on les constate plus durs et plus volumineux qu'il ne convient, il faut se méfier d'une association à la blennorragie de la syphilis ou du chancre mou.

Il faudra rechercher avec soin, dans ce cas, s'il n'existe pas quelque érosion du méat, de la rainure ou du prépuce qui confirmerait le diagnostic.

Il n'est pas rare de voir se développer, dans le cours du traitement de la chaudepisse, un chancre induré, contracté en même temps qu'elle. La recherche du tréponème, immédiatement pratiquée, permet, si elle est positive, de faire un traitement très précoce de la syphilis, ce qui n'est pas sans intérêt (502 et 503).

En cas de chancre induré ou mou et en cas de plaques muqueuses du gland et du prépuce, je renonce à traiter la blennorragie par les lavages. Si les malades, porteurs de ces lésions, ont une blennorragie aiguë, je la laisse couler; s'ils l'ont à l'état subaigu, je les traite par les balsamiques. Dès que les lésions vénériennes sont cicatrisées, je reprends les lavages. Grâce aux traitements modernes de la syphilis, ce blanchiment se produit très vite.

J'ai souvent remarqué du reste que le traitement de la syphilis par les arsénobenzènes avait une influence très favorable sur l'évolution de la blennorragie (245).

c. — Prostate.

Enfin nous pratiquons le toucher prostatique, au moins dans tous les cas d'urétrite totale, après avoir coiffé notre index d'une capote digitale, enduite de la pommade soluble suivante :

Gomme adragante........................	2gr,50
Glycérine................................	10 grammes
Solution aqueuse d'acide salicylique à 1/1000.	90 —

Cette pommade a été proposée par le Dr Krauss, de Carlsbad; je l'ai légèrement modifiée, en remplaçant par l'acide salicylique l'acide phénique un peu irritant qu'elle contenait; cette addition a pour but de la rendre imputrescible.

Les détails relatifs à l'examen de la prostate et des différentes postures à donner au malade, pour le pratiquer, trouveront mieux leur place au chapitre relatif aux prostatites. Nous avons déjà vu au chapitre de la preuve des trois verres que la sécrétion prostatique obtenue par un léger massage, quand ce massage est possible sans danger, est récoltée, soit au méat où elle se présente pendant le massage, soit par centrifugation du troisième verre d'urine émis après le massage.

7° *Examen de l'état général.*

Il ne faut pas omettre de se renseigner sur l'état général du malade; un peu de fatigue, un peu de fièvre, de la constipation peuvent mettre sur la voie d'une prostatite débutante; dans des cas très rares, il peut être intéressant de faire l'examen des urines au point de vue de l'albumine et du sucre.

8° *Recherche des complications à distance.*

Il faut évidemment se renseigner aussi sur l'existence possible d'une de ces complications, telles que l'ophtalmie et le rhumatisme blennorragique, être prêt même à rechercher les complications cardiaques de la blennorragie, mais tout cela devient tellement rare dans la clientèle blennorragique, telle que je la comprends, que c'est presque inutile d'en parler.

B. — *EXAMEN MICROSCOPIQUE DES SÉCRÉTIONS RÉCOLTÉES*

1° *Coloration des préparations.*

a. — Coloration au bleu de méthylène.

La préparation sur lame, étalée et flambée comme il a été dit, est très rapidement colorée, en la recouvrant de la solution aqueuse saturée de bleu de méthylène.

La coloration est instantanée, il est inutile d'attendre quelques minutes, ou de chauffer la préparation. Aussitôt le bleu étalé, il faut laver la lame à l'eau. Ce lavage se fera, soit en la trempant dans un verre d'eau, soit, mieux, en l'arrosant avec une pissette. La canule de Piccinini (*fig.* 31) fixée au bout d'un tube de caoutchouc formant siphon dans un litre d'eau surélevé de quelques centimètres remplit très bien ce but.

Il faut s'habituer à colorer toutes les préparations d'une façon égale, car l'intensité de coloration des gonocoques est un élément diagnostique qui nous servira; elle ne peut avoir de valeur que si le procédé de coloration est absolument uniforme et toujours égal.

La préparation bien lavée à l'eau est épongée entre deux feuilles de papier Joseph et ensuite rapidement séchée à la flamme d'alcool ou d'un bec Bunsen. Il n'y a plus, dès lors, qu'à déposer sur le point le plus favorable de sa surface une goutte d'huile de cèdre et à la porter sur la platine du microscope.

b. — Méthode de vérification par le Gram.

Le gonocoque est un microbe qui ne prend pas le Gram : il est Gram-négatif. Il se décolore après ce genre de préparation, alors que les autres microbes qui peuvent lui ressembler, le staphylocoque par exemple, restent puissamment colorés. C'est un moyen de vérification de l'identité du gonocoque qui est aujourd'hui classique. J'avoue que, pour mon compte, je m'en passe très volontiers.

J'estime que, quand on connaît bien son gonocoque, on peut se contenter de la préparation bleue, sauf dans quelques cas douteux de gonocoques récoltés dans l'urine ou chez la femme.

Cette méthode peut même être une grave cause d'erreurs. Nous avons montré avec Debains (246, 247) que, parmi les coques qui ressemblent au gonocoque, il en est qui prennent plus ou moins bien le Gram et qui laissent l'analyseur dans le doute. Nous avons rencontré plusieurs fois des coques que nous appelons bicolores qui donnent au Gram une proportion à peu près égale d'éléments bleus et rouges.

Nous avons montré que beaucoup de ces coques urétraux, que l'on désigne, un peu à la légère, sous le nom générique de staphylocoques, deviennent Gram-négatifs quand ils cultivent mal et à plus forte raison quand ils sont morts.

Quelques-uns fournissent, à leur première culture, un grand nombre d'éléments Gram-négatifs qui deviennent de moins en moins fréquents, puis disparaissent aux repiquages suivants. Nous sommes convaincus qu'il y a là une source très importante d'erreurs qui a bien souvent fait voir des gonocoques là où il n'y en avait pas.

La méthode de Gram consiste :

1° A colorer à froid la préparation avec une solution de violet de gentiane semblable à celle que l'on emploie pour colorer le bacille de Koch.

J'emploie pour cet usage le liquide de Frœnckel, qui a l'avantage de pouvoir se conserver indéfiniment :

Solution phéniquée à 2,50 0/0	10 grammes
Solution saturée de violet de gentiane dans l'alcool ...	90 —

Pour que les résultats de cette méthode soient précis et comparatifs, il est bon d'adopter aussi un temps uniforme de coloration : une minute d'action de la solution de violet de gentiane semble suffisante.

2° On verse cette solution qui recouvre la lame *sans la laver* et on arrose la préparation du liquide de Gram :

Eau distillée	500 grammes
KI	10 —
I	5 —

On le laisse agir également une minute.

3° Puis, toujours sans lavage, on verse le liquide de Gram et on le remplace par de l'alcool absolu que l'on fait aller et venir sur la plaque, tant que la décoloration n'est pas complète.

4° On lave à l'eau et on sèche.

5° On recolore la préparation décolorée soit avec la solution de brun de Bismark, soit plutôt avec l'éosine à l'eau, soit mieux encore avec le rouge neutre ou du Ziehl dilué au cinquième.

Les coques, autres que le gonocoque, sont d'un violet presque noir, tandis que les gonocoques sont légèrement colorés en brun ou en rose, ou en rouge, suivant le procédé de recoloration employé.

J'estime que quand les gonocoques sont nombreux, la méthode de Gram est complètement inutile ; si on a affaire à un gonocoque ou deux dans une préparation, on aura bien des chances, si on fait ensuite un Gram, de ne pas les retrouver.

Je le répète, je n'ai guère trouvé d'intérêt à cette méthode que dans quelques cas de gonocoques vésicaux déformés par leur séjour dans l'urine et dans quelques cas de gonocoques féminins perdus au milieu d'un grand nombre de coques divers.

Cette méthode est, du reste, sujette à de fréquentes erreurs dues à un étalement inégal de la préparation. Dans ce cas, les parties plus ou moins épaisses sont inégalement décolorées. De plus, les variantes, personnelles à chaque opérateur, du temps d'action des divers éléments du Gram sont également la cause de nombreuses erreurs d'interprétation.

Il peut être intéressant de ne faire agir le réactif de Gram que sur la moitié de la préparation colorée au violet de gentiane, de manière à pouvoir comparer côte à côte les éléments influencés et non influencés par ce réactif. Le Dr GISCARD (143), pour arriver au même but, propose de déposer sur un des points de la préparation une goutte d'huile de cèdre qui protège cette partie de la préparation contre l'action du réactif.

Quoi qu'il en soit, que l'on ait fait ou non un Gram, les diverses préparations récoltées : goutte, filament du premier verre, filament du deuxième verre, sécrétion prostatique, urine centrifugée ont été colorées et sont prêtes à être examinées au microscope. Dans quelques cas, il peut être intéressant d'ajouter à ces analyses celle du sperme.

2° *Examen des préparations.*

Le microscope étant bien disposé pour avoir un bon éclairage naturel ou artificiel, le miroir réflecteur étant tourné du côté plan, la préparation est posée sur la platine, la goutte d'huile de cèdre au-dessous de l'objectif.

D'un tour de grande vis, on immerge l'objectif, sans jamais aller jusqu'au contact de la préparation, puis avec la vis micrométrique on achève la mise au point.

Je vais exposer ici en quelques mots tout ce que l'on peut rencontrer dans les préparations de sécrétions urétrales, soit comme éléments anatomiques, soit comme microbes, en insistant bien entendu sur les caractères distinctifs du gonocoque.

a. — MILIEU OU EXCIPIENT.

Le milieu dans lequel nagent à l'état frais les éléments anatomiques et les microbes forme par étalement et dessèchement sur la lame une très mince couche dont nous devons connaître les caractères microscopiques.

En cas de pus récent, en pleine activité et, d'autre part, en cas d'écoulement très aqueux, séreux ou séro-purulent, ce milieu est tellement fluide qu'il ne prend pas la coloration, les éléments anatomiques naturellement très nombreux dans le premier cas, très rares dans le second, sont séparés par des espaces absolument clairs et nettement blancs. Si, au contraire, ce milieu devient tant soit peu muqueux, il prend une jolie teinte bleu clair uniforme dans laquelle sont enchâssés les éléments anatomiques de la préparation.

L'abondance de ce mucus, sa plus grande consistance, ou peut-être tout simplement des artifices de préparation dus à l'étalement de la sécrétion, dans certaines conditions de densité du produit, peuvent lui donner un aspect tout différent : il se présente sous la forme de traînées, de balafres parallèles plus ou moins déchiquetées à leurs extrémités, entre lesquelles sont répartis les éléments anatomiques. Ces traînées muqueuses se présentent par zones dans la préparation ; entre ces zones, on retrouve ou on ne retrouve pas la coloration bleuâtre continue du fond de la préparation.

b. — Éléments anatomiques.

Je me contenterai dans ce chapitre de décrire chaque élément anatomique, pris isolément dans ses formes les plus habituelles, je montrerai ensuite quel est le groupement de ces divers éléments, suivant les différents stades de la blennorragie et de ses suites.

Leucocytes ou polynucléaires.

Le leucocyte, ou polynucléaire, est l'élément caractéristique du pus urétral. Tel que nous l'avons modifié par notre séchage et notre coloration, il se présente à nous de la façon suivante :

Dans les cas les plus favorables, assez rares du reste, on peut voir le corps même du leucocyte et ses contours assez régulièrement arrondis, sous la forme d'un disque bleuâtre souvent parsemé de lacunes et garni de deux, trois ou quatre gros noyaux irréguliers en forme de boules ou de boudins qui se bousculent à son intérieur (*fig.* 33).

Dans le cas habituel, le corps leucocytaire est invisible et les noyaux apparaissent seuls avec leur groupement caractéristique (*fig.* 34).

Néanmoins, quand le milieu de la préparation est légèrement

muqueux et par suite coloré uniformément en bleu clair, les contours du leucocyte invisible peuvent se délimiter parfaitement sur

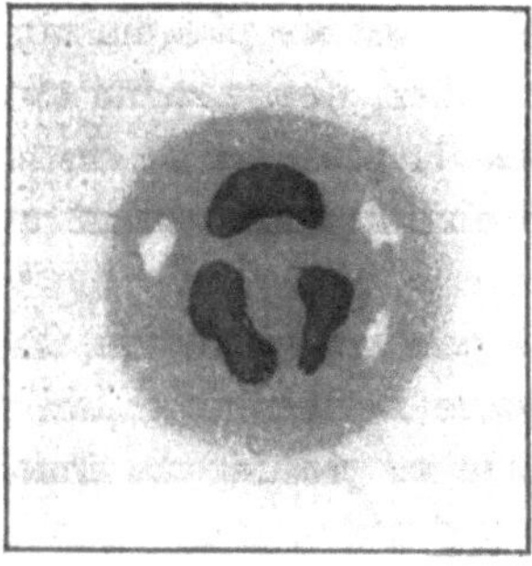

FIG. 33. — Polynucléaire à corps visible.

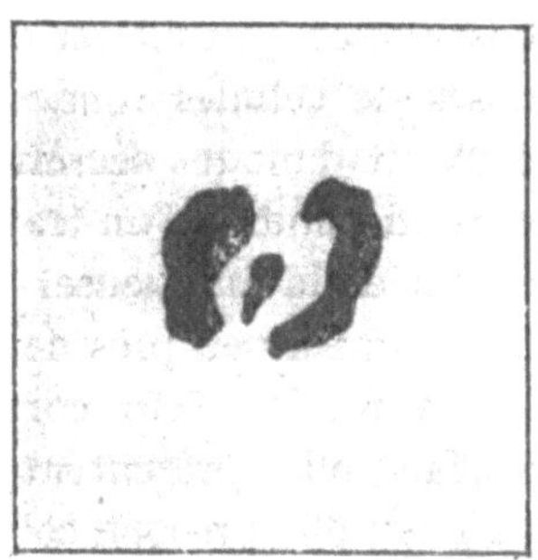

FIG. 34. — Polynucléaire à corps non visible.

ce fond bleu, parce que le corps du leucocyte, lui, n'est pas coloré (*fig.* 35).

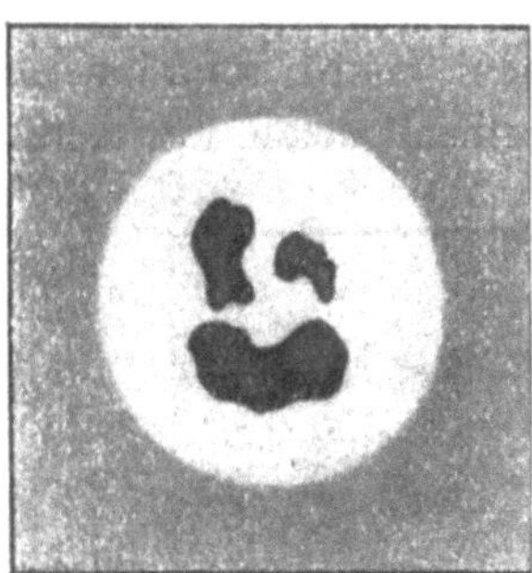

FIG. 35. — Polynucléaire à corps non visible, se profilant sur un fond muqueux coloré.

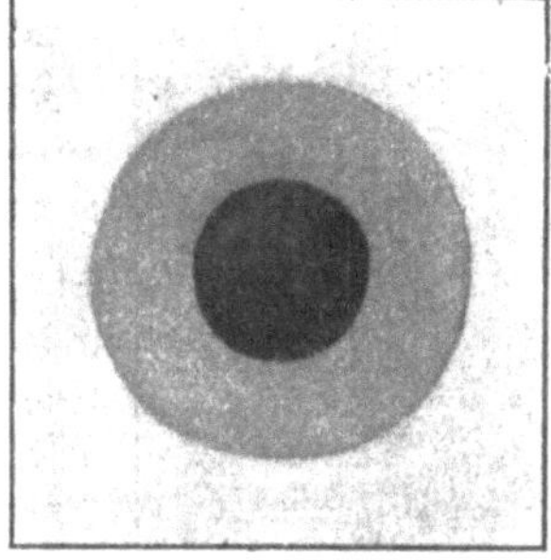

FIG. 36. — Cellule ronde ou mononucléaire.

Cellules rondes, jeunes ou mononucléaires.

Ces cellules sont des cellules épithéliales en voie de prolifération ; elles proviennent de parties malades de la muqueuse urétrale dont elles traduisent le processus de réparation. La muqueuse urétrale normale est revêtue d'un bel épithélium cylindrique à trois couches. Cet épithélium ne se voit jamais dans les sécrétions urétrales, il ne desquame pas ; quand il disparaît, c'est par liquéfaction qu'il se désagrège, sans laisser aucune trace visible de ce travail de désintégration, mais une fois disparu, les deux couches plus profondes de l'épithélium formées de cellules arrondies ont une tendance à proliférer et à former des couches plus ou moins épaisses de cellules rondes plates qui, elles, desquament et se retrouvent dans les sécrétions urétrales; la présence de ces cellules rondes indique un travail d'inflammation relativement aigu et récent de la muqueuse.

Elles sont à peu près de même taille que les leucocytes, franchement rondes; leur corps est toujours nettement coloré en bleu clair; elles présentent en leur centre un gros noyau arrondi qui les remplit presque complètement (*fig.* 36).

Cellules épithéliales plates.

Les cellules normales du méat et de la fosse naviculaire sont constituées par d'énormes cellules plates en tables plus ou moins irrégulières, se colorant nettement en bleu clair et ornées à leur centre d'un noyau fortement coloré, rond ou, plus souvent, légèrement ovale. Ces cellules sont constantes dans tout écoulement prélevé au méat (*fig.* 37).

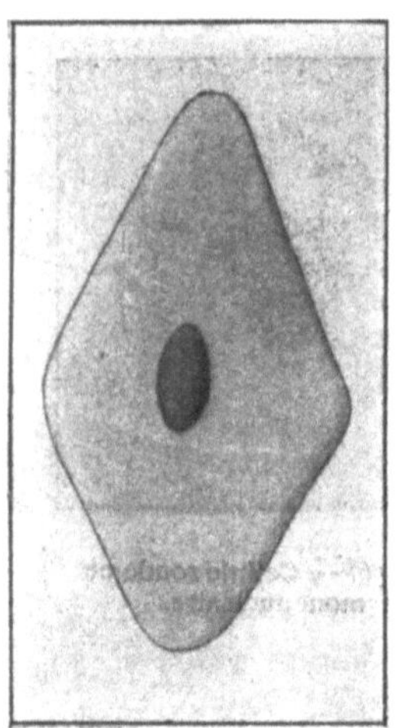

FIG. 37. — Grande cellule épithéliale plate de la fosse naviculaire.

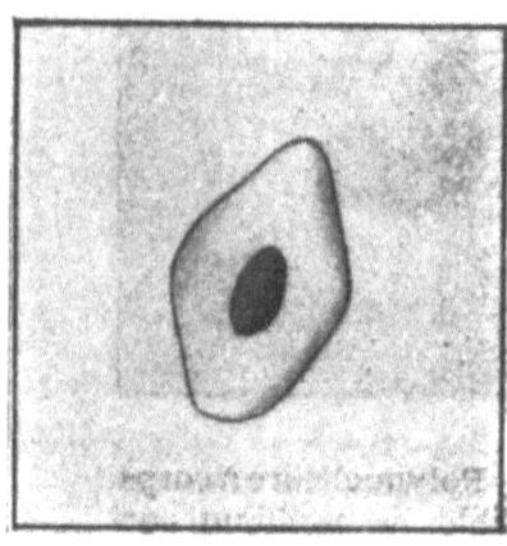

FIG. 38. — Petite cellule épithéliale plate provenant des parties plus profondes de l'urètre.

Il n'en est pas de même des cellules plates de même aspect, mais un peu plus petites, que l'on rencontre soit dans la goutte, soit dans les filaments et qui proviennent des parties plus profondes de l'urètre (*fig.* 38). Elles indiquent que le travail de prolifération des cellules rondes, dont nous avons parlé plus haut, évolue dans le sens de la production d'épithélium plat stratifié, qui constitue pour la muqueuse urétrale une véritable cicatrice; c'est une des formes de l'urétrite chronique, forme d'autant plus importante qu'elle peut représenter une transformation définitive de l'épithélium, que rien ne peut faire rétrocéder. *Il est impossible de faire revenir à l'état d'épithélium cylindrique les cicatrices urétrales constituées par de l'épithélium plat stratifié.*

Il ne faut néanmoins pas exagérer l'importance de la présence des cellules plates dans un écoulement ou dans un filament; on les rencontre d'une façon à peu près constante dans le décours du traitement de la blennorragie, et pourtant il n'en résulte pas pour cela d'urétrite chronique indéfiniment desquamante; la desquamation plate n'est, dans ce cas, que momentanée, elle ne correspond pas encore à une véritable cicatrice urétrale et elle disparaît avec la fin du traitement.

Cellules glandulaires.

Les cellules provenant des glandes urétrales malades et de la prostate infectée doivent évidemment se retrouver dans les sécrétions urétrales; elles se présentent probablement sous la forme de cellules rondes mononucléaires, dans le genre de celles que j'ai décrites plus haut, mais plus petites; néanmoins, j'estime qu'elles ne sont pas suffisamment différenciées pour qu'il soit possible d'affirmer leur présence dans une préparation.

Hématies.

Les hématies que l'on rencontre dans nos préparations séchées et colorées en bleu sont profondément modifiées par ces artifices, mais cela importe peu pourvu que l'on puisse les reconnaître. Elles se présentent sous la forme d'une petite goutte étoilée d'un jaune verdâtre souvent nettement verte (*fig.* 39). Si la dessiccation n'a pas été poussée trop loin, elles peuvent conserver leur forme arrondie, mais on ne voit pas leur ménisque (*fig.* 40).

Spermatozoïdes.

Les spermatozoïdes, eux aussi, sont profondément modifiés par ce genre de préparation. On ne voit plus leur queue, on ne voit que leur tête ovale, colorée en bleu foncé du côté de l'insertion de la queue et décolorée de l'autre côté. Je les comparerais volon-

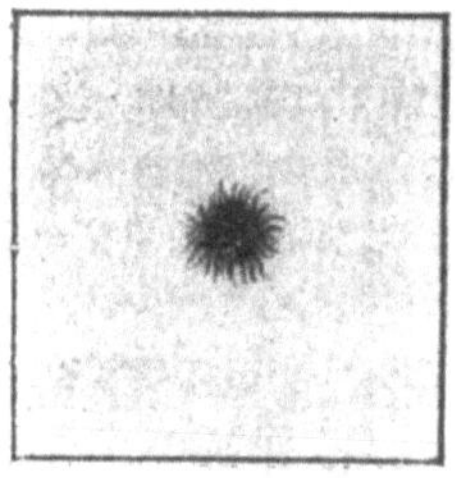

FIG. 39. — Hématie altérée par le séchage.

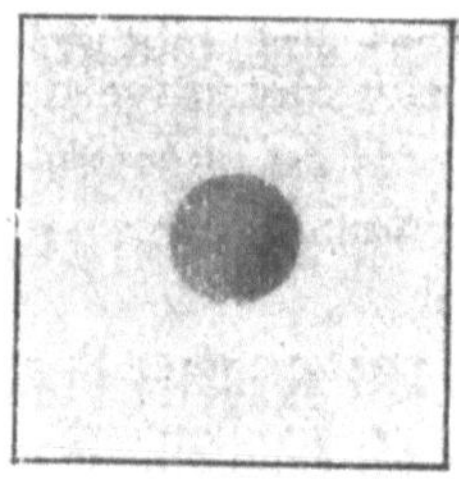

FIG. 40. — Hématie moins altérée.

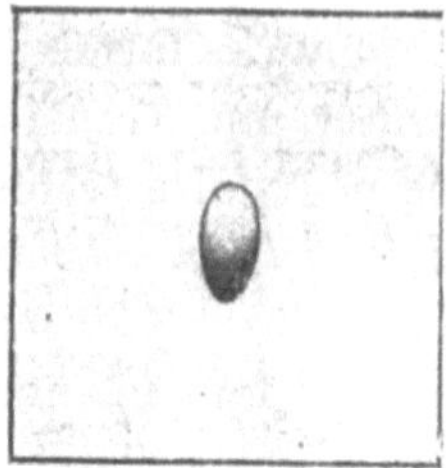

FIG. 41. — Tête de spermatozoïde à queue invisible.

tiers à ces graines rouges et noires des Antilles que l'on colle comme ornement sur des boîtes (*fig.* 41).

Dans des cas très favorables où le milieu est un peu bleuâtre, on peut voir

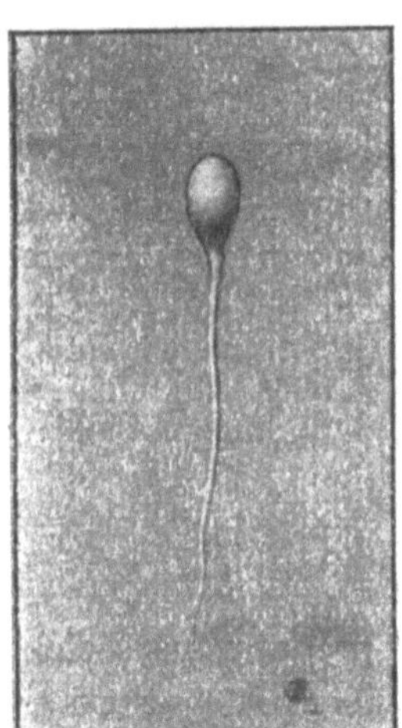

FIG. 42. — Spermatozoïde à queue visible.

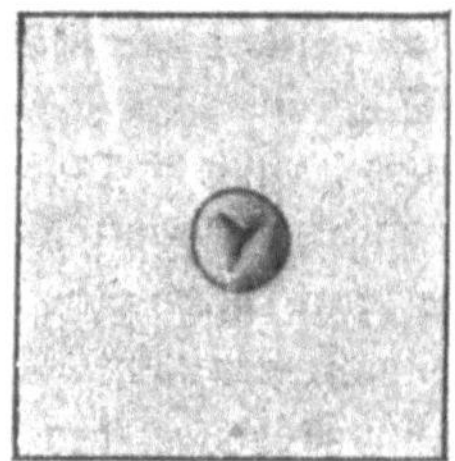

FIG. 43. — Corps amyloïde.

la queue se dessiner en blanc brillant sur ce fond bleu (*fig.* 42).

Corps amyloïdes.

Dans la sécrétion prostatique ou dans le sperme on peut rencontrer des corps arrondis réfringents, présentant en leur centre une petite étoile noire à trois à quatre branches, qui les fait absolument ressembler à des graines d'amidon, d'où leur nom (*fig.* 35). Je tiens néanmoins à signaler à ce sujet une cause d'erreur assez curieuse; elle est due à ce que le sperme examiné est le plus souvent recueilli dans un préservatif et que les préservatifs sont très souvent poudrés à la poudre d'amidon. Dans ce cas, les corps amyloïdes observés sont tout simplement des grains d'amidon.

Cristaux.

Les cristaux les plus fréquents sont représentés par l'acide urique et les urates, qui se présentent sous la forme de petits cristaux agglomérés, ressemblant à du sucre candi brunâtre, les carbonates et les phosphates qui forment un véritable sable réfringent de petits grains arrondis ou à peine polygonaux, réunis en amas; les autres n'ont pas d'intérêt pour nous.

c. — MICROBES.

Le Gonocoque.

La blennorragie fut séparée des autres maladies vénériennes par RICORD (369) en 1837. Phlogogéniste, il nia sa virulence contre les virulistes; la découverte du gonocoque termina ce conflit.

Le gonocoque découvert par le Dr NEISSER, de Breslau, en 1879, est le microbe spécifique de la blennorragie, comme l'a prouvé BUMM en 1885, en provoquant l'éclosion d'une blennorragie aiguë chez un homme inoculé avec une vingtième culture de gonocoque.

C'est un diplocoque encapsulé qui a, au plus, sans compter sa capsule $1^{\mu},6$ de long et $0^{\mu},8$ de large. Sa forme et surtout ses groupements sont assez caractéristiques, pour qu'on n'ait pas besoin, dans l'immense majorité des cas, de contrôler son diagnostic par la culture.

Un gonocoque isolé est formé de deux éléments ayant chacun la forme d'une petite demi-sphère, séparés l'un de l'autre par un intervalle clair, très net, qui, dans les meilleures conditions, peut atteindre la moitié de l'épaisseur de chaque élément. Un gonocoque comprendrait donc deux cinquièmes pour l'élément supérieur, un cinquième pour l'intervalle et deux cinquièmes pour l'élément inférieur (*fig.* 44). Dans cette mensuration, la grandeur de l'intervalle est un peu exagérée, mais je tiens à cette exagération, pour bien établir ce premier caractère distinctif du gonocoque : *large intervalle entre les deux éléments du diplocoque.* Cet intervalle ne peut du reste pas être constant, car il suffit que le gonocoque pivote sur son axe transversal, pour que cet intervalle soit vu de plus en plus en perspective et se réduise de plus en plus. On ne trouvera que de loin en loin un gonocoque bien posé, qui

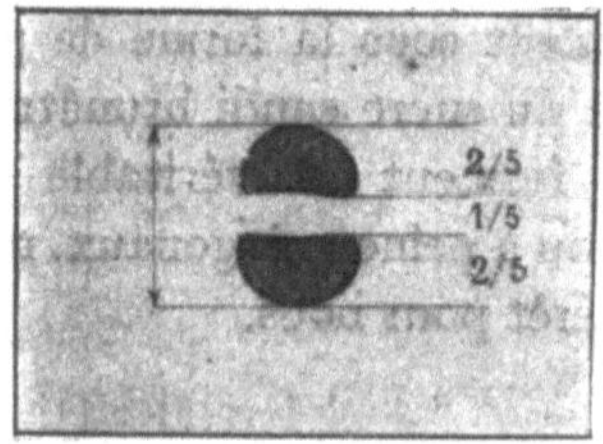

FIG. 44. — Gonocoque, ses dimensions.

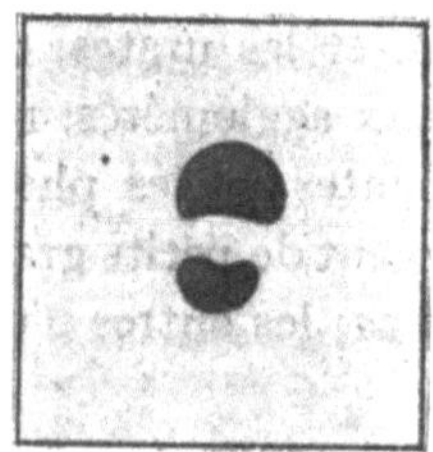

FIG. 45. — Gonocoque à éléments inégaux.

vous montre largement son intervalle, mais, quand on a rencontré ce gonocoque-là, le diagnostic est bien près d'être posé.

Précisons encore : la taille des gonocoques peut varier, il en est de gros et de petits ; les petits peuvent n'avoir que $0^{\mu},8$ de long

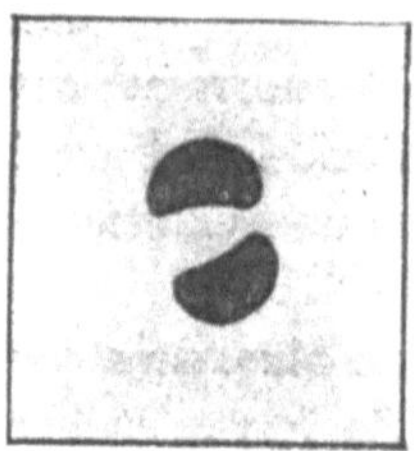

FIG. 46. — Gonocoque à éléments non parallèles.

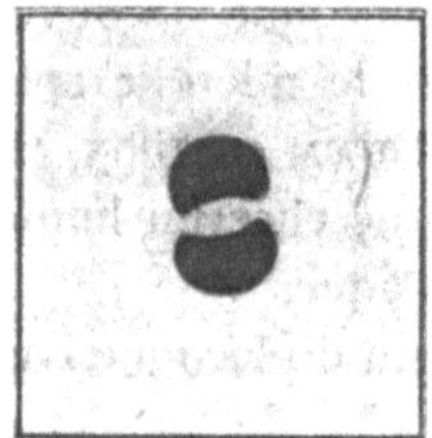

FIG. 47. — Gonocoque à intervalle biconvexe.

et $0^{\mu},6$ de large, d'autres ont $1^{\mu},25$ sur $0^{\mu},7$. Les gonocoques des femmes sont, le plus souvent, beaucoup plus gros que ceux des hommes, ils atteignent la taille de $1^{\mu},6$ sur $0^{\mu},8$.

Les deux éléments du gonocoque ne sont pas toujours égaux, *un des deux peut être plus petit que l'autre* (*fig.* 45).

Les deux éléments du gonocoque peuvent cesser d'être parallèles, un des deux éléments basculant de manière à rompre le parallélisme de l'intervalle (*fig.* 46).

L'intervalle qui sépare les deux éléments du gonocoque n'est pas limité par des lignes absolument parallèles, il est très légèrement biconvexe : *les surfaces planes de chaque élément sont très légèrement concaves* (*fig.* 47).

Enfin, le gonocoque prend vigoureusement la couleur et apparaît en bleu très foncé, qui dépasse l'intensité de coloration du reste de la préparation.

Si on cherche un peu dans une préparation bien fournie, surtout dans une préparation colorée au Ziehl, on trouvera un gonocoque dont la capsule est visible; il suffit pour cela que ce

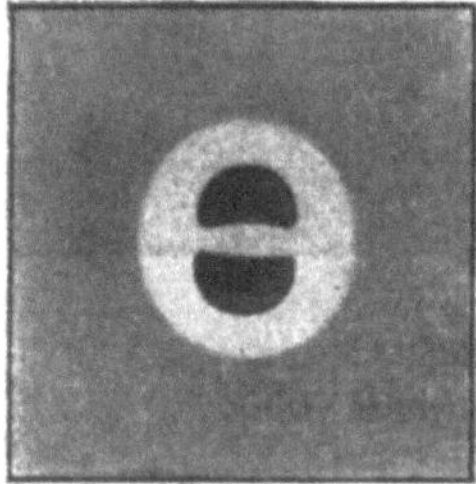

FIG. 48. — Gonocoque à capsule visible.

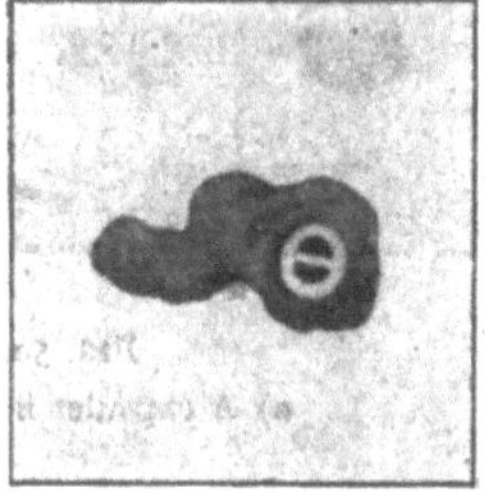

FIG. 49. — Gonocoque à capsule visible se profilant sur un noyau.

soit un gonocoque libre dans un milieu un peu muqueux coloré en bleuâtre. Sa capsule, n'étant pas colorée, apparaîtra autour de lui comme une auréole blanche qui tranchera sur le fond bleu qui l'entoure (*fig.* 48).

J'ai insisté sur les caractères de cette capsule, ou plutôt de cette atmosphère gluante qui entoure le gonocoque, dans un recueil de mémoires publié par le *Journal d'urologie*, à l'occasion du Congrès international de Londres, en juillet 1911. Ce mémoire avait pour titre : « On connaît mal le gonocoque » (208). Je crois avoir été le premier à signaler cette particularité morphologique du gonocoque.

Elle se marquera encore mieux, si le gonocoque se projette sur un noyau fortement coloré (*fig.* 49). Cette capsule a comme épaisseur la moitié de la largeur du gonocoque. Ceci nous conduit à décrire le groupement déjà plus caractéristique de deux gonocoques : *la paire de gonocoques.*

Deux gonocoques, issus par scissiparité de la division d'un seul, constituent une paire de gonocoques. Ce groupement est tellement caractéristique qu'il suffit bien souvent à lui seul à poser le diagnostic. Ce diagnostic, nous venons de le voir, peut déjà être posé avec un seul microbe, mais les causes d'erreur deviennent insignifiantes, quand il s'agit d'une paire de gonocoques.

Les gonocoques, étant capsulés, se trouvent écartés les uns des autres par leur capsule invisible. Ils ne peuvent donc jamais se

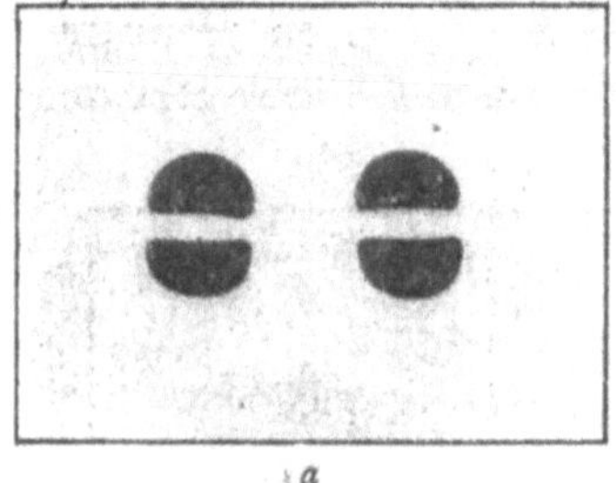

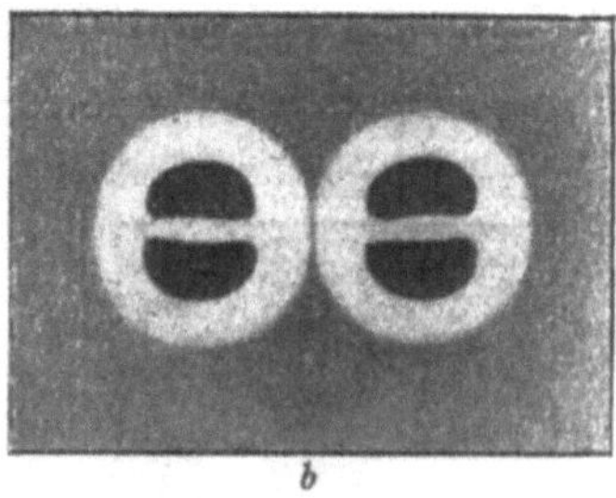

a b

Fig. 50. — Paire de gonocoques.
***a*) A capsules invisibles ; — *b*) A capsules visibles.**

toucher. C'est un des meilleurs caractères de groupement des gonocoques. Comme la capsule équivaut comme épaisseur à une demi-largeur de gonocoque, il en résulte que deux gonocoques récemment nés, se touchant par leurs capsules, sont écartés l'un de l'autre d'une largeur de gonocoque (*fig.* 50).

Chacun des deux éléments de cette paire de gonocoques peut

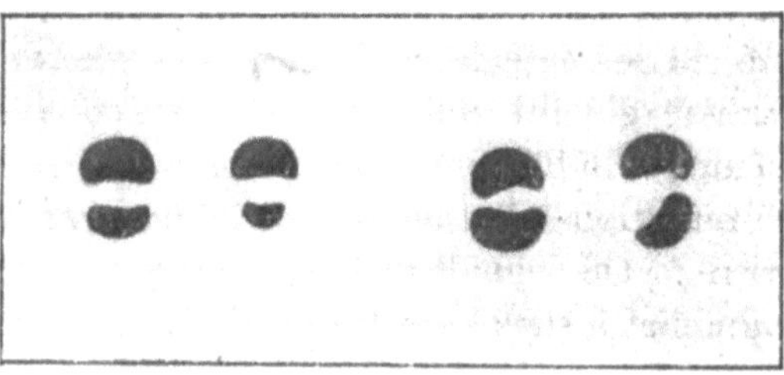

Fig. 51. — Deux paires de gonocoques avec un élément inégal, et un autre non parallèle.

présenter les variétés signalées plus haut, au point de vue de l'inégalité des deux parties et de leur défaut de parallélisme (*fig.* 51). Ces aspects sont tout à fait caractéristiques du gonocoque.

Les gonocoques se multiplient par segmentation, chaque demi-gonocoque en faisant un entier. La ligne de séparation des deux

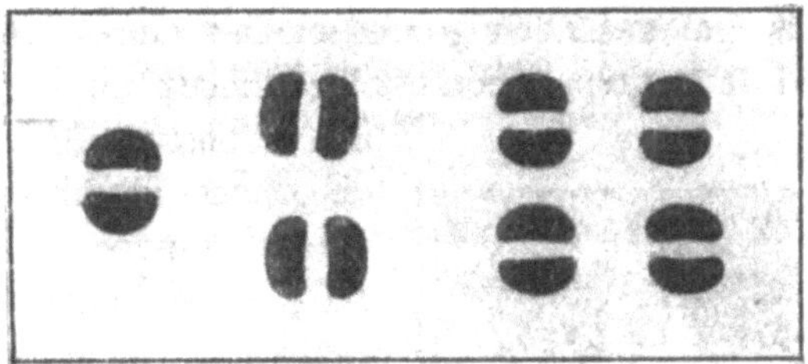

FIG. 52. — Schéma de la multiplication des gonocoques.

microbes nouveaux se trouve donc perpendiculaire à la ligne de séparation du microbe primitif (*fig.* 52).

Il est souvent possible d'apercevoir ce début de segmentation :

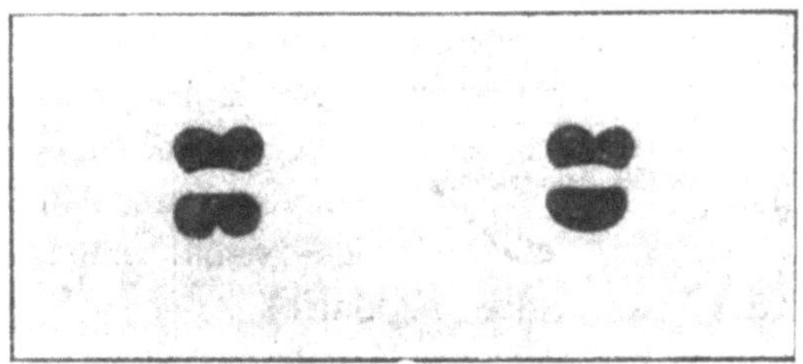

FIG. 53. — Début de segmentation des gonocoques.

Les éléments du gonocoque affectent alors la forme d'un B. Ce début de segmentation est visible soit sur les deux éléments, soit sur un seul (*fig.* 53).

Passons maintenant au groupement encore plus spécifique de nombreux gonocoques disposés en corymbe, soit à l'état libre, soit dans l'intérieur d'un polynucléaire ; on dit qu'ils sont toujours groupés par multiples de quatre.

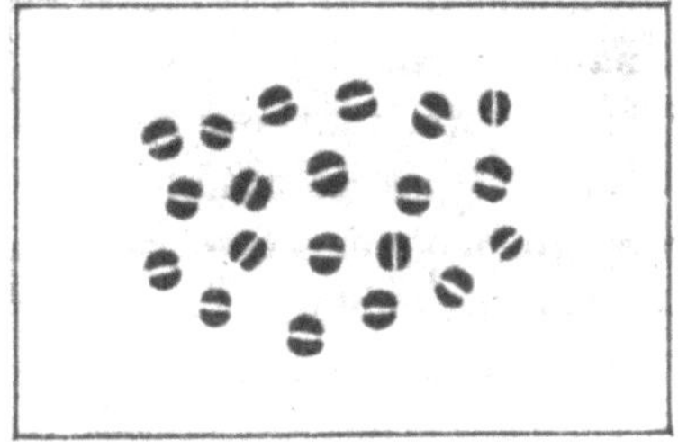

FIG. 54. — Gonocoques libres.

A l'état libre, nous voyons un nombre plus ou moins grand de gonocoques, formant un groupe bien net, *sans se toucher les uns les autres.* Ils sont orientés dans tous les sens, quelquefois les paires sont encore reconnaissables. Ce groupement rappelle celui des étoiles dans le ciel, on dit que *leur disposition est stellaire.* Ils sont tous également et vigoureusement colorés (*fig.* 54).

Si le fond de la préparation est légèrement teinté en bleuâtre, il n'est pas rare de voir le groupe de gonocoques libres se profiler sur un espace complètement clair et brillant qui tranche nettement sur le fond bleu de la préparation (*fig.* 55). Cet aspect est dû à la réunion des différentes capsules des gonocoques.

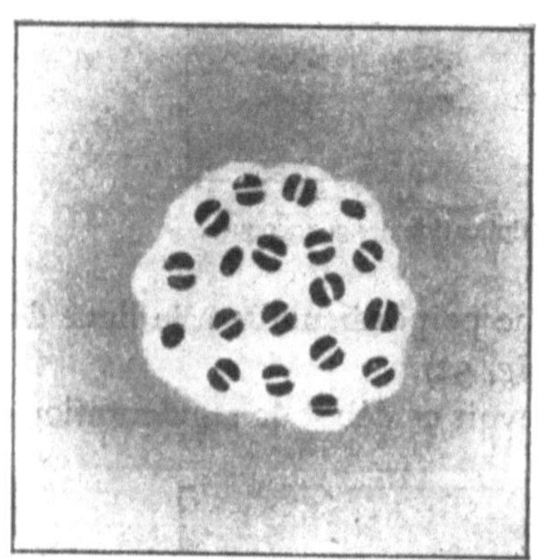

FIG. 55. — Gonocoques libres montrant la réunion de leurs capsules transparentes sur un fond coloré.

Ce groupement de gonocoques en masses arrondies représente un ancien groupement leucocytaire après destruction des éléments des leucocytes par les gonocoques ; les vrais gonocoques libres ne présentent pas cette régularité.

On les rencontre soit à l'état isolé, soit par paires, soit par groupes irréguliers plus ou moins nombreux, quelquefois en traînées parallèles, mais, dans ce cas, c'est un artifice de préparation dû à l'étalage de la sécrétion.

La présence de gonocoques libres en grand nombre dans une préparation a-t-elle une signification quelconque au point de vue du pronostic? Cela dépend des cas. Au début de la blennorragie, quand on examine la première goutte, on y trouve les gonocoques libres en abondance, c'est un fait constant, en cas d'invasion récente de l'urètre antérieur et qui n'a pas d'autre signification. Ces gonocoques libres disparaissent du reste très rapidement; au bout de quelques heures, on ne les voit plus.

Si, en cours de traitement, on les voit reparaître, cela peut être un signe précoce de l'invasion de l'urètre postérieur; ils sont dans ce cas aussi fugaces que les précédents.

Leur réapparition au cours de l'urétrite postérieure est le plus souvent un signe de l'invasion de la prostate; mais alors ce signe persiste aussi longtemps que dure la prostatite, car, dans l'écoulement de la prostate infectée, les gonocoques libres, à l'état constant, dominent; il semble que le liquide prostatique soit pour eux particulièrement nutritif et convienne à leur développement. Le pronostic de la blennorragie n'est donc, de ce fait, aucunement aggravé; mais il n'en est pas de même quand les gonocoques libres se présentent d'une façon persistante dans la sécrétion urétrale, car il s'agit alors d'un défaut de résistance de l'organisme, incapable de pourvoir aux frais de la phagocytose. Il faut toujours s'attendre, en pareil cas, à un traitement long et difficile.

Dans l'intérieur d'un leucocyte, le groupement d'un corymbe de gonocoque devient tout à fait classique. Ce groupement est constant dans la blennorragie aiguë; c'est sous cette forme que les gonocoques sont toujours représentés et facilement reconnus.

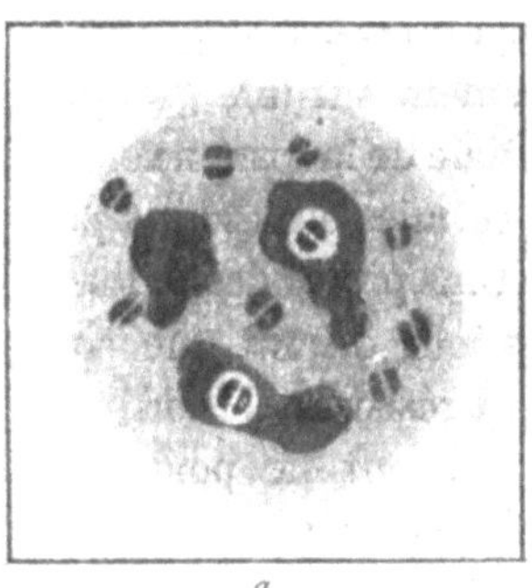
a

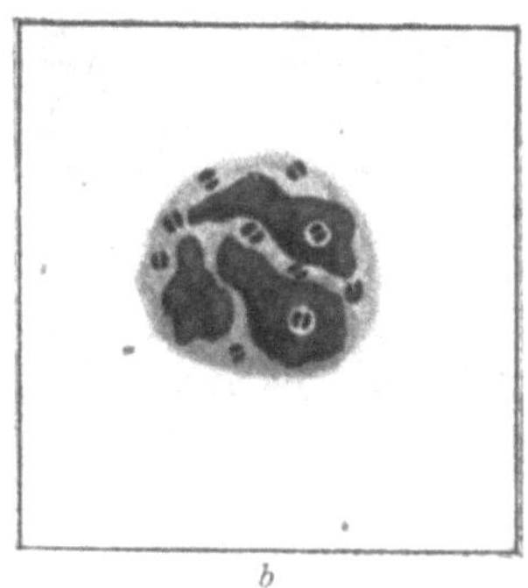
b

Fig. 56. — Gonocoques intra-leucocytaires.
a) De l'urètre antérieur; — *b*) De l'urètre postérieur.

Le nombre des gonocoques contenus dans un leucocyte est très variable : il peut n'y en avoir qu'un ou deux; ou, au contraire, le leucocyte peut en être complètement farci. Représentons un nombre moyen de gonocoques dans un leucocyte à corps visible ; parmi ces gonocoques nous en représenterons un qui se profile sur un noyau et laisse voir sa capsule (*fig.* 56). On remarquera que les différents gonocoques ont des intervalles inégaux suivant leur orientation. Quelques-uns seulement montrent leur intervalle maximum. J'ai remarqué que, dans les groupements leucocytaires, il est fréquent de trouver des gonocoques inégalement colorés, quelques-uns sont beaucoup plus pâles que les autres.

Cela tient pour moi à ce qu'ils sont de l'autre côté du leucocyte au contact même du verre et qu'ils ont, de ce fait, moins bien pris la coloration.

Les leucocytes provenant de l'urètre postérieur, qui ont été plus ou moins en contact avec l'urine, se tassent, se contractent, rassemblant en une masse serrée leurs noyaux et leurs gonocoques dans un corps cellulaire deux fois moins grand que celui d'un leucocyte de l'urètre antérieur (*fig.* 56 *b*).

Les gonocoques intra-leucocytaires se multiplient à l'intérieur du leucocyte; au contraire, ceux que nous allons décrire et qui se développent sur les *cellules épithéliales* sont accolés à la surface de ces cellules et non dans leur intérieur.

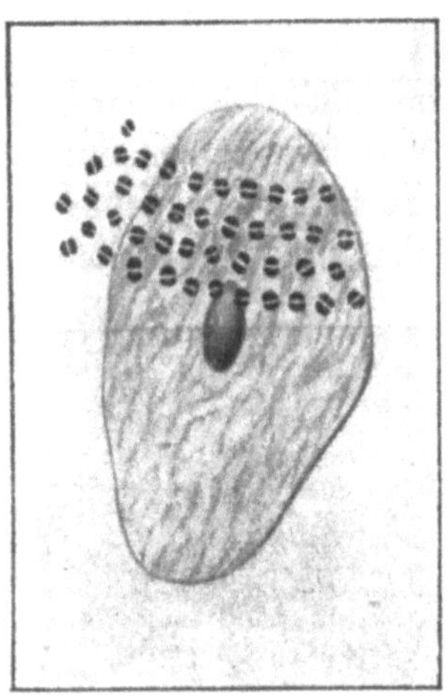

Fig. 57. — Gonocoques disposés en séries parallèles sur une cellule plate.

Il existe, en effet, un groupement de gonocoques encore plus caractéristique que l'intra-leucocytaire, c'est leur groupement sur une grande cellule épithéliale de la fosse naviculaire ou sur les cellules plates plus petites des parties plus profondes de l'urètre; ces cellules leur offrent une surface relativement résistante. L'ordre dans lequel ils naissent ne peut se modifier ensuite; les règles de la multiplication des gonocoques se montrent à nous dans toute leur régularité. Les gonocoques sont rangés en bataille, en séries parallèles absolument régulières (*fig.* 57). Si on a des doutes sur l'existence des gonocoques dans une préparation difficile, c'est un groupement de ce genre qu'il faut rechercher, pour s'éclairer, définitivement et sans erreur possible, sur la réalité de leur présence.

Formes de dégénérescence du gonocoque.

Soit par le fait du traitement, soit par le fait de leur ancienneté chez leur porteur, les gonocoques prennent des formes de dégénérescence très caractéristiques. Il est bon de les connaître, car elles constituent pour nous un bon guide dans notre traitement.

Si, après plusieurs lavages, on voit encore dans la sécrétion des gonocoques vigoureux, fortement colorés, disposés en puissants corymbes libres ou intra-leucocytaires, comme au premier jour de la maladie, cela prouve que notre traitement est, au moins partiellement, inefficace et qu'il existe un foyer qui lui échappe.

C'est déjà beaucoup que d'en être prévenu, cela nous aidera à découvrir la glande ou la lacune qui abrite ces gonocoques contre nos moyens d'action.

Ces formes de dégénérescence sont les suivantes :

Tout d'abord le gonocoque se colore plus mal, il devient plus petit, ses corymbes sont maigres, constitués par des gonocoques très inégaux de taille, les deux éléments de ces gonocoques deviennent eux-mêmes très inégaux, ils perdent leur forme demi- circulaire pour prendre une forme arrondie ; un des deux éléments finit par ne plus constituer qu'un point, puis il disparaît et il ne reste plus du gonocoque flétri qu'une seule toute petite boule (*fig.* 58).

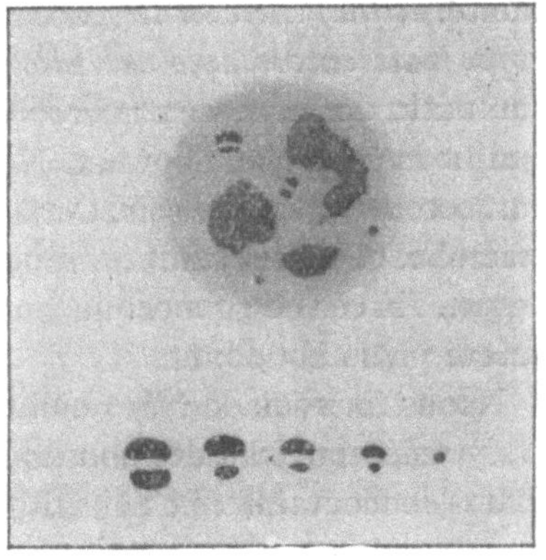

Fig. 58. — Gonocoques dégénérés.

Il faut savoir reconnaître, en fin de traitement, ces gonocoques déformés, car ils sont tout disposés à reprendre leur vitalité primitive, si on cesse trop tôt les lavages.

Quand on se trouve en présence de gonocoques très rares, qui ne nous permettent pas d'apprécier leurs caractères de formes et de groupement, on pourrait être tenté de préciser le diagnostic par la culture. Je ne veux pas critiquer ce procédé qui peut évidemment rendre de grands services, mais il en existe un autre infiniment plus simple et au moins aussi précis, c'est de faire faire au malade une preuve de bière. Trois verres de bière, pris le soir avant de se coucher, déterminent presque toujours, le lendemain matin ou le surlendemain, une petite recrudescence d'écoulement qui permet de retrouver des gonocoques nombreux et caractéristiques.

La culture des gonocoques est donc en général inutile, pour pré-

ciser les cas douteux ; une preuve de bière est, dans l'immense majorité des cas, suffisante pour rendre le diagnostic très facile.

D'autant plus que la culture des gonocoques ne semble pas elle-même exempte de causes d'erreur.

La recherche du gonocoque n'est, du reste, pas exclusivement une affaire de microscope. J'excuse parfaitement les erreurs des analyseurs de laboratoires, auxquels on présente une lame plus ou moins mal recueillie, pour y chercher des gonocoques. C'est un travail ingrat qui les expose aux erreurs les plus grossières. L'examen clinique, l'interrogatoire du malade, la répétition des préparations à des heures différentes doivent corroborer l'examen microscopique, l'éclairer, et trancher la question en cas de doute. *Il faut chercher le gonocoque non seulement avec son microscope, mais encore avec sa raison.* Supposons que nous trouvions un matin de nombreux microbes ressemblant au gonocoque, mais qui nous semblent douteux. Ne faisons pas de lavage et faisons un second examen le soir. Cette fois nous ne trouvons plus aucun microbe. Cela seul suffit à prouver qu'il ne s'agissait pas de gonocoque. En cas de gonocoque, on les aurait retrouvés le soir, plutôt même plus abondants.

Nous trouvons de très nombreux microbes libres, ressemblant à s'y méprendre à des gonocoques et pourtant aucun d'eux n'est intra-leucocytaire. Si c'en était, il y en aurait forcément quelques-uns de phagocytés.

Quelques éléments gonococciformes, même Gram-négatifs, sont mélangés à des bacilles à l'intérieur d'un leucocyte, ceci est fréquent chez les femmes; c'est à vérifier, mais c'est bien probable qu'il ne s'agit pas de gonocoques.

Un ou deux diplocoques, dits en grains de café, libres ou même intra-leucocytaires, même s'il ont absolument l'allure du gonocoque, même s'ils sont Gram-négatifs, ne suffisent pas à asseoir un diagnostic. Il faut, en pareil cas, se réserver, faire une preuve de bière et en attendre le résultat.

Culture du gonocoque.

La culture du gonocoque est délicate et nécessite une grande précision dans la préparation du milieu de culture. La caractéristique principale du gonocoque c'est de ne pas cultiver sur milieu ordinaire, il ne faut pas hésiter à soumettre à cette épreuve tout échantillon douteux de gonocoque.

Ce microbe étant très sensible au froid, il ne cultive pas au-dessous de 20°; il est très important de faire les ensemencements au laboratoire même, sur des tubes sortant de l'étuve, donc préalablement chauffés à 37°.

Pour transporter du pus gonococcique, sans nuire à sa vitalité, il faudrait placer les tubes contenant la récolte dans une étuve portative, appareil à la réalisation duquel DEBAINS travaille depuis longtemps, ou plus simplement, comme le propose LEBEUF (270), dans une bouteille Thermos remplie d'eau à 37°.

La préparation du milieu de culture, quel qu'il soit, demande un soin extrême. Une différence minime dans la réaction du milieu employé peut rendre le meilleur milieu stérile pour le gonocoque. DEMONCHY (89, 90) insiste beaucoup sur ce fait. Le *p*H doit égaler environ 6,5.

Je ne veux pas entrer dans les détails de la fabrication de ces milieux, ils sortiraient du cadre de ce travail. Ce chapitre a été admirablement traité dans les excellentes thèses de GISCARD (143) et de LEBEUF (270). Le milieu le plus communément employé est la gélose ascite. GISCARD a modifié la gélose sanglante de PFEIFFER, en remplaçant le sang total par du sang défibriné. Ce procédé consiste à étaler en couche très mince du sang humain défibriné à la surface de la gélose-bouillon peptonée inclinée.

LEBEUF classe ainsi qu'il suit, d'après la valeur qu'il leur reconnaît, les meilleurs milieux de culture pour le gonocoque :

« 1° Milieu le plus fidèle et qui donne les colonies les plus abondantes : gélose-foie-sang (milieu qui lui est personnel);

« 2° Le sang gélosé de BEZANÇON et GRIFFON (30, 146);

« 3° La gélose sanglante de PFEIFFER-GISCARD. »

Pour les repiquages du gonocoque, il recommande la gélose-ascite ou la gélose aminée de DEMONCHY, gélose dans laquelle on remplace la peptone ordinaire par 20 grammes pour 1.000 de peptone aminée Macquaire (ne pas ajouter de sel au bouillon). Je renvoie, au chapitre de la blennorragie chronique (page 365), l'étude des dangers d'erreur inhérents à la culture du gonocoque.

Culture du gonocoque sur milieux sucrés.

On se sert de cette-épreuve comme moyen de contrôle de l'authenticité du gonocoque. Cultivé sur gélose-ascite lactosée, glucosée, maltosée et lévulosée, après vingt-quatre heures d'étuve, le gonocoque doit faire virer le milieu glucosé et seulement celui-là, alors que les autres coques font fermenter tous ces milieux sucrés.

Réactivation des gonocoques douteux rares ou latents, en cas de blennorragie récente.

Le diagnostic de la gonococcie, très simple à son début, est, au contraire, très difficile dans des cas plus anciens et déjà traités. Le nombre des gonocoques est très réduit par l'usage des balsamiques, par des injections ou lavages antiseptiques, ou même, indépendamment de tout traitement, par le fait même que la maladie est très ancienne. D'autres fois de nombreux microbes accessoires encombrent les préparations, masquant et rendant méconnaissables les rares gonocoques qui pourraient s'y trouver. Enfin il est des cas où l'on ne trouve aucun microbe, mais où l'on soupçonne, quand même, la présence du gonocoque, soit parce que le malade nous semble avoir été mal ou insuffisamment traité, soit parce qu'il accuse des rechutes successives, non expliquées par des coïts. C'est dans ces cas que l'on éprouve le besoin de réactiver les gonocoques cachés ou torpides, pour permettre de les voir, du moins un instant, et de bien établir le diagnostic de leur présence.

La première chose à faire en pareil cas, c'est tout d'abord de faire cesser tout traitement local et interne pendant au moins trois jours, puis de faire un lavage de l'urètre antérieur seul à l'oxycyanure de mercure à $0^{gr},25$ 0/00 et de recommander au malade de faire le soir même une preuve de bière (trois verres de bière le soir avant de se coucher). Cette manœuvre a pour effet de faire disparaître, au moins momentanément, les microbes secondaires et d'exciter la repullulation des gonocoques. On donne rendez-vous au malade au lendemain, si l'écoulement augmente notablement, sinon au surlendemain, pour laisser à la preuve de bière le temps de faire son effet. Ce moyen suffit dans la plupart des cas de traitements prolongés de blennorragies récentes et de traitements insuffisants par les balsamiques.

Contentons-nous de cette méthode simple au début de ce travail qui n'a encore en vue que la blennorragie de date récente, et réservons, pour le chapitre du gonocoque chronique, les autres méthodes de réactivation des gonocoques anciens, plus ou moins latents.

Microbes divers.

Nous englobons sous le nom de microbes divers tous les microbes urétraux autres que le gonocoque; néanmoins nous pouvons grossièrement les classer suivant leur forme, en coques, gros ou petits, bâtonnets gros, courts, longs, grêles, très petits, diplocoques, diplobactéries, streptocoques, streptodiplocoques, streptobactéries, streptodiplobactéries; tout cela, bien entendu, sans préjuger de leur nature et de leur nom qui nous importent peu.

On s'habitue néanmoins à reconnaître quelques types qui se présentent souvent dans les analyses : les grosses sarcines par exemple, gros diplocoques ventrus à intervalle très étroit, souvent groupés en tétrades; *les staphylocoques groupés en amas en trous de passoire, se touchant comme des boulets de canon, comme du frai de grenouille,* bourrant quelquefois les polynucléaires et cherchant à se faire prendre pour des gonocoques. C'est le triomphe des partisans de la méthode de Gram;

Les petits coques en vol d'abeilles;

Les entérocoques, gros diplocoques un peu allongés, souvent disposés en chaînettes courtes;

Les tout petits bacilles très fins qui proviennent du gland ou du prépuce et que l'on rencontre dans les préparations mal récoltées. Ils peuvent, du reste, pénétrer dans l'urètre et y cultiver;

Enfin *le coli-bacille, bâtonnet trapu, plus ou moins long qui, trouvé dans les sécrétions urétrales, est à peu près pathognomonique d'une infection urinaire à coli-bacille et doit nous porter aussitôt à pratiquer la centrifugation de l'urine. Il en est de même, du reste, pour le vrai staphylocoque.*

Je tiens à signaler ici une cause d'erreur qu'il faut éviter : il n'est pas rare de voir se développer dans la solution aqueuse de bleu de méthylène des champignons plus ou moins ramifiés, avec leurs spores et leur mycélium. Ces champignons se transportent volontiers sur nos préparations. Il suffit d'en être prévenu pour ne pas en tenir compte.

d. — Groupement des éléments précédemment décrits suivant les phases de la blennorragie.

Examinons une goutte prise au début de la chaudepisse, avant tout traitement. On y remarque des polynucléaires en quantité, quelques rares grandes cellules épithéliales de la fosse naviculaire, pas de mucus, de nombreux gonocoques intra-cellulaires et libres. C'est le type de l'écoulement purulent à gonocoques (*fig.* 59).

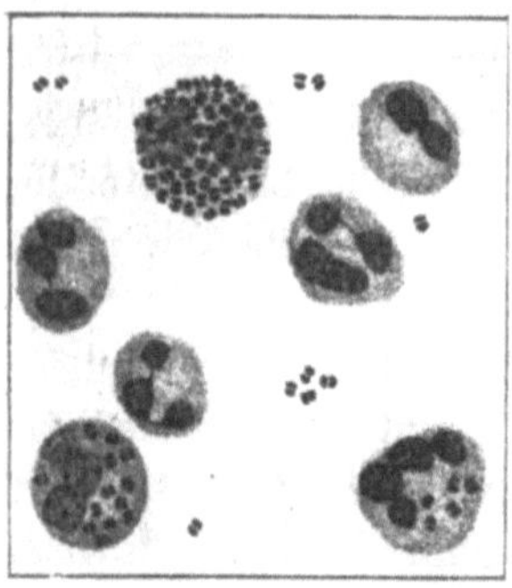

Fig. 59. — Écoulement purulent à gonocoques.

Reprenons la goutte du même sujet, après une huitaine de jours de traitement : on voit que les polynucléaires ont diminué de nombre, quelques cellules rondes font leur apparition, en même temps que des cellules épithéliales de taille moyenne. Ces éléments ont comme milieu une atmosphère de mucus qui se manifeste par la teinte bleuâtre du fond de la préparation et par des traînées bleu foncé de mucus produites par l'étalage de la préparation. Quelques gonocoques se manifestent encore, soit dans les leucocytes, soit plus rarement, à l'état libre ; c'est le type de l'écoulement muco-épithélio-purulent, il nous achemine vers la guérison (*fig.* 60).

La figure 61 représente un écoulement exclusivement muco-épithélial, sans leucocytes et sans microbes, il se rencontre quelquefois en fin de traitement ; cet écoulement purement épithélial est d'un très bon pronostic au point de vue de la disparition des gonocoques, mais il n'est nullement à rechercher ; la guérison se manifeste d'habitude par la raréfaction progressive des éléments anatomiques et des gonocoques, sans toujours donner lieu à cette persistance exclusive des cellules épithéliales, qui indique déjà une modification assez importante de l'épithélium urétral, susceptible de se prolonger après la disparition des gonocoques. Heureusement que cette modification n'a rien de définitif et que cette tendance à la desquamation plate disparaît en général

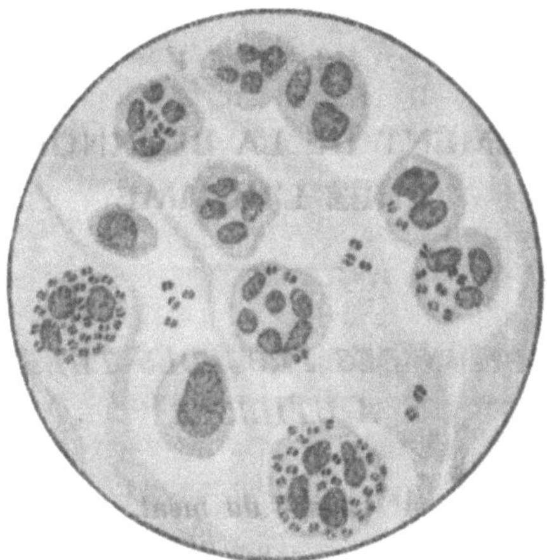

Fig. 60. — Écoulement muco-épithélio-purulent à gonocoques.

d'elle-même en quelques semaines, elle n'a pas l'importance de la desquamation plate indéfinie des cicatrices urétrales de la

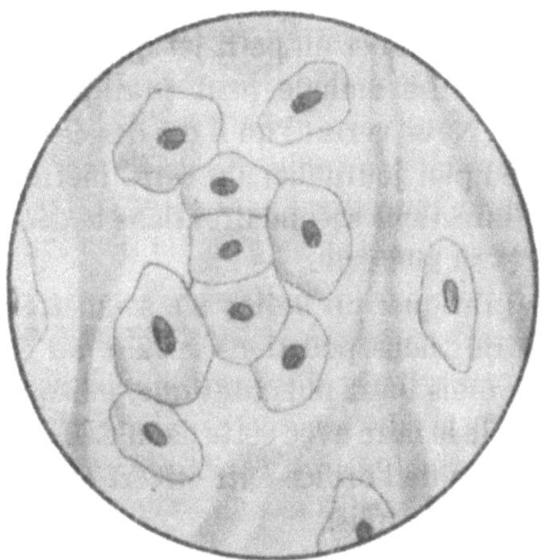

Fig. 61. — Écoulement muco-épithélial.

variété d'urétrites chroniques que l'on a désignée sous le nom d'argyrie, parce qu'elle est due à l'abus des solutions fortes de nitrate d'argent.

CHAPITRE V

TRAITEMENT DE LA BLENNORRAGIE CHEZ L'HOMME

A. — *DESCRIPTION DES PROCÉDÉS THÉRAPEUTIQUES A UTILISER*

1° *Lavage du méat.*

Le malade, ayant au préalable uriné, ce lavage se fait en général avec un tampon de coton imbibé d'une solution antiseptique; les lèvres du méat sont fortement écartées de la main gauche, pendant que le coton nettoie l'orifice; un autre coton imbibé est exprimé ensuite de quelques centimètres au-dessus du méat, pour y laisser tomber un petit jet qui complète la désinfection de cet orifice. Le malade peut pratiquer lui-même cette petite manœuvre. Nous verrons qu'il est des cas où nous devrons lui demander l'emploi journalier de cette méthode, pour éviter la production d'infections secondaires dans le décours de la blennorragie ou après sa guérison.

Nous devons pratiquer un nettoyage soigneux du méat avant tout lavage urétral; nous pourrions le faire au coton, comme il est dit ci-dessus, mais il est plus pratique, puisque nous avons la canule à la main, de le faire avec cette canule. Il suffira de l'écarter de 2 à 3 centimètres de l'orifice entr'ouvert et de laisser le jet se projeter dans tous ses replis.

2° *Injection de l'urètre antérieur à la seringue.*

Il est incontestable qu'en cas d'infection isolée de l'urètre antérieur, l'injection urétrale à la seringue devient un moyen logique de traitement; malheureusement, elle ne peut être employée, en connaissance de cause, que par le médecin : l'urètre postérieur peut se prendre d'un moment à l'autre, en cours de traitement; comment le malade, qui se soigne lui-même avec sa seringue, pourra-t-il s'en apercevoir?

De plus, l'usage de cet instrument demande un certain doigté; nombreux sont les malades qui forcent leur sphincter par trop de brusquerie dans l'injection, infectent ainsi leur urètre postérieur et, s'ils n'opèrent pas d'une façon suffisamment aseptique, leur vessie. *Que d'infections vésicales n'ai-je pas vues, à la suite de l'usage des seringues urétrales !*

Entre les mains des médecins, la seringue urétrale a de multiples emplois : elle est utilisée journellement pour les injections de novocaïne dans l'urètre antérieur, pour faciliter les lavages complets difficiles et pour les injections d'argyrol dans le traitement abortif de la blennorragie.

Elles ont leur raison d'être dans ces deux cas, parce qu'une petite quantité de liquide injectée permet d'atteindre le but qu'on se propose, il n'en serait pas de même s'il s'agissait de s'en servir, pour faire la désinfection de l'urètre à dose faible.

Il est nécessaire, dans ce cas, de faire entrer en jeu une assez grande quantité de liquide, un demi-litre au moins, mieux encore un litre, pour obtenir le maximum d'effet désirable. Est-il logique, pour répondre à ce desideratum, d'augmenter la capacité de la seringue et de s'en servir, pour faire un lavage plus abondant? Non, aucune seringue, si bien maniée qu'elle soit, ne vaudra un bon lavage au bock, même pour la désinfection de l'urètre antérieur seul.

Nous verrons plus loin combien, *a fortiori*, cette méthode est scabreuse pour la désinfection de l'urètre postérieur.

Réservons donc l'usage de la seringue pour l'urètre antérieur : la seringue à piston de verre (*fig.* 15) est remplie au degré voulu, en général 7 centimètres cubes suffisent, mais il ne faut pas se fier à un chiffre quelconque, utilisé de parti pris, la capacité d'un même urètre est variable suivant les jours, cela dépend de son degré d'inflammation et de gonflement.

La seringue à piston est expurgée d'air, ce n'est du reste pas indispensable, car il est facile de cesser l'injection; au moment où l'air menace de sortir. La verge étant tenue entre les doigts de la main gauche, le méat écarté, on obture ce méat avec le bec de la seringue et, en évitant toute fuite, on pousse très lentement et très progressivement l'injection, prêt à la cesser dès que l'urètre est plein. Avec les seringues à piston de verre qui sont certainement bien supérieures aux seringues à piston de caoutchouc, on s'en aperçoit aisément, en lâchant un instant le piston; celui-ci remonte, dès que l'urètre est plein.

On retire alors la seringue, en serrant entre les doigts de la main gauche le méat, le plus près possible de ses bords, pour emprisonner la solution pendant le temps voulu, en général cinq minutes.

Pendant ce temps, on écarte de temps à autre légèrement les doigts, afin de laisser filtrer une goutte de la solution entre les lèvres du méat; cette manœuvre a pour but de ne pas priver du contact du médicament les portions de muqueuse comprimées entre les doigts.

Enfin on laisse échapper l'injection, sans chercher à vider à fond l'urètre; il n'y a aucun inconvénient à ce qu'il en retienne quelques gouttes.

Si l'injection est salissante, on la reçoit dans un coton disposé au préalable au-dessous de la verge; on entoure ensuite le gland avec une poupée de coton fixée légèrement par un lien, sans comprimer l'urètre. Un peu de coton hydrophile maintenu par une capote anglaise en caoutchouc remplit le même but. Ce pansement a uniquement pour but d'éviter les taches dans le linge et non de retenir la solution dans le canal.

3° *Seringue à poire de Bonnaud, poire à injection.*

La seringue à poire de Bonnaud manque de précision; elle ne permet pas d'apprécier la réplétion de l'urètre, comme une bonne seringue à piston de verre très doux.

Quant à la poire de caoutchouc c'est franchement un mauvais instrument pour les injections urétrales; on ne voit pas ce qui s'y passe et la pression à utiliser est difficile à régler. Elles ne valent ni l'une ni l'autre une bonne seringue de verre à piston de verre à bec ogival comme le bec de mes canules. Je rappelle que j'en ai fait construire une par M. Gentile (237), elle est engaînée dans un tube de verre qui épouse sa forme (*fig.* 15). Elle peut donc être facilement transportée à l'état stérile.

4° *Injections prolongées et à demeure.*

Pour augmenter l'action du médicament employé, plusieurs auteurs ont proposé de le maintenir pendant un temps beaucoup plus long dans le canal.

Le Dr NEISSER (336) a proposé de garder les injections de protargol, qu'il préconise contre la chaudepisse, pendant un quart d'heure à vingt minutes, en les remplaçant autant de fois qu'il est nécessaire, si elles s'échappent (495).

Le Dr MOTZ; pour les faire conserver plus longtemps encore, les maintient dans le canal au moyen d'une ligature au niveau du sillon balanique; des pinces métalliques spéciales ont été construites dans le même but.

Le Dr MULLER (333) obtient le même résultat avec un appareil formant ventouse sur le gland.

Enfin le Dr BALLENGER (16) a proposé de maintenir pendant un temps très long les solutions médicamenteuses à l'intérieur de l'urètre, en cachetant le méat, après l'injection, avec du collodion. Cette opération demande un certain tour de main. Elle a été surtout proposée pour le traitement abortif. Nous reviendrons sur ce procédé à propos de ce traitement (page 161).

5° *Lavage de l'urètre antérieur au bock.*

Les lavages de l'urètre au bock peuvent se faire dans n'importe quelle position : le malade peut être couché sur la table ou debout, accoté contre un meuble ou contre un mur, ou enfin assis sur un bidet.

De toutes ces positions, c'est la position couchée qui permet le plus de précision et occasionne le moins de fatigue au médecin, surtout s'il est assis sur un tabouret de dentiste à vis.

Les autres positions sont surtout acceptables en cas d'autolavages.

Le malade doit toujours uriner immédiatement avant le lavage.

Pour faire le lavage de l'urètre antérieur au bock, celui-ci doit être placé très bas : 30 centimètres entre le fond du bock et la surface de la table; cette hauteur peut être élevée à 40 et 50 centimètres dans le cours du lavage, pour compenser l'abaissement du liquide. Une serviette est déposée sur toute la surface de la table. Le malade s'étend dessus la tête relevée par l'appuie-tête, le pantalon baissé aussi bas que possible. L'extrémité inférieure de la serviette est ramenée en arrière et étalée par dessus le pantalon baissé, pour éviter les projections de liquide et les taches.

Un bassin ovale, sortant de la cuve à eau, est disposé entre les jambes du malade, bien au ras du périnée, sans appuyer sur celui-ci. La moindre compression, de ce fait, à ce niveau, serait préjudiciable au lavage.

La solution a été préparée à la dose et à la température voulue, 38 à 40°, on peut commencer le lavage; le volume employé ne doit pas dépasser un litre.

La verge étant tenue de la main gauche par ses parties supérieures, de manière à ne pas comprimer l'urètre, le prépuce ramené en arrière, la pince du tube étant ouverte, on saisit ce tube entre le pouce et l'index de la main droite, immédiatement au-dessus de la canule, de manière à la commander, tout en réglant l'écoulement du liquide.

Il faut s'habituer, avant tout lavage, à faire pénétrer dans la canule une forte bulle d'air, qui occupe à peu près le quart de la longueur de celle-ci. Cette bulle d'air a comme avantage de permettre de suivre la rapidité d'écoulement du liquide pendant le lavage. On voit ce liquide glisser en nappe plus ou moins épaisse le long de la partie libre de la canule et s'arrêter immédiatement si le liquide ne pénètre pas. D'autre part, si le malade fait un effort d'expulsion, ou s'il est pris d'une quinte de toux, on voit le liquide remonter dans la canule; on la retire aussitôt du méat, pour éviter la remontée du liquide urétral dans le tube, ce qui serait préjudiciable à sa propreté.

Si la bulle d'air est trop petite, on l'agrandit, en comprimant le tube à 10 centimètres au-dessus de la canule et en exerçant au-dessous sur lui deux ou trois compressions; le liquide ainsi projeté est remplacé par de l'air. Pour la diminuer, si elle est trop grande, on redresse la canule et on laisse monter le liquide à son intérieur, jusqu'à ce que la bulle d'air ait le volume voulu.

Tout étant ainsi disposé, on commence par laver le gland, les bords du méat, puis le méat lui-même, en écartant ses lèvres avec les doigts de la main gauche. Entre ces lèvres écartées, on introduit ensuite le bec de la canule et on procède au lavage de l'urètre antérieur, autant que possible progressivement d'avant en arrière, par petits coups peu profonds d'abord, avant de laisser pénétrer le liquide jusqu'au bulbe. Il est inutile et même nuisible de chercher à limiter la pénétration progressive du liquide, en serrant l'urètre entre les doigts de la main gauche. C'est une manœuvre traumatisante qui doit être évitée.

Encore plus condamnable est la stupide méthode qui consiste à comprimer l'urètre au bulbe, soit avec un tampon serré entre les cuisses du malade, soit en faisant asseoir ce malade sur le bord d'une chaise, dans le but d'éviter la pénétration du liquide dans l'urètre postérieur. Ce procédé est de même traumatisant, de plus il limite d'une façon tout à fait variable la pénétration du liquide dans l'urètre périnéal qui se trouve ainsi insuffisamment lavé.

C'est le doigté du laveur qui limite la profondeur du lavage ; on sent sous les doigts de la main gauche l'urètre se remplir, puis se tendre, sous l'influence de chaque arrivée de liquide ; dès qu'on le sent tendu à point, on retire un peu la canule du méat et l'urètre se vide. Le lavage de l'urètre antérieur se fait ainsi par une succession de remplissages et d'évacuations successives, que l'on obtient en forçant et retirant alternativement la canule qui va et vient dans le méat, sans s'en éloigner du reste.

Il peut être nécessaire, comme je l'ai dit plus haut, vers la fin du lavage, d'élever le bock de 10 à 20 centimètres pour compenser la diminution de pression due à la diminution du liquide.

Il est bon d'arrêter un instant le lavage, trois ou quatre fois pendant sa durée, pour exprimer très légèrement le périnée avec les trois derniers doigts de la main droite pendant que les deux premiers relèvent la canule à l'abri de tout contact, tout en serrant le tube, pour éviter les projections de liquide ; c'est une manœuvre assez délicate, mais à laquelle il est facile de s'habituer. Elle a pour but d'empêcher la stagnation du même liquide au bulbe pendant tout le lavage. Les urètres enflammés ont peu de puissance expulsive ; la première portion de liquide qui atteint le bulbe y reste et le lavage se continue au-dessus d'elle. Il en résulte un mauvais nettoyage de cette région. La manœuvre que je viens d'indiquer corrige cet inconvénient.

Il est un autre fait important à noter relativement au lavage de l'urètre antérieur, c'est la constriction possible de l'urètre par un prépuce trop étroit ramené en arrière. Cette constriction, qui s'établit à la base du gland, peut totalement empêcher le lavage d'entrer. Si l'on n'y fait pas attention, on peut continuer à faire aller et venir la canule, sans s'apercevoir que le lavage ne pénètre pas du tout dans l'urètre; l'exiguïté du jet de retour montre pourtant que le lavage ne dépasse pas la fosse naviculaire.

Il suffit, en pareil cas, de ramener le prépuce en avant et de continuer le lavage à gland couvert; aussitôt le jet de retour reprend ses proportions normales et établit péremptoirement que le lavage s'effectue dans de bonnes conditions.

Le même inconvénient peut se présenter pour d'autres causes : si l'urètre est très gonflé, ses parois se séparent difficilement et ne laissent pas passer le lavage; la même difficulté de pénétration peut se produire aussi, indépendamment de tout gonflement urétral, chez des malades à verge compacte, toujours à l'état de demi-érection, l'urètre dans ce cas est comprimé par la peau de la verge trop tendue. Il ne faut pas hésiter, dans ces conditions, à augmenter la pression du liquide, en élevant le bock, jusqu'à ce que l'abondance du jet de retour prouve que le lavage se fait bien.

Il en est de même chez les malades à verge très rétractée sous l'influence du froid ou de la crainte.

Chez d'autres, si on incline la verge trop en avant, il se forme au niveau de l'angle pénio-scrotal une coudure de l'urètre qui empêche le lavage de pénétrer au delà. On évite cet inconvénient en redressant la verge pendant le lavage.

Chez les rétrécis à rétrécissement pénien ou pénio-scrotal, le lavage est arrêté au niveau du rétrécissement ; en insistant un peu, on peut le faire pénétrer plus loin. Cette difficulté de lavage permet souvent de faire le diagnostic de rétrécissement de l'urètre, quitte à le vérifier plus tard par une exploration. Il ne faut pas négliger cette indication, car il existe beaucoup de rétrécis qui, malgré leur rétrécissement, urinent très bien et n'attirent pas l'attention sur ce diagnostic.

Par contre, il est des malades dont le sphincter urétral est si peu résistant que, malgré tous les efforts que l'on fait pour limiter le lavage à l'urètre antérieur, celui-ci pénètre, malgré nous, dans la vessie. Cela arrive, en particulier, si le lavage est un peu chaud; pour éviter cet inconvénient, il est donc bon de ne faire les lavages de l'urètre antérieur qu'avec un liquide tiède ne dépassant pas 38°. Si, malgré cela, le sphincter se laisse franchir, il ne faut pas hésiter à abandonner définitivement le lavage antérieur et à faire désormais un lavage complet à chaque séance. *Du moment que l'on entre dans l'urètre postérieur, il faut y pénétrer largement, sous peine de risquer de l'infecter.*

6° *Lavage urétro-vésical au bock.*

Ce lavage que nous appelons aussi lavage des deux urètres, lavage de la vessie sans sonde, grand lavage, lavage complet ou total sans sonde, ou au bock, se pratique dans les mêmes conditions que le lavage de l'urètre antérieur, soit sur le malade couché, soit sur le malade debout, soit sur le malade assis sur un bidet. La position couchée est de beaucoup la plus favorable.

Tout étant disposé comme il a été dit précédemment, le bock étant suspendu dans les régions basses : 60 centimètres entre le fond du bock et la surface de la table. Le malade ayant uriné, on peut commencer le lavage.

Comme il a été dit plus haut, on commence par laver le gland, le méat, puis l'urètre antérieur avec à peu près la moitié du bocal, c'est-à-dire un demi-litre.

Cela fait, on commence les tentatives de pénétration vésicale. Cette pénétration s'obtient en forçant la canule dans le méat, de manière à empêcher tout retour du liquide entre cet organe et la canule.

La pression exercée sur la canule, pour obturer le méat, doit être minima, juste ce qu'il faut pour empêcher le reflux du liquide autour de la canule.

La verge doit être tenue bien fixe entre les doigts de la main gauche qui ont refoulé en arrière le prépuce trop fugace et se cramponnent à la couronne du gland. Il faut avoir bien soin, pendant cette manœuvre, de ne pas comprimer l'urètre qui doit rester libre de toute constriction.

Il existe une autre façon de tenir la verge qui n'est pas recommandable pour le médecin, mais qui peut être utilisée pour les auto-lavages, c'est de la tenir à pleine main, assez lâchement pour ne pas comprimer l'urètre, en prenant point d'appui sur toute la couronne du gland, qui doit apparaître tout entier au-dessus de la main.

Quelle que soit la position adoptée pour la main gauche, si la main droite maintenait, comme nous l'avons dit plus haut, la canule calée dans le méat, de manière à éviter tout reflux, on ferait un lavage forcé, car toute la pression du liquide agirait d'une façon continue sur le sphincter, en attendant qu'il veuille bien s'ouvrir. Il est malheureusement vrai que, bien souvent, nous sommes obligés d'avoir recours à ce lavage forcé, mais nous ne devons nous y résoudre que quand nous avons échoué dans toutes nos tentatives, pour réaliser la pénétration du lavage par persuasion.

Ces tentatives, en effet, surtout les premières, doivent toujours être très douces et très progressives, *c'est, je le répète, par persuasion qu'il faut vaincre le sphincter urétral et non par la force :* plus on pèse sur ce sphincter, plus le malade éprouve de gêne et de tension désagréable dans l'urètre et plus il se contracte pour répondre à cette douleur. Il faut franchir le sphincter, sans qu'il s'en doute, en profitant de son relâchement; il faut saisir l'instant où il se relâche, pour laisser passer le jet du liquide; aussitôt qu'un mouvement de défense se manifeste, on retire un peu la canule pour détendre l'urètre et on attend un nouveau relâchement propice. On se rend compte de ces alternatives de relâchement et de contraction du sphincter aux mouvements de la bulle d'air dans la canule : si le sphincter se relâche, la bulle d'air baisse. Se contracte-t-il, au contraire, elle s'élève dans la canule et menace de remonter dans le tube.

Pour faciliter le relâchement du sphincter, on engage le malade à uriner, à uriner sans pousser, comme on urine au milieu de la miction et non comme on urine au commencement, il doit laisser tomber son urine par son poids, l'abandonner, ne plus la retenir, uriner comme on urine dans un bain. On complète cette action persuasive en priant le malade de relâcher tous ses muscles, les jambes, les bras, même la mâchoire et les paupières; tout doit être détendu et dans le relâchement le plus complet, mais c'est le périnée et le releveur de l'anus sur lesquels il faut porter une attention toute particulière : le malade doit laisser tomber son périnée, laisser choir son anus, cesser de le relever, éviter de serrer les fesses. Les bras et les mains aussi doivent être en état de relâchement complet. Le malade doit éviter de mettre son bras sous sa tête. Tout cela doit être dit et redit au malade comme une litanie pendant les tentatives de pénétration profonde.

Ces tentatives doivent toujours rester très progressives. Il ne faut jamais, dans les débuts des lavages, obturer d'emblée le méat; il faut au contraire laisser filtrer le liquide entre ses lèvres et la canule et très progressivement arriver à l'obturation complète que l'on abandonne aussitôt, si la défense se manifeste.

Il ne faut jamais, surtout dans les cas tant soit peu aigus, chercher à s'aider en élevant le bock à des hauteurs excessives. C'est la dernière arme dont nous devons nous servir. Les neuf dixièmes des lavages complets peuvent se faire avec une pression de 60 à 90 centimètres entre le fond du bock et la surface de la table; c'est à cette pression-là que le malade doit s'habituer. *Ce n'est que tout à fait exceptionnellement et faute d'avoir pu faire autrement que l'on doit utiliser l'élévation du bock pour forcer le sphincter à s'ouvrir.*

Quand un lavage ne passe pas, notre premier mouvement doit être de baisser la pression, plutôt que de l'augmenter. La détente ainsi obtenue favorise l'ouverture spontanée du sphincter.

Si cette manœuvre échoue, il est toujours temps après de recourir à l'élévation du bock.

Si on ne réussit pas la première fois, on ajourne les essais de pénétration au lendemain, au surlendemain s'il le faut.

Nous verrons du reste au chapitre relatif au traitement que ceci est une règle, en cas de chaudepisse très aiguë totale. Il faut s'abstenir, dans ce cas, de toute tentative de pénétration pendant les premiers jours, à moins d'avoir affaire à des malades antérieurement dressés aux lavages.

Ces premiers lavages sont faits pendant un, deux ou trois jours, dans l'urètre antérieur seul. Quand celui-ci commence à devenir moins sensible, les tentatives de pénétration ont chance de réussir, alors qu'elles auraient forcément échoué, en traumatisant gravement l'urètre, si on avait essayé de les faire plus tôt.

Il existe des moyens accessoires pour faciliter la pénétration vésicale des lavages :

Un bon moyen consiste à tirer fortement sur la verge pendant le lavage.

Un autre petit moyen qui ne peut, en tous cas, pas nuire, consiste à prier le malade de se chatouiller les poils du pubis et la région vésicale pendant le lavage. Ces chatouillements ont pour effet de provoquer l'envie d'uriner en excitant la vessie. Le Dr DIDAY (98) avait recommandé ce petit truc aux prostatiques, pour faciliter le début de la miction.

Un autre bon moyen consiste à conseiller au malade de faire plusieurs fois de suite des contractions saccadées des muscles du périnée, comme pour expulser une dernière goutte d'urine. Il n'est pas rare de voir le sphincter se relâcher dans l'intervalle de ces contractions volontaires.

Un de mes malades trouvait que son lavage était plus facile, quand il était couché sur le côté. Est-ce à recommander? Peut-être pour les auto-lavages.

Pour certains malades, la respiration rapide facilite le lavage.

Un autre moyen enfin que nous utilisons à chaque lavage difficile, c'est *la cocaïnisation de l'urètre antérieur :* la novocaïne à 1 o/o est la meilleure solution à employer pour cet usage, on en introduit dans l'urètre antérieur à peu près 3 ou 4 centimètres cubes. Cette introduction se fait après le lavage de l'urètre antérieur, cet urètre étant bien expurgé de toute trace de lavage qui aurait pu stagner au bulbe. On maintient la solution en place pendant une ou deux minutes, puis, sans la laisser échapper, on applique la canule au méat, de manière à la pousser devant le lavage dans l'urètre postérieur. La pression se fait sur le sphincter par l'intermédiaire de cette cocaïne, c'est une bonne condition pour obtenir son relâchement.

Après deux ou trois lavages avec novocaïne, les malades peuvent en général s'en passer pour les lavages suivants. Par contre, il est des malades qui en ont besoin jusqu'à la fin du traitement.

Il est à remarquer que la dernière portion du lavage, alors que le bocal se vide et qu'il ne reste plus que le tuyau de rempli, entre souvent avec facilité, probablement à cause de la décroissance progressive de la pression qui est agréable au sphincter.

Il existe une dernière ressource pour faire ouvrir les sphincters des malades les plus récalcitrants, c'est de leur faire le lavage à vessie pleine : ayant envie d'uriner, ils font comme s'ils urinaient; ils poussent, le sphincter s'ouvre et le lavage passe en refoulant l'urine, il faut pour cela une pression un peu plus élevée, autrement ce serait l'urine qui refoulerait le lavage. Une fois que le lavage a passé, le charme est rompu et les lavages ultérieurs se font sans difficulté.

Si aucun de ces moyens ne réussit, il faut bien se résigner à augmenter la pression et à élever le bock progressivement, 5 centimètres par 5 centimètres, jusqu'à *la hauteur de* 1 *mètre* entre le fond du bock et la surface de la table. Je considère cette élévation comme un maximum. Si le lavage réussit à ces hautes pressions, il est souvent possible, ensuite, d'obtenir le même résultat avec des pressions moindres.

Il existe un autre élément qui peut singulièrement faciliter la pénétration des lavages, c'est leur température.

Le lavage un peu trop froid excite le sphincter à se contracter, d'autant plus qu'en cas de pénétration difficile et lente, le liquide du lavage se refroidit très vite dans le tuyau. Un peu chaud, au contraire, il force le sphincter à s'ouvrir. Il ne faut pas hésiter à pousser la température jusqu'à 40° en cas de lavage difficile; on sera souvent étonné de la facilité de pénétration que donne une élévation de température de un à deux degrés. Comme il est impossible de prendre la température exacte de chaque lavage, il faut s'habituer à apprécier cette température à la main; on se rend parfaitement compte ainsi si le lavage est tiède, chaud ou très chaud. Les lavages très chauds seront réservés aux cas difficiles.

Certains spécialistes croient bien faire, en élevant la température des lavages au maximum que le malade peut supporter, sous le prétexte que ces lavages très chauds sont plus efficaces, le gonocoque ne pouvant supporter ces hautes températures. Je ne suis pas de cet avis, le lavage est trop court pour pouvoir agir par sa température sur le gonocoque ; il en résulte que pour un bénéfice nul on expose le malade à des brûlures urétrales et à des urétralgies consécutives très persistantes. J'en ai observé un cas chez un malade traité par un de nos confrères, qui utilisait des lavages tellement chauds, qu'il était forcé de protéger par un tablier imperméable les bourses de ses patients. Il ne faut pas confondre la muqueuse urétrale avec la muqueuse vaginale.

Quoi qu'il en soit, facilement ou difficilement, la pénétration du liquide a été obtenue, on le voit s'écouler plus ou moins rapidement à travers la bulle d'air. Si la pénétration est bien régulière et modérée comme débit, il n'y a qu'à la laisser se faire, sans agir sur le tube, mais il faut être prêt à serrer instantanément celui-ci et à retirer un peu la canule du méat à la moindre remontée de la bulle d'air qui indique une contraction du sphincter ; le but de cette manœuvre est d'éviter au malade la sensation désagréable de la pesée du liquide sur l'urètre fermé; un instant après, on fait une nouvelle tentative de pénétration et le sphincter s'ouvre de nouveau, jusqu'à une contraction suivante et ainsi de suite.

Il faut surtout se méfier des spasmes du malade, de ses quintes de toux qui amènent des à-coups dans le lavage, en provoquant de violents coups de bélier. Il faut, pour ainsi dire, les prévoir et retirer vivement la canule. Ces à-coups seraient parfaitement capables de produire des complications graves telles que l'épididymite ou la prostatite.

Il est souvent bon d'interrompre le lavage total de quelques coups de lavage antérieur, l'urètre reposé se laisse mieux pénétrer ensuite, ou encore de laisser fuir un peu de liquide autour de la canule ; cela sert de soupape de sûreté et diminue la pression intra-urétrale. Pris ainsi par la douceur, le sphincter consent à s'ouvrir plus largement.

Si le lavage se précipite par contre avec trop de vitesse, il est bon de modérer cette allure, en serrant un peu le tube de caoutchouc au-dessus de la canule.

Il est des malades qui s'accommodent bien d'une série régulière d'ouvertures et de fermetures du tube, le sphincter s'ouvre et se ferme de même alternativement; c'est un rythme à trouver. Il est à remarquer que, dans ce cas, c'est au moment de l'expiration que le liquide pénètre ; il faut en profiter pour ouvrir le tube à ce moment-là, en recommandant au malade de respirer lentement et profondément.

Il faut savoir qu'il existe des malades qui semblent absolument récalcitrants au lavage sans sonde et qui pourtant le font très facilement, quand ils opèrent eux-mêmes. Il ne faut pas hésiter, en pareil cas, à leur laisser faire leurs lavages, en se contentant de les surveiller de temps en temps, pour régler les doses.

Au bout d'un temps variable, suivant la rapidité de la pénétration et suivant la tolérance de la vessie, le malade éprouve l'envie d'uriner. Il est des malades, les mieux dressés, qui peuvent pisser instantanément, tout en restant couchés, c'est évidemment là le lavage idéal; aussitôt la vessie évacuée, on la remplit de nouveau et ainsi de suite, deux à trois fois, jusqu'à l'épuisement du demi-litre réservé au lavage profond.

Il faut néanmoins se méfier de ce genre de malades : ils peuvent fort bien, à la fin du lavage, garder une partie de la solution injectée dans leur vessie, car ils ont de la peine à la vider à fond dans la position couchée.

De plus, il est bon, chez ces malades, entre deux pénétrations vésicales successives, de faire quelques coups de lavage antérieur, pour éviter de se rencontrer avec les coups de piston terminaux de la dernière évacuation.

Les autres malades, et c'est le cas le plus fréquent, ne peuvent uriner que debout. Si le lavage est satisfaisant comme quantité, on peut le considérer comme terminé, et l'on utilise le reste du liquide pour faire un dernier lavage de l'urètre antérieur.

Le malade se lève et urine dans un verre, ce qui permet de se rendre compte de la quantité absorbée. Si, au contraire, le lavage est insuffisant, le malade se lève, urine et remonte sur la table, pour recevoir une deuxième pénétration vésicale.

Il est toujours bon que le malade ait absorbé une quantité suffisante de solution pour la rendre colorée (en cas de lavage de permanganate de potasse). Si elle sort décolorée, cela tient à ce que le malade avait conservé un peu d'urine dans sa vessie, avant le lavage, ou bien à ce que le lavage a été tellement lent que l'urine sécrétée a eu le temps de décomposer la solution. Dans ce cas, il est bon de refaire un second lavage qui, cette fois, ressortira coloré. Il arrive assez souvent que, sous l'influence de contractions dues à la solution de permanganate, le malade évacue avec elle une notable quantité de sperme ; ce phénomène pouvant effrayer les malades, il est bon de pouvoir les rassurer à ce sujet.

J'insiste encore sur la nécessité qu'il y a de faire évacuer immédiatement après le lavage la solution injectée, quand il s'agit du permanganate de potasse. J'ai souvent vu des malades à qui leur médecin avait conseillé de la retenir le plus longtemps possible, croyant ainsi obtenir une meilleure action. C'est une dangereuse erreur. Le permanganate de potasse, ainsi abandonné au contact de l'urine qui se forme, se décompose en bioxyde de manganèse insoluble qui ensable la paroi vésicale, sans aucun profit.

Le lavage étant ainsi terminé, il ne reste plus qu'à donner rendez-vous au malade pour le lavage suivant, en lui recommandant d'attendre le plus longtemps possible avant d'uriner. Il faut le prévenir que le lavage pousse à uriner, mais qu'il est préférable de se retenir, jusqu'à ce que la vessie soit pleine, d'abord pour assurer l'efficacité du traitement et ensuite parce qu'une première miction, pratiquée trop tôt, serait douloureuse et en entraînerait une série d'autres très rapprochées et cette fois incoercibles.

Ces coliques vésicales permanganiques s'accompagnent fréquemment d'une douleur au coccyx et même de coliques intestinales. Quand elles se produisent, il est prudent d'abaisser les doses et surtout d'utiliser des solutions isotoniques. Il est vrai de dire qu'elles sont presque toujours dues à ce que le malade a mal vidé sa vessie de la solution injectée.

Il faut, enfin, rappeler au malade qu'il doit venir à chaque consultation avec sa vessie pleine, de manière à pouvoir uriner avant le lavage. Cette précaution a en outre l'intérêt de permettre de suivre l'évolution de la maladie d'après l'aspect de la goutte et des deux verres d'urine.

Telle est, décrite aussi minutieusement que possible, la façon de faire un bon lavage urétro-vésical. Faits dans ces conditions, avec une main légère, ils ne sont jamais dangereux, mais il est incontestable qu'entre des mains lourdes et mal éduquées, ils peuvent provoquer des complications ; ce n'est pas une raison pour les condamner : « *Indocti discant* ».

7° *Lavages mitigés.*

J'appelle lavages mitigés des lavages pratiqués avec deux doses successives, la seconde étant beaucoup plus faible que la première : le bock étant rempli de la dose forte, on fait le lavage de l'urètre antérieur avec la moitié du litre, puis on remplit le bock d'eau bouillie, ce qui diminue la dose de moitié ; cette solution diluée sert pour le lavage vésical. Le tube du bock étant encore plein de la solution forte, on utilise les quatre ou cinq premiers jets dans l'urètre antérieur, avant de chercher à pénétrer dans la vessie. Ces lavages ont leur raison d'être dans certains cas de blennorragies rebelles, où l'on est forcé d'utiliser de fortes doses spécialement destinées à l'urètre antérieur. Si l'on avait des raisons pour faire agir ces fortes doses sur tout l'urètre, la première partie du lavage serait utilisée pour un premier lavage urétro-vésical et la seconde mitigée servirait à en faire un second après l'évacuation du premier. On peut même mitiger un lavage fort avec un lavage consécutif d'eau bouillie, de préférence isotonique.

8° Lavages mixtes.

J'appelle lavages mixtes des lavages où deux substances différentes ont été mélangées, pour agir ensemble, mais chacune à sa façon. C'est ainsi que j'associe le permanganate de potasse et l'oxycyanure de mercure pour le traitement des blennorragies compliquées d'infection vésicale. Le permanganate agit sur le gonocoque et l'oxycyanure sur le microbe vésical.

J'utilise également ces lavages mixtes dans certaines phases de la blennorragie : deux doses faibles associées étant plus actives et moins irritantes qu'une seule dose plus forte (page 184).

9° Lavages isotoniques.

Il me semble absolument inutile de rendre isotoniques tous les lavages, mais il est certain que, dans bien des cas, ce genre de lavages peut être utilisé avec profit : par exemple chez les malades en état très aigu au début de leur blennorragie, chez les malades qui ont subi sans succès un traitement abortif à l'argyrol, chez ceux dont la muqueuse urétrale a été fortement irritée par un traitement précédent mal réglé comme doses, ou encore chez les blonds, les roux, à muqueuses très fragiles qui font volontiers de l'urétrite simple pour la moindre irritation chimique de leur urètre. Je les utilise enfin, de parti pris, toutes les fois que j'utilise des doses de permanganate supérieures à 0gr,25 0/00.

L'isotonisation des lavages se fait en leur ajoutant 7gr,50 de chlorure de sodium pur par litre.

L'isotonisation des solutions employées en lavages et même en instillations a été très recommandée par le Dr UTEAU (428). Il conseille de ne pas l'employer pour l'oxycyanure de mercure. Pour le nitrate d'argent, il propose la solution isotonique suivante :

Nitrate d'argent........................	1 gramme.
Nitrate de soude........................	14 —
Eau distillée...........................	1 litre.

10° *Lavages urétro-vésicaux à la poire ou à la grosse seringue.*

Je considère que ces lavages ne sont pas à recommander ; ils rentrent dans ces méthodes qui sont destinées à simplifier l'installation et la besogne du médecin, aux dépens de la sécurité des malades.

Ils consistent à laver l'urètre antérieur avec quelques jets de la poire ou de la seringue, puis à obturer le méat avec l'embout de ces instruments, en exerçant sur le piston une pression capable de vaincre la résistance du sphincter. On me répondra bien que l'on agit avec une grande douceur, que l'on ne pousse que quand on sent le sphincter s'ouvrir, mais ceci n'est pas à la portée de tous les doigtés. Il est dangereux de vulgariser une méthode qui n'est acceptable qu'entre les mains des virtuoses du piston.

La pression que l'on peut ainsi développer avec la main est considérable et dépasse de beaucoup le maximum que la faible élévation du bock impose à l'opérateur. De plus, cette pression ne peut être constante comme celle du bock, elle ne peut être réglée comme elle centimètre par centimètre. Exercée avec une poire, elle ne peut être que brutale et dépourvue de tout contrôle. Avec une seringue très douce ; elle pourrait sembler acquérir une plus grande précision, malheureusement je me méfiè beaucoup de ces seringues très douces ; ce sont en général des seringues malpropres, à piston de cuir orné d'un cambouis noirâtre, nos seringues aseptiques modernes sont moins douces et sujettes à des à-coups.

Ces deux procédés de lavages, pour un bénéfice bien minime, nous exposent à traumatiser l'urètre enflammé, et à provoquer des prostatites ou des épididymites ; je n'hésite pas un instant à les condamner.

11° *Lavage urétro-vésical à la sonde.*

Ce genre de lavage est encore un pis aller auquel il ne faut se résoudre qu'à son corps défendant. Il faut néanmoins le connaître et être prêt à le mettre en usage, car il est des cas où il peut devenir indispensable : par exemple, en cas de rétention chez un blennorragique. Il faut bien, en pareil cas, évacuer la vessie du malade, en attendant que la cause de cette rétention ait cédé sous l'influence d'un traitement approprié et profiter de ces sondages, pour faire en même temps le traitement de la blennorragie.

Il faut bien également y avoir recours chez les malades totalement réfractaires aux lavages sans sonde. Ils sont rares, mais il y en a.

On utilise pour cela une sonde Nélaton n° 13 ou 14, très souple, graissée avec la pommade soluble dont j'ai donné plus haut la formule (page 63). Cette pommade est conservée dans un tube d'étain, dont le bec est flambé au moment de l'usage. Une pommade grasse serait nuisible, car elle s'interposerait entre la muqueuse et le lavage.

Ainsi armé, on commence par laver le méat avec un tampon de coton, imbibé d'oxycyanure de mercure à 0gr,25 0/00.

On lave l'urètre antérieur au bock avec un demi-litre de la solution de permanganate qui, dans ce cas, doit être particulièrement faible, 0gr,05 à 0gr,10 0/00. Cela fait, l'urètre antérieur est exprimé très doucement de la solution qu'il pourrait retenir ; elle aurait pour inconvénient de dissoudre la pommade soluble et d'empêcher la progression de la sonde. Cela fait, la sonde, bouillie et bien graissée, est introduite d'après les règles habituelles du cathétérisme jusque dans la vessie. Rappellerai-je ici ces règles? Avoir les mains bien propres et néanmoins ne pas se fier à cette propreté, éviter à tout prix de toucher les 10 derniers centimètres de la sonde ; honnis soient les sondeurs qui promennent amoureusement leurs doigts prétendus propres sur toute la surface de la sonde, pour y répartir le corps gras! Pour réduire au minimum les dangers d'infection vésicale, il faut saisir la sonde bouillie à 10 centimètres de son extrémité entre le pouce et l'index de la main droite, préalablement bien lavée et au dernier moment trempée dans l'oxycyanure de mercure à 0gr,25 0/00. Pour plus de sûreté encore, on pourrait saisir la sonde par l'intermédiaire d'une petite compresse stérile spécialement destinée à cet usage (pharmacie Leclerc). Malheureusement ce procédé enlève à l'opérateur beaucoup de la finesse de son doigté.

La sonde étant introduite, on laisse sortir l'urine, très lentement, si la rétention est considérable, pour éviter la congestion de détente de la paroi vésicale, puis on lave la vessie et on l'évacue à fond. On laisse de nouveau couler le liquide le long de l'urètre antérieur, pendant que l'on retire la sonde.

En cas de rétention complète, ces sondages doivent être pratiqués trois fois par jour, puis deux fois, puis une fois, au fur et à mesure que la miction naturelle se rétablit.

Si on se décidait à faire des lavages à la sonde à un malade qui n'a pas de rétention, il faudrait, après lavage de la vessie, la remplir et retirer la sonde. Le malade urinerait ensuite spontanément la solution laissée dans sa vessie.

Malgré toutes les précautions prises, ces lavages à la sonde d'un urètre infecté et à l'état aigu comportent toujours un gros danger : ils peuvent provoquer des épididymites. En cas de rétention complète, il n'y a pas à hésiter, puisqu'on ne peut faire autrement; mais quand il n'y a pas de rétention, la perspective de ce danger doit nous rendre très circonspects relativement à ce procédé de lavage. Il faut bien se garder d'y recourir sous prétexte qu'un malade, au bout de deux ou trois tentatives, ne laisse pas passer le lavage sans sonde. Ces difficultés de pénétration sont constantes au début des traitements. On pourrait être tenté à tout instant de résoudre ces difficultés en employant la sonde. Ce serait une mauvaise pratique que l'on payerait d'un grand nombre d'épididymites; il faut avoir plus de patience, je ne connais guère d'exemple de malades définitivement réfractaires aux lavages sans sonde. Les cas où j'ai été forcé de recourir aux lavages à la sonde chez des blennorragiques sont excessivement rares, un par plusieurs années, certainement pas plus de quatre depuis que j'exerce.

Il est vrai que les essais infructueux de pénétration dans les cas aigus, pendant l'apprentissage du lavage au bock, se payent de quelques prostatites, mais elles sont sans gravité et disparaissent rapidement, dès que les lavages se décident à passer.

Enfin il existe encore un cas dans lequel le lavage à la sonde est nécessaire, c'est celui des prostatiques en état de demi-rétention qui ont contracté la blennorragie. En pareil cas, le lavage sans sonde devient impossible, le permanganate stagnerait dans la vessie et s'y décomposerait d'une façon fâcheuse, en abandonnant un lit de plus en plus important de bioxyde de manganèse.

En résumé, les lavages urétro-vésicaux à la sonde en cas de blennorragie doivent être tout à fait exceptionnels, il faut les réserver aux cas de rétention complète, aux cas de blennorragie des prostatiques en état de demi-rétention et aux cas très, très rares, où le lavage sans sonde serait reconnu impossible.

Il nous resterait à étudier beaucoup d'autres procédés thérapeutiques dont nous disposons contre la blennorragie et ses suites, mais comme ils ont un caractère moins général que ceux que nous venons de décrire, il nous semble préférable d'en reporter l'étude aux chapitres où nous aurons à parler de leur utilisation.

12° *Traitement combiné : lavage de permanganate suivi d'une injection d'Argyrol.*

Ce procédé consiste à laver l'urètre, de préférence l'urètre antérieur, avec le permanganate de potasse en solution faible 0,15 à 0gr,25 0/00, isotonique, puis à l'eau physiologique pour débarrasser l'urètre de toute trace de lavage précédent; un demi-litre pour chacun de ces lavages est largement suffisant. Cela fait, après avoir bien exprimé l'urètre de toute l'eau qu'il aurait pu retenir, on fait une injection urétrale de 5 centimètres cubes d'argyrol de 10 grammes à 20 grammes 0/0 que l'on retient pendant cinq minutes.

J'ai surtout appliqué cette méthode à la suite des traitements abortifs ratés (page 160), mais ce n'est pas à dire qu'on puisse l'appliquer à n'importe quel moment de traitement de la chaudepisse, bien entendu seulement dans les états subaigus dépourvus de toute inflammation.

Les urètres sont si capricieux qu'il faut avoir plusieurs recettes à leur offrir.

13° *Du rôle de l'endoscopie dans le diagnostic et le traitement de la blennorragie.*

L'endoscopie urétrale tant au point de vue du diagnostic que du traitement occupe, je l'avoue, dans ce livre une bien petite place. Ceci mérite, je crois, quelques explications.

Autant l'endoscopie doit avoir une large place dans le chapitre des urétrites chroniques, autant elle doit se faire petite, quand il s'agit de blennorragie.

N'ai-je pas posé en principe, je devrais dire érigé en loi, que *la présence des gonocoques dans un urètre doit formellement exclure toute tentative d'introduction d'instruments volumineux dans l'urètre?*

J'ai posé ce principe tout à fait au début de mes travaux sur la blennorragie et je le maintiens aujourd'hui avec énergie. La grande majorité de mes collègues m'ont suivi dans cette voie et ont reconnu le bien-fondé de cette méthode.

Par conséquent, pas d'endoscopie possible dans la blennorragie aiguë et subaiguë.

Reste la blennorragie chronique.

Rappelons la définition que j'en ai donné :

La vraie blennorragie chronique est celle qui est cantonnée dans les foyers à épithélium plat de l'urètre, foyers anatomiques congénitaux ou foyers pathologiques accidentels, dus à la transformation de l'épithélium normal de l'urètre ou de ses glandes, sous l'influence de la maladie ou des mauvais traitements. Abandonnée à elle-même, sans aucun traitement, quel que soit son âge, elle est incapable de retourner à l'état aigu et même subaigu, parce que les gonocoques sont localisés à certains foyers incapables de se défendre contre eux, le reste de la muqueuse étant arrivé à se débarrasser d'eux et à ne plus les craindre.

Dans la vraie blennorragie chronique ainsi comprise, l'introduction des instruments dans l'urètre devrait être acceptable, puisque les gonocoques déplacés de leurs foyers ne peuvent plus cultiver sur les parties saines voisines. L'endoscopie devrait devenir possible.

Malheureusement la définition ci-dessus n'est vraie que pour la blennorragie chronique *abandonnée à elle-même.* Si nous traumatisons la muqueuse, tout cela change : les parties, précédemment invulnérables, le deviennent : *la réactivation se produit* avec toutes ses conséquences fâcheuses possibles.

Par conséquent, même dans la blennorragie chronique, l'endoscopie, qui peut devenir une cause de réactivation, doit être évitée, à moins que l'on n'ait des raisons péremptoires de l'employer.

Quelles sont ces raisons péremptoires?

La présence très probable de végétations dans l'urètre, la recherche du point d'ouverture dans l'urètre d'un abcès glandulaire palpable à l'extérieur qui s'y évacue d'une façon évidente, la pose d'un séton dans le trajet d'un abcès glandulaire ouvert à l'extérieur.

J'exclus absolument la cautérisation des lacunes de Morgagni, parce que leur orifice est béant et rouge, ou des glandes de la paroi urétrale, parce qu'elles sont jaunes. Pour une glande cautérisée, il y en a bien d'autres qui sont invisibles et qui échappent à la cautérisation.

Pour l'urètre postérieur, l'utilité de la constatation de la grosseur du veru-montanum est très discutable, de même que celle de la découverte de quelques orifices glandulaires de la prostate béants et purulents. Je le répète, pour un orifice vu, il y en a dix qui sont tout aussi infectés et que l'on ne voit pas. En tous cas, ces constatations ne valent pas les dangers d'épididymites que l'on fait courir au malade, en leur introduisant un endoscope dans l'urètre postérieur.

B. — *CONSIDÉRATIONS GÉNÉRALES SUR LE TRAITEMENT DE LA BLENNORRAGIE*

1° *Traitement de la blennorragie par le laisser-couler et les balsamiques.*

Le premier sentiment qui guida autrefois et qui guide malheureusement encore trop souvent les médecins, en présence d'un cas de gonococcie urétrale, c'est de ne pas s'en mêler et, au fond, les causes de ce sentiment sont louables : toutes les fois qu'ils s'en mêlaient, les choses tournaient mal et les complications les plus diverses s'abattaient sur le malheureux malade, qu'on avait eu l'audace d'essayer de traiter. De là est née la méthode des bras croisés ou plus exactement du laisser-couler.

Cette méthode semblait entraîner avec elle un moins grand nombre de chances de complications et, en tout cas, si ces complications survenaient, la nature et le malade en étaient seuls responsables, le médecin s'en lavait les mains.

Le laisser-couler, qui peut, j'en conviens, avoir sa raison d'être dans certaines circonstances, mais qui, même dans ces cas, n'est qu'une méthode de pis aller, est malheureusement encore aujourd'hui patronnée par de nombreux spécialistes et acceptée par la généralité des médecins généraux qui l'érigent en règle absolue applicable à tous les cas.

Dans un travail récent de FROMME (463) sur la blennorragie de la femme, il est posé en principe qu'il faut se garder de toucher à un cas de blennorragie aiguë, même récente, du col ou de l'utérus, sous peine de voir survenir à coup sûr l'ascension aux trompes et au péritoine. Cette proscription thérapeutique, presque générale en Europe pour la blennorragie féminine, est encore couramment appliquée à l'homme en cas de blennorragie tant soit peu aiguë et surtout en cas de complications. Plus j'avance dans mes études sur le traitement de la gonococcie, plus je me rends compte combien ces théories sont néfastes et funestes pour les malades et plus je suis convaincu que *le traitement local est applicable à toutes les périodes et n'est contre-indiqué par aucune acuité et par aucune complication.*

Il suffit de connaître les causes qui peuvent rendre le traitement local dangereux, pour les éviter et ne conserver que les effets bienfaisants de ce traitement. Un exemple fera mieux comprendre ma pensée : il est presque universellement classique de s'abstenir de tout traitement local en présence d'une prostatite blennorragique. Pourquoi? Parce que l'on a très souvent constaté à la suite de ces tentatives de traitement une forte aggravation de l'état inflammatoire de la prostate et surtout un fort pourcentage d'épididymites. Quel est le résultat de cette prétendue prudence? Un certain nombre d'abcès de la prostate que l'on ouvre dans les hôpitaux et dans la clientèle privée.

Contrairement à ce principe, je continue toujours à laver mes prostatites, dès leur apparition ou au moins dès que je les constate, à très faible dose, il est vrai (0^{gr},05 à 0^{gr},10) de permanganate de potasse pour 1.000) et sans pratiquer aucun massage, aucune pression, même légère, pendant les examens de la prostate, car la moindre élévation de la dose, ou le moindre coup de doigt intempestif se payent le lendemain d'une épididymite. J'ai le plaisir de voir, dans ces conditions, mes prostatites guérir sans aucune complication et sans nécessiter le séjour au lit. Depuis les longues années que j'exerce, je ne me rappelle pas avoir eu plus de trois malades qui ont dû s'aliter de ce fait et je n'ai jamais eu un seul abcès de la prostate à ouvrir.

Sachons nous servir de nos armes et nous ne causerons plus d'accidents.

On pourra m'objecter que le traitement par les lavages qui

nécessite une ou même deux visites par jour et que l'on ne peut pas toujours abandonner au malade lui-même est un traitement de précision inapplicable à la grande majorité des cas. C'est possible ; le traitement de la blennorragie en masse dans les services hospitaliers reste encore pour moi un problème non résolu pour lequel je n'ai pu faire jusqu'à présent que des hypothèses et des projets (203), mais ce n'est pas une raison pour ignorer ces méthodes et les refuser à ceux qui peuvent en profiter. Connaissons le traitement idéal de la blennorragie, pour l'appliquer dans toutes les circonstances où cela sera possible ; il nous sera toujours loisible de le réduire au minimum ou de le remplacer par la triste méthode du laisser-couler, si réellement il n'y a pas moyen de faire autrement.

En d'autres termes, il ne faut pas établir un traitement de la blennorragie dans les hôpitaux et l'appliquer ensuite identique à la clientèle privée, il faut tout au contraire faire un traitement aussi parfait que possible exclusivement applicable à cette clientèle et en prendre ce qu'on peut pour en faire profiter, dans la mesure du possible, les malades des hôpitaux.

Tout récemment le Dr Renaud (364) et le Dr Carle, de Lyon, (57), ont cherché à réhabiliter la vieille méthode du laisser-couler suivie du traitement par les balsamiques. Il est certain que les résultats obtenus ainsi ne sont pas mauvais. J'admets même que, s'il est impossible d'appliquer au malade la méthode des lavages, c'est encore le meilleur moyen pour arriver à le guérir, sans trop de risques de complications ; je préfère de beaucoup voir traiter ainsi un malade que de lui voir faire des injections de l'urètre antérieur, quand son urètre postérieur est pris, ou de le voir subir une instillation deux fois par semaine.

La blennorragie étant une maladie cyclique, qui a une tendance spontanée à la guérison par épuisement de sa culture, il est évident que l'on peut se servir de cette évolution naturelle vers la guérison, en la favorisant par les procédés antiphlogistiques connus, tels que les boissons abondantes, les bains, les solutions alcalines, etc., mais il faut s'en tenir là ; si l'on joint à ce traitement des procédés d'antisepsie plus ou moins incomplets, on empêche l'encombrement microbien et l'épuisement de la culture qui en résulte et l'on ne peut plus compter sur la guérison spontanée.

Si l'on se mêle de laisser couler, il faut laisser couler sans restriction et longtemps, presque jusqu'à la guérison spontanée complète, les blasamiques n'arrivant que comme dernier renfort, pour achever des microbes épuisés et prêts à disparaître d'eux-mêmes.

Ceux qui laissent couler pendant six à huit jours, avant d'attaquer la maladie d'une manière active, et c'est une théorie extraordinairement répandue parmi les médecins généraux, sont véritablement illogiques. Je les compare à des pompiers qui attendraient que tout soit en flamme, pour commencer la manœuvre de leur pompe. Comment des idées aussi saugrenues peuvent-elles se répandre dans le monde médical? Ce n'est du reste pas la seule inconséquence que nous rencontrerons dans le cours de cette étude ; il semble qu'en présence de la blennorragie les médecins perdent tout bon sens et toute logique : *il n'est pas de maladie plus mal connue et plus mal traitée*, aussi en profite-t-elle pour étendre de plus en plus ses ravages.

Le laisser-couler à fond, suivi d'un traitement par les balsamiques à très hautes doses, est donc un moyen de traitement de la blennorragie relativement acceptable, malgré ses énormes inconvénients, mais c'est un simple pis aller. Il ne faut l'appliquer que là où la méthode antiseptique est irréalisable et il est à souhaiter que les progrès dans l'installation et dans l'organisation des services hospitaliers rendent plus tard le champ de cette méthode de plus en plus restreint, à mesure qu'elle cédera la place à la méthode des lavages.

Quels sont donc les inconvénients du laisser-couler? Ils sont considérables et peuvent avoir une répercussion fâcheuse sur toute l'existence du malade : ce sont les altérations profondes que provoque la blennorragie aiguë dans la muqueuse urétrale, altérations dont les aboutissants sont trop souvent l'urétrite chronique et les rétrécissements, les modifications durables dans la structure et le fonctionnement des glandes de l'urètre et de la prostate, qui conduisent à l'urétrite chronique glandulaire et à la prostatite chronique ; enfin ce sont des perturbations souvent définitives dans la sphère génitale qui conduisent à la stérilité. Au fond, c'est toute la série des complications de la chaudepisse que le passé nous a léguée et qu'aujourd'hui nous évitons d'une façon presque absolue par la méthode des lavages appliquée aussitôt que possible, avant que les gonocoques n'aient eu le temps de provoquer leurs lésions habituelles.

C'est pourquoi je tiens tant à attaquer la blennorragie aussitôt que le malade se présente à nous ; quel que soit son degré d'acuité, pourquoi attendre? Il y a déjà assez de lésions de faites, n'en laissons pas d'autres se produire.

Il est évident que cette lutte contre un état aigu ou suraigu doit se faire avec prudence et suivant certaines règles, pour ne pas risquer de faire plus de mal que de bien. Le spécialiste doit se servir ce jour-là de sa main d'ange et de ses doses d'oiseau-mouche; il sera bientôt récompensé par le retour à l'état subaigu et la disparition de toute chance de complication.

Mais revenons à la méthode du laisser-couler pour la décrire telle que l'avait conçue Ricord (369). Cette méthode consistait à favoriser l'écoulement de la blennorragie par des bains, des tisanes émollientes, des boisons alcalines. Le mode d'action de cette thérapeutique était du reste mal compris : on se figurait qu'elle avait pour effet de calmer l'inflammation de l'urètre, alors qu'en réalité elle conduisait à l'épuisement de la culture gonococcique par l'excès même de son développement. Cette erreur s'est perpétuée jusqu'à nos jours, car on voit journellement des médecins donner à leurs malades du bicarbonate de soude, en même temps qu'ils leur font des lavages. Ces deux traitements sont absolument contradictoires, le bicarbonate favorisant la culture gonococcique et les lavages la restreignant ; le mal n'est évidemment pas bien grand, car l'action des lavages l'emporte forcément, mais cela n'empêche pas que ce soit un traitement illogique.

Au bout de quinze jours à trois semaines d'écoulement à flot, pendant lesquelles le malade passait par toutes les phases et tous les désagréments de la chaudepisse aiguë, voire même suraiguë, et risquait mainte complication, l'écoulement devenait *blanc et filant.* Ce moment, impatiemment attendu par le malade et le médecin, marquait la fin du premier acte de la méthode ; on passait au second qui consistait à gorger le malade de balsamiques en réduisant sa boisson, pour obtenir une plus grande concentration du médicament dans l'urine : des bols d'opiat, copahu et cubèbe, $0^{gr},60$ de chaque par bol, neuf par jour, des capsules de copahu ou de santal, de six à douze et même seize par jour, en augmentant et ensuite diminuant progressivement les doses, tels étaient les agents de cette seconde phase du traitement. Avec un peu de chance, on pouvait parfaitement obtenir une guérison complète en trois semaines de ce traitement ce qui faisait en tout six semaines. C'étaient les beaux cas ; les mauvais cas récidivaient, dès qu'on supprimait les balsamiques ; on les faisait recouler de nouveau et ainsi de suite pendant quatre à six mois. En général, au bout de six mois, le gonocoque lassé renonçait de lui-même à la lutte.

A la suite de ce genre de traitement, il persistait pendant très longtemps des écoulements muco-purulents, probablement non gonococciques, que l'on combattait avec toute une série de sulfates, avec de l'alun, du bismuth, etc...

Malgré ses grands défauts, cette méthode était logique et appliquée avec une certaine suite dans les idées. Ainsi il était formellement déconseillé de donner les balsamiques au début de la chaudepisse, avant d'avoir laissé couler et avant d'avoir obtenu l'écoulement blanc et filant ; il était classique alors d'affirmer que, ce faisant, on vouait une chaudepisse à la pérennité.

Aujourd'hui malheureusement cet esprit de logique a disparu, les médecins qui se disent ennemis des lavages emploient à tort et à travers les éléments de cette vieille et respectable méthode : ils laissent couler pendant huit jours, attendant ainsi le maximum d'acuité de la blennorragie, pour lutter contre elle ; ils donnent ensuite les balsamiques dans cette période d'acuité maxima ; ils font des injections de l'urètre antérieur aux sels de zinc en pleine période gonococcique, oubliant que l'urètre postérieur est infecté lui aussi et qu'il ne participe pas à la distribution.

Heureusement que le gonocoque, chez l'homme au moins, a une tendance spontanée à la guérison, autrement les pauvres malades ainsi traités conserveraient leur chaudepisse pendant toute leur vie.

2° *Les balsamiques.*

Les progrès dans la thérapeutique de la blennorragie par les balsamiques ont surtout consisté dans une formidable augmentation du nombre des produits proposés. Autrefois nous ne connaissions que le vieux copahu-cubèbe, le plus efficace des balsamiques au dire des convaincus, et le santal ; aujourd'hui nous avons à notre disposition une longue liste de produits qui doivent tous, plus ou moins, leur efficacité au santal qu'ils contiennent. Chacune de ces spécialités possède une bibliographie très élogieuse ; malheureusement tous les auteurs qui ont étudié l'action des balsamiques au point de vue destructif pour le gonocoque concluent à leur entière inefficacité.

Max Roth (375), qui a étudié comparativement tous ces produits trouve que le santal est le plus actif, mais il conclut qu'aucun de ces balsamiques n'a une action bactéricide. Paul Asch (5) a étudié comparativement les résultats obtenus sur trois séries de malades : les premiers soignés uniquement par les balsamiques, les seconds soignés par le balsamiques et les auto-lavages, les derniers avec les balsamiques et les lavages d'après ma méthode. Les deux premières séries donnèrent un fort pourcentage d'urétrite postérieure et de complications, la troisième un très faible pourcentage de ces accidents.

Saar (386) a étudié 50 cas de blennorragie, traités uniquement par le gonosan ; il constata la diminution de la douleur, la diminution de sécrétion, mais aucune action sur les gonocoques. Dans 80 0/0 des cas, après plusieurs semaines de traitement, on les retrouve en quantité considérable dans l'écoulement.

Le professeur Neisser (336) condamne l'usage interne des balsamiques qui calment les symptômes et ne suppriment pas la maladie ; il les redoute parce qu'ils conduisent à des semblants de guérisons, qui font arrêter trop tôt le traitement antiseptique. Je partage absolument cet avis, néanmoins je persiste à croire, avec les partisans français des balsamiques qui se conforment aux vieux préceptes de Ricord et du professeur Fournier, que les balsamiques ont une action destructrice sur les gonocoques, à la condition que ceux-ci soient affaiblis par une longue période de laisser-couler et à la condition d'employer de très fortes doses [Carle (57), Paul Vidal (434)].

Une autre question se pose à propos des balsamiques, c'est leur valeur prophylactique au point de vue des complications de la blennorragie. Cooper (72), David (79), Paul Asch (5) leur accordent cette propriété et en recommandent l'emploi précoce dès le début du traitement des urétrites antérieures, pour préserver l'urètre postérieur. P. Asch fait observer que les balsamiques, éliminés par l'urine n'ont qu'une action très éphémère sur l'urètre antérieur, qu'ils ne traversent qu'à l'occasion de chaque miction, alors que l'urètre postérieur et la vessie sont baignés toute la journée par cette urine balsamique, d'où une action beaucoup plus importante sur l'urétrite postérieure que sur l'antérieure et, d'autre part, un effet préventif contre l'invasion de l'urètre postérieur.

Cette idée peut se défendre, mais je crains que l'effet désiré ne puisse être obtenu qu'à l'aide de très fortes doses, bien pénibles pour le malade ; il serait intéressant de voir si l'urotropine, qui est beaucoup mieux tolérée, n'aurait pas une action préventive encore supérieure.

Le Dr HACHE s'est toujours fort bien trouvé, comme adjuvant au traitement antiseptique, de l'emploi de capsules glutineuses de salol, santalol et urotropine (āā 0,10 par capsule ; cette formule pourrait être également utilisée au point de vue prophylactique de l'urétrite postérieure.

Le Dr LAVENANT (269) se trouve bien, lui aussi, des balsamiques à la période de suintement consécutif à la disparition de gonocoques.

Quant à moi, *je n'éprouve pas le besoin d'associer les balsamiques aux lavages.* Je leur reproche de tarir l'écoulement et de supprimer artificiellement la présence des gonocoques dans ce qui reste de sécrétions urétrales. Cela m'empêche de suivre l'évolution de la maladie et l'action de mes lavages, sans aucun bénéfice du reste pour la suite du traitement qui n'en est pas abrégé d'un jour. Je persiste à n'admettre les balsamiques qu'après une longue période de laisser-couler. En dehors de ces conditions-là, leur utilité est bien contestable. Ils peuvent néanmoins nous rendre service, en cas de lavages difficiles, si le lavage total est impossible pendant quelques jours. Ils facilitent, dans ces cas, le lavage, en rendant l'urètre moins sensible et, en tous cas, ils parent aux complications qui sont imminentes, en cas de lavages incomplets. Ils sont également acceptables au début d'une blennorragie, si le malade est en voyage, sans aucun moyen de traitement, en attendant qu'il puisse trouver du secours. Il se présentera ainsi à son médecin dans un état d'acuité moindre, qui facilitera les débuts du traitement. Il ne faudrait pas, en pareil cas, cesser brusquement l'usage des balsamiques, il est préférable d'en diminuer progressivement la dose pendant les premiers jours du traitement par les lavages.

3° *Traitement antiseptique de la blennorragie urétrale. Direction générale de ce traitement. Différentes méthodes actuellement en vigueur.*

Deux grandes méthodes de traitement antiseptique de la blennorragie sont actuellement en présence, chacune avec de nombreuses variantes, bien entendu : ce sont la méthode des lavages au permanganate de potasse que j'ai proposée et que j'ai eu le grand honneur de voir suivie par la plupart des spécialistes français et par un grand nombre de confrères à l'étranger et la méthode des injections urétrales prolongées du professeur NEISSER, de Breslau (495). Ces deux méthodes diffèrent du tout au tout : il ne s'agit pas seulement de la nature de l'agent antiseptique employé, mais bien d'une conception toute différente des conditions du traitement antiseptique de la chaudepisse et du but que nous devons poursuivre dans ce traitement. Voici en quelques mots en quoi consistent ces deux méthodes.

a. — MÉTHODE DE TRAITEMENT DU PROFESSEUR NEISSER.

Le professeur NEISSER (336 et 495) résume ainsi ses lois de traitement antiseptique de la blennorragie. Ces lois se retrouvent dans les travaux de ses élèves, en particulier dans ceux de Franz WEISZ, de Budapesth (440), de ZEILER (452), de G.-A. WYETH, de New-York (448). Elles sont également admises par le Dr FINGER, de Vienne (123), (travail de R. STEIN, 408) et WOSSIDLO (444)

1° Tuer les gonocoques qui poussent à la surface de la muqueuse ;

2° Tuer ou, au moins, empêcher le développement des gonocoques qui ont pénétré entre les cellules épithéliales et ceux qui, tout en étant à la surface de la muqueuse, sont cachés dans des plis ou des orifices glandulaires ;

3° Pour cela, choisir des médicaments qui soient incapables de gêner les réactions naturelles d'hyperémie et d'inflammation de la muqueuse et la desquamation épithéliale, aussi longtemps que les gonocoques sont encore dans la profondeur des tissus, ou qu'on peut supposer qu'ils y sont. Autrement dit, *destruction et suppression définitive des gonocoques, autant que possible sans augmentation, mais aussi sans suppression de l'inflammation et des sécrétions des muqueuses (thérapie bactéricide).*

Somme toute, il conseille de tuer les gonocoques que l'on peut atteindre par le traitement local désinfectant et d'influencer le terrain voisin, pour qu'il devienne un mauvais milieu de culture pour les gonocoques profonds.

La pénétration en profondeur du médicament employé ayant relativement moins d'importance que l'appui qu'il peut apporter aux moyens de défense habituels de l'organisme : l'hyperémie, l'inflammation, la phagocytose.

Les médicaments choisis doivent favoriser ces moyens de défense naturels et non les contrecarrer ;

4° Après suppression certaine des gonocoques, lutte contre les symptômes cliniques persistants (thérapie astringente).

Comme réalisation de ce programme, il conseille :

1° De s'attaquer antiseptiquement à tous les cas de blennorragie, même les cas aigus;

2° De commencer le traitement par des antiseptiques purs, non astringents, incapables de restreindre l'inflammation de la muqueuse et l'élimination des gonocoques par la phagocytose, tels que le protargol, l'argonine;

3° De le continuer au bout d'un certain temps, quand on suppose que les gonocoques profonds sont en voie de disparition, par des antiseptiques astringents tels que le nitrate d'argent, l'albargine, l'ichthargan, l'argentamine;

4° Enfin de le terminer, quand on est certain de la disparition des gonocoques, par des astringents purs tels que les sels de zinc : le sulfophénate de zinc, le sulfate de zinc, le bismuth et l'alun;

5° En cas de complication de voisinage du col de la vessie, de la prostate et des épididymes, il interrompt le traitement local.

Comme moyens d'action, il utilise les injections prolongées à la seringue urétrale pour l'urètre antérieur et pour l'urètre postérieur les installations pratiquées avec les instillateurs d'Ultzmann ou de Guyon.

Ces injections prolongées du professeur Neisser pour le traitement de la blennorragie antérieure aiguë se font quatre fois par jour et durent vingt minutes à chaque fois. Elles sont interrompues au bout de dix minutes, pour éviter le relâchement par fatigue du sphincter; on attend deux minutes et on refait une seconde injection de dix minutes; ces injections sont faites au protargol additionné de 5 o/o d'antipyrine.

La seringue urétrale de NEISSER comporte une capacité de 12 centimètres cubes ; pour conserver aussi longtemps le liquide dans l'urètre, il conseille de ne pas enlever la seringue, de manière à ce qu'elle continue à obturer le méat.

Pour le traitement de l'urétrite postérieure aiguë, il adopte les instillations de nitrate d'argent qu'il préfère, à cause du dépôt qu'elles laissent dans l'urètre postérieur, aux instillations de sels albumineux d'argent qui, elles, s'écoulent rapidement dans la vessie. Pour éviter leur action irritante, il leur ajoute 1/2 o/o d'alypine. Cette méthode de NEISSER est bien résumée dans le travail de BRUCK (44) sur le traitement de la blennorragie et de ses complications.

Le Dr HEINRICH (173) prétend faire mieux : il propose pour le traitement de l'urétrite postérieure une sonde métallique à ballon qui ferme le col, pour pouvoir faire de la pression dans l'urètre postérieur et faire ainsi pénétrer la solution dans les glandes et les épididymes (!).

Le Dr BRUCK (44) admet heureusement que cet instrument serait mieux placé dans les cas chroniques.

J'aime à croire que ce procédé n'a pas fait fortune en Allemagne.

b. — MA MÉTHODE DE TRAITEMENT PAR LES LAVAGES.

Ma méthode des grands et petits lavages de permanganate de potasse, que j'ai proposée en 1892 (192, 198, 225, 489), repose au contraire sur les données suivantes :

1° *Balayer les gonocoques de la surface de la muqueuse ;*

2° *Entraver le développement de ceux qui ont pénétré en profondeur, en supprimant, autant que possible, l'apport des leucocytes qui semblent favoriser leur pullulation, en leur fournissant un gîte ;*

3° *Laisser la nature se charger de la destruction des microbes peu nombreux et affaiblis que le traitement laisse subsister, ces forces naturelles s'exerçant d'autant mieux que l'organe infecté est moins enflammé et plus près de son état anatomique normal ;*

4° *Ces forces curatives naturelles ne sont impuissantes que dans les tissus sclérosés revêtus d'épithélium plat, tels que les reliquats d'abcès glandulaires, les trajets para-urétraux et même les diverti-*

cules normaux de l'urètre, quand ils sont suffisamment profonds pour ne pas être baláyés par le passage de l'urine. Dans ces cas, il est nécessaire de compléter le traitement, en détruisant chirurgicalement les repaires gonococciques blindés et en désinfectant les diverticules abris.

Cette conception, qui nous met nettement en sous-ordre vis-à-vis des forces curatives naturelles, est très importante à posséder. Si on ne l'a pas, on se croit seul et sans appui dans cette lutte contre le gonocoque, on multiplie ses moyens d'action, on se lance dans les doses toujours plus fortes, c'est ce que j'appelle l'*excès de zèle;* il est toujours néfaste pour le malade. En réalité, s'il n'y avait que nous et nos petits moyens d'action, pour guérir une infection telle que la blennorragie, nous n'arriverions pas à grand'chose. Rendons-nous compte que notre unique rôle est de faciliter et de hâter le travail curatif de la nature : « *Je le lavay, Dieu le guarist* ».

Comme moyen de réalisation de ce programme, j'ai proposé :

1° *De s'attaquer à tous les cas, quel que soit leur degré d'acuité :* les cas suraigus, pour lesquels cette loi serait peut-être discutable, sont inconnus dans une clientèle privée bien dirigée; dans la clientèle hospitalière, il serait probablement plus logique de leur appliquer la méthode du laisser-couler ;

2° *De limiter le traitement aux seules parties infectées,* sans chercher à préserver les autres par des lavages préventifs : par conséquent de limiter le traitement à l'urètre antérieur, s'il est seul infecté;

3° *D'utiliser comme agent désinfectant le permanganate de potasse à dose inversement proportionnelle à l'état d'inflammation du canal;*

4° *De ne jamais arrêter le traitement en cas de complication quelle qu'elle soit,* ces complications ne nécessitant qu'une atténuation des doses et plus de douceur encore dans les manœuvres urétrales;

5° *De proscrire d'une façon absolue toute introduction d'instrument quelconque dans l'urètre infecté de gonocoques, sauf dans les cas absolument torpides et localisés et dans les cas d'absolue nécessité* (*rétention complète*), et alors avec quelle douceur!

En cas de gonococcie, tout excès de zèle est dangereux, et d'autant plus dangereux que la gonococcie est plus aiguë.

Un exemple, entre bien d'autres malheureusement : Un malade a une blennorràgie aiguë. Comme début de traitement, on lui fait des massages vibratoires de l'urètre, il saigne ; il saigne ensuite deux fois à la suite d'érections nocturnes. Ceci se passait en août 1926, c'était sa première blennorragie, il ne pouvait donc pas avoir de passé urétral. En décembre de la même année, je constatai chez lui un rétrécissement médio-pénien n° 11. Voilà les conséquences de l'excès de zèle médical. Je ne saurais trop le répéter : *à aucun prix ne faisons saigner nos blennorragiques, même chroniques ;*

6° *De cesser tout traitement local, au moins pendant un mois, dès que la disparition des gonocoques est bien prouvée,* le traitement astringent consécutif étant d'ordinaire absolument inutile et ne devant être appliqué que si les phénomènes catarrhaux persistent au delà de cette limite. Exception faite naturellement pour la désinfection urétrale à l'oxycyanure de mercure, en cas d'infection secondaire post-gonococcique.

Les grands avantages de cette méthode consistent à supprimer presque dès le début du traitement toute trace d'inflammation de l'urètre et presque tout écoulement, et surtout à supprimer toute possibilité de complication. On a affaire à une clientèle de malades qui ont toutes les apparences de la santé, pendant toute la durée de leur traitement : ils ne tachent pas leur linge, peuvent dissimuler leur mal, s'ils ont intérêt à le faire, enfin et surtout ils n'ont jamais besoin de garder le lit ; j'ai passé des années sans avoir besoin de visiter un malade à son domicile.

Son seul inconvénient c'est que, malheureusement assez souvent, peut-être deux fois sur dix, il se trouve des malades chez lesquels la guérison définitive se fait longtemps attendre et conduit à une prolongation fastidieuse du traitement.

Il y a des malades permangano-résistants, comme le Dr Bruck (44) en a trouvé d'argento-résistants.

Bien souvent, cette permangano-résistance est due à une faute de diagnostic, par exemple à la méconnaissance d'un foyer extra-urétral ou d'une lacune de Morgagni trop profonde ou encore d'une végétation intra-urétrale qui sert d'abri au gonocoque, mais bien souvent aussi elle est due à une mauvaise organisation de la lutte contre le gonocoque par des doses mal réglées ou des intervalles de lavages trop espacés. La suppression du lavage dominical est bien souvent la cause de traitements ultra-prolongés.

Avant tout, *en cas de persistance de l'écoulement, malgré les lavages, la première chose à faire c'est de reprendre une courte série de lavages biquotidiens à dose faible.* Très souvent, sous l'influence de ces deux lavages par jour, tout s'arrange, et l'on peut rapidement passer de nouveau à un seul lavage par jour, sans retour de l'écoulement.

Si, au contraire, l'écoulement ayant totalement cessé, on trouve toujours quelques rares gonocoques dans les filaments, je me trouve souvent fort bien de remplacer le permanganate de potasse par l'oxycyanure de mercure ou l'argyrol. Nous reviendrons sur cette question (page 183).

Certains spécialistes, par exemple DE SARD (91, 92), utilisent l'argyrol de préférence au permanganate de potasse et en obtiennent de fort bons résultats. Il en est de même de l'oxycyanure de mercure qui pourrait parfaitement servir, au même titre que le permanganate, d'agent curatif de la blennorragie; pourtant j'ai cru remarquer pour ce dernier qu'il convient beaucoup mieux aux périodes terminales de la blennorragie, alors que toute trace d'inflammation a disparu, qu'aux périodes plus ou moins aiguës du début de la chaudepisse.

4° *Lavages ou injections.*

Cette question divise actuellement encore les spécialistes ; les uns, comme le professeur NEISSER, en font une question de principe, en accordant, d'une façon absolue, la préférence à la seringue urétrale sur le lavage, quelle que soit la situation du malade; la clientèle aisée est soumise par lui au même traitement que la clientèle hospitalière : auto-injection à la seringue seule, en cas de blennorragie antérieure, accompagnée d'instillations dans l'urètre postérieur tous les deux ou trois jours par le médecin, en cas de blennorragie totale. C'est l'unification du traitement sur le traitement hospitalier.

D'autres, au contraire, comme moi et beaucoup de mes collègues français, manifestons notre préférence pour les lavages, tout en acceptant l'injection urétrale dans des cas exceptionnels, tels que les traitements abortifs et les auto-traitements passagers nécessités par quelques jours de voyage chez des malades atteints de blennorragie uniquement antérieure.

Nous nous rendons bien compte que ce traitement n'est guère applicable qu'à la clientèle aisée et qu'il est bien difficile de le mettre en œuvre dans un service hospitalier, tant soit peu chargé. On verra plus loin (chapitre XIX) comment je conçois le traitement nosocomial de la blennorragie.

D'autres, enfin, comme le Dr CARLE, de Lyon (57), reprochent aux spécialistes parisiens et à moi en particulier, de sembler croire, qu'en dehors des lavages, il n'y a pas de salut. Sans refuser à ces lavages leur action bienfaisante et y recourant lui-même volontiers, il applique néanmoins à la généralité de sa clientèle la méthode des injections à la seringue urétrale.

Son but est évidemment de laisser à ses malades l'exécution matérielle du traitement et de simplifier leur besogne. Il leur apprend à bien manier la seringue, une seringue de 12 centimètres cubes; il insiste sur l'importance de cette forte contenance, non qu'il veuille en profiter pour faire passer l'injection dans l'urètre postérieur, mais, uniquement, pour bien tendre les parois de l'urètre antérieur.

Ses articles portant sur le traitement abortif de la blennorragie (52, 53, 55 et 56), un semblable traitement est parfaitement acceptable, à cause du peu de fréquence des infections totales tout au début de la chaudepisse. Mais, en cas de traitement de blennorragies confirmées, si souvent totales, cette méthode laisse une grosse lacune : le traitement de l'urètre postérieur.

Cette considération n'effrayait pas le regretté Dr GUIARD (153), qui s'armait d'une grande seringue et cherchait à faire pénétrer l'injection jusque dans la vessie d'un coup de piston savant qui étudiait la résistance du sphincter et profitait de ses moments de distraction, pour le franchir.

Cette méthode a l'inconvénient de demander un grand art dans ce maniement du piston, elle ne peut, que dans des cas tout à fait exceptionnels être laissée à la disposition des malades. Elle supprime donc, *ipso facto*, le seul avantage de la seringue, qui est de pouvoir être confiée, à la rigueur, à ces derniers et de les dispenser de venir demander tous les jours des soins à leur médecin.

Je n'hésite pas un seul instant à condamner cette pratique, qui pourrait facilement devenir dangereuse entre des mains un peu lourdes et qui n'est pas exempte de tout péril au point de vue des chances d'infection vésicale.

Le Dr Schindler, de Berlin (394), soigne les blennorragies postérieures même aiguës toujours au protargol et seulement à l'aide de la seringue urétrale. Il additionne de cocaïne sa solution de protargol à 0,25 0/0 et la fait injecter par le malade lui-même plusieurs fois par jour, à raison de une à trois seringues, l'une poussant l'autre. Il préfère de beaucoup cette méthode à celle des injections pratiquées tous les deux à trois jours par le médecin. Jamais il n'a constaté de ce fait la production d'une épididymite. C'est le même procédé que celui du Dr Guiard en moins pratique et pour moi tout aussi dangereux.

Je conclus de la façon suivante relativement à cette controverse du bock et de la seringue : *Le lavage est le procédé de choix qui doit être appliqué dans tous les cas où les malades acceptent d'être soignés chaque jour par leur médecin. On peut le confier à la rigueur aux malades expérimentés et bien stylés qui ne viennent plus consulter que tous les deux ou trois jours, pour la surveillance de l'évolution de la maladie et pour le réglage des doses.*

Cette méthode est presque universellement adoptée par nos collègues français, elle commence à pénétrer en Allemagne où les « lavages Janet » sont aujourd'hui signalés dans un grand nombre de publications. Le Dr Klingmuller (262) les admet pour les cas de blennorragie postérieure ; le Dr Asch, de Strasbourg (10), dans tous les cas.

Je préfère de beaucoup apprendre à un malade à se faire un lavage que de lui apprendre à manier une seringue. L'injection à la seringue est une manœuvre défectueuse par elle-même : même si on l'emploie après miction préalable, il existe encore au méat et dans l'urètre un grand nombre de microbes mobilisables qui vont être d'un seul coup refoulés au bulbe et souvent même plus loin dans l'urètre postérieur ou la vessie, si le sphincter surpris ne se défend pas. Or, le sphincter est beaucoup moins en éveil chez le malade qui s'opère lui-même que chez celui que nous opérons.

Dans le traitement abortif à l'argyrol que j'ai proposé, je me réconcilie avec la seringue, comme le constate le Dr Carle (54), mais je la manie moi-même et, malgré tout le soin que j'apporte à cette manœuvre, je passe quelquefois, sans le vouloir, dans l'urètre postérieur.

Cette phobie de la seringue est partagée par le Dr UTEAU (427), dans son excellent traité de petite chirurgie urinaire : « Pas de seringues, dit-il, sous aucun prétexte : inefficaces ! Dangereuses ! Qui saura jamais combien elles ont provoqué de complications et surtout de prostatites. » Elles ne permettent pas de nettoyer successivement les différents segments de l'urètre, « de nettoyer son chemin avant de le parcourir ».

Il leur reproche très justement d'être facilement malpropres entre les mains des malades, d'être insuffisantes en cas d'urétrites totales, d'être dangereuses pour la sécurité de l'urètre en cas de brutalité. « La seringue, dit-il, c'est une machine sans manomètre. »

« Elle ne peut être employée que consécutivement à un grand lavage qui a désinfecté l'urètre antérieur. »

Tous ces reproches sont justifiés ; ce n'est pas dans ce sens qu'il faut chercher le traitement des malades peu fortunés. Pour eux, comme pour les malades de la clientèle privée, il faudra trouver le moyen de recourir aux lavages qui restent pour moi le moyen de désinfection idéal de l'urètre en cas de blennorragie confirmée.

Si la seringue est utilisable en cas de traitement abortif, cela tient aux conditions tout à fait exceptionnelles qui se présentent au début même de la chaudepisse : infection bien superficielle dans un urètre dépourvu de toute inflammation. Quelques heures plus tard, ces conditions favorables n'existent plus.

5° *Règles générales du traitement de la blennorragie par les lavages de permanganate de potasse.*

La blennorragie urétrale est antérieure ou totale, simple ou compliquée. Ces différents cas entraînent forcément des variantes dans la méthode à employer. Néanmoins, pour éviter les redites, j'exposerai tout d'abord les règles générales communes à toutes les variétés, pour revenir ensuite sur la conduite à tenir dans chaque cas en particulier.

a. — OPPORTUNITÉ DES LAVAGES.

Il n'existe, dans aucun cas de blennorragie, de contre-indication aux lavages : ni l'acuité, quelle qu'elle soit, ni les complications quelles qu'elles puissent être, ne doivent empêcher d'entamer immédiatement la lutte contre le gonocoque par les lavages.

Que dirait-on d'un médecin qui remettrait à plus tard les bains de bras antiseptiques pour un phlegmon de la main sous le prétexte que ce phlegmon est trop aigu ou qu'il existe une adénite axillaire? Les phénomènes d'acuité et les complications de la blennorragie sont non seulement produits mais entretenus par la culture intense du gonocoque. Si nous réduisons cette culture, tous ces phénomènes auront une tendance immédiate à s'améliorer et nous parerons à l'éclosion d'accidents nouveaux. Ce sont là des règles générales à toutes les infections et qui s'appliquent à la blennorragie aussi bien qu'aux autres états infectieux. Nous étudierons à propos des différentes variétés de blennorragies les manœuvres de douceur et de prudence qu'exigent ces cas particuliers, mais nous pouvons, d'ores et déjà, affirmer ici que cette prudence ne doit jamais aller jusqu'à l'abstention de traitement actif. *Croire qu'on laisse reposer un urètre, en le privant de lavages, est une grossière erreur.*

A toute règle il y a une exception, elle nous est fournie par les épididymites.

Dès que cette complication se produit, tous les phénomènes inflammatoires du côté de l'urètre sont enrayés, pour ne reprendre qu'au moment où l'épididymite commence à céder. Pourquoi ne pas profiter de ce temps d'accalmie naturelle, pour cesser les lavages. C'est d'autant plus commode que, pendant cette période, le malade est condamné au séjour au lit, qu'il faudrait lui faire faire ses lavages à domicile et qu'enfin ces lavages pourraient être une cause de mobilisation excessive du testicule malade.

Cette abstention de lavages pendant la période d'activité des épididymites est parfaitement acceptable, à la condition de se hâter de les reprendre, aussitôt que l'écoulement reparaît à la fin de l'épididymite. Nous reviendrons sur cette question au chapitre de l'épididymite.

b. — Lavage antérieur ou total.

En cas de blennorragie limitée à l'urètre antérieur, les lavages doivent être également limités à cette partie du canal.

En cas de blennorragie totale, les lavages doivent porter sur tout l'urètre et la vessie.

Cette règle, pourtant logique, n'est pas admise par tous les spécialistes : certains d'entre eux préfèrent, dès le début de l'infection, alors qu'elle est encore certainement limitée à l'urètre antérieur, laver tout l'urètre, pour agir plus efficacement sur l'urètre antérieur et protéger l'urètre postérieur contre l'infection.

Le Dr NOGUÈS est resté fidèle à cette méthode.

Le regretté Dr Paul DELBET, lui, lavait les deux urètres dans toute blennorragie vieille de plus de cinq jours.

Le Dr HUHNER, de New-York (188), recommande l'irrigation totale dans tous les cas de blennorragie aiguë, comme donnant moins souvent lieu aux infections postérieures et à leurs complications : le lavage est plus parfait, le déplissement de la muqueuse plus exact.

C'est également l'avis du Dr DESCHAMPS (95), qui a vérifié par centrifugation l'urine de l'urètre postérieur après lavage de l'urètre antérieur avec 2 litres d'eau, en comprimant le bulbe, pour éviter le refoulement du liquide et des gonocoques.

Il a trouvé, dans ces conditions, l'urètre postérieur infecté chez trois malades sur cinq, coulant depuis deux à trois jours ; chez trois malades sur quatre, coulant depuis cinq jours ; chez un malade sur un, coulant depuis huit jours. Un malade coulant depuis dix jours avait son urètre postérieur indemne.

Il conclut donc que, dès le deuxième jour, l'urètre postérieur peut déjà être contaminé et qu'il est préférable de laver, de parti pris, les deux urètres.

Cette façon de faire est également adoptée par les Drs UTEAU, de Biarritz (427), et DORÉ.

Je ne suis pas de cet avis : j'ai vu des cas de blennorragies débutantes, manifestement antérieures, dans lesquels j'ai lavé, dès les premiers jours, les deux urètres et dans lesquelles l'urètre postérieur s'est infecté néanmoins.

La préservation de l'urètre postérieur n'est pas du tout certaine ; rien ne prouve même que le lavage d'un urètre postérieur sain ne puisse y amener les microbes de l'urètre antérieur et les y laisser vivre.

D'autre part, le lavage total est plus désagréable que l'antérieur, souvent difficile et traumatisant, si le malade est inexpérimenté et nerveux. Il peut même, dans ce cas, provoquer la prostatite. Pourquoi y condamner les malades qui n'en ont pas besoin?

Laissons aux blennorragies totales les lavages complets ou grands lavages et aux blennorragies antérieures les lavages antérieurs ou petits lavages. C'est beaucoup plus logique.

Il sera bien temps, au premier signe d'infection totale, d'aller laver l'urètre postérieur, ce qui sera d'autant plus facile que l'urètre antérieur sera décongestionné par le traitement déjà fait.

Néanmoins, si on a affaire à un malade dont le sphincter est tellement lâche que le liquide du lavage entre malgré nous dans l'urètre postérieur, il faut immédiatement faire le lavage complet, pour éviter son infection qui pourrait fort bien se produire sous l'influence de cette pénétration non prévue du liquide en quantité insuffisante.

De même, si on a affaire à un ancien malade déjà parfaitement dressé à la manœuvre des lavages complets, il est loisible de faire chez lui, dès le début du traitement, ces lavages complets, puisqu'on est sûr de les faire sans aucune difficulté. Tout en acceptant cette façon de faire, je ne la pratique pas. Mes blennorragies antérieures sont toujours traitées par des lavages antérieurs. Parmi celles-ci, j'estime qu'il n'y en a pas plus de trois sur dix qui deviennent postérieures en cours de traitement.

S'il y a des médecins qui appliquent le lavage total aux urétrites antérieures, par contre, il y en a qui se contentent de laver l'urètre antérieur en cas de blennorragie totale. Nous discuterons cette théorie néfaste au chapitre de l'urétrite blennorragique totale (page 171).

c. — Doses des lavages. — Mode d'action du permanganate de potasse.

Sans préjuger ici de la nature de ces lavages, antérieurs ou totaux, nous pouvons établir quelques règles générales sur les doses à employer.

La dose des lavages doit être inversement proportionnelle à l'état d'acuité de la blennorragie. Plus l'acuité est grande, plus la dose doit être faible.

$D + I = C$. Dose + Inflammation = Constante.

L'acuité diminuant sous l'influence du traitement, nous sommes forcément conduits à augmenter progressivement les doses.

A chaque état inflammatoire de l'urètre correspond une dose optima, qu'avec un peu d'habitude on arrive à fixer très facilement.

Voici quelques points de repère qui pourront servir à régler ces doses dans les différents cas :

Urines troubles	urètre enflammé	0,05 0/00
	urètre non enflammé	0,10 0/00
Urines louches à filaments lourds		0,15 0/00
Urines claires	à filaments lourds	0,20 0/00
	à filaments légers	0,25 0/00
Le traitement traine, ou ne fait plus de progrès.		0,30 0/00
Le traitement se prolonge		0,35 0/00

Il existe, du reste, des cas où l'on est conduit à employer des doses beaucoup plus fortes, de 0gr,40 à 0gr,75 0/00. Quand ces doses sont utilisées à propos sur un urètre dépourvu de toute inflammation et qui est déjà habitué aux lavages, elles ne présentent aucun inconvénient; il ne faut y recourir que poussé par la nécessité, après avoir constaté l'inefficacité des doses plus faibles et le bon effet de leur augmentation progressive.

Quand on a l'habitude de ce genre de traitement, on se convainc bientôt qu'il existe pour chaque état urétral une dose optima qu'il s'agit de trouver : il est aussi fréquent, dans un cas rebelle, de voir une amélioration subite se produire par l'abaissement des doses que par leur augmentation; c'est l'aspect de l'écoulement et les résultats de l'examen microscopique qui doivent nous guider à cet égard.

Chez un de mes malades, l'écoulement augmentait et les gonocoques devenaient plus vigoureux, dès que l'on dépassait la dose de 0gr,25 0/00; tout rentrait dans l'ordre aussitôt que l'on y revenait.

Quoi qu'il en soit, les doses dépassant 0gr,35 0/00 doivent être considérées comme tout à fait exceptionnelles et ne doivent être utilisées que dans les cas rebelles, dépassant les limites habituelles de durée d'un traitement normal et dans les conditions que nous allons préciser dans le chapitre suivant.

C'est particulièrement en cas d'insuccès d'une première série de lavages que l'on est conduit à élever ainsi les doses.

Pour les rendre plus faciles à tolérer, il est bon d'isotoniser les solutions à partir de $0^{gr},30$ 0/00 et de les mitiger, en diluant fortement d'eau bouillie la dernière partie du lavage à partir de la dose de $0^{gr},40$ 0/00.

Cette ascension progressive des doses est un élément de succès de la méthode des lavages; elle permet de lutter contre l'accoutumance de l'urètre au permanganate.

L'action du permanganate de potasse sur les gonocoques, surtout sur ceux qui sont situés profondément dans la muqueuse, nous est à peu près inconnue, mais l'expérience nous montre qu'une dose trop faible peut les laisser indifférents et qu'une dose trop forte peut exciter leur vitalité, au lieu de les détruire ; enfin que la répétition prolongée de la même dose serait-elle même optima, en affaiblit l'effet et permet aux gonocoques de reprendre de la vigueur.

J'ai cru pouvoir expliquer autrefois cette action par l'afflux de sérosité que provoquent les lavages de permanganate. J'utilisais alors des doses beaucoup plus fortes qu'aujourd'hui, de $0^{gr},25$ à $0^{gr},75$ et même 1 gramme 0/00.

Je commençais même souvent des traitements abortifs à 2 grammes 0/00. Dans ces conditions, cette réaction séreuse est évidente, elle va même jusqu'à l'aspect séro-sanguinolent. Cette sérosité me semblait tout à fait contraire au développement des gonocoques; tant qu'elle durait, on n'en rencontrait aucun ; si elle redevenait purulente, les gonocoques reparaissaient aussitôt. J'admettais que l'infiltration séreuse se produisait également dans l'épaisseur de la muqueuse et même dans le réseau lymphatique et les ganglions de l'aine qui se congestionnent manifestement sous l'influence des lavages et que cette même inhibition au développement des gonocoques se propageait ainsi jusque dans la profondeur des tissus.

Les résultats que j'obtenais alors étaient infiniment plus beaux que ceux que j'obtiens aujourd'hui ; la plupart de mes guérisons, au moins dans des cas débutants, étaient obtenues en sept à douze jours. Si j'ai cru devoir baisser mes doses, c'est parce que je constatais souvent à cette époque des prolongations très désagréables de cette urétrorrhée séreuse bien au delà de la disparition des gonocoques. J'en ai vu durer dans ces conditions des semaines et même des mois. Mes traitements actuels sont plus longs, mais j'évite d'une façon presque absolue ces catarrhes post-gonococciques. La réaction séreuse que je recherchais autrefois devient presque invisible, et ne se prolonge pas d'un lavage à l'autre, mais elle doit exister quand même et il est toujours logique de lui attribuer l'action curative du permanganate.

C'est également l'avis du Dr BRUCK (44, 46) et du Dr MOLLER (475) qui disent n'avoir pas obtenu de bons effets abortifs avec les lavages de permanganate, mais qui les considèrent comme très utiles dans la suite du traitement, car ils déplissent la muqueuse et, en outre, produisent une forte hyperémie et un afflux séreux très utiles, pour favoriser l'expulsion curative des gonocoques.

Je crois que, outre cette action expulsive, la réaction permanganatique a aussi une action bactériolytique et qu'il faut encore joindre à cette double action les moyens de défense habituels du corps humain, phagocytose leucocytaire et épithéliale auxquels le permanganate donne un surcroît d'activité par la diminution énorme du nombre de microbes qui restent à détruire.

Je suis très volontiers au microscope les phases de la lutte que j'entreprends contre une famille de gonocoques. J'observe tous les deux à trois jours leur nombre, leur forme, leur aspect, leur mine pour ainsi dire : s'ils sont inégaux, pâles, mal colorés par le bleu, peu nombreux, espacés, si leurs deux éléments sont eux-mêmes inégaux et différemment colorés, s'ils sont réduits surtout à des éléments monococciques, je sens que je les domine et j'attends avec confiance la fin du duel ; mais si je vois des groupes bien formés, bien tassés de gonocoques vigoureux, bien colorés, je me sens en état d'infériorité et j'augmente la dose, bien prudemment, car il faut se laisser de la marge pour une augmentation ultérieure. J'arrive ainsi aux doses de 0[gr],30 et 0[gr],35 avec lesquelles le succès se trouve obtenu.

Mais si, malgré cette élévation des doses, les gonocoques continuent à se montrer vigoureux et florides, je suis amené à conclure qu'il existe un repaire extra-urétral, en dehors de l'action des lavages : lacune de Morgagni profonde, tysonite, littrite, cowpérite, glande prostatique infectée, vésiculite ; je cherche cette complication, je la trouve et je dirige le traitement dans ce sens.

Ces foyers extra-urétraux, surtout quand ils sont méconnus, sont fréquemment la cause d'une très longue prolongation du traitement, qui constitue un des plus graves reproches que l'on a pu faire aux lavages de permanganate. Je crois que n'importe quelle autre méthode est passible du même inconvénient. Ces traitements prolongés méritent une étude spéciale, nous y reviendrons (page 180).

d. — Fréquence des lavages.

Les lavages doivent être d'autant plus rapprochés que l'infection est plus vigoureuse et l'inflammation plus intense.

Il est certain que les cas très aigus demanderaient volontiers trois lavages par jour. Ce serait facile à réaliser si le malade se traitait lui-même ; mais comme nous jugeons prudent de ne pas lui laisser en main un pareil traitement, surtout dans cette phase aiguë, nous sommes bien forcés de nous contenter de deux lavages par jour.

Cette période de lavages bi-quotidiens se prolonge pendant trois à cinq jours, rarement plus, suivant la résistance de l'infection. Il n'en est pas de même, si la blennorragie est déjà plus ancienne, si elle a franchi sa période aiguë et si elle est réduite à un état peu inflammatoire. Dans ce cas, on ne doit faire d'emblée qu'un seul lavage par jour.

Le traitement des blennorragies récentes, dans le cas où le traitement abortif est jugé impossible, sera donc conduit de la façon suivante :

Si le malade vient consulter le matin, on lui fera son premier lavage et il devra revenir le soir pour le second, et ainsi de suite pendant trois, quatre ou cinq jours, suivant l'état d'acuité au début du traitement. En général, trois jours à deux lavages suffisent. S'il vient consulter l'après-midi, il est prudent de le faire revenir le soir du même jour, s'il est dans un état très aigu, autrement on le renvoie au lendemain matin.

Après cette période de doubles lavages, le malade ne reçoit plus qu'un seul lavage par jour, autant que possible toujours à la même heure.

Pour obtenir un maximum de précision dans la progression des écarts entre les lavages, je fais trois consultations par jour :

le matin, l'après-midi et le soir. Pour faire passer un malade de deux lavages à un lavage par jour, je le renvoie du soir au lendemain après-midi, puis au surlendemain matin, pour intercaler des intervalles d'à peu près dix-huit heures entre les lavages espacés de douze heures et les lavages espacés de vingt-quatre heures.

Si l'acuité est encore trop grande à ce moment, je refais un second lavage le même soir, ce qui me permet de refaire ensuite, si je le juge utile, deux autres intervalles de dix-huit heures, avant d'arriver à ceux de vingt-quatre heures.

On est évidemment récompensé de cette précision par la rapidité de la guérison, mais elle n'est pas absolument indispensable. J'ai dû, pendant la guerre, simplifier autant que possible mon traitement, et me contenter de deux séances par jour, ce qui me forçait à passer sans transition de deux lavages à un lavage par jour; les résultats n'en ont pas moins été très satisfaisants.

A partir de ce moment, les lavages sont faits régulièrement toutes les vingt-quatre heures. L'écoulement diminue rapidement, l'urine du second verre s'éclaircit la première, puis vient le tour du premier verre, les filaments deviennent chaque jour plus ténus et plus légers, les gonocoques apparaissent de plus en plus rares dans les préparations, ils présentent des signes évidents de lassitude. Les doses qui, pendant les premiers jours, restaient très faibles, de 0gr,05 à 0gr,10 0/00, sont montées à 0gr,15, puis 0gr,20, enfin 0gr,25 0/00, dose à laquelle on doit se tenir pendant la plus grande partie de cette période du traitement.

Si, malgré toutes ces précautions, l'écoulement persiste assez abondant au bout de plusieurs jours de lavages quotidiens, on n'hésitera pas à revenir en arrière et à reprendre une courte série de deux lavages par jour. Au bout de deux ou trois jours de ce régime, l'écoulement s'arrête et on peut passer de nouveau à un seul lavage par jour.

Il arrive enfin un moment où tout écoulement disparaît : le méat n'est plus collé, l'urine du premier verre est à peu près exempte de filaments; en tous cas, elle ne présente plus que de rares filaments très légers, ou mieux encore muqueux, transparents, suspendus au-dessous de la surface de l'urine par des petites bulles d'air. Enfin et surtout on ne rencontre plus de gonocoques dans les sécrétions minimes ou les filaments que l'on peut récolter. Si toute récolte est impossible dans la journée, mais si le malade accuse encore une goutte au méat et des filaments dans la première urine du matin, il faut lui faire recueillir ces sécrétions sur des lames de verre et les examiner avec soin. On ne devrait jamais commencer les intervalles sans cette précaution.

Tout cela sent l'approche de la guérison. Je considère comme un excellent signe de ce point critique la façon dont s'ouvre le méat, quand on écarte ses lèvres : tant que la maladie persiste, il s'ouvre brutalement, les deux parois latérales de la fosse naviculaire s'éloignant d'un seul coup, parallèlement, l'une de l'autre. Au contraire, quand on tient la guérison, ces deux parois se décollent l'une de l'autre progressivement d'avant en arrière, comme deux feuilles de papier mouillé superposées que l'on séparerait l'une de l'autre.

Il est prudent, à partir de ce moment, de continuer encore pendant trois jours les lavages à intervalles de vingt-quatre heures, en conservant les mêmes doses de $0^{gr},25$ 0/00, si tout va bien, en les augmentant un peu jusqu'à $0^{gr},30$ et $0^{gr},35$ 0/00, si l'aspect des filaments n'est pas tout à fait satisfaisant.

La guérison approche, il s'agit de la vérifier, en écartant progressivement les lavages.

Bien entendu, pendant toute la période du traitement que nous venons de décrire, il ne doit y avoir aucune interruption quelconque. Quelques heures de retard suffisent à amener une recrudescence de l'infection, la suppression complète d'un lavage amène une véritable rechute.

L'urètre s'habitue au rythme du traitement qu'on lui impose, le moindre changement dans sa ration, même si elle est excessive, l'étonne et il le manifeste par une reprise de l'écoulement. Prenons, par exemple, deux malades arrivés à la même période de la maladie : l'un reçoit un lavage par jour, l'autre en reçoit deux. Si, pour ce dernier, on passe brusquement de deux lavages à un lavage par jour, il aura une petite recrudescence, alors que le premier supporte admirablement son intervalle de vingt-quatre heures, parce qu'il lui est habituel.

Il n'y a donc pour les blennorragiques en traitement et leurs médecins ni dimanches ni fêtes, sous peine des pires déboires. Il n'y a rien de plus néfaste, dans le cours d'un traitement de blennorragie, que de laisser les gonocoques repartir, ils sont ensuite beaucoup plus difficiles à mâter; c'est là la principale cause de la permangano-résistance.

Cette régularité presque mathématique des lavages est un des gros inconvénients de cette méthode, elle devient rapidement très gênante pour les malades et pour leurs médecins, mais c'est une condition *sine qua non* de son succès.

Il est très important, quand on traite des blennorragiques, d'être imbu de cette idée, autrement, loin de rendre service à ces malades, on leur fait le plus grand tort. Abandonnés à eux-mêmes, ils auraient fini par guérir tout seuls ; au contraire, avec des lavages faits à bâtons rompus, cessés, puis repris sans aucune logique, leur affection s'éternise et peut durer indéfiniment, car ces lavages mal réglés sont impuissants à amener la guérison et ils empêchent d'agir les moyens de défense naturelle qui, sans eux, l'auraient obtenue.

e. — VÉRIFICATION DE LA GUÉRISON.

Intervalles de trente-six et quarante-huit heures.

A ce moment, le malade présente l'aspect de la guérison. Pour vérifier avec prudence la disparition des gonocoques, nous procédons à l'écartement des intervalles des lavages.

J'utilise, en général, pour ce contrôle, deux intervalles de trente-six heures et un intervalle de quarante-huit heures.

Les deux intervalles de trente-six heures ne sont pas rigoureusement exacts ; le premier comporte un peu moins de trente-six heures et le second un peu plus.

Si le malade vient d'habitude l'après-midi, on le renvoie au lendemain soir, ce qui fera un intervalle de vingt-huit heures, au lieu de vingt-quatre. S'il vient le matin, on le renvoie au lendemain soir, ce qui fera environ trente-trois heures. Pour le second intervalle, il passera du soir au surlendemain matin, ce qui fera un intervalle de trente-neuf heures.

Ces premiers intervalles permettent de faire des recherches microscopiques et de déceler les gonocoques tout au début de la petite rechute ainsi provoquée. Il faut les rechercher avec soin et patience, car ils sont peu nombreux et peu visibles et il est très important de reconnaître leur existence, avant de se lancer dans l'intervalle de quarante-huit heures qui provoquerait, dans ce cas, une rechute complète.

Pour qu'un intervalle soit considéré comme réussi, il faut qu'il amène une amélioration sur la situation précédente, ou qu'au moins il la confirme, si elle était parfaite.

Si, par exemple, les urines étaient claires avant l'intervalle et que, du fait de cet intervalle, le premier verre présente un léger trouble, ce n'est pas la peine d'y chercher le gonocoque, c'est un intervalle raté, il faut revenir aux lavages journaliers. A plus forte raison, s'il se produit une goutte, si petite soit-elle. Du reste, dans ce cas, on y trouve facilement les gonocoques.

Enfin, si tout va bien, l'intervalle de quarante-huit heures se fera du matin au surlendemain matin. Ces intervalles ont pour but de dépister une rechute possible, dès qu'elle se manifeste. *Un des grands avantages des lavages de permanganate, c'est qu'ils ne trompent pas sur la guérison;* ils ont une durée d'action proportionnelle à l'état d'infection de l'urètre ; c'est d'après cette durée d'action que sont établis les intervalles des lavages; dès que cette période d'activité est passée, les gonocoques libérés recommencent à cultiver comme au premier jour de la blennorragie; quelques heures suffisent pour faire apparaître de beaux groupes de gonocoques en pleine activité de développement. Alors que, dans la méthode du laisser-couler et sous l'influence d'un traitement balsamique longtemps prolongé, les gonocoques passent à un état persistant de subactivité qui peut faire croire faussement à la guérison, *avec le permanganate il ne peut être question d'une erreur de ce genre. Si l'on cesse le traitement avant la guérison complète, la blennorragie recommence, comme si on n'avait rien fait.*

La vérification de la guérison par les intervalles de plus en plus larges est basée sur ce fait : soit au premier intervalle, soit au second, soit au troisième, la moindre augmentation de l'écoulement et surtout la réapparition des gonocoques nous prouvent péremptoirement que nous ne sommes pas au bout de nos peines Il faut aussitôt revenir aux intervalles de vingt-quatre heures, jusqu'à ce que les symptômes de guérison se manifestent à nouveau. A ce moment, on recommence la vérification, et ainsi de suite jusqu'à ce qu'elle soit favorable.

Dans la grande majorité des cas, si on ne se presse pas trop de vérifier la guérison et si la présomption de cette guérison est basée sur une sérieuse étude de l'état du malade, une seule série de lavages suffit; mais on rencontre forcément des cas dans lesquels on est conduit à faire non seulement deux, mais trois et quatre séries. Il est vrai de dire que ces séries peuvent être beaucoup plus courtes que la première, quelquefois même très courtes. J'ai vu une fois un seul lavage amener la guérison d'un malade chez lequel un intervalle avait ramené des gonocoques.

Le nombre des lavages augmentant beaucoup, dans ces conditions, il se produit un état d'accoutumance de l'urètre au permanganate, dont il faut tenir compte.

Il faut pouvoir élever progressivement les doses, au fur et à mesure de l'allongement du traitement. C'est pour cela, qu'au début des lavages, il faut se montrer très économe de ses doses, pour se laisser pour plus tard de la marge, en cas de besoin.

Dans une seconde série, on reprendra les lavages à $0^{gr},20$ ou $0^{gr},25$ 0/00, si on était déjà plus haut; puis, au bout de quelques jours, on remontera à $0^{gr},30$, puis $0^{gr},35$ 0/00.

Si le traitement s'allonge encore et nous conduit à une troisième série, on n'hésitera pas à monter progressivement les doses de $0^{gr},40$ à $0^{gr},75$ 0/00, en isotonisant les solutions, à partir de la dose de $0^{gr},30$, et en la mitigeant à partir de la dose de $0^{gr},40$ 0/00. Je rappelle que je mitige un lavage, en coupant de moitié eau la fin du lavage, ou encore en le faisant suivre d'un petit lavage à l'eau bouillie ou mieux au sérum artificiel.

Il ne faut pas croire que l'élévation de la dose soit la seule arme que nous possédions contre ces cas rebelles. Le fait qu'une blennorragie tarde à guérir doit nous porter à étudier s'il n'y a pas quelque cause méconnue qui nous empêche d'arriver au but, il faut multiplier les analyses; si les gonocoques présentent des signes manifestes de déchéance, tout va bien, montons les doses, on les aura. Si, au contraire, on retrouve, malgré des intervalles normaux, des groupes intra-leucocytaires vigoureux, c'est que ces lavages n'atteignent pas tous les foyers d'infection, il faut chercher avec le plus grand soin s'il n'existe pas quelques repaires où ils peuvent se dissimuler. Nous étudierons plus tard ces repaires. Aussitôt que le diagnostic sera ainsi précisé, aussitôt que le traitement sera orienté dans cette nouvelle direction, tout rentrera dans l'ordre et la guérison surviendra comme par enchantement. J'ai ainsi guéri en quatre jours un malade que j'avais précédemment traité en vain pendant sept mois, et cela à partir du jour où j'ai découvert chez lui une lacune de la paroi inférieure de l'urètre, à un endroit où jamais on n'aurait pu songer à la chercher; on aurait pu chez lui pousser les doses jusqu'à 1 et 2 grammes 0/00, sans obtenir aucun résultat, il suffisait de trouver cette lacune et de la désinfecter.

Si la lutte contre les gonocoques se prolonge à son avantage et si le permanganate semble avoir épuisé contre lui son influence, nous avons une autre ressource que d'élever indéfiniment ses doses, c'est de lui substituer un autre produit, tel que l'argyrol ou l'oxycyanure de mercure.

L'oxycyanure de mercure n'a, en général, dans ces cas, rendu plus de services que l'argyrol. Je lui dois surtout de beaux succès dans les cas où le malade n'a plus trace d'écoulement et émet une urine absolument claire avec quelques très petits filaments garnis de gonocoques.

Si cette manœuvre ne nous conduit pas à la victoire, elle aura au moins l'avantage de déshabituer l'urètre de l'action du permanganate qui reprend ensuite toute sa vigueur, si on revient à lui, après avoir utilisé pendant quelques jours ces succédanés. Nous reprendrons plus loin en détail cette question des succédanés du permanganate de potasse dans le traitement de la chaudepisse, à propos des traitements prolongés. Je préfère aujourd'hui y avoir recours que d'élever les doses de permanganate au delà de $0^{gr},50$ 0/00.

D'après ce qui précède, nous ne devrions donc nous risquer à faire les intervalles de lavages qu'en cas d'apparence absolue de guérison : tant que le méat serait collé, tant qu'il y aurait des sécrétions urétrales purulentes et des filaments lourds, même si nous ne voyons pas de gonocoques dans les préparations, nous devrions douter de la possibilité de la guérison et continuer impitoyablement les lavages toutes les vingt-quatre heures. C'est évidemment la règle et, si on l'enfreignait trop tôt, on s'exposerait à des rechutes bien méritées ; mais à cette règle, comme à toutes les autres, il y a des exceptions qu'il faut connaître sous peine de risquer de traiter indéfiniment des malades guéris depuis longtemps de leurs gonocoques.

Que de fois il m'est arrivé de répondre à des collègues qui, de guerre lasse, m'adressaient leurs malades après des traitements de plusieurs mois : « *Il y a beau temps que tout est fini, cessez donc tout traitement et tout va rentrer dans l'ordre* ».

RICORD avait déjà prévu cela quand il disait : « Maintenant que nous avons tout fait, essayons de ne plus rien faire », et cela réussissait souvent.

Que se passe-t-il donc dans ces cas? Tout simplement une irritation de l'urètre par le traitement et une substitution d'un écoulement irritatif simple à l'écoulement microbien : méat collé, goutte muco-purulente ou même purulente, troubles des urines, tout est là pour nous tromper. Une seule chose fait défaut, le gonocoque.

Si un traitement se prolonge sans aucune modification des sécrétions, mais sans que l'on puisse y constater la présence des gonocoques à plusieurs examens répétés pendant plusieurs jours de suite, il faut se demander si, après avoir atteint le but, sans le savoir, nous ne sommes pas en train de le dépasser.

Il faut donc, dans ces cas, malgré tous les symptômes qui devraient nous en détourner, nous décider à tenter un léger intervalle, pour élucider ce problème. S'il y a encore des gonocoques, ils reparaîtront rapidement; si, au contraire, il n'y en a plus, les symptômes urétraux diminueront sous l'influence des écarts de lavages, au lieu de s'accentuer, et disparaîtront totalement après leur cessation totale.

Veut-on un exemple : voici un malade qui, au bout de deux mois de lavages journaliers, avait encore ses deux verres fortement troubles, mais, depuis quinze jours, je ne voyais plus de gonocoques. J'espace les lavages, l'urine s'éclaircit aussitôt, tout est fini.

Une autre cause peut également nous induire en erreur, c'est le développement dans l'urètre, le plus souvent au niveau de la fosse naviculaire seule, d'infections secondaires, contre lesquelles le permanganate, aux doses employées, agit fort mal.

Elles provoquent une goutte d'un blanc mat, plus ou moins abondante, suivant que le malade est resté plus ou moins longtemps sans uriner, par conséquent plus accentuée à son lever. Elles augmentent naturellement, si on fait des intervalles, et semblent indiquer une réapparition des gonocoques. Le microscope juge facilement la question, en nous montrant un écoulement surtout formé de cellules plates, garnies de microbes banaux qui n'ont rien à voir avec le gonocoque. Un seul lavage antérieur à l'oxycyanure de mercure de 0gr,15 à 0gr,25 0/00 suffit en général à le faire disparaître, mais comme, à cette période, on ne peut pas encore abandonner le lavage du permanganate, il suffit de joindre ces deux substances aux doses voulues dans le même lavage; par exemple, oxycyanure de mercure, 0gr,15 et permanganate de potasse, 0gr,25 0/00. Nous étudierons plus complètement cette question au chapitre de la période post-gonococcique. Rappelons-nous, dès maintenant, toutefois, que l'oxycyanure de mercure est absolument incompatible avec les iodures, quels qu'ils soient et même la simple teinture d'iode, sous peine de dangers très sérieux pour le malade. On a signalé, du fait de cette association, des cas de mort et des accidents très graves. Nous y reviendrons (page 279).

Période d'observation de 5 jours.

Si les trois intervalles de vérification ont bien réussi, le malade est mis en observation, c'est-à-dire que tout traitement est supprimé, mais que le malade doit s'observer avec soin et revenir dès qu'il constate le moindre suintement anormal. J'ai toujours demandé à mes malades de se soumettre à cette nouvelle épreuve pendant sept à huit jours. J'ai vu, en effet, une fois une rechute survenir au septième jour, mais c'est un cas très rare; s'il doit y avoir rechute, elle se produira au troisième ou au quatrième jour au plus tard ; une période d'observation de cinq jours est donc en pratique très suffisante : c'est à ce chiffre que je me suis arrêté pendant une longue période de mon service du temps de guerre et je m'en suis très bien trouvé.

Preuve de bière.

Pour compléter cette série d'épreuves qui permettent d'affirmer la guérison, le malade subit l'épreuve de la bière. Pour que cette épreuve soit valable, il faut, bien entendu, qu'il n'ait pas l'habitude d'en prendre pendant son traitement. Dans ce cas, il y serait habitué et il n'en éprouverait aucune espèce d'effet.

La preuve de bière consiste à en prendre au moins trois verres, le soir avant de se coucher. Elle est ainsi plus active que prise au repas. Le malade est examiné, le lendemain matin, s'il y a écoulement; le surlendemain, s'il n'y en a pas. Si on n'observe pas de récidive et si on ne voit pas réapparaître les gonocoques, on peut, en pratique, affirmer la guérison.

Preuve de coït.

Néanmoins, pour plus de sûreté encore, le malade, qui vient de passer par une épreuve d'irritation, devrait encore passer par une épreuve d'évacuation. On pourrait, en effet, supposer que quelque gonocoque s'est attardé dans le fond d'une glande et n'a pas été influencé par la bière. Le coït provoquant l'évacuation naturelle de cette glande le fera sortir et lui permettra de se manifester le lendemain dans la goutte urétrale. C'est évidemment une bonne épreuve, mais il est inutile de l'imposer au malade, on peut se contenter de surveiller les effets de la première pollution nocturne.

En tous cas, il faut le prévenir qu'à l'extrême rigueur ce premier coït peut faire courir un certain risque à sa partenaire et qu'il fera bien, pour plus de sûreté, de le pratiquer avec un préservatif.

Dans l'immense majorité des cas, ces diverses épreuves ne servent qu'à confirmer l'état de guérison déjà rendu très probable par la réussite de l'intervalle de quarante-huit heures. Néanmoins, il arrive de temps en temps qu'une rechute se manifeste, soit pendant la période d'observation, soit plus rarement encore à l'occasion de la preuve de bière ou de coït. Dans ce cas, on reprend avec courage le traitement, en repartant des doses habituelles de $0^{gr},20$ à $0^{gr},25$ 0/00, que l'on augmente ensuite, si cela semble nécessaire, d'après les indications données plus haut.

Il peut arriver que la rechute observée pendant la période de vérification ne soit pas due au gonocoque, mais à un autre microbe qui lui succède, ou qu'elle soit due à un simple état inflammatoire de l'urètre, sans aucune infection; ces cas seront étudiés au chapitre de la période post-gonococcique.

On remarquera que, dans ce chapitre de la vérification de la guérison, je ne parle d'aucune des réactions qui ont été proposées pour dépister les gonocoques latents. Ces procédés, applicables à un malade plus ou moins chronique, que l'on voit pour la première fois et chez lequel on cherche à dépister le gonocoque, ne sont pas de mise ici, elles constitueraient pour l'urètre un traumatisme inutile. Le gonocoque reparaît si facilement après les lavages de permanganate, en cas de non-guérison, qu'on n'a pas besoin de se donner tant de mal, la période d'observation de cinq jours et la preuve de bière ont une valeur réellement absolue. C'est par excès de prudence que je demande des précautions pour le premier coït, mais au fond je les considère comme inutiles. *Je laisserais volontiers mes malades se marier trois jours après leur preuve de bière, si celle-ci est restée négative.*

Une exception assombrit ce tableau. La vérification de la guérison est beaucoup plus scabreuse en cas de foyers extra-urétraux qui sont susceptibles de retenir pendant fort longtemps des gonocoques latents et dont la désinfection doit être vérifiée avec le plus grand soin, sous peine de cruelles déceptions.

Nous chercherons à éclaircir cette question très délicate au chapitre des foyers extra-urétraux de la blennorragie (pages 220 et 387). Pour ce qui est du diagnostic de guérison des malades suspects de blennorragie chronique ou récidivante, nous l'exposerons en détail dans le chapitre de la gonococcie chronique et dans le chapitre Blennorragie et mariage.

f. — TRAITEMENT INTERNE DES BLENNORRAGIQUES TRAITÉS PAR LES LAVAGES.

Du moment que l'on adopte la méthode des lavages, le traitement interne passe tout à fait au second plan, tellement au second plan que, pour ma part, j'y ai totalement renoncé. A moins de complications, telles que l'infection vésicale ou le rhumatisme blennorragique, mes malades ne prennent jamais aucun médicament.

J'ai déjà dit plus haut ce que je pensais de l'emploi du bicarbonate de soude, c'est un agent manifestement favorable à la culture du gonocoque; on pourrait fort bien remplacer la preuve de bière par une preuve à l'eau de Vichy. Les vieux gonocoques que l'on conduit dans cette station en profitent pour faire de superbes repoussées. Quand on reconnaît ces faits, il semble plutôt illogique d'associer le bicarbonate de soude au permanganate pour lutter contre le gonocoque.

Pourquoi, du reste, croire que l'urètre se trouve bien du contact d'une urine alcaline? Il est fait pour laisser passer une urine acide, et rien ne lui convient mieux qu'une telle urine. Les urines alcalines ou trop diluées lui sont également désagréables et il le manifeste par une recrudescence d'écoulement, c'est ce que l'on cherchait autrefois dans la méthode du laisser-couler. *Une urine d'acidité normale et de densité moyenne, tel est le rêve d'un urètre même malade.*

Beaucoup de médecins se croient forcés de donner de l'urotropine à leurs malades traités par les lavages, ils semblent ignorer que l'urotropine est un médicament exclusivement urinaire, tandis que le gonocoque est un microbe exclusivement de paroi. Ils ont donc peu de chances de se rencontrer. Le gonocoque n'a aucune envie de cultiver dans l'urine, il est tout à fait inutile d'infertiliser l'urine contre lui.

Si on n'est pas sûr de la propreté des lavages, si on craint une infection secondaire de la vessie du fait de ces lavages, c'est une autre affaire, l'urotropine aurait là un rôle préservateur à remplir. Elle pourrait, par exemple, être recommandée aux malades qui pratiquent des auto-lavages dans des conditions de propreté douteuses, mais elle devient totalement inutile, quand ces lavages sont pratiqués dans des conditions d'asepsie normale, sans lesquelles du reste, même avec l'aide de l'urotropine, toute tentative de traitement local devrait être condamnée.

On voit souvent associer le bicarbonate de soude à l'urotropine; c'est un non-sens, car l'urotropine ne peut agir que dans un milieu acide.

Reste la question des balsamiques. Y a-t-il intérêt à unir leur action à celle des lavages? Pour ma part, je n'en suis pas partisan, parce que les balsamiques ont une action desséchante évidente sur les sécrétions urétrales et que, par ce fait, je perds toute indication sur les progrès réalisés par mes lavages.

Dans ces conditions, l'état de l'urètre est plus beau que nature, les gonocoques disparaissent de l'écoulement; les préparations microscopiques, faites en cours de traitement, n'ont plus aucune valeur; on est complètement trompé sur l'allure de la maladie; le réglage des doses devient beaucoup plus difficile. On n'est plus prévenu, quand un foyer gonococcique reste en dehors de notre action.

Je passerais encore sur ces inconvénients, s'il était démontré que nous obtenons de cette association un avantage au point de vue de la durée du traitement et au point de vue de la diminution des chances de complications en cours de traitement, mais je n'en suis nullement convaincu : pendant toute une période de mon service pendant la guerre, j'ai, de parti pris, soumis tous mes malades à cette combinaison des deux traitements, sans noter le moindre avantage à ces deux points de vue.

g. — Régime des blennorragiques traités par les lavages.

Le régime des blennorragiques traités par les lavages doit être plutôt régulier que sévère. Un verre de vin par semaine est plus nuisible qu'une bouteille de vin tous les jours. L'acuité disparaissant très vite sous l'influence des lavages, le régime importe peu : on peut parfaitement laisser les malades conserver leur régime ordinaire, en supprimant tous les extra, tous les excès, la bière, les boissons alcalines et les boissons gazeuses. Il est bien entendu que les rapports sexuels sont entièrement supprimés.

Surtout en cas de blennorragie totale, il faut recommander au malade d'éviter les grandes fatigues, les longues marches, les chocs, les sports, et les efforts violents.

Un peu de traitement moral n'est pas à négliger, car je suis persuadé que les nerveux, les préoccupés, les inquiets aggravent leur blennorragie par l'attention constante qu'ils y portent : ils se meurtrissent l'urètre par des pressions intempestives et, de plus, ils font souvent de la phosphaturie.

h. — Le suspensoir.

Il ne faut pas abuser du suspensoir et le recommander de parti pris dans tout cas de chaudepisse. C'est un instrument qui peut facilement devenir nuisible, s'il est mal ajusté, ce qui est fréquent. Il bride presque toujours l'urètre au niveau de l'angle pénioscrotal. Il peut, de ce fait, provoquer à ce niveau des complications par compression de la muqueuse malade (phlegmons localisés suivis plus tard de rétrécissements, abcès glandulaires urétraux).

Il faut donc complètement bannir le suspensoir du traitement des blennorragies antérieures, dans lesquelles il ne peut être d'aucune utilité. Il peut être prudent de le recommander dans tous les cas de blennorragie totale, au moins dans les cas aigus. Quand le second verre est clair, il perd beaucoup de son intérêt.

En tous cas, il faut toujours vérifier si le suspensoir est bien ajusté et l'élargir d'un coup de ciseau, s'il touche l'urètre. Les suspensoirs à rabat, qui écrasent la verge, la coudent et la traumatisent, doivent être absolument rejetés.

i. — Durée du traitement.

La durée du traitement de la chaudepisse est la grande préoccupation des malades et des médecins. Ils ne demandent pas si une blennorragie a été bien traitée, si elle n'a pas entraîné de complications, si elle n'a pas laissé de séquelles à sa suite, ils demandent combien de temps elle a duré.

Pourquoi cette hâte est-elle spécialement imposée au traitement de la blennorragie, alors qu'il n'en est nullement question pour le traitement des autres maladies?

N'attend-on pas patiemment la fin d'une broncho-pneumonie? Pourquoi n'en ferait-on pas autant pour une chaudepisse? *L'important pour les blennorragiques est de guérir complètement, sans complications et sans suites. Si ce résultat est acquis, il faut s'estimer heureux, même si le traitement a duré longtemps.*

Si l'on veut avoir des traitements courts, il faut s'attaquer à la chaudepisse aussitôt que possible, avant l'apparition des phénomènes d'acuité. C'est dans ces conditions que se présentent à moi les neuf dixièmes de mes clients, sans parler des abortifs dont 50 o/o guérissent en trois jours, ils guérissent en trois semaines à un mois; les retardataires, et ils sont rares, guérissent en cinq à six semaines. Pendant la guerre, je n'ai eu, au contraire, à traiter que des cas aigus; la moyenne de la durée de ces traitements n'a pas néanmoins été excessive.

Ainsi, à Rambervillers, du 1er janvier au 1er septembre 1916, j'ai guéri 334 blennorragiques avec une durée moyenne de traitement de quarante-deux jours; 275 de ces malades ont été guéris en moins de deux mois. Quand on a affaire à des blennorragies aiguës, il faut savoir se contenter de cette allure et s'estimer heureux de voir ces 334 malades quitter l'hôpital dans ce laps de temps, avec des urines claires et sans filaments, après leur épreuve de bière. Une autre série me donna une moyenne de quarante et un jours sur 568 malades traités.

Nous rencontrons, quand nous traitons un certain nombre de chaudepisses, des cas rapides, à la grande satisfaction du médecin et des malades, des cas moyens que tout le monde accepte et des cas prolongés qui constituent évidemment un des gros inconvénients de ce traitement; ce sont ces cas prolongés qui peuvent, auprès de certains esprits, déconsidérer la méthode des lavages. Il faut pourtant se rendre compte qu'ils ne sont pas particuliers à ce genre de traitement; ces cas se prolongent parce que le gonocoque est difficile à atteindre, plus ou moins en dehors de notre action. Rien ne prouve qu'une autre méthode ne se heurterait pas, dans les mêmes cas, aux mêmes difficultés. Il faut en prendre son parti et surtout ne pas se lasser et passer, comme beaucoup de médecins ont trop de tendance à le faire, d'une méthode à une autre, sous prétexte que la précédente n'a rien obtenu. Si l'on continue patiemment les lavages, en cherchant à bien préciser les repaires où le microbe peut nous narguer, on arrive enfin à la guérison, et ce jour-là, on oublie vite les deux, trois et même quatre mois qu'elle a pu nous demander.

Rappelons-nous que, du temps du laisser-couler, les chaudepisses de six mois étaient très fréquentes. Tenons compte également que ces cas de guérison difficile ne se présentent pas plus d'une fois, deux fois au plus sur dix malades et nous pourrons conclure, qu'au point de vue de la rapidité du traitement, la méthode des lavages de permanganate ne le cède en rien à n'importe quelle autre méthode. Cette question des traitements prolongés fera du reste l'objet d'un chapitre spécial de ce livre.

Cette critique, relative à la longue durée possible des lavages de permanganate, ne devrait même pas entrer en ligne de compte, étant donné l'immense avantage que présente cette méthode, de supprimer toutes les complications de la chaudepisse, sauf la prostatite.

Si nous laissons de côté la prostatite qui, somme toute, n'est qu'une extension de l'urétrite postérieure et dont l'éclosion est peut-être même favorisée par les lavages pénibles des nerveux qui se contractent, toute autre complication de la chaudepisse est radicalement rendue impossible par les lavages. Je n'ai malheureusement pas conservé une statistique précise de tous les malades que j'ai soignés, mais, si je me fie à mes souvenirs qui sont assez exacts, je ne puis noter chez les malades dont j'ai commencé le traitement que les complications suivantes :

Aucune ophtalmie blennorragique, deux rhumatismes blennorragiques (légère ténosite d'un extenseur d'un orteil et arthrite du genou) chez un gonococcémique, peut-être une dizaine d'épididymites, deux spermatocystites.

Les prostatites, seule complication que je puis observer, guérissent fort bien en un mois, sans que le malade ait besoin de s'aliter : jamais elles n'ont déterminé d'abcès nécessitant une intervention chirurgicale.

Enfin, sauf dans un cas de rupture urétrale par érection, je n'ai jamais constaté aucun rétrécissement urétral consécutif aux blennorragies que j'ai traitées.

Voilà quel est le grand avantage de la méthode des lavages. Que devient, en présence d'une pareille statistique, le petit inconvénient du traitement prolongé de trois mois qui se rencontre à peu près une fois sur dix malades ?

Qu'importe, pourvu que tous les sujets en sortent avec de bons testicules et un bon urètre, non modifié par la maladie et le traitement, capables de faire de beaux enfants, sans nuire à leur mère.

j. — Les auto-lavages.

L'auto-lavage est le lavage pratiqué par le malade lui-même. Doit-on accepter ce genre de traitement? Si l'auto-lavage est possible, cela simplifie énormément le traitement de la chaude-pisse ; il en résulterait moins de dérangements, moins de frais et plus de liberté pour le malade et pour le médecin.

Il ne faut pas de parti pris condamner l'auto-lavage, mais il ne faut l'accepter que dans des cas bien précis où il a peu de chances de devenir nocif. Il est tout à fait impossible de le laisser faire à un malade au début de sa blennorragie, même s'il en avait une grande habitude ; le réglage des doses est à ce moment très délicat et peut changer d'un jour à l'autre, il serait dangereux de laisser le malade sans surveillance journalière pendant cette période.

Il est également impossible de confier l'auto-lavage à un malade peu habile de ses mains et réfractaire aux notions d'asepsie que l'on cherche à lui inculquer. J'ai essayé, pendant la guerre, de laisser un certain nombre de malades faire leur lavage eux-mêmes, j'ai bientôt dû y renoncer, en constatant la fréquence des infections vésicales qui se manifestèrent aussitôt.

En résumé, *l'auto-lavage n'est acceptable qu'entre les mains d'un malade intelligent, bien dressé aux pratiques d'asepsie, chez lequel le lavage se fait très facilement, à la fin d'une chaudepisse dont le traitement se prolonge ou pendant le cours d'une deuxième chaudepisse, la première ayant été déjà traitée par les lavages, et, dans ce dernier cas, seulement après une bonne mise en route du traitement par le médecin.*

Il faudra bien s'y résoudre, si l'on veut traiter en série la blennorragie dans les dispensaires et dans les hôpitaux, autrement on serait conduit à augmenter dans des proportions prohibitives le personnel de ces services.

J'ai résumé en quelques courts aphorismes ces diverses règles générales qui président au traitement de la blennorragie sous la rubrique de « Pratique journalière » dans le *Journal d'Urologie*, 1912 et 1913 (209, 210, 211, 212, 213, 214, 215, 216, 217, 218, 219, 220, 221, 222, 223).

Plus tard, en 1922 et 1923, j'ai publié sous la même rubrique de ce journal les petites finesses de ce traitement (230, 231, 232, 233, 234, 235).

C. — *TRAITEMENT DES DIFFÉRENTES VARIÉTÉS DE L'URÉTRITE BLENNORRAGIQUE*

1° *Urétrite blennorragique antérieure.*

Il est bien entendu que *le diagnostic d'urétrite blennorragique antérieure est toujours sujet à caution* et qu'il doit être vérifié pendant tout le cours du traitement par l'examen du second verre qui doit toujours rester clair. Nous nous sommes expliqués à ce sujet au chapitre de la preuve des deux verres.

On est, du reste, guidé dans le diagnostic de la prise de l'urètre postérieur par deux phénomènes, qui peuvent même précéder le trouble du second verre, à savoir : l'augmentation de l'écoulement malgré les lavages et les envies fréquentes et impérieuses d'uriner.

Réciproquement une urétrite blennorragique, primitivement

totale, peut redevenir antérieure en fin de traitement, nous en reparlerons à propos des urétrites totales. Il ne faut, du reste, jamais se presser de faire ce diagnostic; le second verre s'éclaircissant très vite dans le cours du traitement des urétrites totales, il serait très hasardeux d'en conclure aussitôt à la limitation de l'infection à l'urètre antérieur. Ce passage des lavages complets aux lavages antérieurs n'est acceptable que dans les cas de traitements prolongés pendant lesquels l'urètre postérieur a eu notoirement le temps d'arriver à la guérison complète, alors que quelques diverticules ou foyers para-urétraux retardent la guérison de l'urètre antérieur.

Dans le traitement des urétrites blennorragiques antérieures, notre action ne doit évidemment porter que sur l'urètre antérieur seul. Il est tout à fait inutile d'aller laver l'urètre postérieur qui est encore sain, pour guérir l'urètre antérieur. *Le principe du traitement de la blennorragie est d'attaquer le gonocoque partout où il est et rien qu'où il est, en détruisant les foyers que nous ne pouvons atteindre.* Comme le gonocoque n'est pas dans l'urètre postérieur, ce n'est pas la peine de l'y chercher, au risque de l'y introduire.

Il est certain que des injections à la seringue urétrale très bien faites et répétées un grand nombre de fois à chaque séance pourraient fort bien guérir une blennorragie antérieure, mais tous les malades ne sont pas des artistes, il en est fort peu qui soient capables de faire ce travail comme il convient. Je ne compte pas les infections vésicales que j'ai observées à la suite des autotraitements à la seringue.

Si on est réduit à confier au médecin l'exécution de ce traitement, autant vaut que celui-ci se serve d'un bon lavage qui aura l'avantage d'être copieux et plus facile à manier.

Si nous utilisions une substance capable de rester indéfiniment dans l'urètre, sans s'altérer, comme le protargol ou l'argyrol par exemple, nous pourrions en remplir l'urètre antérieur à la seringue et laisser séjourner assez longtemps la solution, pour qu'elle donne toute son action, cinq minutes par exemple; c'est ce procédé que j'emploie pour l'abortion de la chaudepisse, ou même plus longtemps, un quart d'heure à vingt minutes, comme l'a préconisé le Dr NEISSER (495). Mais, avec le permanganate, il ne peut en être de même, car il se décompose très vite au contact des tissus et doit être aussitôt remplacé par une nouvelle arrivée de solution fraîche. *C'est en lavage seulement que le permanganate de potasse peut produire tout son effet.*

Je me suis donc arrêté aux lavages de l'urètre antérieur au permanganate de potasse pour le traitement des blennorragies antérieures, sauf pour le traitement abortif qui me semble plutôt justiciable des injections urétrales à l'argyrol.

4. — Traitement abortif de la blennorragie débutante.

La présence du gonocoque étant dûment constatée, la preuve des deux verres nous ayant montré un deuxième verre bien clair, nous en avons conclu à l'existence d'une urétrite blennorragique limitée à l'urètre antérieur.

L'exactitude de ce diagnostic est d'autant plus probable que l'écoulement est plus récent. Est-il possible, dans ces conditions, d'espérer obtenir l'abortion de la maladie par un traitement précoce et approprié? Oui, si le malade se présente à nous suffisamment tôt et avant tout phénomène d'acuité et de réaction inflammatoire de l'urètre.

Ce traitement abortif de la blennorragie doit être l'idéal que tout spécialiste et tout médecin devraient se proposer, pour lutter contre le gonocoque, car, jusqu'à présent, aucune autre méthode n'a donné des résultats aussi brillants. L'instruction des malades, avertis des avantages énormes qu'il y a pour eux à se présenter aussitôt que possible à la consultation, en cas d'écoulement débutant, facilite beaucoup la besogne des médecins, qui peuvent, dès lors, transformer en un traitement de quelques jours le traitement de plusieurs semaines que demande habituellement la blennorragie. La réussite d'un bon traitement abortif en trois jours constitue pour le médecin et son malade une des plus grandes satisfactions médicales que l'on puisse rêver. Nous devons nous efforcer de multiplier, autant qu'il est en notre pouvoir, ces cas heureux.

Il ne faut pas chercher à établir de limite fixe pour la possibilité de l'application du traitement abortif. Il est des chaudepisses qui, au bout de quarante-huit heures, sont moins aiguës et plus justiciables du traitement abortif que telles autres à la troisième heure.

En pratique, les douze premières heures à partir de la constatation de la première goutte sont les plus favorables pour l'abortion, surtout en cas d'incubation prolongée.

L'âge d'un écoulement est du reste difficile à établir. S'il naît dans la journée, le malade s'en aperçoit presque immédiatement à l'accolement du méat à la chemise ou à une légère cuisson au moment de la miction, notion immédiatement confirmée par l'observation des taches du linge; si, au contraire, il se produit dans la nuit, le malade n'a aucun moyen de s'en rendre compte avant son réveil. Il peut en résulter une erreur de une à huit heures dans l'appréciation de l'âge de l'écoulement.

D'une manière générale, plus un malade a de chaudepisses successives, moins elles sont brutales et moins elles sont aiguës; à nombre de chaudepisses égal, l'acuité varie naturellement suivant la qualité du microbe et suivant le tempérament du malade.

Il est incontestable que, si nous nous attaquons à une blennorragie tout à fait au début de son évolution, nous aurons plus de chance de la vaincre rapidement, que si nous ne sommes consultés qu'après plusieurs jours d'écoulement. C'est de là qu'est venue l'idée bien naturelle de chercher à faire avorter la blennorragie à son début. Il est évident qu'à cette époque le gonocoque est encore superficiel et qu'il n'a pas encore pénétré profondément dans l'urètre, il n'a peut-être pas encore rencontré les profondes lacunes de Morgagni, il n'a peut-être pas encore pu s'insinuer dans les canaux excréteurs des glandes urétrales; c'est une occasion que l'on ne retrouvera pas de chercher à le détruire sur place avec quelques injections très fortes qui ont des chances de l'atteindre directement dans les cellules épithéliales superficielles où il s'abrite.

Cette notion très juste a malheureusement donné lieu à des abus. Pour être plus sûr de tuer le gonocoque, on a employé des doses massives de nitrate d'argent, qui détruisaient l'épithélium en même temps que son parasite. Cette méthode pouvait réussir évidemment, mais au prix de délabrements irréparables de la muqueuse. Si elle échouait, le malade était ensuite dans un tel état qu'il fallait renoncer pendant longtemps à pratiquer sur lui le moindre traitement local.

Le traitement abortif de la blennorragie peut se faire avec n'importe quelle substance antiseptique utilisée à dose suffisante pour tuer le gonocoque dans un espace de temps très court, mais il faut avant tout que cette substance n'ait pas une action destructrice sur l'épithélium urétral.

Traitement abortif au permanganate de potasse.

J'ai proposé autrefois un traitement abortif de la blennorragie par le permanganate de potasse (488) et (194). Ces travaux, parus en 1892 et 1894 dans le *Bulletin médical* et dans les *Annales de Dermatologie*, ont été complétés dans un mémoire non publié sur le traitement abortif de la blennorragie qui a été honoré du prix Herpin, de Metz, en 1898 (199).

J'employais, dans ces cas, des lavages antérieurs au permanganate de potasse à des doses variables de $0^{gr},25$ à 1 gramme et même 2 grammes 0/00. Je faisais deux lavages par jour pendant les trois premiers jours, puis un lavage l'après-midi du quatrième jour et deux ou un lavage par jour pendant les jours suivants d'après l'état du malade.

Voici un exemple d'un de ces traitements :

	Matin	Après-midi	Soir
1er jour....	1 0/00	....	0,25 0/00
2e —	0,50 0/00	....	0,25 0/00
3e —	0,50 0/00	....	0,50 0/00
4e —	....	0,50 0/00	
5e —	1 0/00	....	0,25 0/00
6e —	....	1/500	

guérison en six jours.

Mon premier travail portait sur quinze cas sur lesquels j'ai obtenu dix succès rapides en six à dix jours et cinq succès retardés considérés comme insuccès au point de vue abortif. Ces résultats étaient assez satisfaisants. Dans mon mémoire pour le prix Herpin (1898), j'ai relaté 122 cas de traitements abortifs parmi lesquels j'ai eu :

24 guérisons..........	en	6 à 8 jours
51 —	—	8 à 15 —
14 —	—	15 jours à 9 semaines
16 —	—	3 semaines à 1 mois
9 —	—	1 mois à 6 semaines
5 —	—	6 semaines à 2 mois
3 —	—	2 mois à 3 mois

Cette statistique est beaucoup moins belle que la précédente ; mais cela tient à ce que, dans ce second travail, mes observations comportaient de nombreux cas déjà en pleine acuité, au quatrième jour et même plus de l'écoulement. Limitée aux cas de douze à vingt-quatre heures et même quarante-huit heures, elle aurait été beaucoup plus belle.

Les doses employées, dans ces 122 cas, ont été très variables : tantôt j'utilisais la formule ci-dessus, tantôt j'attaquais la blennorragie par un premier lavage à dose massive, 1 0/00 et même 1/500 (un lavage d'un demi-litre seulement dans ce dernier cas), puis je continuais à raison de deux lavages par jour pendant trois à quatre jours avec des doses faibles, 0,25 0/00, et je terminais le traitement par un seul lavage par jour de 0gr,30 à 0gr,35 0/00, 0gr,35 à 0gr,50 0/00 dans les cas qui se prolongeaient.

Plus tard, j'ai eu plutôt tendance à baisser mes doses, j'arrivais au plus à 0gr,75 0/00; je proscrivis les doses de 1 0/00 et 1/500 que j'avais tout d'abord préconisées, mais les résultats étaient beaucoup moins beaux.

Depuis lors, je les ai encore baissées, me cantonnant dans les doses de 0gr,25 à 0gr,35 0/00, plus rarement 0gr,35 à 0gr,65 0/00, et mes résultats s'en sont ressentis à tel point que je serais absolument incapable aujourd'hui de présenter une statistique comparable aux précédentes; la moyenne de ces traitements abortifs à doses relativement faibles est de quinze jours à trois semaines, ce qui n'est pas à proprement parler une abortion et ne diffère pas beaucoup des résultats que l'on obtient dans la blennorragie confirmée par les doses de 0gr,05 à 0gr,25, 0gr,30 0/00.

Comme je l'ai exposé plus haut, au chapitre des doses, j'ai abandonné les doses fortes, parce que, dans plusieurs cas, elles ont provoqué des urétrites muqueuses interminables après la disparition des gonocoques et voilà pourquoi, les doses moyennes ou faibles ne me donnant qu'un résultat abortif médiocre, j'ai préféré remplacer le permanganate de potasse par l'argyrol dans les traitements abortifs.

Si, faute d'avoir de l'argyrol à sa disposition, on voulait pratiquer un traitement abortif au permanganate de potasse, je conseillerais, pour éviter les urétrites simples consécutives, de mitiger les lavages à fortes doses par un petit lavage consécutif à la solution physiologique de chlorure de sodium.

Traitement abortif de la blennorragie par six injections en trois jours d'argyrol à fortes doses.

L'argyrol est un nucléinate d'argent contenant 30 o/o d'argent. Il est très pénétrant, ne provoque aucune inflammation; il a un pouvoir bactéricide très grand, tout en n'étant nullement irritant. Il a été découvert par C.-A. BARNES et H. HILLE de Philadelphie et décrit dans le *Medical Record* du 24 mai 1902.

L'argyrol est donc un excellent agent abortif de la blennorragie. Il nous vient d'Amérique. Je me suis toujours servi de l'argyrol américain de Barnes, mais je reconnais qu'il a été fait en France des tentatives intéressantes pour le remplacer, ce qui serait avantageux, étant donné le prix élevé que notre change lui impose, par exemple le phytol de Pierre Albarran [DE SARD (93)] et plus récemment le vitargyl de Pointet et Girard qui ne contient que 20 o/o d'argent.

L'argyrol a été proposé comme agent abortif de la blennorragie par les auteurs américains qui ont fait les premiers travaux sur son action dans les différentes phases de la blennorragie [R.-O. KEWIN (258), SWINBURNE (415), BELFIELD, BRANDSFORD LEWIS (38)].

Dans la brochure de réclame qui nous a été adressée pour nous faire connaître l'argyrol, il est dit ceci relativement au traitement abortif de la blennorragie débutante :

« Si le malade se présente dans les premières quarante-huit heures de la maladie, on peut essayer le traitement abortif qui consiste en injections d'une solution à 20 o/o toutes les trois heures. L'injection doit être retenue dans l'urètre pendant cinq à dix minutes (suivant les auteurs). »

Aucune précision n'est donnée sur la durée du traitement.

De SARD (92), en 1909, a proposé deux injections par jour à 10 o/o (480).

J'ai cherché à mettre au point cette méthode qui me semblait très intéressante [(J. JANET, 1910 (206), 1911 (207), 1913 (217), 1923 (235, 238), 1928 (491)]; après quelques tâtonnements relativement aux doses et à la répétition des injections, je me suis bien trouvé d'adopter les doses et la manière de faire que je vais décrire :

L'argyrol est le dernier venu d'une longue série de sels organiques d'argent dont la découverte a fait certainement faire un grand pas à la thérapeutique des urétrites et des affections oculaires.

Le nitrate d'argent, proposé autrefois par Diday (481, 482) comme agent abortif, malgré ses grandes qualités antiseptiques, présente de grands inconvénients : il est précipité par le chlorure de sodium et il coagule les albumines ; son action ne peut donc être que superficielle et peu durable, ces deux propriétés ayant pour effet de limiter son action en profondeur, aussitôt qu'il est mis en contact avec une muqueuse. De plus, il présente l'inconvénient de ne pouvoir être dissous que dans l'eau distillée. Tous ces défauts disparaissent avec les sels organiques d'argent, qui se dissolvent dans l'eau ordinaire, ne sont pas précipités par le chlorure de sodium et ne coagulent pas les albumines. Ces sels acquièrent de ce fait une force de pénétration et une continuité d'action remarquables qui les rendent très propices au traitement de la blennorragie. Bien des spécialistes les ont adoptés dans ce but et s'en trouvent fort bien ; avec le permanganate de potasse et l'oxycyanure de mercure, ce sont évidemment les meilleurs agents que l'on puisse utiliser pour le traitement de la blennorragie ; je leur préfère le permanganate, parce qu'il tarit beaucoup mieux les sécrétions urétrales pendant la durée du traitement et parce qu'il me semble encore plus inoffensif pour l'avenir de la muqueuse, mais je reconnais très volontiers les excellentes qualités curatives des sels organiques d'argent et je le prouve, en adoptant l'argyrol comme le meilleur agent abortif de la blennorragie et comme un des succédanés du permanganate, en cas d'insuccès de ce dernier.

On peut, en général, tenter le traitement abortif dans les quarante-huit premières heures à dater du début constaté de l'écoulement, à la condition que l'urètre ne présente encore aucun signe d'acuité.

Si, à la douzième heure, il y a un fort écoulement purulent et du gonflement du méat, ce n'est même pas la peine de l'essayer ; si, à la quarante-huitième heure, ces symptômes n'existent pas encore, on peut le tenter et le réussir. *Une petite goutte séro-purulente, ou même purulente, sans réaction inflammatoire des parois, telles sont les conditions de réussite du traitement abortif.* On peut quelquefois les rencontrer au troisième et même au quatrième jour de l'écoulement.

Technique du traitement abortif à l'argyrol.

Le malade ayant uriné, je prépare dans le bock un demi-litre d'eau bouillie. J'utilise la moitié de cette quantité pour le lavage extérieur à distance du gland et du méat entr'ouvert. Autrefois, je faisais un petit lavage de l'urètre antérieur avec une solution faible d'argyrol à 1/500. J'ai reconnu que cette manœuvre était inutile et même nuisible, car elle risque de diluer ensuite la solution forte infectée dans l'urètre J. Janet, 1923 (235).

Je me contente donc de faire un peu de propreté de la verge et du méat, avant de pratiquer l'injection. Cela fait, je dispose autour de la verge un gros tampon de coton hydrophile pour éviter les taches sur la peau.

Entre temps, on prépare la solution d'argyrol, car il faut l'employer fraîche. Les solutions tant soit peu anciennes deviennent de plus en plus irritantes, au point de pouvoir provoquer de très fortes réactions de l'urètre avec urétrorragies ; les solutions fraîches, au contraire, même très fortes, sont admirablement bien tolérées.

D'habitude, je prépare la solution pour la journée, j'en conserve la moitié pour le soir, il n'y a aucun inconvénient à cela.

La solution d'argyrol doit être faite à froid dans de l'eau distillée, à la dose de 20 o/o. Je pèse donc 2 grammes d'argyrol et je les fais dissoudre dans 10 centimètres cubes d'eau distillée, la solution se fait en dix minutes ; on la facilite, si on est pressé, en broyant les cristaux avec un agitateur de verre. L'argyrol qui m'a donné les meilleurs résultats est l'argyrol américain de Barnes. Je m'en sers exclusivement aujourd'hui.

J'utilise, pour faire l'injection, une seringue urétrale à piston de verre, de 10 centimètres cubes, à bec conique, semblable au bec des canules urétrales. Je puise 5 centimètres cubes de la solution fraîchement préparée d'argyrol à 20 o/o et je remplis l'urètre antérieur de cette solution, en cherchant à ne tendre ses parois que très modérément. J'abandonne le piston, vers la fin de l'injection, pour voir s'il est repoussé. Dès qu'il tend à remonter, je cesse l'injection, sans chercher à la faire pénétrer tout entière; je serre entre le pouce et l'index de la main gauche le méat, le plus près possible de son orifice, pour empêcher la solution injectée de ressortir, en notant l'heure, pour apprécier la durée de l'injection. J'utilise les dernières gouttes de solution qui sont restées dans la seringue pour en arroser entre mes doigts les lèvres du méat et la muqueuse avoisinante.

Je considère la distension totale de l'urètre, avec 12 centimètres cubes d'injection, comme dangereuse, irréalisable du reste dans la plupart des cas, elle expose à la pénétration postérieure. L'urètre doit être aux deux tiers plein; il est très facile de tendre ses parois sur cette quantité de liquide insuffisante, en tassant un peu la verge.

Il est bon de maintenir l'injection dans l'urètre pendant cinq minutes; pendant ce laps de temps, on entr'ouvre un peu les doigts de temps à autre, pour permettre à une goutte de s'échapper au dehors; cette petite manœuvre a pour but de ne pas priver entièrement du contact de la solution les parties qui sont comprimées entre les doigts. Au bout des cinq minutes, on laisse échapper dans le coton hydrophile le reste de la solution, sans chercher à en expurger totalement l'urètre, on laisse sortir ce qui veut sortir et on laisse le reste.

Je termine l'opération en faisant un peu de propreté de la verge et des bourses souillées par l'argyrol avec le reste du demilitre d'eau bouillie contenu dans le bock.

Un petit tampon de coton hydrophile maintenu en place par une capote anglaise protège fort bien le linge du malade contre les taches que produiraient, en sortant, les quelques gouttes d'argyrol qui restent dans l'urètre.

Le malade est renvoyé au soir, s'il est venu le matin ou l'aprèsmidi; au lendemain matin, s'il est venu le soir.

Il faut bien lui recommander de retenir son urine le plus longtemps possible et, à cet effet, de boire très peu à ses repas et pas du tout entre ses repas. Il urine à la séance du matin, puis il n'urine plus jusqu'à celle du soir; on obtient ce résultat assez facilement; il urine une seconde fois à la séance du soir, puis il se couche sans uriner et il attend que l'envie d'uriner le réveille; il urine alors une troisième fois, c'est-à-dire vers le milieu de la nuit. A ce moment, il peut boire un verre d'eau, qu'il aura le temps d'éliminer jusqu'au lendemain matin. Il urine encore à son lever et retient ensuite son urine jusqu'à la visite du matin. Cela fait quatre mictions par vingt-quatre heures, parfaitement suffisantes pour quelqu'un qui boit peu.

Ce même rythme de mictions est conservé pendant les trois jours de traitement.

Les injections suivantes sont continuées à raison de deux par jour pendant trois jours, à la même dose de 20 0/0, si elle est bien tolérée, ce qui est la règle générale.

Si les injections sont un peu trop rapprochées, ce qui arrive, si elles sont faites l'après-midi et le soir du premier jour du traitement, le malade accuse une forte brûlure en urinant. Cela n'arrive plus pour les injections suivantes.

Si la douleur en urinant persistait très violente, si le méat était fortement gonflé, si, surtout, on constatait un peu d'écoulement sanguin ou quelques gouttes de sang après la miction, il faudrait évidemment baisser la dose à 10 0/0 et même 5 0/0, quitte à remonter à la séance suivante à 10 et même 20 0/0, si l'inflammation est réduite. Avec des solutions fraîchement préparées, ces réactions excessives sont fort rares.

Pour éviter le léger suintement sanguin dont nous parlions plus haut, il faut recommander au malade d'uriner très doucement, sans force, de manière à ne pas brutaliser la muqueuse rendue fragile par le traitement.

Il faut également se méfier un peu des malades blonds ou roux, à peau et à muqueuses très fines, qui sont plus prédisposés que les autres à faire des urétrites simples consécutives. Il peut être bon, chez eux, de baisser, une fois sur deux, les doses à 10 0/0.

Les gonocoques doivent être recherchés tous les matins, il est impossible de le faire le soir, car, si le malade n'a pas uriné depuis l'injection du matin, on se trouve en présence de la réaction purulente abondante due à cette injection. Ils ne doivent plus reparaître après la première séance. Un seul gonocoque, observé dans ces conditions, est d'un très mauvais pronostic au point de vue de la réussite du traitement abortif.

Si, pourtant, on en rencontre quelques-uns en cours de traitement, il ne faudrait pas pour cela désespérer du succès et abandonner la partie. Ce succès peut encore être obtenu au prix d'un jour ou deux, voire même plusieurs jours de traitement supplémentaire; mais, ce qu'il ne faut pas admettre, c'est que les gonocoques augmentent de nombre d'une séance à l'autre. Si ce cas se produit, on peut être sûr de l'insuccès, quoi qu'on fasse, il faut abandonner le traitement abortif.

Dans les cas normaux, après la sixième injection, on donne rendez-vous au malade au bout de vingt-quatre heures, et on lui recommande de ne pas uriner pendant trois à quatre heures avant sa visite. En cas de réussite, on est étonné de voir dans quel état de santé parfaite le malade se présente. Plus aucune sécrétion, le méat même pas collé, pas un filament, pas une mucosité ou un débris épithélial dans l'urine. C'est ce qui prouve combien ce traitement est inoffensif pour la muqueuse. Cet état parfait du méat contraste singulièrement avec l'aspect qu'il offre en cours de traitement, si le malade se présente à nous sans avoir uriné depuis la dernière séance : en retirant le coton, on voit une énorme goutte mélangée d'argyrol et de pus d'un aspect plutôt décourageant. Cette réaction, très forte le premier jour, diminue les jours suivants.

Si cet examen au bout des vingt-quatre premières heures est favorable, on recommande au malade de bien s'observer (*sans presser sur l'urètre, bien entendu*) et de venir à la moindre reprise de l'écoulement. S'il n'observe rien de particulier, on lui donne rendez-vous quatre jour après, c'est-à-dire le cinquième jour après la fin du traitement. S'il n'a rien ce jour-là, on lui fait faire le soir même sa preuve de bière que l'on vérifie quarante-huit heures après et tout est terminé. La guérison est certaine, absolue, sans aucun doute possible.

Si le traitement abortif échoue, ce qui peut arriver, soit en cours de traitement, soit pendant la période d'observation de cinq jours, soit plus rarement après la preuve de bière, il faut passer instantanément aux lavages antérieurs de permanganate de potasse que l'urètre supportera admirablement bien, aussi bien que si le traitement abortif n'avait pas été tenté, car il ne présente plus aucune trace d'inflammation.

Cette seconde partie du traitement se fait toujours dans d'excellentes conditions et nous conduit à la guérison dans un délai très court, beaucoup plus court que la durée habituelle des traitements au permanganate. Beaucoup de mes malades ont été guéris en quinze jours en tout, période abortive comprise. *En règle générale, les abortifs ratés restent antérieurs et guérissent vite.*

TISSOT et THÉVENARD (496 et 497) ont publié un très intéressant travail sur ce sujet en 1928. Ce travail a été argumenté par DE SARD (480), puis par CARLE (507).

Les résultats que j'ai obtenus avec cette méthode sont très encourageants ; la moyenne des réussites sur plus de quatre cents cas a été de 50 o/o, se répartissant ainsi : 75 o/o de succès dans les cas datant de moins de douze heures, 50 o/o dans les cas datant de douze à vingt-quatre heures et 25 o/o dans les cas datant de plus de vingt-quatre heures.

Les urétrites simples post-gonococciques sont très rares après les abortifs pratiqués avec des solutions d'argyrol très fraîches et bien proportionnées comme doses à la tolérance urétrale.

Traitement combiné Lavage de permanganate et injection d'argyrol.

La combinaison d'un lavage de permanganate avec l'injection d'argyrol constitue une méthode d'une efficacité très grande, mais dont il faut user avec modération sous peine de risques d'hématurie. On fait tout d'abord un lavage de l'urètre antérieur au permanganate de potasse à $0^{gr},15$ o/oo isotonique, puis un second lavage de ce même urètre avec la solution physiologique ; un demi-litre suffit pour ces deux lavages. Le second a pour but de débarrasser complètement l'urètre de la solution de permanganate qui, sans cela, décomposerait l'argyrol.

Enfin, l'urètre étant bien vidé de ce second lavage, on termine par l'injection habituelle de la solution d'argyrol à 20 o/o.

Ce procédé m'a permis récemment de terminer en deux jours de traitement supplémentaire un abortif raté.

J'ai renoncé à utiliser cette méthode pour le traitement abortif lui-même ; un essai de ce genre amena la guérison, mais au prix d'une hématurie qui dura plusieurs jours et fut suivie d'une urétrite simple de trois semaines.

Mais je l'utilise volontiers aujourd'hui pour la première séance du traitement abortif, et, comme je le disais plus haut, pour essayer de rattraper un abortif raté, si l'état de l'urètre le permet, bien entendu.

Traitement abortif de la blennorragie par les injections d'argyrol cachetées.

Parmi les nombreux procédés abortifs de la blennorragie qui ont été proposés, il en est un qui, par son originalité, doit retenir notre attention, c'est celui des injections d'argyrol cachetées proposé par Edgar BALLENGER et Omar F. ELDER (16).

Après des années d'études, ils ont préconisé comme traitement abortif de la blennorragie débutante (vingt-quatre à quarante-huit heures après le début de l'écoulement) une injection d'argyrol à 5 o/o maintenue à demeure le plus longtemps possible, une fois par jour, pendant cinq jours.

Pour obtenir l'occlusion du méat, ils se servent d'un badigeonnage de collodion. Ce cachetage doit emprisonner la solution dans l'urètre pendant au moins six heures par jour.

Ils ont ainsi guéri en trois à six jours 650 malades. Dans les cas favorables, ils guérissent 90 o/o des malades en cinq jours. Le sixième jour, ils font faire la preuve de bière. Ce traitement ne peut causer aucun dommage, même s'il ne guérit pas.

Le collodion est enlevé avec un coton imbibé d'acétone. Il faut éviter de boire pour garder l'injection le plus longtemps possible. Aussitôt après avoir uriné, le malade boit 1 litre d'eau lithinée entre ce moment et son coucher, pour bien laver son canal et calmer l'irritation de la muqueuse. Il doit observer de boire très peu le lendemain, pour pouvoir garder facilement l'injection suivante.

Si le collodion se décolle, il doit revenir aussitôt pour se faire faire une seconde injection.

Cinq jours de traitement suffisent en général ; la dose de 5 o/o est suffisante, elle peut même être abaissée à la fin du traitement à 2 ou 3 o/o.

Ils recommandent de faire faire la solution d'argyrol tous les jours, autrement elle serait peu active et irritante.

Ce travail est très intéressant et mérite d'être contrôlé par de nouvelles recherches. Son grand inconvénient consiste dans l'inondation des vêtements, en cas de rupture du cachetage, d'autant plus que les auteurs recommandent de ne pas entourer d'ouate la verge du malade, précisément pour qu'il puisse s'apercevoir tout de suite de l'échappée du liquide. La quantité de solution injectée est, paraît-il, peu importante. Si elle est trop considérable, elle ne peut être conservée à demeure. Cette quantité est, d'après les auteurs, de 25 « minims », mais ils ont le grand tort de ne pas nous dire ce que c'est qu'un « minim ». Je suppose que l'injection doit comporter $2^{cm^3},5$ de liquide.

En résumé, je considère que l'abortion de la blennorragie par l'argyrol a le plus grand avenir et que nous devons nous efforcer de perfectionner cette méthode et d'étendre le plus possible ses applications.

Ce qui semble dominer dans cette question, c'est la nécessité de laisser presque en permanence l'argyrol en contact avec la muqueuse. Ce résultat est évidemment obtenu d'une façon idéale par le cachetage du méat. Malheureusement, ce procédé est peu pratique.

On cherche également à le réaliser par des pinces qui compriment le gland ou des serre-fines douces qui pincent le méat; le premier procédé laisse au-dessus de la région comprimée une portion importante de l'urètre en dehors de l'action du traitement; le second évite cet inconvénient, mais il expose à des inflammations suivies d'induration du méat. Je ne vois pas d'un bon œil ces deux procédés, beaucoup trop traumatisants pour une muqueuse enflammée.

Les injections ordinaires, telles que je viens de les décrire, donnent des résultats très analogues avec beaucoup moins d'inconvénients.

Pendant une assez longue période, je faisais faire aux malades une injection d'argyrol à 5 0/0 à chaque miction, en plus de l'injection à 20 0/0 que je pratiquais moi-même le matin. C'est encore un procédé acceptable et qui m'a donné de bons résultats. Mais tous les malades ne sont pas très adroits pour se faire une injection urétrale; ils la font souvent incomplète ou trop brutale. Somme toute, à moins d'avoir affaire à des malades très entraînés, je préfère en revenir à mes deux injections par jour faites par moi dans de bonnes conditions.

En tout cas, je refuse d'une façon absolue toute injection retenue à demeure dans l'urètre par un procédé autre que le cachetage, toutes les constrictions de l'urètre par des liens ou des appareils prétendus appropriés ne sont bonnes qu'à provoquer des abcès urétraux.

Traitement abortif localisé aux trajets para-urétraux.

Les occasions d'appliquer ce genre de traitement sont évidemment rares, mais elles peuvent se présenter chez les porteurs de fossette au-dessus du méat et surtout chez les hypospades. Cette fossette sus-méatique et un ou plusieurs des canaux para-urétraux, qui encadrent le méat abaissé des hypospades, peuvent être infectés de gonocoques, alors que l'urètre ne présente aucun signe d'infection. Il ne faut pas hésiter, en pareil cas, à faire porter le traitement uniquement sur le repaire infecté, en se contentant de protéger le méat par un lavage de propreté à distance à l'oxycyanure de mercure à $0^{gr},25$ 0/00 et par un petit bain de la solution d'argyrol employée pour l'injection des trajets. Cette opération, qui sera plus longuement expliquée au chapitre des trajets para-urétraux, se fait avec une seringue de 2 centimètres cubes, armée d'une canule mousse à trajets et remplie d'une solution d'argyrol à 20 0/0. Ce traitement est très court : une, deux ou trois séances suffisent pour désinfecter ces petits repaires, et l'urètre reste indemne.

Traitement abortif chez les malades porteurs d'une très profonde valvule de Guérin ou de diverticules urétraux.

Il est bien entendu que si un malade, susceptible de bénéficier d'un traitement abortif, présente une fossette sus-méatique ou quelque diverticule visible du méat, si, par exemple, il s'agit d'un hypospade à trajets multiples, toutes malformations auxquelles nous consacrerons plus loin un chapitre spécial, nous devrons faire porter le traitement abortif non seulement sur l'urètre, mais aussi sur tous les diverticules ou trajets visibles, même s'ils ne semblent pas infectés [J. JANET, 1923 (235, 244)].

D'autre part, il est des cas dans lesquels on se rend compte, après avoir raté le traitement abortif, que cet échec est dû à la profondeur anormale de la valvule de Guérin. Il est bon de le noter et si, plus tard, le même malade se présente à nouveau dans de bonnes conditions pour l'abortion de la blennorragie, il faudra, cette fois, faire un traitement abortif plus complet, en soignant également, et à chaque séance, la lacune en question avec des injections à la petite seringue armée de la canule à trajets. Je renvoie pour la technique de ce genre d'injection au chapitre relatif aux trajets urétraux (page 225).

Est-ce à dire que, de ce fait, nous devons explorer, de parti pris, l'urètre de tous nos abortifs, pour chercher cette lacune et nous rendre compte si elle a besoin d'être soignée? A mon avis, non; il ne faut pas, pour le bénéfice d'un malade, risquer de faire du tort à neuf malades qui n'auraient aucun intérêt à cette exploration. Si délicatement que l'on puisse faire cette recherche, c'est toujours un léger traumatisme pour la muqueuse infectée. De plus, il n'est pas dit qu'en passant de l'urètre infecté dans une lacune qui ne l'est pas encore, on ne soit pas capable d'y porter l'infection. J'avoue franchement que je n'ai jamais pu me résoudre à ce genre de manœuvre, ni pour l'exploration des lacunes, ni pour celle de l'urètre postérieur, ni et encore moins, pour celle des uretères et des reins. Passer à travers un organe que l'on sait infecté de microbes pathogènes, bien entendu, pour explorer un organe simplement suspect d'infection, on pour se rendre compte que cet organe est bien sain, me semble une monstruosité chirurgicale. Ça va bien, s'il est infecté; mais, s'il ne l'est pas, on risque d'y transporter l'infection. C'est un droit que nous ne pouvons à aucun prix nous arroger. *Une manœuvre de diagnostic ne doit jamais pouvoir nuire au malade. Si elle présente un simple risque de nocivité, nous devons nous en abstenir, dût le diagnostic en souffrir.*

N'explorons donc pas les lacunes de nos abortifs; tant pis pour celui qui en a une, son abortif ratera, mais nous profiterons de l'expérience acquise pour ne pas le rater la prochaine fois.

Les taches d'argyrol.

L'argyrol est un produit très tachant, il est donc bon de connaître un procédé capable de faire disparaître les taches qu'il provoque.

Ce procédé est le suivant :

1° Laver à grande eau et savonner la tache fraîche pour en tirer tout l'argyrol qui veut bien en sortir ;

2° Imprégner la région tachée, qui s'est fortement étendue sous l'influence du lavage, avec une solution forte de permanganate de potasse. Laisser agir quelques minutes;

3° Puis décolorer au bisulfite de soude.

Le résultat est parfait. Il serait beaucoup moins bon si on opérait sur une tache ancienne.

En Amérique, on utilise pour enlever les taches d'argyrol une solution de bichlorure de mercure à 1/500.

b. — Terminaison d'un traitement abortif qui a échoué.

Il est bien entendu que, quand on rate un traitement abortif, il ne faut pas attendre qu'une rechute sérieuse se produise. Il faut sans retard passer des injections d'argyrol aux lavages antérieurs de permanganate, sans laisser aux gonocoques le temps de reprendre de la vigueur.

Il est souvent bon de faire encore deux séances par jour pendant un, deux ou trois jours, suivant les cas; comme dose, on peut en général commencer par $0^{gr},15$ 0/00, mais il faut s'en tenir à $0^{gr},10$ 0/00, s'il y a un peu d'inflammation. Puis on se contentera d'un lavage par jour, on élèvera progressivement les doses à $0^{gr},20$, puis $0^{gr},25$ 0/00, jusqu'à ce qu'on ait obtenu l'apparence de la guérison; on poursuivra encore, à partir de ce moment, les lavages espacés de vingt-quatre heures à la dose de $0^{gr},25$ 0/00, pendant trois jours. Puis on fera les intervalles de trente-six, trente-six heures et quarante-huit heures, à la même dose, ou en poussant jusqu'à $0^{gr},30$ et $0^{gr},35$ 0/00, s'il y a encore quelque chose à gagner. Cinq jours après, preuve de bière; vérification de son résultat trente-six à quarante-huit heures après. S'il est favorable, le malade est considéré comme guéri. La durée habituelle de ce traitement est de quinze jours à trois semaines. Les plus beaux cas sont ceux où, traitement abortif compris, la guérison est obtenue en quinze jours en tout. Ce n'est pas rare. Bien entendu, il y a aussi des cas moins heureux, où le traitement se prolonge davantage, il y en a même dans lesquels la maladie gagne l'urètre postérieur. Je dois citer, dans cet ordre d'idées, un cas unique dans ma clientèle, qui, devenu postérieur au deuxième jour d'un traitement abortif, commencé évidemment dans de mauvaises conditions, fit au cinquième jour de son traitement un rhumatisme blennorragique du genou droit et de la gonococcémie (page 302).

En cas d'abortif raté, sans aucune inflammation de l'urètre, on peut, comme je l'ai dit plus haut (page 160), associer un lavage de l'urètre antérieur au permanganate à $0^{gr},15$ 0/00 à l'injection d'argyrol. Il est nécessaire de faire un petit lavage à la solution physiologique entre le lavage et l'injection.

c. — Urétrite blennorragique antérieure déja un peu ancienne, très subaiguë.

L'urétrite blennorragique antérieure ancienne doit être admise avec beaucoup de prudence, car il est rare qu'une blennorragie ancienne ne soit pas totale. Quand j'ai affaire à ce genre d'affection, j'ai plutôt tendance à le soigner comme un cas de blennorragie totale. Le peu d'abondance des sécrétions rendant la preuve des deux verres peu probante, il devient impossible de s'y fier. Il est donc beaucoup plus sûr, en pareil cas, de faire, de parti pris, des lavages complets.

Néanmoins, si on est bien convaincu que l'urètre postérieur n'a jamais été pris, ou qu'il est arrivé à la guérison avant l'urètre antérieur, on pourra se contenter de faire des lavages antérieurs.

Il n'y a, du reste, aucun inconvénient à commencer ainsi le traitement, quitte à s'attaquer plus tard à l'urètre postérieur, s'il se confirme qu'il est bien pris.

Les doses à employer dans ces cas sont à peu près les mêmes que celles que je viens d'indiquer pour la terminaison des traitements abortifs ratés : $0^{gr},10$ à $0^{gr},15$ 0/00, un seul lavage par jour pendant trois à quatre jours, puis $0^{gr},20$ 0/00 jusqu'à l'apparition des filaments légers. A partir de ce moment, $0^{gr},25$ 0/00 jusqu'à l'apparence de la guérison. A ce moment, encore trois jours à $0^{gr},25$ 0/00. Puis intervalles de trente-six, trente-six et quarante-huit heures, à la même dose, ou en poussant jusqu'à $0^{gr},30$ et $0^{gr},35$ 0/00.

Cinq jours après, preuve de bière, guérison.

La durée habituelle de ces traitements est de quinze jours à trois semaines, elle peut même être encore moindre dans les cas heureux.

Ce sont là les traitements les plus faciles à réussir et qui donnent le plus de satisfaction aux malades et à leurs médecins. Parmi ces chaudepisses un peu anciennes, il y en a qu'on a plus ou moins laissé couler et traité par des balsamiques, pendant des semaines. Quand de tels malades nous arrivent, et qu'on leur applique les lavages avec la précision voulue, la guérison s'obtient avec une extrême facilité.

d. — Urétrite blennorragique antérieure débutante encore a l'état subaigu, mais non justiciable du traitement abortif.

Cette variété se rapportant à un des cas qui se présentent le plus fréquemment, j'exposerai avec plus de détails le schéma du traitement correspondant :

Avant tout traitement : goutte purulente, premier verre trouble; deuxième verre clair.

Préparation microscopique de la goutte : nombreux polynucléaires, quelques grandes cellules plates de la fosse naviculaire, nombreux gonocoques vigoureux intra-leucocytaires et libres.

Premier au troisième jour deux lavages antérieurs par jour à 0gr,10 0/00.

Quatrième jour un lavage à 0gr,10 0/00.

La goutte a beaucoup diminué, le premier verre devient louche à filaments lourds.

Préparation de la goutte (je rappelle que quand on a le choix entre la goutte ou le filament, il vaut toujours mieux examiner la goutte, où les gonocoques sont plus nombreux) : nombreux polynucléaires, rares cellules épithéliales plates, petites; quelques cellules rondes mononucléaires, rares gonocoques intra-leucocytaires encore vigoureux, les gonocoques libres deviennent rares ou n'existent plus.

S'ils existent et s'ils persistent dans l'écoulement, en cours de traitement, on peut considérer leur présence comme un signe plutôt fâcheux; ils présagent un traitement long et difficile, par suite de l'insuffisance des moyens naturels de défense du malade.

Cinquième jour matin, si on veut ensuite continuer le traitement tous les matins; ou l'après-midi, si on préfère le continuer toutes les après-midi pendant les jours suivants : un lavage par jour à 0gr,15 0/00 jusqu'à ce que l'urine du premier verre soit claire à filaments lourds. Ce jour-là, on passe à la dose de 0gr,20 0/00.

La goutte est devenue muco-purulente, peu abondante. Préparation de la goutte : mucus, polynucléaires moins abondants, assez nombreuses cellules épithéliales plates, petites, très rares gonocoques déformés, quelques-uns encore, intra-leucocytaires, assez vigoureux.

Les jours suivants, un lavage par jour à la même heure et à la même dose, jusqu'à ce que l'urine du premier verre soit claire à filaments légers. Ce jour-là, passer à la dose de 0gr,25 0/00. La goutte est presque nulle, elle n'existe plus guère que le matin, elle devient claire et filante ; les filaments sont petits, fins, moyens ou légers.

Préparation de la goutte : mucus, nombreuses cellules épithéliales plates, petites, rares ; polynucléaires, très rares gonocoques déformés, petits, mal colorés, réduits souvent à des monocoques.

Les jours suivants, un lavage par jour à la même heure et à la même dose jusqu'à ce qu'on obtienne l'apparence de la guérison : pas de sécrétion, ou sécrétion limpide, pas de filaments ou filaments très légers et transparants, mieux encore nuage floconneux transparent, nageant sous la mousse de l'urine et parsemé de petites bulles d'air.

Préparation du filament, s'il existe : mucus, épithélium plat, très rares polynucléaires, mieux encore aucun polynucléaire, aucun gonocoque. A partir de ce moment, il est prudent de continuer, encore pendant trois jours, à faire un lavage par jour à la même heure et à la même dose, puis on pourra commencer les intervalles de vérification :

Premier intervalle de trente-six heures;

Deuxième intervalle de trente-six heures :

Premier intervalle de quarante-huit heures.

A la même dose de 0gr,25 0/00, en poussant jusqu'à 0gr,30 et 0gr,35 0/00, si l'on trouve qu'il y a encore quelque chose à gagner, par exemple si les filaments n'ont pas toute la légèreté voulue.

Si ces intervalles ont donné un résultat satisfaisant, on cesse le traitement et, au bout de cinq à six jours, on fait la preuve de bière et l'on constate la guérison. Durée habituelle du traitement, trois semaines à un mois. Quelques beaux traitements en quinze jours à trois semaines, quelques mauvais traitements de un à deux mois.

Nous étudierons plus loin la suite à donner au traitement, en cas d'insuccès se manifestant pendant les intervalles de vérification ou après la preuve de bière.

e. — Urétrite blennorragique antérieure aigue.

Du premier au troisième ou quatrième jour, deux lavages antérieurs par jour à $0^{gr},05$ 0/00;

Le jour suivant, un lavage l'après-midi à $0^{gr},10$ 0/00;

Le jour suivant, deux lavages à $0^{gr},10$ 0/00;

Le jour suivant, un lavage l'après-midi à $0^{gr},10$ 0/00;

Le jour suivant, deux lavages à $0^{gr},10$ 0/00;

Le jour suivant, un lavage l'après-midi à $0^{gr},15$ 0/00;

Les jours suivants, le matin ou l'après-midi, suivant l'heure choisie, un lavage par jour à $0^{gr},15$ 0/00;

Quand l'urine devient claire à filaments lourds, $0^{gr},20$ 0/00;

Quand elle devient claire à filaments légers, $0^{gr},25$ 0/00;

Quand on arrive à l'apparence de la guérison, encore trois jours à un lavage à $0^{gr},25$ 0/00.

Puis, si tout va bien :

Premier intervalle de trente-six heures;

Deuxième intervalle de trente-six heures;

Premier intervalle de quarante-huit heures.

S'il reste quelque doute, deuxième intervalle de quarante-huit heures.

Période d'observation de cinq à six jours.

Preuve de bière.

Guérison.

Durée habituelle du traitement : un mois à six semaines, quelques mauvais traitements de deux mois et même plus.

f. — Urétrite blennorragique antérieure suraiguë.

On a très rarement l'occasion d'en observer, parce qu'en cas de grande acuité, l'urètre postérieur est, en général, déjà pris, ou près de se prendre. Si, par hasard, il ne l'était pas, il aurait de grandes chances de se prendre en cours de traitement.

Le schéma du traitement serait semblable au précédent, à la condition de poursuivre pendant quatre à six jours les deux lavages par jour à $0^{gr},05$ 0/00.

Ces cas suraigus demandent beaucoup de douceur, le gonflement de l'urètre empêche le lavage de bien se faire; il faut arriver très progressivement à écarter les parois urétrales, avec la pression minima nécessaire pour produire cet effet. Il faut éviter toute pression sur l'urètre pour le vider, faire le lavage avec le plus grande douceur possible. Les premiers lavages sont forcément incomplets, il faut en prendre son parti, car, sous leur influence, les phénomènes de suracuité tombent vite et les lavages suivants peuvent se faire dans de bonnes conditions.

Durée habituelle du traitement, un mois à six semaines et malheureusement quelquefois encore plus longtemps. C'est, dans ces cas, que se présentent le plus souvent les traitements prolongés dont nous parlerons plus loin; on les rencontre du reste aussi dans les chaudepisses qui semblent au premier abord très légères.

Quel que soit le degré d'acuité de l'urétrite blennorragique antérieure, elle peut, en cours de traitement, devenir postérieure ou totale.

Assez souvent, cela se produit tout au début du traitement : on n'a pas le temps de faire un ou deux lavages que le deuxième verre se trouble, l'infection est devenue totale.

En réalité, elle était totale dès le premier examen, mais l'urètre postérieur était encore à l'état d'incubation et ne sécrétait pas encore assez pour troubler l'urine.

A part ces cas-là, qui sont assez fréquents, *la propagation de l'infection à l'urètre postérieur en cours de traitement est plutôt rare, vingt à trente fois sur cent tout au plus.* Sur une statistique de 251 cas, 57 sont devenus postérieurs en cours de traitement, soit 22,6 o/o (240).

Il faut reconnaître cette propagation le plus tôt possible, pour pouvoir y porter aussitôt remède par un lavage total. *Les symptômes de la prise de l'urètre postérieur sont : la persistance ou même l'exagération de l'écoulement malgré les lavages de l'urètre antérieur et des envies plus fréquentes et plus impérieuses d'uriner.* Ces deux symptômes peuvent précéder de plusieurs heures le premier trouble du deuxième verre d'urine. On pourrait à la rigueur s'y fier, pour commencer les lavages totaux, mais il est peut-être plus sûr d'attendre l'arrivée du trouble du second verre, si léger soit-il.

2. *Urétrite blennorragique totale.*

A une urétrite blennorragique totale, il semble logique d'appliquer sans discussion un lavage total, et pourtant ce n'est pas l'avis de tout le monde. Il y a beaucoup de médecins qui ont la terreur du lavage total et qui redoutent de le voir provoquer les pires complications. Mon ami HOGGE, de Liége, s'est fait l'apôtre de cette théorie, dans son très intéressant travail sur les urétro-prostatites (184).

Je lui répondrai par le fait suivant :

J'ai été récemment appelé auprès d'un jeune malade atteint, au vingt-troisième jour de sa première blennorragie, d'un rhumatisme blennorragique grave avec grosse hydarthrose du genou droit, gonflement de la tibio-tarsienne droite et ophtalmie métastatique double. Je m'enquis naturellement du traitement précédemment suivi et, à mon grand étonnement, on me dit que ce malade, depuis le premier jour de sa maladie, avait été traité régulièrement par des lavages journaliers de permanganate de potasse.

D'où provenait mon étonnement?

Tout simplement de ce que, depuis trente-huit ans que j'exerce, je n'ai jamais vu dans ma clientèle un seul cas de rhumatisme blennorragique se développer chez un malade en traitement.

Accordez-moi, à titre d'exception obligatoire, un léger cas de ténosite des extenseurs du pied gauche, survenu au quatrième jour d'un traitement; elle disparut en fort peu de jours, sans immobiliser le moins du monde le malade.

J'étais donc en présence de mon premier cas de rhumatisme blennorragique sérieux survenant au cours du traitement de la blennorragie par les lavages. Je poussai plus loin mes investigations ; le malade avait une blennorragie totale en pleine activité, bien qu'il eût été lavé vingt-quatre heures auparavant. Cela provoqua de ma part un second étonnement. Comment un malade, au vingt-troisième jour de son traitement, vingt-quatre heures après son dernier lavage, peut-il couler à flot avec ses deux verres profondément troubles?

« Quels lavages vous fait donc votre médecin? demandai-je au malade.

— Des lavages de l'urètre antérieur seulement, me répondit-il, car il redoute beaucoup les effets néfastes des lavages postérieurs. »

Alors tout s'explique, mais la leçon est bonne, profitons-en. Cette observation prouve d'une façon surabondante que les médecins qui préconisent, comme mon ami HOGGE, de s'en tenir au traitement de l'urètre antérieur ou à l'abstention de tout traitement dans les urétrites totales, exposent, pas toujours évidemment, mais dans un certain nombre de cas, leurs malades à des accidents graves, que des lavages complets auraient à coup sûr évités.

Le seul cas où j'admettrais, à la rigueur, l'abstention de tout traitement local dans une blennorragie aiguë, c'est l'urétrite postérieure suraiguë avec deuxième verre d'un trouble épais et quelques gouttes de sang après la miction, ou même simplement les dernières gouttes d'urine légèrement rosées. Quand vous voyez de semblables symptômes, vous pouvez prédire, sans grande chance de vous tromper, que l'épididymite n'est pas loin. Ces cas sont assez rares du reste, heureusement.

Peut-être pourra-t-on, en cette occurrence, éviter l'épididymite, en mettant le malade au lit, en s'aidant du vieux traitement antiphlogistique. Rien n'est moins sûr, du reste. Elle se développera probablement quand même, mais nous l'aurons peut-être un peu moins sur la conscience que si elle était survenue dans le cours de nos lavages.

a. — URÉTRITE BLENNORRAGIQUE TOTALE DÉJA UN PEU ANCIENNE DÉPOURVUE DE TOUTE ACUITÉ.

C'est, comme pour l'urétrite blennorragique antérieure de même âge, le cas le plus favorable au traitement : plus une blennorragie a duré, plus elle est facile à guérir, à la condition du moins qu'elle n'ait pas été traitée au permanganate.

Une blennorragie totale, que l'on a laissé couler et que l'on a ensuite pourchassée en vain avec les balsamiques, se guérit remarquablement vite avec les lavages de permanganate.

Le schéma du traitement est le suivant :

Un seul lavage par jour total, en général sans cocaïne, car l'urètre n'est pas douloureux, à $0^{gr},10$ 0/00, jusqu'à ce que le malade ait bien appris à faire le lavage total, puis à 0gr,15 et 0gr,20 0/00 jusqu'à l'urine claire à filaments légers; à partir de ce moment, 0gr,25 0/00 et, si on le juge utile, finir le traitement à 0gr,30 et 0gr,35 0/00 au moment des intervalles de trente-six heures et de quarante-huit heures :

Observation de cinq à six jours;

Preuve de bière, guérison.

Durée habituelle du traitement, de quinze jours à trois semaines.

b. — Urétrite blennorragique totale récente subaiguë.

C'est de beaucoup le cas qui se présente le plus fréquent à nous en clientèle. Le malade a un peu trop attendu pour venir consulter, sa blennorragie est devenue totale, mais elle n'a pas encore atteint l'état aigu; les conditions du traitement sont encore très favorables. Étant donné sa fréquence, j'exposerai en détail le traitement de cette variété.

Avant tout traitement : goutte purulente assez abondante, mais sans grande participation inflammatoire des parois urétrales.

Premier verre trouble, deuxième verre louche. Examen de la goutte : polynucléaires très abondants, déjà quelques cellules rondes mononucléaires, très nombreux gonocoques intraleucocytaires et libres.

Dès le premier lavage, il faut chercher à pénétrer dans la vessie ; l'urètre n'est pas encore bien sensible, il y a des chances pour qu'il se laisse franchir aisément. S'il se présente la moindre difficulté, il faut recourir à une injection de novocaïne à 1 0/0. Les premiers lavages seront faits à raison de deux par jour pendant trois jours à la dose de 0gr,10 0/00.

Quatrième jour, un lavage l'après-midi à 0gr,10 0/00.

A ce moment, la goutte a beaucoup diminué, le premier verre est louche à filaments lourds, le deuxième verre déjà presque clair.

Cinquième jour et suivants, le matin ou l'après-midi, suivant l'heure choisie, un lavage par jour à 0gr,15 0/00 jusqu'à éclaircissement du premier verre, avec filaments lourds.

A ce moment, la goutte est très minime, muco-purulente

blanche, le premier verre est clair ou légèrement louche avec gros filaments lourds, le deuxième verre est clair avec filaments lourds également, mais, en général, plus petits et moins abondants que ceux du premier verre.

Examen de la goutte : mucus, nombreux polynucléaires, quelques cellules rondes mononucléaires, quelques petites cellules épithéliales plates, assez rares gonocoques, intra-leucocytaires encore vigoureux.

A partir de ce moment et les jours suivants, lavages totaux à 0gr,20 0/00, jusqu'à ce que l'urine du premier verre soit devenue claire à filaments légers.

La goutte n'apparaît plus guère que le matin ; le premier verre est clair à filaments légers ou nageurs, le deuxième verre est clair sans filaments.

Examen de la goutte : mucus abondant, les éléments figurés deviennent plus rares, les polynucléaires sont peu nombreux, les petites cellules épithéliales plates augmentent de nombre, les gonocoques sont tellement rares qu'il faut bien examiner la préparation pour en trouver quelques rares exemplaires déformés.

A partir de ce moment, un lavage total par jour à 0gr,25 0/00, jusqu'à disparition des filaments légers ou leur réduction à un nuage floconneux transparent et aéré qui nage sous la mousse de l'urine, ou à la rigueur à des filaments très fins, transparents, très rares, nageant dans la partie moyenne de l'urine avec tendance à remonter.

Si cette transformation des filaments ne semble pas avancer, si leur état reste stationnaire pendant plusieurs jours, on est autorisé à monter les lavages à 0gr,30 et 0gr,35 0/00. A ce moment, la goutte est réduite à un peu d'humidité claire, les rares filaments que l'on peut recueillir montrent, à l'examen microscopique, du mucus et des cellules épithéliales petites, sans polynucléaires et sans gonocoques ; on est arrivé à l'apparence de la guérison. Il est prudent, pour bien confirmer le résultat obtenu, de faire encore pendant trois jours un lavage par jour à la dernière dose atteinte, avant de passer à la vérification par les intervalles.

Ensuite premier intervalle de trente-six heures ;

Deuxième intervalle de trente-six heures ;

Premier intervalle de quarante-huit heures ;

aux mêmes doses ou en augmentant à $0^{gr},30$ et $0^{gr},35$ 0/00, si cela semble utile et si on ne l'a pas déjà fait.

Enfin, observation de cinq à six jours, preuve de bière, guérison.

La durée habituelle de ces traitements est de trente à quarante jours, quelquefois deux mois. Mais, si les lavages se font bien dès le début, si surtout le malade n'en est pas à sa première chaudepisse, on peut avoir des traitements beaucoup plus courts, de trois semaines à un mois. *Plus on a eu de chaudepisses, moins elles sont aiguës et plus elles sont faciles à guérir.*

c. — Urétrite blennorragique totale aiguë.

Avant tout traitement : goutte purulente très abondante, gonflement des lèvres du méat, légèrement en ectropion, gonflement mou de tout l'urètre antérieur, besoins fréquents d'uriner ; les deux verres sont troubles, le premier un peu plus que le deuxième.

Examen de la goutte : très nombreux polynucléaires, quelques grandes cellules épithéliales plates de la fosse naviculaire, dans lesquelles on peut voir des rangées parallèles de gonocoques, très nombreux gonocoques parsemant toute la préparation, assez nombreuses cellules rondes mononucléaires.

Le traitement de cette variété commence à devenir plus délicat. Il faut, avant de l'entreprendre, faire une bonne provision de patience et de douceur. *Quand on s'attaque à une blennorragie totale aiguë, toute brutalité se paye d'une complication. Les pressions trop brutales sur les parois urétrales déterminent des péri- et para-urétrites, les doses trop fortes, la pression exagérée des lavages déterminent des prostatites ou des épididymites, un toucher prostatique un peu trop appuyé produit l'épididymite.*

Tous les méfaits que j'entends souvent reprocher à la méthode des lavages sont uniquement dus à la brutalité des mains qui l'ont expérimentée. Si on ne se sent pas la patience voulue, si on est incapable d'acquérir la main d'ange que réclame un urètre enflammé, il vaut mieux ne pas s'en mêler et laisser couler son malade ; il risquera encore moins de complications, du fait de sa maladie évoluant seule, que du fait des traumatismes qu'on lui imposerait dans ces conditions.

Après une période de laisser-couler suffisante pour obtenir

l'éclaircissement de la goutte et la consistance muqueuse et filante de l'écoulement, le gonocoque est facile à détruire, les balsamiques l'achèvent assez facilement; s'ils échouent, quelques lavages de permanganate, dès lors faciles et sans danger, pratiqués une seule fois par jour au lieu de deux fois, comme dans les cas aigus, termineraient en très peu de temps et à coup sûr la chaudepisse réfractaire aux balsamiques. On utilisera, en pareil cas, le traitement décrit plus haut de la blennorragie totale ancienne.

Les spécialistes et les médecins bien outillés pour traiter la chaudepisse n'auraient aucune excuse de tenir une pareille conduite. Ils n'ont aucune raison d'attendre, pour commencer leur attaque que les gonocoques victorieux se soient entretués; ils doivent foncer sur l'ennemi, dès qu'ils l'aperçoivent, et le détruire jusqu'au dernier combattant, sans lui laisser un instant de répit.

La conduite du traitement est la suivante :

Deux lavages complets par jour pendant trois à six jours, suivant l'acuité et suivant la facilité de pénétration dans la vessie.

Il est sage de ne pas chercher à obtenir cette pénétration pendant le premier, même les deux premiers lavages. C'est, du reste, là une question d'opportunité à régler d'après les cas et les sujets.

Si on a affaire à un malade déjà précédemment traité d'une autre chaudepisse et qui a l'habitude des lavages, ou si on a affaire à un malade à sa première atteinte, mais peu sensible et peu nerveux, pourquoi ne pas essayer de passer dans la vessie dès le premier lavage? Il y a à cela tout avantage; si on passe, la sédation des phénomènes aigus est presque immédiate. Bien entendu, ces tentatives de pénétration doivent être faites avec une grande douceur, par persuasion et non par pression ; on doit y renoncer sans hésitation, en présence de la moindre résistance.

Ces premiers lavages doivent être faits à la dose de 0gr,05 0/0. Le premier jour les deux lavages seront donc faits antérieurs ou totaux suivant les cas.

Le deuxième jour, il faut insister un peu plus et tâcher de passer ; c'est là où la novocaïne à 1 0/00 bien employée, comme il a été dit plus haut (page 98), peut nous rendre de grands services, de même que les lavages très chauds et le lavage à vessie pleine, après avoir fait pisser au malade quelques gouttes pour balayer son urètre (voir page 98). J'éprouve souvent de grandes difficultés pour arriver à la pénétration vésicale dans les cas aigus, mais je m'arme de patience et je n'ai jamais recours à la sonde, qui amènerait presque fatalement, dans ces cas, une épididymite.

Beaucoup de ces malades, d'abord difficiles, se décident, en effet, tout d'un coup à laisser passer le lavage, quand ils ont moins d'appréhension et quand leur urètre antérieur, régulièrement soigné, devient moins douloureux.

C'est le lavage à vessie pleine, en faisant uriner le malade sur le dos et en profitant de l'ouverture du sphincter pour passer (voir page 98) qui me donne les meilleurs résultats dans ces cas de pénétration difficile. Au bout de quelques jours de ce régime, les lavages se font très facilement.

Tant que le sphincter ne se laisse pas franchir et que l'on procède à son dressage, il ne faut pas dépasser la dose de $0^{gr},05$ 0/00, tout en continuant à faire deux lavages par jour.

On arrive ainsi au troisième, quatrième, cinquième ou sixième jour, suivant l'état d'acuité, et la facilité des lavages. A ce moment, l'acuité diminue, les symptômes de gonflement du méat et de l'urètre ont disparu, le deuxième verre commence à s'éclaircir, le nombre des gonocoques diminue notablement dans la goutte.

Le lendemain, un seul lavage l'après-midi à $0^{gr},10$ 0/00.

Le jour suivant, deux lavages à $0^{gr},10$ 0/00.

Le lendemain, un seul lavage l'après-midi à $0^{gr},10$ 0/00.

Le jour suivant encore, deux lavages par jour à $0^{gr},10$ 0/00, un seul si les progrès sont assez notables.

A partir de ce jour-là, un seul lavage par jour à $0^{gr},15$ 0/00, tant que l'urine du premier verre reste louche à filaments lourds; à $0^{gr},20$ 0/00 quand elle devient claire à filaments lourds. *Si l'urine ne s'éclaircit pas sous l'influence des lavages, c'est que la prostate est atteinte*, ce cas sera étudié plus loin au chapitre des complications.

Dans les cas normaux, l'amélioration s'accentue, la goutte devient muco-purulente, très minime, on n'y trouve presque plus de gonocoques; ceux qu'on y trouve sont déformés.

Si la goutte reste franchement purulente, et si on continue à trouver, dans cette période, des groupes de gonocoques intra-leucocytaires en pleine activité, se méfier des foyers para-urétraux et, en particulier, dans ce cas, de ceux que constituent les lacunes de

Morgagni trop profondes. Cette question sera également étudiée aux chapitres des complications.

Si tout va bien de ce côté, on peut passer à la dose de 0gr,25 0/00 et la conserver jusqu'à ce que survienne l'apparence de la guérison, et même jusqu'à la fin du traitement, si les filaments ont totalement disparu ou sont légers et transparents. Si, au contraire, il persiste quelques filaments lourds et quelques rares gonocoques dans les préparations, on pourra atteindre les doses de 0gr,30 et 0gr,35 0/00, soit à la fin de la période des intervalles de vingt-quatre heures, soit pendant les intervalles plus longs qui la suivent.

Quand l'apparence de la guérison est bien acquise, on poursuit encore les intervalles de vingt-quatre heures pendant trois jours consécutifs, puis on passe aux deux intervalles de trente-six heures et à l'intervalle de quarante-huit heures, aux doses ci-dessus indiquées.

Enfin observation de cinq à six jours, preuve de bière, guérison.

La durée habituelle du traitement dans ces cas aigus est de quarante à soixante jours, avec, de temps à autre, des beaux cas plus rapides et malheureusement aussi des cas beaucoup plus longs. Ces traitements prolongés méritent d'être décrits à part. Voir plus loin (page 180).

d. — Urétrite blennorragique totale suraiguë.

Tout ce qui a été dit à propos des urétrites blennorragiques totales aiguës, au point de vue de la douceur, de la prudence et de l'abstention, en cas de compétence insuffisante, devrait, avec encore beaucoup plus de raison, être répété ici. Après avoir longtemps hésité, je suis aujourd'hui convaincu qu'il y a tout avantage, quand on a l'expérience voulue, à s'attaquer antiseptiquement aux chaudepisses les plus suraiguës. De pareilles chaudepisses, abandonnées à elles-mêmes, restent à l'état très aigu pendant un temps très long, un mois au moins ; elles exposent leurs porteurs à de graves complications, telles que les épididymites simples ou doubles, ces dernières vouant le plus souvent le malade à la stérilité, le rhumatisme blennorragique qui peut persister pendant des mois et laisser à sa suite des ankyloses définitives, les rétrécissements de l'urètre, enfin même la gonococcémie et la mort, cas rares évidemment, mais qui existent. Le traitement antiseptique immédiat ne présente de difficultés que pendant les premiers jours. Tout ce que l'on risque en le pratiquant, c'est une poussée de prostatite, facilement curable, sans aucun danger d'abcédation de la prostate, si l'on manœuvre bien; je ne vois donc aucune raison pour l'ajourner. La conduite à tenir est la suivante : pendant un nombre de jours difficile à fixer, de trois à six, même huit et dix jours, pratiquer deux lavages antérieurs par jour à la dose de 0gr,05 0/00, sans chercher à franchir le sphincter. Trop de hâte, en pareil cas, pourrait produire des désordres graves, en particulier la rétention d'urine qui constituerait, dans les conditions où nous sommes, un très gros danger.

Pousser ces lavages antérieurs jusqu'à sédation des phénomènes inflammatoires de l'urètre antérieur. L'écoulement persiste, bien entendu, puisqu'il est alimenté par les gonocoques de l'urètre postérieur, mais, malgré cela, l'état phlegmoneux de la paroi urétrale diminue, les mictions et les érections cessent d'être douloureuses.

A noter, à ce propos, pour éviter les érections nocturnes, si pénibles dans cette période de la maladie, un procédé utilisé dans une clinique de la Suisse : il consiste à fixer autour des reins du malade une serviette avec un gros nœud dans le dos. La présence de ce nœud le force à se coucher sur le côté, ce qui diminue beaucoup les chances d'érections nocturnes.

D'autre part, l'écoulement sanglant, s'il existait, ne se manifeste plus.

D'une manière générale, *il ne faut jamais exercer de pression sur un urètre qui saigne* naturellement ou que l'on a fait saigner par une manœuvre thérapeutique : exploration, injection de lacune, etc... On pourrait s'exposer, en le faisant, à pousser l'injection et peut-être des microbes dans les petits vaisseaux sanguins ouverts ou dans les espaces lymphatiques. *Il faut, du reste, à tout prix, éviter de faire saigner un urètre infecté.* De graves poussées de rhumatisme, voire même de gonococcémie, peuvent être provoquées par une manœuvre urétrale brutale qui ouvre aux microbes une porte d'entrée dans l'organisme.

C'est seulement quand ce résultat sédatif est obtenu, quel que soit le nombre de jours nécessaire pour l'atteindre, que l'on peut se permettre, avec une douceur extrême et après une bonne cocaïnisation de l'urètre, de chercher à pénétrer dans l'urètre postérieur.

Néanmoins, il est bien entendu que le lavage total est le but vers lequel il faut tendre et qu'il faut atteindre le plus vite possible. Une trop longue temporisation serait dangereuse pour les annexes de l'urètre postérieur et même pour l'organisme tout entier. J'ai vu un cas de rhumatisme blennorragique du genou et des deux pouces survenir pendant cette période d'hésitation à commencer le lavage total. Il ne faut donc pas trop s'attarder dans cette première période de lavages antérieurs, il ne faut même pas s'y attarder du tout, si on a affaire à un malade qui a déjà l'habitude du lavage total.

Tout ce que j'ai dit à propos de la blennorragie aiguë totale retrouve sa place ici : le lavage doit être fait à très basse pression : $0^{m},40$ entre le fond du bocal et la surface de la table; à température élevée, 38 à 40°; les tentatives de pénétration doivent être à peine appuyées, il faut être prêt à se replier en bon ordre en présence de la moindre résistance du sphincter : il faut chercher à passer presque à canal ouvert et être bien décidé à ne pas passer pendant les deux ou trois premières fois.

Il ne faut pas nous dire : c'est aujourd'hui que nous allons passer, il faut que la pénétration se fasse à son jour et qu'elle nous surprenne.

A partir de ce moment, nous nous retrouvons dans les conditions d'une blennorragie totale aiguë et la suite du traitement se poursuit comme il a été dit plus haut.

La durée de ce traitement est, bien entendu, prolongée de toute la période de tâtonnement du début, elle a de grandes chances de dépasser deux mois et même d'attendre trois mois, mais qu'importe si notre malade sort de cette aventure avec un bon urètre et une bonne paire de testicules.

3. *Traitements prolongés.*

J'appelle traitements prolongés ceux dans lesquels la guérison est difficile à obtenir, sans aucune raison anatomique capable d'expliquer la prolongation anormale de la maladie. Il n'y a rien d'étonnant à ce qu'une blennorragie compliquée de foyers extra-urétraux, où les gonocoques pullulent à l'abri de l'action des lavages, soit plus difficile à guérir qu'une blennorragie normale; tant que ces foyers ne sont pas dépistés et soignés comme il convient, la guérison ne peut être obtenue. Mais il est des cas dans lesquels ces foyers extra-urétraux ne peuvent être reconnus et qui, malgré cela, sont particulièrement rebelles au traitement et nous conduisent à prolonger les lavages pendant plusieurs mois, ce qui devient fastidieux pour le malade et son médecin.

Il est bien évident que *la première précaution à prendre, en cas d'échec d'une première série de lavages, est de rechercher avec soin si quelque foyer extra-urétral n'a pas échappé à nos premières investigations.* Je renvoie pour les détails de cette recherche au chapitre qui traite de ce sujet (page 203). Si on trouve quelque chose dans ce sens, tout s'explique, on fait le nécessaire et la guérison s'ensuit; mais, si on ne trouve rien, on est bien forcé de s'en tenir aux moyens précédemment employés et d'en prolonger l'action; c'est ce que j'appelle un traitement prolongé.

Cherchons tout d'abord à connaître quelle peut être la cause de notre insuccès. J'estime que le plus souvent il est dû à une mauvaise conduite du traitement : mauvais réglage des doses et surtout mauvais réglage des intervalles. *Un traitement prêt à réussir peut se transformer en un traitement indéfini par l'omission d'un seul lavage, ou par le fait d'avoir commencé trop tôt les intervalles de trente-six et quarante-huit heures.* Il s'établit, dans ces cas, une petite rechute qui semble beaucoup plus difficile à vaincre que la première atteinte. L'action du permanganate semble s'épuiser : si on commet plus tard de nouvelles fautes de ce genre, la défaite s'accentue, l'écoulement et les gonocoques augmentent malgré les lavages : *le traitement par le permanganate a été gâché,* notre excellente arme est émoussée.

Dirons-nous que les gonocoques que nous avons laissés repululer par notre imprudence sont devenus permangano-résistants? Ce serait évidemment commode, mais cela n'est pas prouvé. Nous ne connaissons pas assez le mode d'action du permanganate de potasse sur le gonocoque plus ou moins profondément gîté dans la muqueuse urétrale, pour pouvoir faire des suppositions sur les conditions qui peuvent enrayer cette action; contentons-nous d'enregistrer le fait et de remettre à plus tard son explication biologique.

Apprenons tout d'abord à éviter ces traitements prolongés par une *grande régularité de nos intervalles de douze et de vingt-quatre heures, malgré les dimanches et les fêtes, et en nous gardant de toute hâte, pour passer aux intervalles plus larges de trente-six et de quarante-huit heures.*

Ces derniers intervalles sont faits pour vérifier la guérison; il faut donc, avant de les entreprendre, être convaincu que cette guérison est atteinte. Il n'est pas suffisant, pour les risquer, de se contenter de constater le bon aspect de la sécrétion urétrale et des filaments qui subsistent. Il faut, par des examens microscopiques répétés pendant plusieurs jours de suite, acquérir la conviction qu'aucun gonocoque n'y persiste. Il m'est arrivé bien des fois de reculer ces intervalles de plusieurs jours pour avoir constaté la présence, dans une préparation, d'un seul gonocoque ou de débris gonococciques infimes, à peine reconnaissables.

Malgré toutes ces précautions, il est impossible, quand on traite un assez grand nombre de malades, de réussir toutes ses premières séries. Ce premier échec n'a, en général, pas grande importance et ne nous conduira pas forcément à un traitement démesurément prolongé.

On reprend aussitôt les lavages toutes les vingt-quatre heures, en baissant un peu la dose, si la rechute a produit une exagération notable de symptômes. Un ou deux lavages à dose plus faible, quelquefois même une courte série de deux lavages par jour, suffisent, en général, pour remettre les choses en état; on remonte ensuite à la dose que l'on avait atteinte avant la rechute et on n'hésite pas à la dépasser dans les lavages suivants, pour lutter contre l'accoutumance urétrale. Si on n'avait pas dépassé la dose de $0^{gr},25$ 0/00, on monte à $0^{gr},30$ et $0^{gr},35$ 0/00 ; si on avait atteint ces dernières doses, on arrive à $0^{gr},40$ 0/00. Cela doit suffire en général pour une deuxième série.

Si cette seconde série, malgré les précautions prises pour la mener à bien, échoue à son tour, on peut en risquer encore une troisième à doses plus fortes ou passer immédiatement au changement d'arme que je préconiserai pour la quatrième série.

Si on se décide à faire une troisième série de lavages de permanganate, après avoir remis l'urètre en bon ordre par quelques lavages faibles, on peut encore tenter l'élévation des doses de $0^{gr},40$ à $0^{gr},75$ 0/00. C'est, dans ces cas, où j'atteins et dépasse la dose de $0^{gr},40$ 0/00, que j'utilise volontiers les lavages mitigés dont j'ai parlé plus haut (pages 102 et 137).

Ils consistent à couper de moitié eau bouillie la fin du lavage, ou encore, en cas de lavage total, à laver l'urètre antérieur à dose forte et ensuite les deux urètres avec une dose moitié plus faible, ou bien enfin à laver tout l'urètre à dose forte et à faire suivre ce lavage d'un second lavage à la solution physiologique.

Il est, du reste, prudent d'isotoniser tous ces lavages à grosses doses, pour les rendre moins irritants pour le canal. Je le fais habituellement à partir de la dose de 0gr,30 0/00.

Il est bien entendu que ce traitement ne doit être appliqué qu'à des urètres dépourvus de toute trace d'inflammation et en cas d'urines claires. Il faut toujours se reporter à la loi générale des doses que j'ai établie et qui attribue des doses faibles aux urines troubles.

Ces urines troubles sont du reste dues à une participation de la prostate qui demande un tout autre traitement que l'élévation des doses. Ces grosses doses, dans un cas pareil, produiraient un effet absolument désastreux.

Si cette troisième série échoue encore, nous nous trouvons en présence d'un cas rebelle qui mérite bien cette fois le nom de traitement prolongé. Nous avons atteint par ces séries successives la fin du troisième mois, le permanganate semble avoir épuisé son action, il est temps de le remplacer par un autre produit ; on peut même, comme je l'ai dit plus haut, s'y décider à la troisième série et *éviter ainsi l'emploi toujours un peu scabreux des grosses doses de permanganate qui ont une fâcheuse tendance à provoquer des urétrites muqueuses post-gonococciques, urétrites d'autant plus difficiles à prévoir qu'elles ne s'établissent qu'après la cessation des lavages de permanganate.*

Il est un autre cas dans lequel cet abandon du permanganate et son remplacement par un autre agent constitue pour moi une règle, c'est quand il s'agit d'un malade qui m'arrive après un long traitement au permanganate plus ou moins mal dirigé et dans lequel on a abusé des fortes doses. Je considère, dans ce cas, le permanganate comme saboté et difficile à remettre en route dans la bonne voie ; je préfère l'abandonner tout de suite et utiliser immédiatement une autre substance qui aura l'avantage d'être neuve pour l'urètre.

Les produits de remplacement les plus favorables sont l'oxycyanure de mercure, de 0gr,15 à 0gr,40 0/00 et l'argyrol, de

2 grammes à 10 grammes 0/00, en lavages d'un demi-litre (par économie).

Comme succédané du permanganate de potasse, c'est l'oxycyanure de mercure qui m'a donné les meilleurs résultats et qui, dans plusieurs cas, m'a conduit à la guérison complète, souvent en un temps très court.

Aux doses de 0gr,15 à 0gr,40 0/00, il provoque peu de réaction de la part de la muqueuse urétrale, il ne produit pas de filaments, pas de trouble, au contraire il a plutôt une tendance à éclaircir les urines que le permanganate ne parvenait pas à clarifier.

Mais alors, me dira-t-on, pourquoi ne pas l'utiliser dès le début de la blennorragie? Évidemment on pourrait le faire, on peut parfaitement guérir une blennorragie rien qu'avec l'oxycyanure, mais, quand même, le résultat est moins bon qu'avec le permanganate : l'oxycyanure appliqué à un urètre suppurant ne tarit pas la suppuration comme le permanganate, il l'exagérerait plutôt et favorise ainsi la repullulation des gonocoques épargnés. Il ne s'applique vraiment bien pour moi qu'aux urètres arrivés au stade terminal de la blennorragie, sous l'influence des lavages de permanganate, alors que toute suppuration est tarie. *L'oxycyanure de mercure complète le permanganate, il ne le remplace pas.*

J'associe très volontiers l'oxycyanure de mercure au permanganate à doses égales dans les fins de traitement un peu trainantes où le permanganate seul semble s'épuiser, surtout quand les deux verres sont louches et restent louches malgré les lavages, sans qu'il y ait néanmoins de prostatite constatable. Je me trouve également bien de cette association dans la fin de traitement chez des malades qui n'ont plus d'écoulement mais qui conservent quelques rares filaments contenant encore des gonocoques.

L'argyrol en lavages d'un demi-litre de 2 grammes à 10 grammes 0/00, m'a donné des résultats moins bons, mais je m'en sers néanmoins volontiers comme intermède pendant quelques jours pour déshabituer l'urètre du permanganate qui retrouve ensuite toute son activité et confirme la guérison.

Dans les cas de blennorragies limitées à l'urètre antérieur, qui se présentent assez fréquemment, comme nous le verrons plus loin à la fin des traitements prolongés de blennorragies totales, l'urètre postérieur ayant guéri le premier, j'ai obtenu de l'argyrol de meilleurs résultats, en corsant son action par l'introduction jusqu'au bulbe de crayons urétraux au beurre de cacao contenant 5, 10 ou 20 o/o d'argyrol. Ces crayons y fondent et baignent tout l'urètre antérieur jusqu'à la miction suivante, qu'il est bon de reculer le plus possible. J'exposerai la technique d'introduction de ces crayons au chapitre de la période post-gonococcique (page 195).

En fait, l'argyrol n'agit d'une façon vraiment efficace dans la blennorragie qu'à des doses très élevées, de 5 grammes à 20 grammes o/o, doses qui ne sont pas pratiques à utiliser en lavages, en raison du prix élevé de ce médicament.

A forte dose, il provoque de la suppuration, et produit de gros filaments; il faut le savoir, sans cela on serait exposé à poursuivre indéfiniment le traitement de ces filaments dont, en pareil cas, nous sommes cause.

Quant au protargol, j'éprouve pour lui une certaine défiance, je le crois un peu offensif pour l'épithélium urétral, je l'utilise fort peu contre le gonocoque. Il trouve plutôt son application dans les urétrites post-gonococciques.

Outre l'augmentation des doses de permanganate et l'utilisation d'un produit succédané, nous avons encore à notre disposition un moyen très efficace, en cas de traitement prolongé, c'est la vaccination gonococcique.

Cette méthode est encore bien jeune pour pouvoir être réglementée. Les vaccins gonococciques (auto-vaccins ou stok-vaccins) sont très divers comme préparation et comme nombre de corps microbiens utilisés; les uns contiennent ces corps microbiens en nature, les autres n'en contiennent que des lysats; les uns sont monovalents, d'autres polyvalents; ils sont faits soit avec le gonocoque seul, soit avec le gonocoque associé à une ou plusieurs espèces microbiennes; ils peuvent même ne pas contenir de gonocoque du tout.

Je crois préférable de résumer nos connaissances actuelles sur la vaccination gonococcique dans un chapitre spécial (page 429), en signalant seulement l'opportunité de son emploi, chaque fois que cette opportunité se présentera.

Quoi qu'il en soit, la vaccination gonococcique pratiquée avec un stock-vaccin, soit plutôt avec un auto-vaccin à la condition qu'il soit bon, peut nous rendre les plus grands services en cas de traitements prolongés, sans toutefois nous faire abandonner le traitement local, auquel, jusqu'à présent, elle ne semble servir que d'adjuvant.

Je ne veux pas terminer ce chapitre sans répéter que ces traitements prolongés peuvent être dus à un foyer extra-urétral méconnu. Il faut, durant ces longs traitements, multiplier les recherches dans ce sens, pour arriver à le découvrir, s'il existe.

Je rappelle un cas bien caractéristique à cet égard que j'ai déjà cité au début de ce livre, celui d'un soldat que j'ai traité en vain pendant sept mois et que j'ai guéri en cinq jours à partir du moment où j'ai découvert chez lui une lacune de la paroi inférieure de l'urètre, à un endroit où je n'avais jamais songé à la chercher.

Je pourrais citer de même un grand nombre de cas de malades adressés à moi par des confrères qui les avaient traités sans succès pendant plusieurs mois, et chez lesquels je n'avais pas de peine à trouver la cause de ces insuccès dans la présence d'une cloison anormale coupant en deux la fosse naviculaire, de lacunes plus ou moins profondes ou de végétations intra-urétrales qui rendaient la guérison impossible.

J'ai parlé jusqu'à présent de séries de traitement qui échouent au moment où l'on se croit autorisé à écarter les lavages. Dans ces cas, la guérison semble être obtenue, il n'y a plus ni écoulement, ni gonocoque visibles, on tente un intervalle et aussitôt les gonocoques reparaissent. C'est la forme la plus habituelle des traitements prolongés. Dans d'autres cas plus rares, les gonocoques ne disparaissent pas ; à tous les examens on constate leur présence. C'est alors qu'il faut bien les observer et bien se rendre compte de la mine qu'ils ont : *s'ils sont vigoureux et productifs, il faut se méfier d'un foyer para-urétral ou urétral inaccessible à nos lavages.* Si, au contraire, ils sont affaiblis, mal colorés, très petits, souvent réduits à un seul coque, on peut en conclure que les lavages agissent partout où il est nécessaire, mais d'une façon insuffisamment efficace, ce qui nous engage à augmenter les doses, ou à changer de substance active.

Enfin, *on peut rencontrer dans toutes les préparations que l'on fait des gonocoques libres en quantité notable,* plus nombreux même que les groupes intra-leucocytaires. *C'est un très mauvais signe,* indiquant un manque complet d'activité des moyens de défense de l'organisme. La phagocytose est en défaut, ce sont là de mauvais cas qui nous conduisent à des traitements très prolongés. Les vaccins, et de préférence les auto-vaccins, sont évidemment indiqués pour augmenter les défenses de l'organisme, ils rendent service, mais de toute façon, malgré leur aide, il faut toujours s'attendre à avoir beaucoup de mal, pour guérir de semblables malades.

Quand un traitement se prolonge ainsi pendant plusieurs mois, il faut souvent vérifier où l'on en est, au point de vue de l'extension en surface de l'infection. Il est très fréquent, en pareil cas, que l'urètre postérieur guérisse le premier et qu'il ne reste d'infecté que l'urètre antérieur.

J'ai vu un malade qui venait d'être atteint d'une épididymite et qui pourtant n'avait plus que l'urètre antérieur infecté. L'urètre postérieur s'était guéri tout seul.

Si cela est, il est important pour nous de le savoir, car nous pouvons dès lors nous contenter de faire des lavages antérieurs, ce qui simplifie le traitement, augmenter un peu les doses, et peut-être recourir à d'autres procédés, tels que l'application au bulbe de crayons urétraux, inutilisables en cas d'infection postérieure (page 195).

Si, dans un traitement total prolongé, le deuxième verre se montre absolument limpide pendant plusieurs jours de suite, on est autorisé à essayer de ne laver que l'urètre antérieur seul. Cet essai doit être fait très timidement, en suivant avec beaucoup de soin ce que devient, sous cette influence, l'urine du second verre; au moindre trouble, on reprend les lavages complets; si, au contraire, tout va bien, on termine le traitement en antérieur.

Le conseil que j'ai donné au début de ce chapitre de pousser la première série jusqu'à certitude de la guérison et de monter les doses en cas d'insuccès des séries successives, pourrait constituer un danger, s'il était suivi trop à la lettre. *Il est des cas dans lesquels l'écoulement se perpétue sous l'action irritante des lavages;* on les reconnaît à la disproportion qui existe entre l'abondance de l'écoulement et des leucocytes et le petit nombre de gonocoques qu'ils contiennent; il suffit, dans ces cas, de passer à une dose plus faible pour voir tout rentrer dans l'ordre. *Ceci prouve que, s'il faut savoir augmenter les doses, il faut aussi savoir les baisser* (voir page 129).

La prolongation exagérée des lavages peut également entretenir un écoulement purulent, dans ce cas sans gonocoques, qui disparaît aussitôt qu'on les cesse. Ceci prouve que *s'il est bon de pousser les séries de lavages jusqu'à l'apparence absolue de la guérison, il faut aussi savoir se demander si on n'a pas dépassé le but.*

Un traitement trop prolongé produit un écoulement d'irritation qui ressemble absolument, gonocoques en moins, à l'écoulement blennorragique. Plus on le poursuit, moins il a de tendance à se tarir. *Je ne compte pas les cas dans lesquels, consulté pour de prétendues chaudepisses rebelles, j'ai obtenu la guérison par le simple arrêt des lavages.*

Il ne faut donc pas se fier absolument à l'aspect de la goutte pour se décider à entreprendre les intervalles de vérification. La guérison peut être obtenue, même alors qu'il persiste un léger écoulement purulent dû à l'irritation des lavages. Ceci se produit surtout dans les traitements de longue durée où l'on a employé les doses fortes. Il est bon, en pareil cas, si on cesse pendant plusieurs jours de constater la présence des gonocoques, de faire un prudent écart de quelques heures qui nous prouve, par la diminution de l'écoulement et la non-réapparition des gonocoques, que le but est atteint et déjà dépassé.

Dans ces cas, les symptômes s'amendent sous l'influence des écarts des lavages, au lieu d'empirer, comme cela arrive en cas de persistance des gonocoques.

Cette question si importante des traitements prolongés nous conduit à nous demander s'il ne serait pas possible de les abréger, comme certains spécialistes l'ont préconisé, par l'emploi des moyens mécaniques.

DOIT-ON UTILISER LES PROCÉDÉS MÉCANIQUES A LA FIN DU TRAITEMENT DE BLENNORRAGIES RÉCENTES?

En Allemagne, les explorations, la dilatation, les massages de l'urètre sont couramment employés dans le traitement des blennorragies. En France, le Dr LEFUR (280, 281, 283, 284) a préconisé le massage urétral sur béniqués à la période terminale de toute chaudepisse. Ces pratiques sont-elles à recommander? Je ne le pense pas.

Je considère comme extrêmement dangereuse toute introduction instrumentale dans un urètre atteint de blennorragie récente, même à la période terminale. Je me suis toujours conformé à ce principe et je crois que mes malades s'en sont bien trouvés.

Je ne fais exception à cette règle qu'en cas de nécessité absolue :

1° En cas de rétention complète chez un blennorragique;

2° En cas de menace de rétention chez un rétréci très serré atteint de blennorragie;

3° Dans les cas, extrêmement rares du reste, où le lavage sans sonde total nécessaire est reconnu radicalement impossible.

Ces sondages sont pratiqués avec des sondes Nélaton très fines n°s 13 à 14, et chez les rétrécis avec des bougies filiformes; à l'extrême rigueur, avec mes premiers béniquès coniques conduits n°s 16 à 20. Les traumatismes sont ainsi réduits au minimum.

Quant aux grosses dilatations et aux massages d'un urètre atteint de blennorragie récente, je les réprouve d'une façon absolue.

Ces pratiques sont, pour moi, terriblement dangereuses et, de plus, d'une efficacité très contestable.

Les dangers courus sont, pour l'urètre antérieur, les littrites; pour l'urètre postérieur, les épididymites, les vésiculites et la prostatite.

Ces dangers existent tant que les gonocoques embusqués dans l'urètre et ses glandes sont mobilisables. J'entends par gonocoques mobilisables les gonocoques qui ont encore une vitalité suffisante pour réenvahir tout l'urètre, si on les abandonne à eux-mêmes. Nous verrons plus loin, en étudiant la gonococcie chronique, qu'il n'en est pas toujours ainsi. *Il arrive un moment où le gonocoque, épuisé par la durée de sa culture et en présence d'un organisme qui se défend mieux contre lui, reste cantonné dans ses foyers, incapable, s'il en sort, de réinfecter l'urètre* à moins d'excès, ou de conditions particulières, telles que les règles chez la femme, qui exagèrent très momentanément son activité. Nous verrons ainsi des gonocoques, cantonnés dans la prostate ou dans des foyers extra-urétraux, communiquant pourtant avec l'urètre, incapables de réinfecter cet urètre dans lequel ils sont à tout moment déversés; nous verrons chez les femmes des glandes para-urétrales de Skene infectées alors que l'urètre lui-même est indemne, l'utérus infecté, noyant la vulve de ses sécrétions gonococciques, sans aucune participation des foyers vulvaires et de l'urètre.

Dans ces cas-là, il peut être question de moyens mécaniques, mais pas avant.

Tant que le gonocoque est mobilisable, ou si l'on préfère transplantable sur son porteur, il faut éviter tout traumatisme aux organes qui le contiennent, sous peine de s'exposer à de sérieuses complications.

Pendant toute ma carrière je n'ai pas eu à déplorer plus de dix épididymites en cours de traitement; je serais curieux de savoir si les partisans des procédés mécaniques pourraient en dire autant.

Il y a, du reste, une grande part d'illusion dans l'efficacité de ces procédés mécaniques. Ils ont la prétention d'expulser les gonocoques retenus dans les glandes. Mais qu'est-ce qui prouve qu'ils ne sont que là? N'y en a-t-il pas aussi dans les espaces sous-épithéliaux et péri-glandulaires, comme le prouvent les coupes qui ont été faites de l'urètre blennorragique? Pour quelques gonocoques expulsés, nous créons un état d'irritation favorable à ceux qui sont hors de notre atteinte.

Il ne faut pas croire que nous sommes seuls à lutter contre les gonocoques et que notre devoir, pour obtenir la guérison, est de les tuer ou expulser nous-mêmes jusqu'au dernier. N'oublions pas que cette bonne *natura medicatrix* est notre alliée dans cette lutte et qu'elle n'attend que la diminution du nombre des gonocoques et leur affaiblissement, pour entrer en jeu et les balayer par les puissants moyens dont elle dispose, pourvu que nous ne fassions pas de fausses manœuvres capables d'entraver son action.

4. Période post-gonococcique.

Immédiatement après la constatation de la disparition des gonocoques, commence la période post-gonococcique. Elle est, dans l'immense majorité des cas, absolument exempte d'incidents : l'urètre, qui était sec et sans filaments à la fin des lavages, reste dans cet état et rien ne vient troubler la légitime satisfaction du blennorragique récemment guéri.

Mais il n'en est pas toujours ainsi, deux phénomènes peuvent se produire dans cette période : l'infection plus ou moins étendue de l'urètre par des microbes secondaires, ou bien un écoulement muqueux, ou même muco-purulent sans microbes, résultat de l'irritation de l'urètre provoqué par la maladie et le traitement. *Les infections secondaires post-gonococciques et l'urétrite simple post-gonococcique.*

Cette question a été fort bien mise au point dans l'excellent rapport de NOGUÈS sur les urétrites non gonococciques à l'Association Française d'Urologie, 1897 (341).

a. — INFECTIONS SECONDAIRES POST-GONOCOCCIQUES.

Elles peuvent se produire dès la cessation des lavages, pendant la période d'observation qui précède la preuve de bière ou plus tard, pendant toute la durée du mois suivant. Néanmoins, plus on s'éloigne du moment de la guérison, moins elles ont de chance de se produire. C'est en général dans les huit ou dix premiers jours qu'on les observe.

Elles se manifestent par un écoulement purulent blanc assez abondant, qui fait croire à son porteur que sa blennorragie reparaît. Étant prévenu de la possibilité de cet accident, il vient consulter immédiatement et l'on trouve dans cet écoulement, outre des polynucléaires et quelques grandes cellules épithéliales de la fosse naviculaire, une nuée de microbes parsemant tout le champ de la préparation ; en général, la culture semble constituée par une seule espèce, mais ces espèces sont très diverses suivant les cas : ce sont tantôt des coques, tantôt des bactéries, libres, intra-leucocytaire, ou intra-épithéliales. Il n'y a pas lieu de chercher à les déterminer, étant donné leur peu d'importance.

Prises à leur début, elles ne pénètrent pas profondément dans l'urètre, ni profondément dans l'épaisseur de la muqueuse, mais il est incontestable que, si on les abandonnait à elles-mêmes, elles pourraient gagner tout l'urètre antérieur, ses couches profondes et même l'urètre postérieur, créant ainsi une véritable urétrite par infection secondaire.

La présence de microbes secondaires intra-leucocytaires indique, à mon avis, une infection plus profonde de la muqueuse urétrale que celle qui est constituée par des microbes secondaires libres ou intra-épithéliaux. Elle dénote une véritable urétrite infectieuse.

Nous ne leur laisserons pas le temps de prendre ces proportions : un seul ou deux lavages, à un jour d'intervalle, de l'urètre antérieur seul avec l'oxycyanure de mercure, de $0^{gr},20$ à $0^{gr},25$ o/oo, suffisent à en débarrasser le malade.

En cas de persistance de l'infection secondaire, j'introduis volontiers jusqu'au bulbe, après le lavage, un crayon à l'oxycyanure de mercure à $0^{gr},25$ o/oo.

Ces infections secondaires, en général faciles à supprimer, peuvent se reproduire. Il faut en avertir le malade. En cas de récidive, on les combattra de même. Il est bien rare d'avoir à faire ce travail plus de deux ou trois fois, dans les semaines qui suivent la guérison de la chaudepisse.

Ces infections secondaires sont produites par les microbes normaux du gland et du prépuce qui trouvent momentanément un terrain de culture favorable dans le méat et la fosse naviculaire encore légèrement humides et en état de réceptivité microbienne.

Pour les prévenir et empêcher leur retour, quand elles se sont produites, je conseille aux malades largement prépucés et qui semblent peu soigneux de leur personne, de laver chaque jour le gland et le méat avec un coton hydrophile imbibé d'oxycyanure de mercure à $0^{gr},25$ o/oo; ils doivent, en outre, écarter les lèvres du méat et y laisser tomber une goutte de cette solution. Au bout de quinze jours à trois semaines, ces précautions deviennent inutiles, l'urètre ayant retrouvé sa résistance habituelle aux invasions microbiennes vulgaires.

b. — Urétrite simple post-gonococcique.

Cette urétrite simple mérite bien son nom. Tant que l'on fait les lavages de permanganate, elle ne se manifeste pas. C'est seulement plusieurs jours après qu'on les a cessés qu'elle apparaît, soit pendant la période d'observation, soit pendant les jours qui suivent la preuve de bière. Cette épreuve n'y est du reste pour rien.

Elle se manifeste par un suintement muqueux, très clair, quelquefois même séreux, mais parfois aussi franchement mucopurulent et même purulent, comme un véritable écoulement blennorragique, dans lequel on ne retrouve aucun microbe.

On voit les filaments reparaître dans l'urine; on peut même constater un trouble plus ou moins accentué du premier verre, quelquefois du second. C'est une véritable urétrite qui s'étend à tout l'urètre antérieur, plus rarement à tout l'urètre.

Les roux et les blonds dont les muqueuses sont particulièrement fragiles y sont surtout exposés : leur urètre est chimiquement impressionnable.

Elle est due à un mauvais état de l'épithélium urétral altéré par la culture gonococcique qui a précédé le traitement et par le traitement lui-même, quand il a été énergique et prolongé. *L'épithélium urétral ainsi altéré protège mal l'urètre contre l'action irritante de l'urine ;* c'est là pour moi la cause principale de ces urétrites et c'est ce qui me conduit à dire que ce serait une grande faute de vouloir les traiter chimiquement.

Toutes les injections, tous les lavages, toutes les instillations que l'on pourrait faire, en pareil cas, ne pourraient qu'augmenter le dommage et perpétuer la maladie.

Voilà un urètre, non infecté, qui ne demande qu'à se réparer lui-même, une fois l'orage passé, et on irait le brutaliser avec la collection des sulfates et le nitrate d'argent.

Laissons-le donc tranquille, en le préservant des infections secondaires par un lavage antérieur d'oxycyanure, quand elles se présentent et par le nettoyage du méat pour éviter leur retour et attendons patiemment que tout, de soi-même, rentre dans l'ordre, ce qui arrive, dans l'immense majorité des cas, en moins d'un mois.

Je considère donc comme une règle d'abandonner complètement à eux-mêmes les écoulements post-gonococciques, sauf au point de vue de la suppression et de la préservation des infections secondaires, pendant le mois qui suit la fin du traitement de la chaudepisse.

Un traitement médical pourrait-il hâter la guérison de cette urétrite simple? Il est évident qu'un peu d'hygiène est nécessaire : le malade doit éviter tout écart de régime et ne pas abuser des rapports sexuels.

Du moment que nous admettons que cette affection est entretenue par l'action chimiquement irritante de l'urine, il semble logique de chercher à rendre cette urine aussi peu irritante que possible. Pour moi, l'urine la moins irritante est l'urine normale à laquelle l'urètre est habitué, ni trop diluée, ni trop dense, et surtout d'acidité normale. Il y a, à ce sujet, deux erreurs médicales très répandues dans lesquelles il est important de ne pas tomber. Ce sont les mêmes erreurs dont je parlais à propos du traitement interne des blennorragiques (page 142). Il est absolument erroné de croire qu'une urine très légère, très diluée, obtenue par l'usage de boissons très abondantes, soit agréable à l'urètre. De telles urines sont, au contraire, très irritantes par leur densité anormale qui produit des phénomènes d'osmose intempestifs. Il est également faux d'admettre qu'une urine alcaline soit calmante pour un urètre irrité. C'est tout le contraire qui a lieu, l'urètre est habitué au passage d'une urine acide; cette acidité, quand elle est normale, ne peut en rien lui nuire. Les méfaits de l'acidité, au moins au point de vue urinaire, doivent être relégués à la quatrième page des journaux.

L'alcalinisation de l'urine a le grand inconvénient de provoquer la précipitation des carbonates et des phosphates qui ensablent l'appareil urinaire et l'irritent mécaniquement. Il faut proscrire cette méthode, comme la précédente, de la thérapeutique des urétrites simples. Le malade doit boire d'une façon normale, ni trop, ni trop peu, et il doit éviter tout ce qui peut alcaliniser son urine, comme les eaux bicarbonatées et les eaux gazeuses.

On prescrit souvent, en pareil cas, la térébenthine; je ne crois pas qu'elle ait une action bien évidente; on peut recommander aux malades qui tiennent absolument à prendre quelque chose, la tisane de feuilles de buchu, deux à trois tasses par jour, ou de l'extrait fluide de buchu, vingt-cinq gouttes dans un demi-verre d'eau, ou une infusion, deux à trois fois par jour, entre les repas.

Il ne faut pas omettre le traitement hydrothérapique dans l'urétrite simple. Il avait été déjà autrefois fortement préconisé par WINTERNISS qui avait, à cet effet, proposé une sonde froide à double courant. Cette sonde métallique à courbure de Dittel, traversée par un courant d'eau froide, était introduite jusque dans la vessie et permettait de réfrigérer toute la muqueuse urétrale. WINTERNISS l'employait surtout dans les cas de neurasthénie génitale.

Pour agir sur les sécrétions de l'urétrite simple, je préfère recommander aux malades de se faire matin et soir une ablution du périnée, des organes génitaux et du bas-ventre avec de l'eau très fraîche, ou mieux encore de prendre fréquemment des bains froids, quand la saison s'y prête.

c. — Perte de l'élasticité urétrale.

Cette action irritante de l'urine se manifeste d'une façon d'autant plus énergique que ces urètres récemment malades ont perdu une grande partie de leur élasticité : ils retiennent l'urine après la miction, au lieu de l'expulser jusqu'à la dernière goutte, comme à l'état normal.

On peut, jusqu'à un certain point, lutter contre cet inconvénient, en engageant le malade à ne pas uriner trop souvent, sans envie réelle, et à presser légèrement la région bulbaire, après la miction avec la main introduite dans le pantalon; ils arriveront ainsi à bien expurger leur urètre de l'urine qu'il retenait.

Il y a lieu de faire chez ces malades une véritable rééducation du coup de piston terminal de la miction.

Il est à remarquer que ce coup de piston terminal disparaît complètement en cas de gonflement de la prostate.

Perte d'élasticité de l'urètre et gonflement prostatique, telles sont les deux causes de la perte de quelques gouttes d'urine après la miction, dont se plaignent si souvent les malades.

d. — Traitement local de l'urétrite simple post-gonococcique.

Si, après un mois d'abstention thérapeutique, les symptômes de l'urétrite simple persistent, ou même semblent s'aggraver, je considère qu'il est alors temps de revenir au traitement local, et, en pareil cas, c'est aux pansements de l'urètre à l'aide de corps gras que j'accorde la préférence.

Il existe bien des façons de faire pénétrer ces corps gras dans l'urètre : bougies fondantes médicamenteuses, bougies métalliques enduites de pommades, injection dans l'urètre de substance grasses fluides. Je me suis arrêté à une méthode qui me semble la plus simple et la moins traumatisante, celle des petits suppositoires urétraux, poussés jusqu'au bulbe à l'aide d'un mandrin approprié. Ces suppositoires (*fig.* 62) ont 3 centimètres de long, leur calibre correspond au n° 16 de la filière Charrière, leur poids est de $0^{gr},50$; une de leurs extrémités est arrondie, l'autre est creusée d'une petite cavité destinée à recevoir l'extrémité du mandrin : ils sont enfermés dans de petites tubes de verre jaune, fermés à chaque extrémité par un petit chapeau de caoutchouc ou de coton.

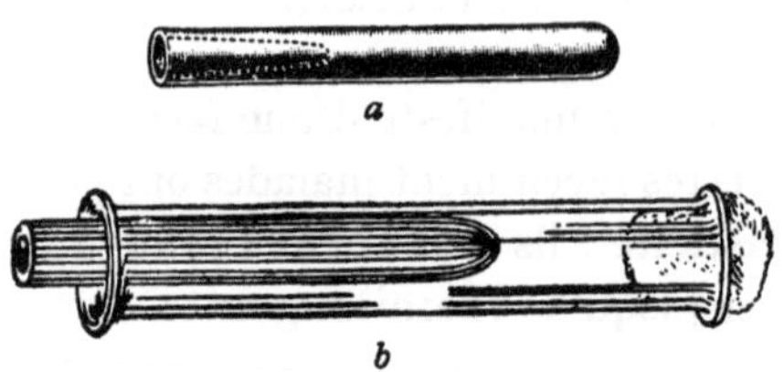

FIG. 62. — Crayon urétral de JANET. *a*) Nu ; — *b*) Dans son tube de verre.

Ces crayons urétraux se trouvent à la pharmacie Leclerc, qui les a établis d'après mes indications. Leur excipient est le beurre de cacao, auquel on peut incorporer le médicament que l'on désire.

Le mandrin destiné à les introduire dans l'urètre (*fig.* 63) a été fait par la maison Plisson. Il est relativement rigide, en gomme noire. Il a 23 centimètres de long, son calibre est de 7 Charrière, il se termine par un petit manche aplati qui en facilite le maniement.

FIG. 63. — Mandrin de JANET pour crayons urétraux.

Pour les urétrites simples qui nous occupent actuellement, il ne peut être question d'utiliser des médicaments tant soit peu actifs; rappelons-nous que nous avons affaire à une affection qui est en grande partie d'origine médicamenteuse; la combattre par d'autres médicaments, encore plus irritants, serait une lourde faute. Contentons-nous d'introduire dans l'urètre des crayons de beurre de cacao pur, sans aucun médicament. Les muqueuses aiment les corps gras qui leur fournissent un vernis protecteur durable; pour l'urètre, ce vernis a l'avantage de le protéger, au moins momentanément, contre le contact de l'urine.

Comme crayons médicamenteux très doux, j'emploie encore, dans ces cas, les crayons urétraux suivants :

Crayons urétraux à l'oxyde de zinc, 1/10;

Crayons urétraux au protargol, 0^{gr},02 à 0^{gr},04;

Crayons urétraux à l'ichthyol, 0^{gr},05 par crayon;

Crayons urétraux à l'oxyde de zinc et ichthyol.

La masse de ces crayons contient :

Beurre de cacao..............................	5^{gr},50
Oxyde de zinc..............................	1 ,50
Ichthyol....................................	0 ,20

L'introduction de ces crayons doit se faire immédiatement après une miction. Il faut la faire précéder, au moins, d'un nettoyage du gland et du méat à l'oxycyanure de mercure à $0^{gr},25$ 0/00. Je préfère à ce nettoyage un lavage de l'urètre antérieur avec une substance correspondante à la teneur des crayons : lavage de sérum physiologique, de solution de Delbet au chlorure de magnésium, $25^{gr},85$ 0/00, ou d'acétate de zinc à 1 0/00, avant le crayon d'oxyde de zinc ou d'un mélange d'acétate de zinc et d'ichthyol (āā 1 gramme 0/00), avant le crayon d'oxyde de zinc et ichthyol. Lavage d'albargine de $0^{gr},15$ à $0^{gr},30$ 0/00, avant le crayon de protargol; lavage à l'ichthyol, 3 0/00, avant le crayon d'ichthyol.

Ces précautions étant prises, on ouvre le tube du côté de l'extrémité percée du crayon ; on introduit la pointe du mandrin, préalablement bouilli, dans la petite cavité que celui-ci présente et on le retire du tube. Il est bon de passer ensuite très légèrement le crayon au-dessus d'une flamme d'alcool ou de gaz, ou à la vapeur du bouilleur pour lubrifier sa surface. Ceci fait, on l'introduit dans l'urètre, en tenant la verge bien droite, jusqu'à ce qu'on sente la résistance du sphincter. Là on s'arrête; avec les doigts de la main droite appliqués contre le périnée, on cale le crayon et on retire le mandrin de la main gauche. Un petit pansement de coton, fixé autour du gland par un petit lien ou par une capote en caoutchouc, protège les vêtements contre les taches et retient un peu la pommade dans l'urètre.

Le meilleur moment pour cette application serait au moment du coucher du malade, car, dans ces conditions, l'action médicamenteuse est rendue plus énergique par l'éloignement de la miction suivante. Bien souvent, pour obtenir ce bénéfice, je confie ce traitement au malade lui-même, qui s'en acquitte fort bien en général, après lavage du gland et du méat à l'oxycyanure.

J'utilise ainsi les crayons urétraux par séries de six, à raison de un tous les trois à cinq jours. Je cesse ensuite pendant quelques jours le traitement, pour voir le résultat obtenu et je recommence, s'il est nécessaire, une seconde série. Si l'on a affaire à une très forte urétrite médicamenteuse, causée par des doses intempestives de permanganate, ce traitement doit suffire à amener la guérison. S'il persiste encore un petit suintement muqueux, on peut le traiter par le mépris et attendre sa guérison spontanée.

C'est souvent une conduite difficile à faire admettre aux malades, mais qui leur est certainement plus favorable qu'une série d'instillations au nitrate d'argent ou au sulfate de cuivre.

J'ai récemment essayé avec un certain succès de faire introduire par le malade lui-même un crayon de beurre de cacao pur tous les soirs et même deux fois par jour, pour mieux protéger l'urètre contre l'action irritante de l'urine.

A cette période terminale des urétrites simples, on peut parfaitement autoriser la reprise des rapports, qui ne sont nullement dangereux pour les femmes et qui peuvent même, dans bien des cas, être favorables à nos malades. J'ai souvent vu la reprise régulière des rapports sécher définitivement des suintements muqueux qui semblaient rebelles au traitement.

Il n'en est pas de même dans la période d'activité des urétrites simples : dans ces cas, le coït est le plus souvent cause d'une légère recrudescence.

e. — Urétrites simples tardives ou primitives.

L'*urétrite simple tardive* se développe souvent plusieurs mois après la dernière blennorragie, de préférence au printemps. Elle a tendance à récidiver à la même époque. Il est logique d'admettre que les désordres anatomiques apportés à l'urètre par la maladie et le traitement ont rendu la muqueuse plus susceptible aux diverses causes d'irritation auxquelles elle peut être soumise, et que cette susceptibilité se manifeste à son heure en présence de telle ou telle action irritante particulièrement agressive.

Et pourtant, on voit quelquefois, mais assez rarement, ces urétrites simples se développer chez des sujets indemnes de toute blennorragie précédente, on les appelle *urétrites simples d'emblée ou primitives.* On les rencontre chez des sujets prédisposés à muqueuses très fines, les blonds ou les roux, ou très susceptibles, comme celles des individus soumis à un régime très sévère et des buveurs d'eau. Les causes occasionnelles de ces poussées d'urétrite simple, qu'elles soient primitives ou post-gonococciques tardives sont [Noguès (341), J. Janet (197, 229)] :

1° Les tentatives mal réglées de prophylaxie antiblennorragique :

L'utilisation de produits non appropriés, tels que l'eau de Cologne, l'eau de Javel, la teinture d'iode.

Il est à remarquer qu'une irritation chimique localisée au méat peut se propager à tout l'urètre antérieur et provoquer une urétrite simple. J'en ai eu la preuve pendant la guerre : un soldat qui s'était lavé le gland avec de l'eau ypéritée présenta, immédiatement après, une violente balanoposthite et consécutivement une forte urétrite simple de tout l'urètre antérieur.

L'utilisation d'antiseptiques à doses trop élevées ou poussés trop profondément dans l'urètre.

La répétition trop fréquente des manœuvres prophylactiques même bien faites.

2° Les traitements excessifs comme doses, répétition des séances, ou durée.

3° Les excitations sexuelles non satisfaites chez les continents. C'est la situation habituelle des fiancés. Appelons cette variété l'urétrite ou plutôt l'urétrorrhée des fiancés. C'est le mariage qui en est le meilleur traitement.

La continence peut-elle être une cause d'urétrorrhée? C'est possible, surtout chez ceux à qui elle pèse ; ces deux variétés rentrent dans ce que les Allemands appellent l'*uretrorrhœa ex libidine*.

4° Les fatigues génitales : coït prolongé, retardé ou interrompu, trop fréquemment répété ou compliqué de libations trop abondantes.

Chez des sujets très sensibles, le simple changement de femme peut provoquer une urétrite simple.

Chez un de mes malades, le simple passage du sperme rendait l'urètre douloureux pendant plusieurs semaines.

5° Le coït pendant ou immédiatement après les règles. Certaines femmes semblent, à ce moment, chimiquement irritantes; le contact de leurs sécrétions est parfaitement capable de produire une urétrite simple.

Je connais un cas d'urétrite simple totale qui se compliqua d'épididymite à la suite d'un coït avec une femme qui avait oublié depuis un mois un tampon dans son vagin.

J'ai cru observer également des femmes porteuses de gonocoques qui donnaient à leur amant tantôt une urétrite simple, tantôt une chaudepisse. Elles étaient alternativement soit simplement irritantes, soit contagionnantes.

6° La condensation excessive de l'urine chez les individus sujets aux grandes transpirations, pendant les étés très chauds. C'est ce qui peut donner parfois à l'urétrite simple un caractère saisonnier.

Les grandes transpirations thérapeutiques des bains de vapeur et des bains de lumière peuvent produire le même effet.

La concentration des urines sous l'influence des coliques néphrétiques peut produire le même effet.

7° Les excès alimentaires d'aliments très épicés ou irritants pour l'urètre, tels que les asperges.

L'abus des boissons alcooliques et de la bière (« Biertripper » des Allemands) ; pour certains malades, du vin blanc.

Ces excès alcooliques sont encore plus dangereux, quand ils sont pratiqués pendant une période d'oligurie par transpiration : quelques cocktails après une partie de foot-ball seront facilement une cause d'urétrite simple pour un urètre sensible.

Certains médicaments pris avec excès, tels que l'acide phosphorique, peuvent arriver au même résultat. J'en ai observé un cas chez un de nos confrères.

8° Les modifications chimiques de l'urine sous l'influence de certaines maladies, telles que la grippe, les maladies fébriles, le diabète. Je recherche de parti pris le sucre dans tous les cas d'urétrites simples, sans cause connue, surtout dans les cas où les malades, sans autre symptôme, accusent de la douleur à la miction. Il m'est arrivé ainsi plusieurs fois de dépister des diabètes méconnus.

9° Les traumatismes de l'urètre : voyage prolongé en chemin de fer, en side-car et, à plus forte raison, les sondages pratiqués brutalement peuvent provoquer des urétrites simples.

Toutes ces conditions d'irritation de la muqueuse urétrale sont encore plus efficaces quand il existe simultanément un certain degré de rétention urétrale, quand l'urètre a perdu une partie de son élasticité et se vide mal après la miction.

Ces urétrites simples peuvent atteindre un degré d'acuité considérable, provoquer un écoulement séro-purulent considérable simuant absolument un écoulement blennorragique. Sans le secours du microscope, il serait radicalement impossible d'établir le diagnostic. J'ai vu des littrites se développer sous l'influence de ces urétrites simples très aiguës, des épididymites accompagner les urétrites simples totales, et des rétrécissements rapides se former à la suite des urétrites simples, surtout dans les cas où l'écoulement est séro-sanguinolent et très abondant. Il semble, dans ces cas, que la muqueuse urétrale a été vésiquée et qu'elle a perdu la plus grande partie de son épithélium, d'où cicatrices consécutives.

Je ne m'étendrai pas sur ce sujet, malgré tout l'intérêt qu'il présente, car il ne rentre pas directement dans le cadre de la blennorragie.

Quelquefois ces deux affections s'intriquent, la blennorragie se développant chez un malade précédemment atteint d'urétrite simple. Cela ne complique en rien le traitement de la blennorragie, le diagnostic de la guérison n'en est pas rendu plus difficile, car les sécrétions de l'urétrite simple se tarissent absolument sous l'influence des lavages de permanganate, et une fois la guérison de la blennorragie obtenue, l'urètre demeure absolument sec. Les sécrétions de l'urétrite simple n'ont donc aucune chance de nous tromper et de nous faire prolonger le traitement outre mesure. Elles reparaissent, du reste, quinze jours après la fin du traitement, mais quelquefois aussi elles ne reparaissent pas, guéries qu'elles sont par le traitement de la blennorragie.

Pour suivre les progrès de ces urétrites simples, je fais faire aux malades une sorte de film de leurs gouttes matinales : tous les matins, ils essuient cette goutte, soit sur une bande de linge, soit sur les bords d'un mouchoir. Ces gouttes desséchées font des taches dont il est très intéressant de suivre les variations de teintes, suivant les doses et les substances employées. Chaque traitement amène une légère recrudescence qui se calme ensuite, puis l'accentuation de la teinte des taches engage à pratiquer une nouvelle séance, et ainsi de suite. Cela permet de régler les intervalles des traitements très variables suivant les sujets. En général, je pratique ces pansements urétraux deux fois par semaine, mais quelquefois plus souvent : tous les deux jours ou même tous les jours.

Telle est, résumée en quelques mots, l'histoire de ces urétrites simples qui sont fréquentes et constituent une véritable entité parmi les affections de l'urètre. *Il faut se garder de les confondre avec les gonococcies latentes ou les urétrites chroniques.*

Quelquefois les gonococcies latentes peuvent se présenter sous l'aspect de ces urétrites simples et nous induire en erreur, mais cette erreur ne peut durer longtemps. Quand on est consulté pour une affection de ce genre par un malade que l'on n'a pas suivi précédemment, il est toujours prudent de le faire passer par les épreuves classiques de la bière et du lavage antérieur à l'oxycyanure. S'il y a gonocoque, il se réveille sous cette influence : s'il ne se décide pas à reparaître, il ne tarde pas à se manifester dès que l'on commence à faire les pansements urétraux. Au bout de deux ou trois séances, on est fixé par le retour de l'écoulement à gonocoques. Les très nombreux cas d'urétrite simple que j'ai soignés pendant toute ma carrière ne m'ont jamais réservé de surprises. Ceux que j'ai considérés comme tels n'ont jamais déterminé de contagions blennorragiques, ce qui serait arrivé fatalement s'ils avaient masqué des gonococcies latentes.

Ils se distinguent aussi très nettement des urétrites chroniques par l'intégrité anatomique de la muqueuse urétrale qui les caractérise et le retour à un état de santé urétral parfait, soit sous l'influence du traitement, soit même sans aucun soin, par un peu d'hygiène et de régime. J'attends toujours avec impatience l'arrivée des vacances pour ces malades, elles achèvent presque toujours de les guérir.

Il faut bien se garder d'appliquer à ces états passagers et qui ne demandent qu'à guérir les traitements énergiques que méritent les urétrites chroniques, en raison des lésions anatomiques graves et presque définitives qui les caractérisent.

CHAPITRE VI

COMPLICATIONS DE LA BLENNORRAGIE CHEZ L'HOMME

A. — *ANOMALIES ET COMPLICATIONS PÉNIENNES, URÉTRALES ET PARA-URÉTRALES DE LA BLENNORRAGIE.*

1° *Repaires gonococciques de la verge et de l'urètre.*

Ces repaires sont très fréquents; s'ils sont méconnus, ils entretiennent indéfiniment la chaudepisse. Ils sont la cause de la plupart des cas rebelles au traitement que nous rencontrons. J'ai publié, en 1901, une étude détaillée de ces repaires microbiens de l'urètre (201).

Ce sont eux qui, avec les foyers prostatiques et vésiculaires, déterminent chez l'homme la vraie blennorragie chronique, j'entends la gonococcie chronique qu'il ne faut pas confondre avec l'urétrite chronique qui n'a rien à voir avec le gonocoque.

La verge et l'urètre peuvent présenter des malformations congénitales qui servent d'abris et de repaires aux gonocoques; d'autre part, il peut se développer sous l'influence de la blennorragie, dans la paroi urétrale ou dans son voisinage, des abcès lymphangitiques ou glandulaires, qui s'évacuent au dehors par des trajets plus ou moins longs, persistant après leur guérison sous forme de fistules ou de canaux para-urétraux. Les petites poches indurées qui en résultent et leurs trajets d'évacuation constituent aussi d'excellents repaires pour les gonocoques.

Les végétations urétrales peuvent jouer le même rôle.

Enfin, nous verrons quelle influence peuvent avoir sur l'évolution de la blennorragie les rétrécissements urétraux et l'hypertrophie de la prostate.

a. — Repaires urétraux dus a des malformations congénitales de la verge et de l'urètre.

Verge.

Il peut exister sous la peau de la face dorsale de la verge un long canal débouchant au niveau de la rainure balano-préputiale et se terminant d'autre part par une extrémité borgne sous l'arcade pubienne. Cette disposition a été observée par Lejars, 1888 (*fig.* 64), Le Fort, 1896 (493), et Tarnowski, 1900.

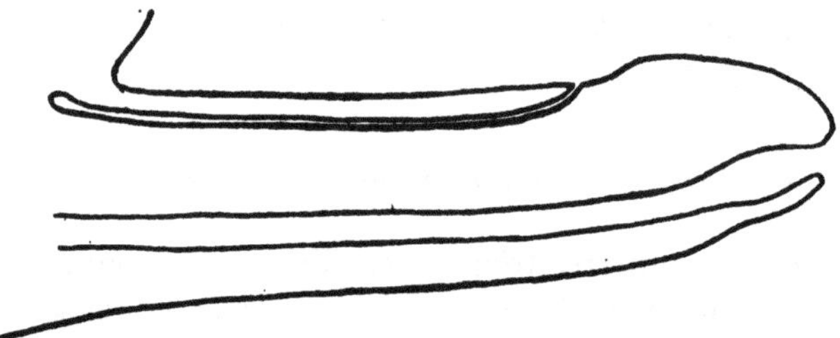

Fig. 64. — Long canal congénital sous-cutané du dos de la verge (Lejars).

Il m'a été donné d'observer un petit trajet congénital du frein de la verge, il avait 4 centimètres de long ; sa paroi extérieure était tellement fine qu'on aurait pu la qualifier de sous-épidermique, elle était percée de trois orifices qui divisaient le trajet en quatre petits tunnels situés bout à bout. Il était infecté de gonocoques ; son incision et le badigeonnage de son fond à la teinture d'iode en amenèrent la guérison immédiate.

Prépuce.

Le prépuce, en état de phimosis congénital, peut emmagasiner des gonocoques. On les trouve associés à un grand nombre d'autres microbes dans le pus qui s'écoule de la chambre préputiale, en cas de balano-posthite chez un blennorragique.

Cet état de phimosis rend parfois très difficile le traitement de la chaudepisse : l'orifice préputial est parfois si étroit qu'on a de la peine à trouver le méat, pour faire le lavage. Il est bien entendu, qu'en pareil cas, le lavage urétral doit être précédé et suivi d'un copieux lavage de la cavité préputiale.

Il serait bien désirable que tous les prépuces en état de phimosis fussent circoncis de parti pris. Cette opération devrait être faite d'office à l'entrée des hommes au régiment. On éviterait ainsi un certain nombre de maladies vénériennes, car ces prépuces étroits et difficiles à laver doivent être très réceptifs, et on faciliterait beaucoup le traitement de ces maladies : blennorragie, syphilis, chancre mou, si elles se présentent ultérieurement.

Ces longs prépuces tenus malproprement peuvent être la cause d'incubations gonococciques très prolongées, la culture du gonocoque commençant à se faire sous le prépuce et ne passant ensuite que tardivement dans l'urètre.

J'ai vu une blennorragie se développer tout d'abord à la surface d'un chancre induré du prépuce et contaminer ultérieurement l'urètre.

Les trajets para-urétraux peuvent être également la cause d'infections en deux temps, qui semblent prolonger indéfiniment la période d'incubation de la blennorragie.

Il existe quelquefois sur le bord du limbe préputial, à l'union de la muqueuse et de la peau, de petites dépressions en goussets, en nids de pigeon, disposés en cercle autour du prépuce. J'en ai observé jusqu'à six (*fig.* 65), elles ne s'infectent pas de gonocoques car leurs parois sont cutanées, mais il est prudent de les laver en cas de blennorragie, car elles peuvent retenir le pus gonococcique qui s'écoule de l'urètre.

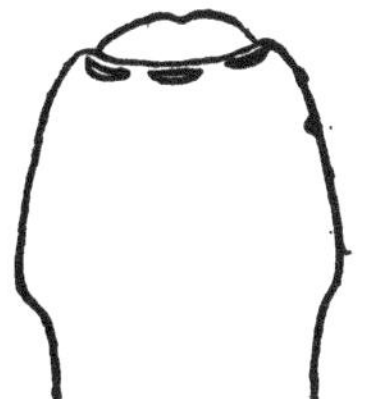

FIG. 65. — Fossettes en nids de pigeon du limbe préputial.

Frein de la verge.

J'ai constaté une fois une cavité kystique du frein de la verge de la grandeur d'une grosse lentille, ouverte à l'extérieur par un très petit orifice; sa paroi externe était d'une minceur telle que l'on voyait par transparence le permanganate dont on l'avait remplie.

Cette cavité n'avait aucune relation avec l'urètre, elle était exclusivement préputiale. Dans le cas observé, elle ne contenait que des microbes vulgaires; mais, en cas de blennorragie, elle se serait certainement infectée de gonocoques. L'excision de sa paroi externe suffit pour en débarrasser le malade.

Gland, méat et fosse naviculaire.

L'étroitesse du méat est fréquente, elle a pour conséquence de forcer l'urètre à former poche au-dessous de lui; ces poches sont, du reste, bien dilatées par les lavages, il n'en résulte donc pas grand inconvénient, mais on est conduit à choisir une canule à bec plus fin que d'habitude. Il faut absolument éviter la méatotomie, en cas de blennorragie. La plaie pourrait s'enflammer; en tous cas, elle rendrait les premiers lavages douloureux et gênerait le traitement.

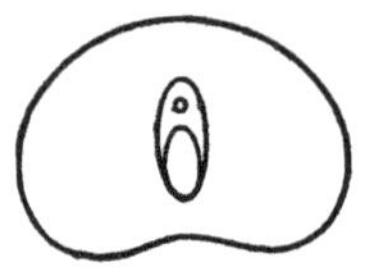

Fig. 66. Diaphragme semi-lunaire de la commissure supérieure du méat avec petit canal borgne.

Diaphragme du méat.

Quelquefois le méat, normal d'aspect extérieur, est cloisonné en partie par une membrane fine qui vient de la commissure supérieure et rétrécit considérablement l'orifice; il n'y a aucun inconvénient à la sectionner, vu le peu d'importance de cette opération. Il peut exister, près de l'insertion de ce demi-diaphragme à la commissure supérieure du méat, un fin petit canal très court et borgne (*fig.* 66)

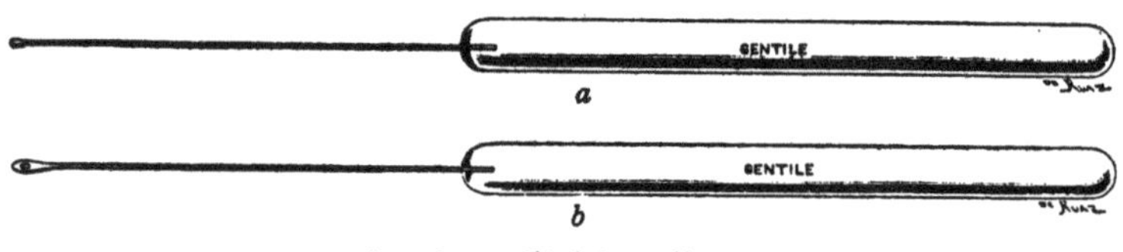

Fig. 67. — Stylets urétraux.
a) Simple; — *b*) Aiguillé.

dans lequel on peut introduire la pointe d'un stylet à trajets (*fig.* 67).

Fossette au-dessus du méat (méat double).

Il est fréquent d'observer, en écartant les lèvres du méat, que celui-ci semble double. Cet aspect est dû à l'existence d'une petite cavité borgne, située au-dessus de l'orifice urétral et séparée de lui par une bride transversale (*fig.* 68), *a* et *b*. Le fond de cette cavité est lisse, on le distingue parfaitement, mais parfois il présente, en son centre, un petit orifice dans lequel on peut introduire le stylet qui s'engage dans un fin canal de 1 à 10 millimètres de profondeur (*fig.* 69, *a* et *b*).

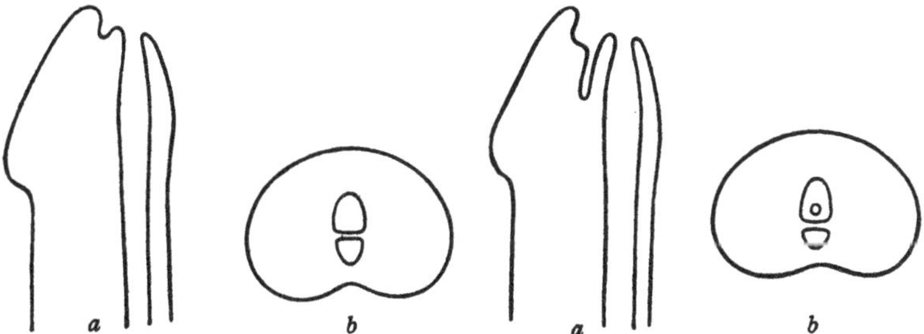

Fig. 68. — Méat double en apparence, le faux méat supérieur est borgne.

Fig. 69. — Même disposition avec petit canal débouchant au fond de la cavité supérieure.

Dans d'autres cas, un peu moins fréquents, la dépression susméatique n'existe pas et le fin canal qui la prolonge existe seul.

Canaux para-urétraux congénitaux du gland et de la fosse naviculaire.

1° *Canaux débouchant au-dessus du méat.* — Ce petit canal vient déboucher soit à la commissure supérieure du méat (*fig.* 70, *a* et *b*), soit plus ou moins bas dans la fosse naviculaire (*fig.* 73).

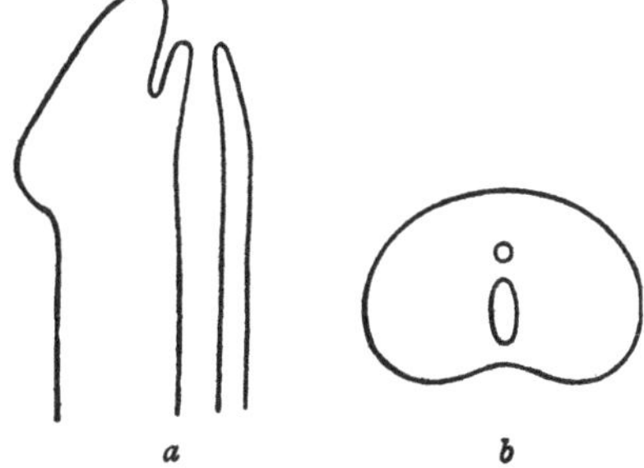

Fig. 70. — Petit canal borgne de la commissure supérieure du méat.

Ce canal peut avoir un orifice double, c'est-à-dire se bifurquer tout près de son abouchement à la muqueuse du gland (*fig.* 71, *a* et *b*).

Mais il peut y avoir deux canaux parallèles dont les orifices vus de face rappellent absolument l'aspect de la figure 71 *b*, mais qui, en coupe, donnent la disposition représentée sur la figure 72.

La figure 73 représente le même petit canal s'ouvrant plus bas, au-dessous du méat, dans la fosse naviculaire. Il est facile de voir son orifice, en entr'ouvrant les lèvres du méat.

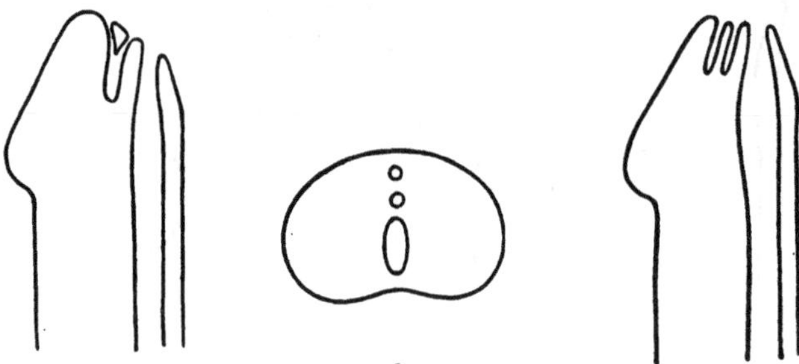

FIG. 71. — Même canal bifurqué près de son abouchement au-dessus du méat.

FIG. 72. — Deux canaux parallèles s'ouvrant au-dessus du méat.

Il n'est pas rare de voir cette disposition compliquée d'un second petit canal débouchant encore plus bas dans la fosse naviculaire et parallèle au premier, comme dans la figure 74.

Enfin, nous pouvons observer une combinaison de la fossette sus-méatique terminée par un canal fin et d'un second, voire même d'un troisième canal, débouchant dans la fosse naviculaire au-dessous du méat (*fig.* 74 *a* et *b*).

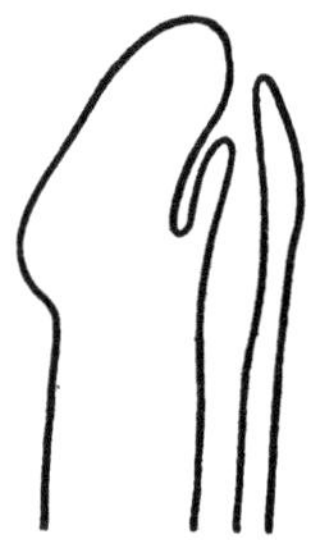

FIG. 73. — Même canal médian s'ouvrant dans la fosse naviculaire.

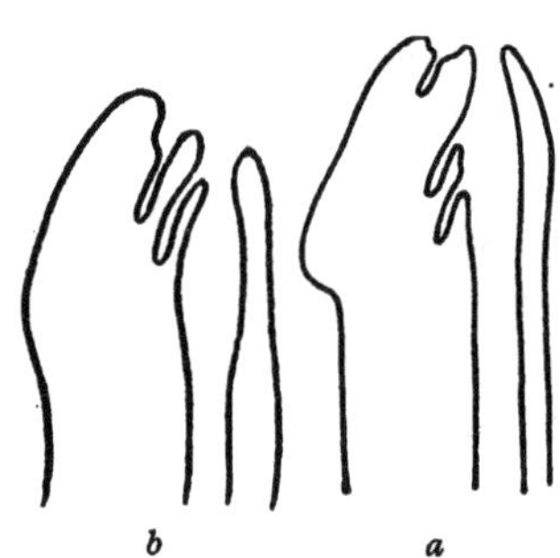

FIG. 74. — Fossette sus-méatique avec canal *a*) un; *b*) deux canaux parallèles s'ouvrant dans la fosse naviculaire.

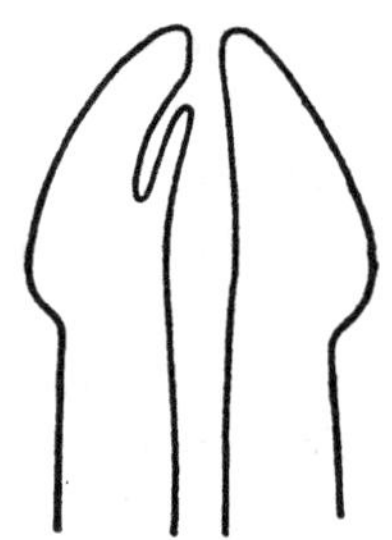

FIG. 75. — Canal latéral de la fosse naviculaire (coupe transversale).

Ces canaux congénitaux peuvent être également latéraux, mais cela est très rare. Les canaux latéraux que nous décrirons plus loin sont dus à l'ouverture à l'extérieur de petits abcès para-urétraux du sillon ; ceux-là sont fréquents, mais les congénitaux sont tout à fait exceptionnels. C'est dans la fosse naviculaire que l'on trouve leur point d'abouchement, en le recherchant avec un stylet fin (*fig.* 75).

Au niveau de la paroi inférieure on n'en rencontre jamais, mais, par acquit de conscience, il faut quand même les y chercher, quand on est à la poursuite d'un repaire gonococcique.

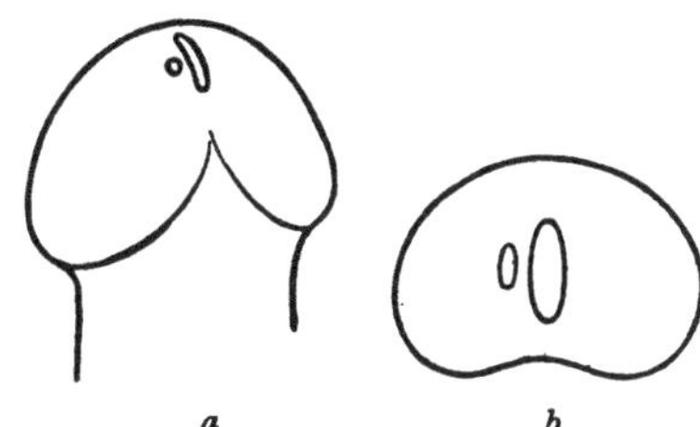

FIG. 76. — Petit diverticule de la lèvre droite du méat.
a) circulaire, *b*) en forme de fente.

2° *Diverticules des lèvres du méat.* — Il est assez fréquent de rencontrer sur le bord même des lèvres du méat, au milieu d'une de ces lèvres ou des deux, un tout petit orifice circulaire (*fig.* 76 *a*), ou en forme de petite fente allongée (*fig.* 76 *b*), communiquant avec une petite poche ronde qui boursoufle un peu la lèvre du méat à ce niveau (*fig.* 77 *a*).

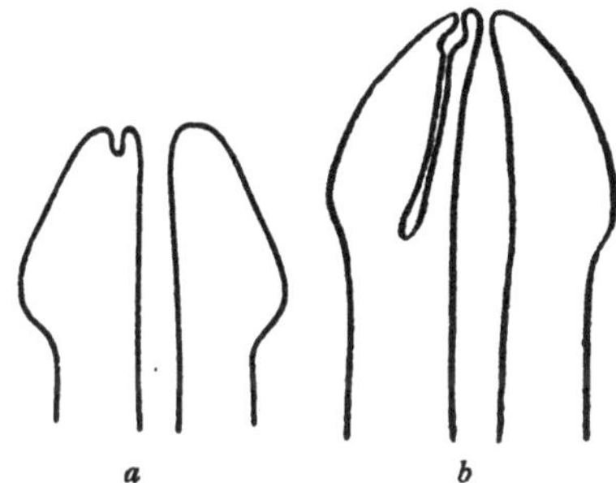

FIG. 77. — Le même en coupe montrant la petite cavité sous-jacente *a*.
b) Le même prolongé en canal fin.

Ce petit diverticule peut se prolonger par un long et fin canal parallèle à l'urètre et qui traverse tout le gland (*fig.* 77 *b*).

3° *Canaux débouchant au-dessous du méat.* — En pareil cas, on voit, au niveau de la commissure inférieure du méat, un petit orifice (*fig.* 78 *a* et *b*)

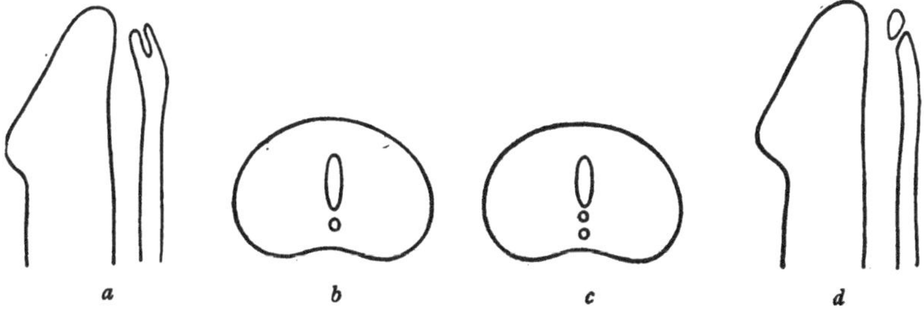

FIG. 78. — Canaux para-urétraux débouchant au-dessous du méat.
a et *b*) Petit canal de la commissure inférieure du méat; *c*) Le même bifurqué;
d) Le même s'ouvrant dans la fosse naviculaire.

qui peut être double (*fig.* 78 *c*) s'il se bifurque comme le canal vu en coupe dans la figure 71 *b*.

Cet orifice ou ces deux orifices sont le point de départ d'un petit canal para-urétral soit borgne (*fig.* 78 *a*), soit communiquant plus bas avec la fosse naviculaire (*fig.* 78 *d*), soit se prolongeant jusqu'au sillon balano-préputial où il aboutit à une petite poche située immédiatement sous le frein (*fig.* 103).

Dans ce dernier cas, il s'agit d'un trajet fistuleux accidentel dû à l'ouverture au-dessous du méat d'un abcès de la région du frein, dont nous parlerons plus loin

Bride transversale de la fosse naviculaire.

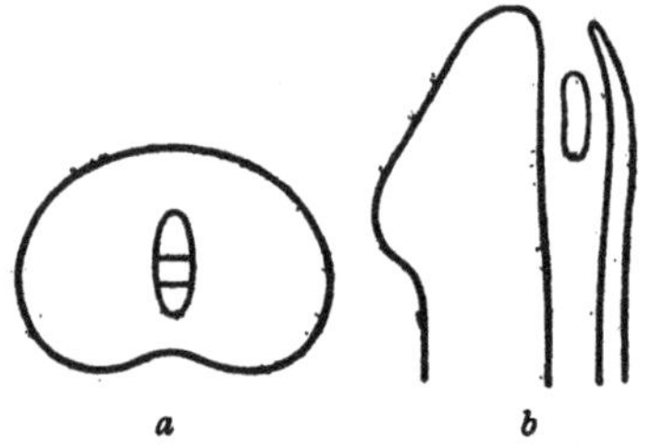

FIG. 79. — Bride transversale de la fosse naviculaire.

J'ai observé ce cas une seule fois (voir page 387). Il s'agissait d'une lame qui traversait transversalement la fosse naviculaire (*fig.* 79 *a* et *b*). Sa constatation m'a permis de guérir en quinze jours une blennorragie contre laquelle un confrère s'escrimait depuis six mois.

Gland et méat des hypospades.

Le méat en hypospadias s'abaisse au niveau de la rainure balano-préputiale et prend la forme d'une fente nettement transversale (*fig.* 80).

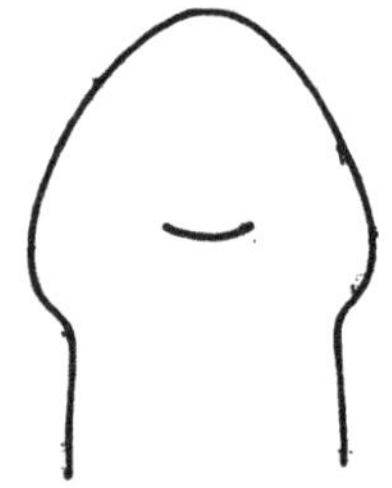
FIG. 80. — Méat transversal des hypospades.

Méat en ancre.

Mais il existe des formes intermédiaires entre le méat normal et l'hypospadias vrai. C'est, par exemple, le méat en forme d'ancre.

Dans ce cas, le méat conserve presque son aspect normal, mais s'ouvre plus bas que d'habitude et il présente à sa partie inférieure deux petites cornes latérales à peine visibles (*fig.* 81); mais, si on écarte ses lèvres, on voit qu'il affecte la forme d'une ancre, sa commissure inférieure est remplacée par un bord transversal semi-lunaire dont le raccord avec la partie supérieure normale forme les deux cornes latérales dont nous parlions plus haut (*fig.* 82).

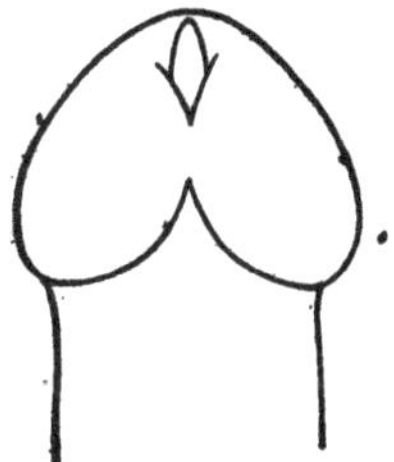

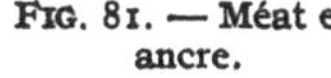

FIG. 81. — Méat en ancre.

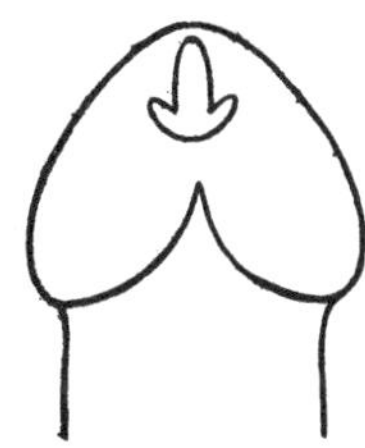

FIG. 82. — Le même écarté.

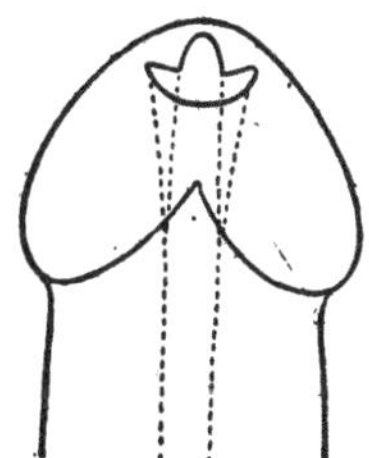

FIG. 83. — Plissements verticaux de la fosse naviculaire en cas de méat en ancre.

Ces cornes latérales se prolongent dans la fosse naviculaire sous forme de deux plissements veiticaux (*fig.* 83). Ce plissement peut n'exister que d'un seul côté (*fig.* 84).

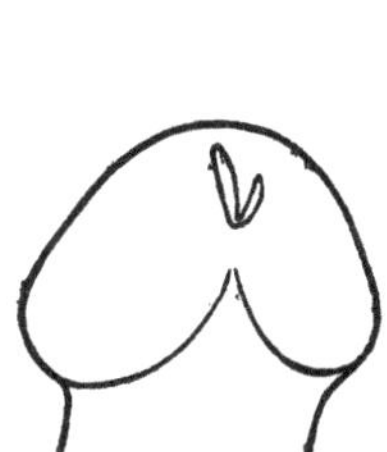

FIG. 84. — Même disposition d'un senl côté.

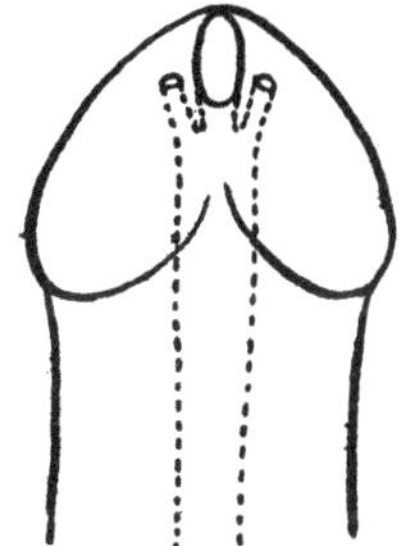

FIG. 85. — Les cornes de l'ancre sont remplacées par deux canaux ouverts dans la fosse naviculaire.

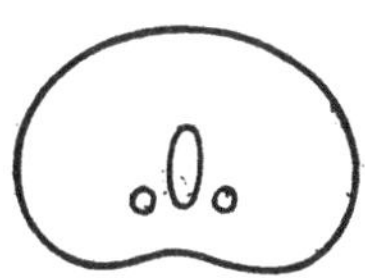

FIG. 86. — Même disposition vue de face.

Supposons que ces cornes latérales se soudent, en ne laissant de perméable que leurs extrémités, nous obtiendrons la disposition représentée sur les figures 85 et 86. Il en résulte deux courts canaux para-urétraux latéraux, débouchant à l'extérieur, à droite et à gauche du méat, et communiquant d'autre part, après un court trajet, avec l'urètre. Si on opère ces canaux par incision du côté de l'urètre, on retrouve absolument la disposition précédente du méat en ancre.

Trajets para-urétraux des hypospades.

Le méat franchement hypospade s'accompagne, en général, d'un nombre plus ou moins grand de petits canaux para-urétraux congénitaux qui présentent les dispositions suivantes :

Une première série de ces canaux est médiane, il peut en exister de un à quatre. S'ils sont multiples, ils sont superposés d'arrière en avant, comme les tubes d'une flûte de Pan, et leurs orifices s'échelonnent à des hauteurs différentes au-dessus et au-dessous du méat transversal.

S'il n'en existe qu'un, il est en général au-dessus du méat (*fig.* 87), mais il peut parfaitement être situé plus bas et même

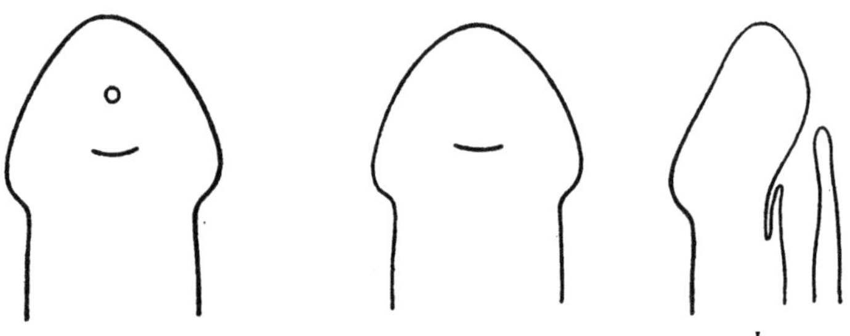

FIG. 87. — Canal médian unique au-dessus du méat.

a *b*
FIG. 88. — Le même au-dessous du méat.

au-dessous du méat, à l'intérieur de l'urètre (*fig.* 88 *a*). La figure 88 *b* le représente en coupe.

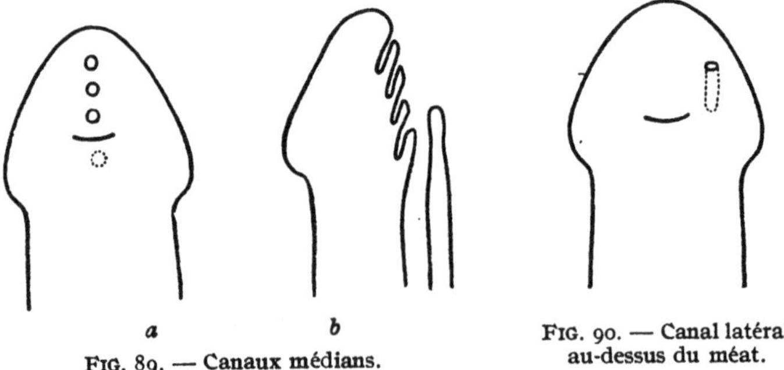

a *b*
FIG. 89. — Canaux médians.

FIG. 90. — Canal latéral au-dessus du méat.

La figure 89 *a* et *b* représente une série de quatre canaux médians dont trois sont extérieurs et un à l'intérieur de l'urètre.

Une seconde série de ces canaux est latérale, soit d'un seul côté de la surface plane qui surmonte le méat, soit par paire des deux côtés de cette surface. La figure 90 représente un seul canal latéral. La figure 91 en représente quatre disposés par paires. Cette figure les représente un peu rejetés sur le côté ; en réalité ils sont exactement superposés d'avant en arrière, comme les canaux médians.

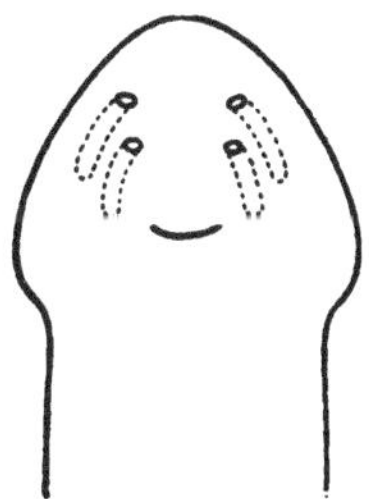
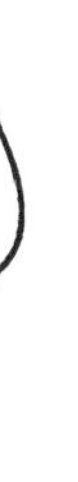

Fig. 91. — Deux paires de canaux latéraux au-dessus du méat.

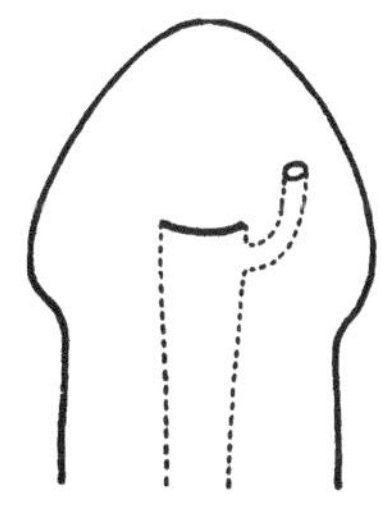

Fig. 92. — Canal latéral s'abouchant dans l'urètre.

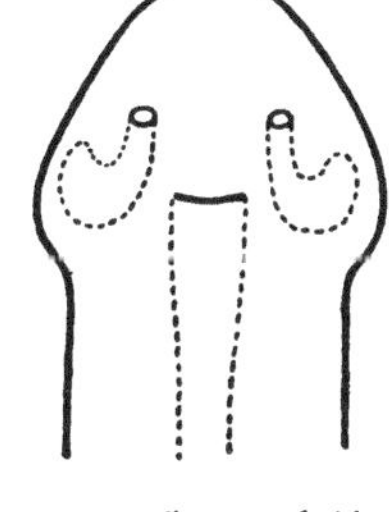

Fig. 93. — Canaux latéraux débouchant dans des bajoues de la rainure balano-préputiale, ne communiquant pas avec l'urètre.

Ces canaux latéraux peuvent, au lieu de se terminer en culs-de-sac, s'aboucher par leur extrémité inférieure avec l'urètre (*fig.* 92) ou déboucher dans une poche latérale très vaste située à droite et à gauche du méat au niveau de la rainure balano-préputiale (*fig.* 93 et 95). J'appelle ces poches des bajoues latérales; elles peuvent être indépendantes de l'urètre (*fig.* 93), ou communiquer avec lui (*fig.* 94 et 95).

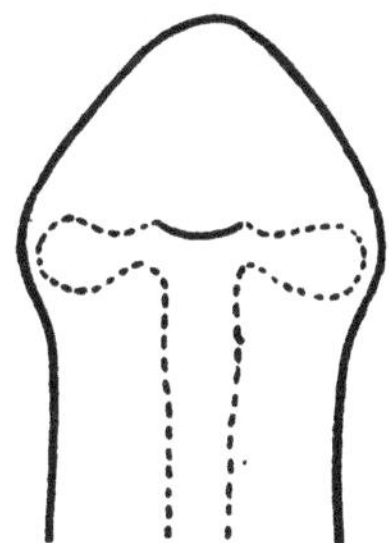

Fig. 94. — Bajoues latérales communiquant avec l'urètre.

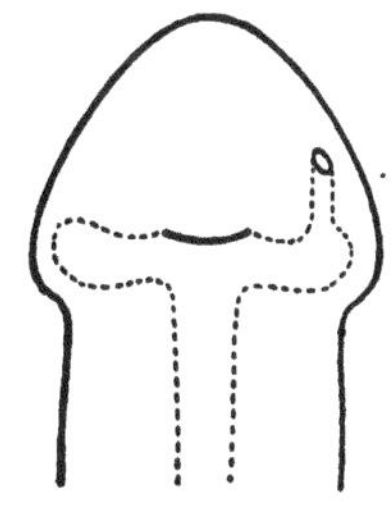

Fig. 95. — Canal latéral débouchant dans une bajoue communiquant avec l'urètre.

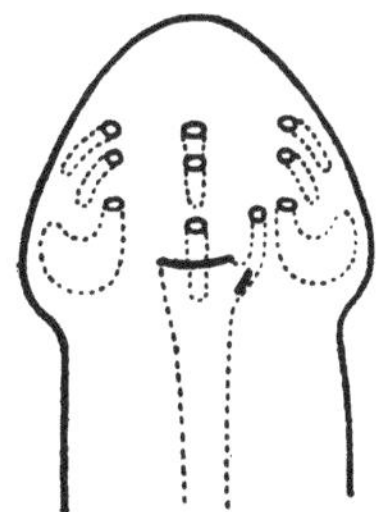

Fig. 96. — Disposition de canaux la plus complexe que j'ai observée chez un hypospade.

La figure 96 représente la disposition la plus complexe qu'il m'a été donné d'observer; elle réunissait toutes les variétés précédemment décrites, trois canaux médians, trois latéraux à droite, les plus inférieurs débouchant dans une bajoue et quatre latéraux à gauche dont le troisième débouchait dans une bajoue et le quatrième communiquait avec l'urètre.

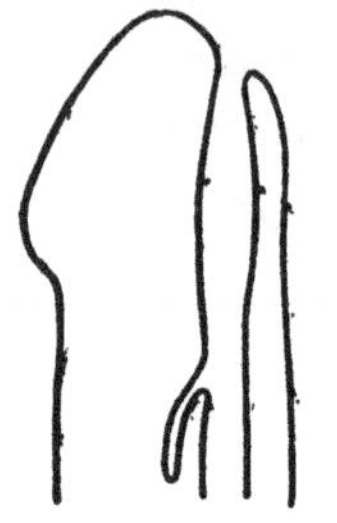

FIG. 97. — Valvule de GUÉRIN profonde.

Urètre.

Lacunes de Morgagni profondes. — Les repaires gonococciques congénitaux de l'urètre sont exclusivement constitués par les lacunes de Morgagni anormalement développées. La lacune la plus rapprochée du méat est la plus grande et la plus profonde, c'est la valvule de Guérin. C'est, en général, la seule qui mérite d'être considérée comme un véritable repaire de gonocoques; en effet, elle peut atteindre de 10 à 12 millimètres de profondeur (*fig.* 97).

Pour mesurer cette lacune, on conduit le stylet bien exactement sur la ligne médiane de la paroi supérieure, jusqu'à ce qu'il s'engage dans la lacune et vienne buter contre son fond; cela fait, on place l'angle de l'index au ras du méat contre la tige du stylet et on le retire lentement, en forçant un peu sa pointe du côté de l'axe de l'urètre. Au moment où il quitte le trajet, un petit claquement nous en avertit et le stylet devient libre. On repère, d'après la position de l'ongle, de combien le stylet a été retiré, ce qui nous donne la profondeur de la lacune (*fig.* 98).

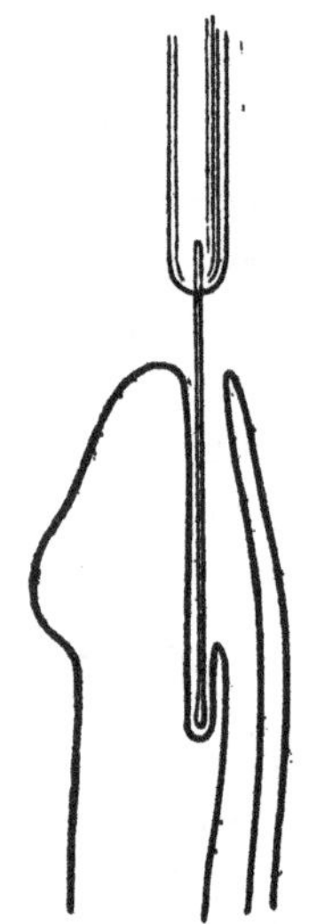

FIG. 98. — Mesure de la profondeur de la lacune à l'aide du stylet.

Cette manœuvre est difficile, on peut fort bien s'en passer et juger à la vue de la profondeur de la lacune, en retirant le stylet sans point de repère.

Il ne faudrait pas croire que nous sommes en droit d'explorer les lacunes de Morgagni de n'importe quel malade, à n'importe quel moment.

Ce faisant, on pourrait parfaitement infecter une lacune qui ne l'était pas. Un malade peut avoir une valvule de Guérin très développée et pourtant non infectée; une exploration intempestive de cette lacune pourrait être la cause de son infection.

De toute façon, les explorations et les traitements des lacunes de Morgagni trop profondes ne doivent pas être pratiqués pendant la période aiguë. Il ne faut pratiquer cette exploration que quand on a de bonnes raisons de croire qu'elle sera positive et, en tous cas, sur un urètre dépourvu de toute acuité et préalablement lavé avec soin.

J'ai publié, en 1922, dans le *Journal d'Urologie*, un petit article sur ce sujet (234) et un autre en 1927 (244).

Certaines raisons peuvent faire soupçonner l'infection des lacunes de Morgagni :

Les malformations du méat signalées plus haut (fossette sus-méatique, méat en ancre, ou à encoche latérale, début d'hypospadias ou hypospadias constituent des signes importants de présomption de la profondeur exagérée de la valvule de Guérin, mais non de son infection.

Les signes de probabilité de cette infection se déduisent des faits suivants :

Le traitement se prolonge et n'aboutit pas; les intervalles, semblant faits dans de bonnes conditions, échouent.

L'urètre postérieur est guéri depuis longtemps, l'infection persiste dans l'urètre antérieur et plus spécialement dans ses premiers centimètres.

On peut soupçonner cette localisation très antérieure de l'infection aux symptômes suivants :

1° Petite goutte purulente, épaisse, à gonocoques nombreux, bien vigoureux, semblant avoir échappé à l'action du traitement. Cette goutte se présente tous les jours identique, malgré les lavages.

2° Malgré cette goutte, l'urine du premier verre est remarquablement claire, ce qui prouve que l'infection est très localisée.

3° Si cette urine contient des filaments, ces filaments ne contiennent aucun gonocoque.

4° Ces deux éléments, microbien et amicrobien, peuvent être mélangés dans la même goutte; on y trouve, dans ce cas, de vastes étendues dépourvues de gonocoques et tout d'un coup une place farcie de gonocoques en pleine activité.

5° On fait de larges intervalles de traitement, il n'y a pas de rechute, et pourtant dans la petite goutte que l'on peut péniblement recueillir au méat, on trouve de nombreux gonocoques intra-leucocytaires et libres, de belle apparence, qui ne sont nullement en rapport avec l'état de calme que présente l'urètre.

b. — Repaires urétraux dus a des abcès lymphangitiques ou glandulaires.

Les cordons lymphangitiques sont fréquents dans la blennorragie aiguë; le plus commun est celui qui suit le dos de la verge, jusqu'à l'arcade pubienne où il se perd. On peut en observer aussi de plus courts qui partent du sillon balano-préputial et se perdent dans le prépuce.

Il est très rare que ces cordons s'abcèdent; dans la grande majorité des cas, ils guérissent sans laisser de trace. Je n'ai jamais observé l'abcédation du cordon lymphatique dorsal de la verge; par contre, j'ai observé quelquefois celle des cordons préputiaux. Les petits trajets infectés qui en résultent ne communiquent pas avec l'urètre, ils guérissent bien par l'incision et les pansements antiseptiques. S'ils persistaient comme repaires gonococciques, il faudrait en pratiquer l'ablation chirurgicale. Les repaires dus à l'abcédation des glandes urétrales sont infiniment plus fréquents et plus rebelles.

Abcès de la région du frein.

Le plus commun de tous est dû à l'abcès sous-frénique. Cet abcès est d'une extrême fréquence pendant la chaudepisse aiguë, on l'attribue à une tysonite suppurée; je crois qu'il s'agit plutôt là de l'infection d'une glande urétrale, très volumineuse et très facile à infecter, qui se trouve dans la région du frein de la verge. Je m'appuie, pour le dire, sur ce que ces abcès sous-fréniques communiquent, pour ainsi dire toujours avec l'urètre, en outre de leur orifice de dégorgement extérieur (*fig.* 99 *a*).

Je suis persuadé que la fréquence de ce genre d'abcès est due à la fâcheuse manie qu'ont les malades et bien des médecins de traire l'urètre pour en extraire la goutte. Ce traumatisme brutal de la région du frein provoque l'abcédation de la glande sous-jacente.

Cet abcès, une fois arrivé à maturité, tend à s'ouvrir au dehors par les voies les plus directes, à droite ou à gauche du frein, souvent des deux côtés à la fois (*fig.* 99), ou par une voie plus longue

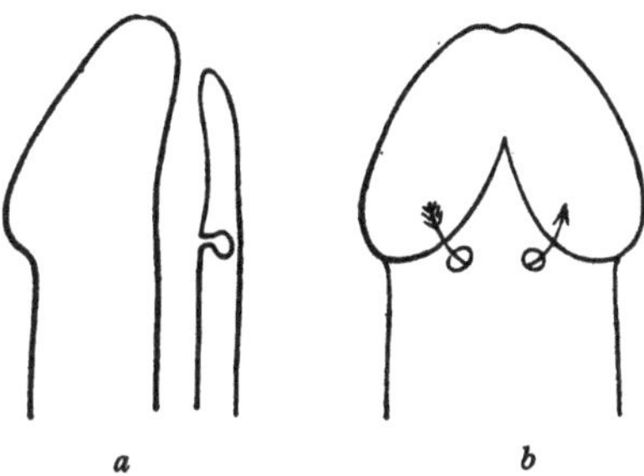

FIG. 99. — Abcès glandulaire du frein ouvert : *a*) dans l'urètre ; — *b*) de chaque côté du frein.

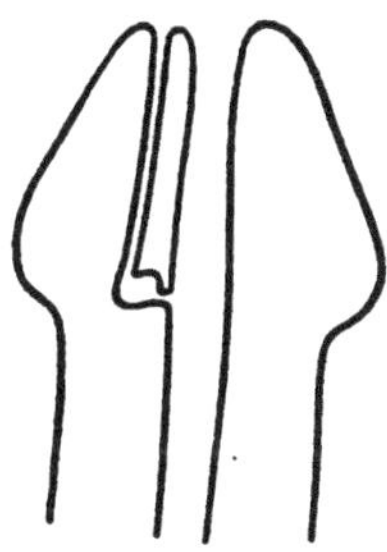

FIG. 100. — Abcès glandulaire du frein s'ouvrant dans l'urètre et d'autre part sur la lèvre droite du méat (coupe transversale).

et plus détournée, en envoyant, le long de l'urètre, une fusée qui vient s'ouvrir au milieu d'une des lèvres du méat (*fig.* 100), ou au niveau de sa commissure inférieure, sur la ligne médiane (*fig.* 101).

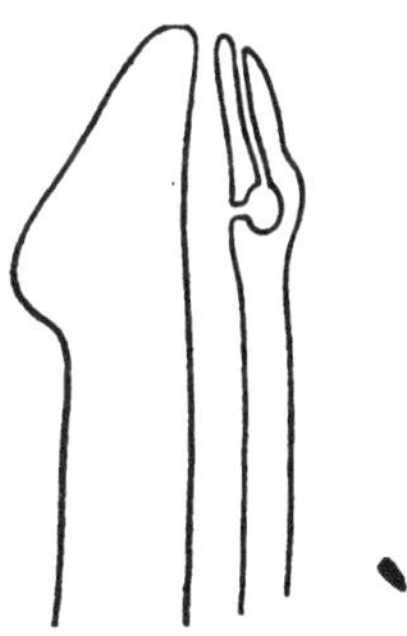

FIG. 101. — Abcès glandulaire du frein s'ouvrant d'une part dans l'urètre et d'autre part au-dessous du méat.

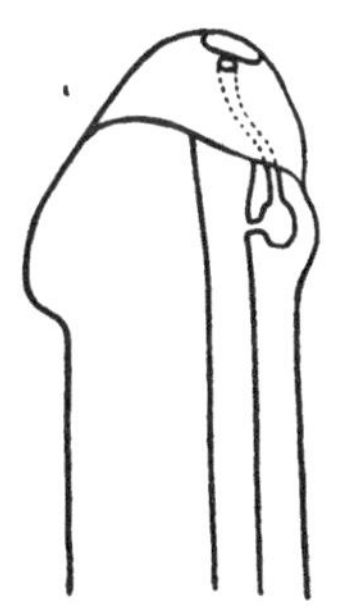

FIG. 102. — Abcès glandulaire du frein s'ouvrant dans l'urètre, à l'extérieur et sur la lèvre droite du méat.

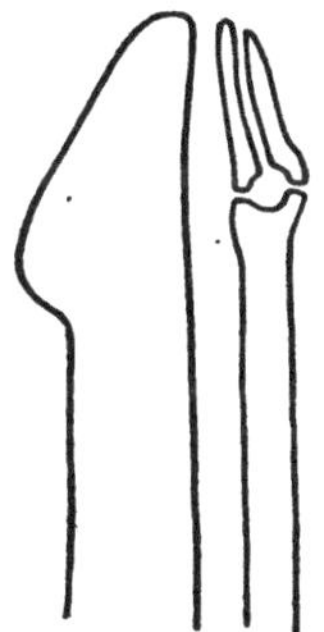

FIG. 103. — Abcès glandulaire du frein s'ouvrant dans l'urètre, à l'extérieur et au-dessous du méat.

Si ces deux modes d'ouverture coexistent, ce qui est assez fréquent, nous aurons un abcès, normalement ouvert dans l'urètre, ouvert, d'autre part, à droite ou à gauche du frein ou des deux côtés à la fois et se prolongeant par un fin trajet parallèle à l'urètre qui s'ouvre par un petit orifice, soit au milieu d'une des lèvres du méat (*fig.* 102), soit au niveau de sa commissure inférieure (*fig.* 103).

Enfin, il a un dernier moyen d'évacuation, c'est de chercher son chemin entre les deux lames du prépuce, au lieu de cheminer le long de l'urètre, dans le tissu du gland. Une fois arrivé à la peau, il s'y ouvre par le cratère d'un petit abcès cutané.

FIG. 104. — Abcès glandulaire du frein s'ouvrant dans l'urètre et au niveau du bord du limbe préputial.

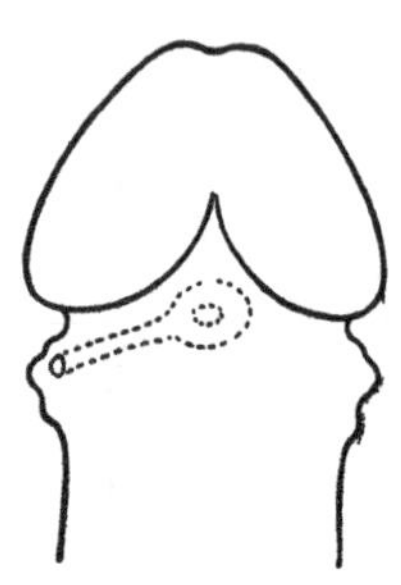

FIG. 105. — Abcès glandulaire du frein ouvert dans l'urètre et à la base du prépuce.

Cette ouverture peut se faire au niveau même du bord du limbe préputial (*fig.* 104) ou latéralement sur un point quelconque de sa surface (*fig.* 105).

La disposition la plus compliquée que j'aie observée à cet égard a trait à un malade opéré par M. le professeur GUYON. De la pochette sous-frénique ouverte dans l'urètre et à l'extérieur, partait un long canal noueux qui s'étendait presque jusqu'à l'angle pénioscrotal. Sur son trajet, il présentait trois renflements ouverts chacun à l'extérieur par un petit orifice fistuleux (*fig.* 106).

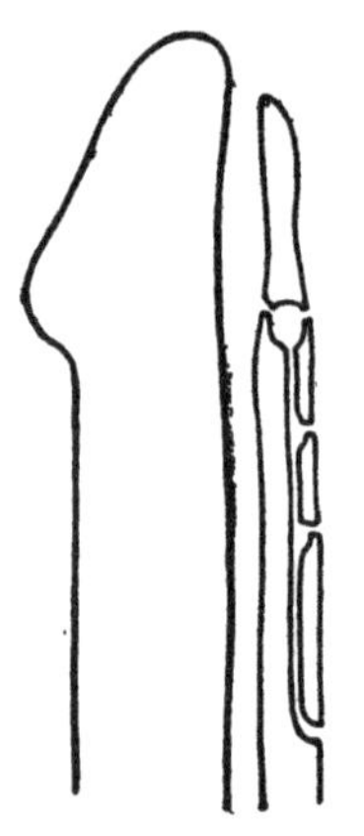

FIG. 106. — Abcès glandulaire du frein ouvert dans l'urètre, à l'extérieur et communiquant avec un long trajet muni de trois orifices cutanés.

Abcès latéraux de la rainure balano-préputiale et médio-péniens.

Les abcès latéraux de la rainure balano-préputiale sont également très fréquents. Ils sont dus probablement à l'infection des glandes de Tyson. Ils ne communiquent pas avec l'urètre, mais viennent s'ouvrir, en général, par un fin canal qui suit l'urètre et débouche au milieu d'une des lèvres du méat (*fig.* 107). Ils sont, d'autre part, ouverts à l'extérieur, quand ils ont été incisés; mais, s'ils ne l'ont pas été, ils constituent une petite poche fermée, appendue au fin canal qui débouche au méat.

Il peut se former des abcès glandulaires urétraux à n'importe quel niveau de l'urètre pénien ; ils tendent toujours à s'évacuer le long de l'urètre au niveau de la rainure balano-préputiale, plutôt que de s'ouvrir à la peau. Il y a du reste lieu de favoriser cette tendance, en les ouvrant un peu à distance, au niveau de la rainure, plutôt qu'à l'endroit de la peau où ils bombent le plus. La fistule consécutive, si elle doit se produire, est beaucoup moins gênante dans le sillon balano-préputial (*fig.* 109) qu'au niveau de la peau qu'elle solidarise avec l'urètre (*fig.* 108).

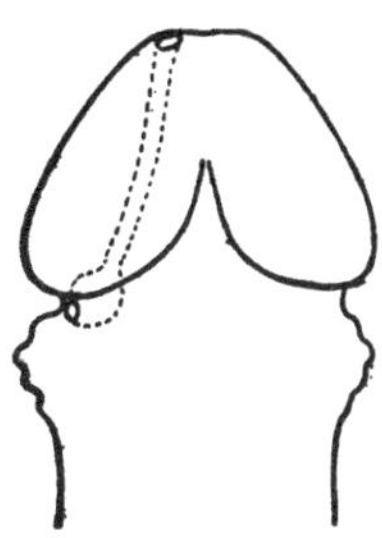

FIG. 107.—Abcès d'une glande de Tyson ouvert au dehors et d'autre part au milieu de la lèvre droite du méat.

Les plus fréquents de ces abcès ont pour siège la paroi inférieure de l'urètre dans la région médio-pénienne.

La région scrotale et la région périnéale semblent beaucoup moins propices au développement des abcès glandulaires, probablement parce que ces régions sont plus à l'abri des traumatismes.

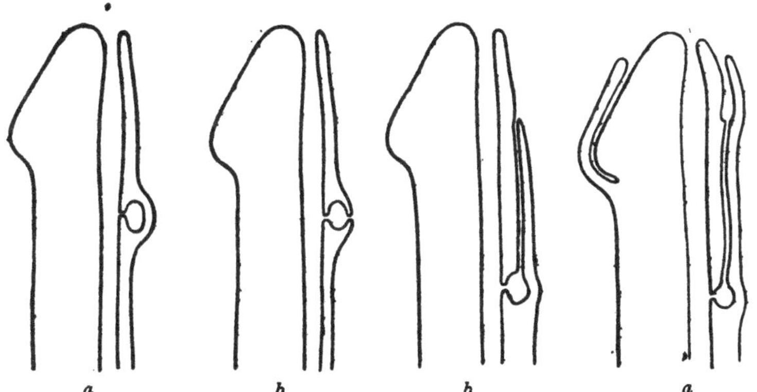

FIG. 108. — Abcès glandulaire urétral ouvert:
a) dans l'urètre ; — *b*) dans l'urètre et, d'autre part, à la peau (mauvaise solution).

FIG. 109. — Abcès glandulaire urétral ouvert dans l'urètre et, d'autre part, au niveau du sillon balano-préputial:
a) chez un circoncis ; — *b*) chez un porteur de prépuce (bonne solution).

Mais elles deviennent volontiers le siège de phénomènes phlegmoneux urétraux et péri-urétraux, dans le cours de la blennorragie aiguë.

Sous l'influence des pansements humides, ils peuvent se résorber et disparaître, peut-être après ouverture spontanée de l'abcès dans l'urètre, mais, le plus fréquemment, il faut les ouvrir au dehors, comme les abcès urineux.

Ils laissent souvent, à leur suite, un nodule induré traversé par un court trajet qui reste fistuleux.

La résorption spontanée et la disparition complète de ces abcès glandulaires nous mettent en présence d'un grave problème. Reste-t-il des gonocoques dans la cavité virtuelle de cette glande, ou est-elle désinfectée? Le malade est-il bien guéri ou est-il exposé, de ce fait, à une rechute plus ou moins tardive? En fait, peut-on le laisser se marier? L'observation relatée (page 387) nous laisse bien perplexes. Voici un malade qui a, dans le cours de sa première blennorragie, un abcès glandulaire médio-pénien. Par crainte de lui laisser une fistule, je laisse cet abcès se résorber sous l'influence de pansements humides. Il semble guérir complètement, il ne reste de son abcès aucune espèce de trace palpable et pourtant, deux ans après, ayant toujours des rapports avec une femme vérifiée saine, il a une rechute de chaudepisse avec récidive du même abcès para-urétral ; deuxième guérison apparente de la chaudepisse et de l'abcès qui ne laisse aucune trace. Un an après, troisième rechute dans les mêmes conditions. Cette fois, j'étais bien décidé à ouvrir l'abcès au dehors, même au prix d'une fistule ultérieure, mais ma décision ne fut pas assez prompte ; l'opération, décidée un soir pour le lendemain, n'était plus possible ce jour-là, car l'abcès s'était vidé dans l'urètre pendant la nuit et était réduit à une petite masse inopérable. L'examen endoscopique ne permit pas de repérer l'orifice interne. Nous en sommes là, dans l'attente d'une quatrième rechute.

Dans la période de santé intermédiaire, le malade peut faire des excès de boisson, boire de la bière, sans aucune réaction urétrale ; une spermo-culture pratiquée pendant cette période a donné un résultat absolument négatif.

C'est évidemment là le cas le plus embarrassant pour nous de diagnostic de guérison de la blennorragie, il est heureusement peu fréquent. Il nous impose le refus absolu de l'autorisation au mariage, jusqu'à désinfection complète de la glande infectée, par incision extérieure et lavage du trajet, avec gros risque de fistule consécutive mal placée, car il s'agit là d'un abcès médio-pénien. Les vaccins, dans le cas en question, ont été totalement impuissants.

Littrites.

Les glandes urétrales de la région pénienne peuvent s'infecter et s'enflammer, sans former de véritables abcès : c'est ce qu'on appelle les *littrites péniennes; on les rencontre aussi bien dans les urétrites simples que dans la blennorragie.*

En cas de littrites, ces petites glandes sont indurées; elles donnent la sensation de petits grains de millet; si elles sont très nombreuses, elles rendent la surface de l'urètre râpeuse.

Les unes se vident facilement dans l'urètre, sous la moindre pression et on retrouve les gonocoques dans le produit de leur sécrétion ainsi obtenue; d'autres, momentanément ou définitivement fermées, forment de petits kystes (*fig.* 110).

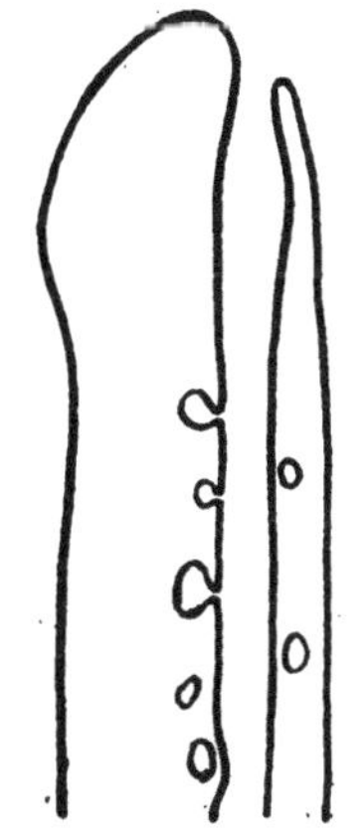

Fig. 110. — Littrites ouvertes ou kystiques.

C'est contre ces petits foyers gonococciques que partent en guerre beaucoup de spécialistes, qui ont suivi dans cette voie les élèves de l'école d'Oberlander (265) et qui utilisent, à son exemple, les procédés mécaniques de traitement de la blennorragie que je désapprouve absolument. Nous reparlerons de cette question à propos de l'évolution et du traitement des repaires urétraux.

Cowpérites.

Enfin, il nous faut signaler les glandes de Cowper comme capables de s'infecter au cours de la blennorragie. Elles s'ouvrent ou sont ouvertes au niveau du pli périnéo-crural et peuvent laisser à leur suite un trajet fistuleux infecté de gonocoques.

Les repaires microbiens de l'urètre postérieur rentrent dans le chapitre des prostatites, qui seront étudiées plus loin.

c) Végétations urétrales.

Les papillomes du méat, de la fosse naviculaire et des parties plus profondes de l'urètre peuvent servir d'abris indéfinis aux gonocoques, il faut s'empresser de les opérer.

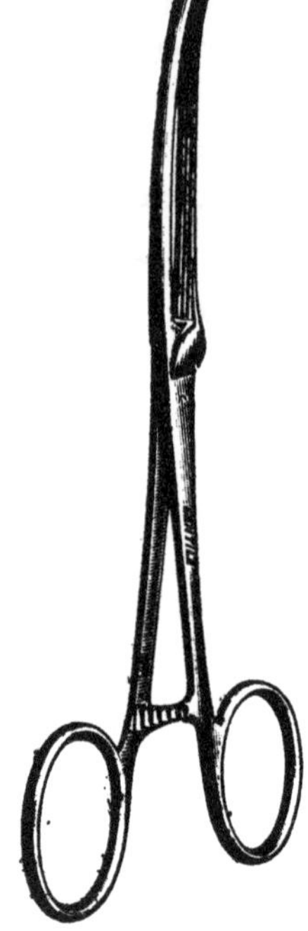

Fig. 111. — Pince à polypes urétraux.

Aussitôt que les phénomènes aigus sont calmés, on les sectionne au ciseau courbe ou au serre-nœud, ou bien on coupe leur base au bistouri ou mieux encore on les détruit, au galvanocautère, ou à la haute fréquence, après les avoir saisies et extériorisées, si cela est nécessaire, avec une pince spéciale très fine, légèrement courbe et garnie d'une rainure tout le long du plat de ses mors (*fig.* 111). On cautérise ensuite leur base d'implantation avec le galvano-cautère ou les étincelles de haute fréquence.

Les végétations profondes du canal, heureusement rares, ne peuvent être opérées qu'avec l'aide de l'endoscope, on les extirpe au serre-nœud endoscopique ou on les fait sauter d'un coup de curette; un léger attouchement avec une pointe de galvanocautère endoscopique peut être utile, pour éviter les récidives. La haute fréquence est, dans ce cas, préférable au galvanocautère.

Les polypes urétraux à surface lisse, surtout fréquents chez les femmes, peuvent ne pas constituer des repaires gonococciques, il est souvent préférable de remettre leur extirpation à la fin du traitement de la blennorragie. Si, au contraire, ils semblent s'opposer à la désinfection de l'urètre, il ne faut pas hésiter à s'en débarrasser au cours même du traitement.

d. — Évolution et avenir des repaires gonococciques de la verge et de l'urètre.

Les repaires gonococciques de la verge et de l'urètre que nous venons de décrire constituent toujours un obstacle à la guérison, mais cet obstacle est plus ou moins sérieux suivant sa nature.

De toute façon, il est bon de chercher à les désinfecter ou de les extirper, pour supprimer cet obstacle, ce sera l'objet du chapitre suivant, mais il est intéressant de se demander ce qu'ils deviendraient, si on les abandonnait à eux-mêmes.

A cet égard, il y a une *distinction absolue à établir entre les repaires d'origine congénitale et les repaires qui résultent de l'abcédation des glandes urétrales. Les premiers peuvent guérir, les seconds conservent indéfiniment leurs gonocoques.*

Il est aisé de se rendre compte de ce fait : il est fréquent de voir des hypospades porteurs de plusieurs trajets congénitaux du gland, facilement visibles, qui ont eu une première chaudepisse, qui ont parfaitement observé la suppuration de leurs trajets, sans leur donner le moindre soin et qui pourtant nous apparaissent ensuite complètement guéris ; voilà donc bien des trajets congénitaux infectés de gonocoques qui ont guéri tout seuls, sans que personne s'en occupe. Le même fait s'observe à tout moment pour les fossettes sus-méatiques si fréquentes et les petits canaux qui en partent. Ces malades ont des chaudepisses, se traitent par des moyens quelconques, sans se préoccuper de leur anomalie, et pourtant ils guérissent. La guérison, dans ces cas, a probablement été plus longue que d'habitude à obtenir ; mais elle a été obtenue.

Il n'en est plus de même, en cas de repaire dû à l'abcédation d'une glande urétrale ; nous voyons de tels malades, porteurs, par exemple, d'une poche sous-frénique avec trajet aboutissant au méat, prendre une première chaudepisse, la soigner par des moyens quelconques, sans s'occuper de leur trajet, sembler guéris et rechuter au bout de quelques semaines, au plus au bout de quelques mois ; ils ont ainsi cinq, six poussées de chaudepisses jusqu'au jour où on les débarrasse pour toujours de leur foyer gonococcique.

Nous verrons que c'est là une des causes les plus fréquentes de la gonococcie chronique de l'homme.

Il me semble possible d'interpréter cette différence d'évolution dans ces deux cas :

En cas de foyers congénitaux, nous sommes en présence de trajets souples bien vivants, porteurs d'un revêtement épithélial plat, mais très mince, normal comme celui de la fosse naviculaire.

Dans un pareil trajet, les défenses de l'organisme peuvent se faire sentir : le gonocoque qui s'y aventure peut être phagocyté par un leucocyte, bactériolysé par le sérum qui baigne la muqueuse.

Au contraire, dans les poches consécutives aux abcès glandulaires, et dans les trajets fistuleux qui en partent, nous trouvons une paroi épaisse, sclérosée, un épithélium à plusieurs couches stratifiées, corné.

Le gonocoque semble particulièrement se complaire dans ces cellules plates, contrairement à l'opinion bizarre qui a été émise, qu'il ne pouvait cultiver que sur un épithélium cylindrique. Une pareille culture est pour ainsi dire en dehors de l'organisme, inaccessible aux moyens naturels de défense dont il dispose ; si nous n'employons pas contre elle les grands moyens, cautérisation brutale ou ablation, la guérison est impossible. Nous reviendrons sur ce sujet à propos du traitement des littrites.

e. — Traitement des repaires gonococciques de la verge et de l'urètre.

Les repaires préputiaux n'ont guère d'importance, ils ne nécessitent que des soins de propreté. Les petites valvules en nids de pigeon du limbe sont lavées d'un jet de canule, de même que la poche préputiale en cas de phimosis.

Les végétations urétrales sont opérées, aussitôt que la sédation des phénomènes inflammatoires le permet.

Les trajets para-urétraux congénitaux ou consécutifs aux abcès glandulaires et lymphangitiques et les poches urétrales ou para-urétrales résultant de ces abcès peuvent être traités par les procédés suivants :

1° Simples lavages avec ou sans contre-ouverture à l'aide de canules appropriées ;

2° Cautérisation chimique, caustique ou électrolytique ;

3° Incision du côté externe pour transformer le trajet en fente accessible aux lavages ;

4° Ablation chirurgicale.

Le choix de ces procédés de traitement est déterminé par les circonstances, en particulier par la situation anatomique de la lésion et son origine congénitale ou accidentelle.

Traitement des poches et des trajets par simple lavage avec ou sans contre-ouverture.

C'est le traitement de choix des lacunes de Morgagni et des trajets dont la section nuirait par trop à l'esthétique de l'organe.

Il est bon de le faire comme traitement préparatoire à toute autre intervention sur les repaires urétraux.

Il se pratique à l'aide de canules fines et mousses de platine iridié que l'on monte sur une seringue de verre de 2 centimètres cubes (*fig.* 112).

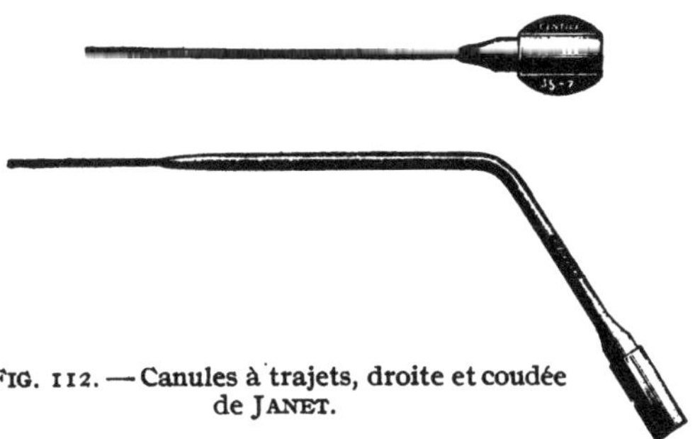

FIG. 112. — Canules à trajets, droite et coudée de JANET.

Un malade très ingénieux, adressé à moi par le Dr ISELIN, s'est irrigué lui-même sa lacune avec une canule de sa fabrication garnie d'un bouton terminal et d'un orifice latéral situé très près de l'extrémité.

On les introduit, avec beaucoup de précautions, jusqu'au fond du trajet, le jet de retour se fait autour de la canule.

Il est bon, après avoir constaté le fond de la lacune ou du trajet, de retirer très légèrement la canule, avant de pousser l'injection.

Cette opération demande beaucoup de délicatesse, la moindre pression sur le fond de la lacune risque d'en effondrer la paroi, ce qui ferait passer l'injection dans les espaces lymphatiques péri-urétraux.

Si l'injection est faite avec l'argyrol, on verrait dans ce cas la région du frein, les bords du méat et la rainure balano-préputiale se teinter de noir. Cet accident opératoire, qu'il faut à tout prix éviter, ne présente du reste pas grand inconvénient pour le malade, le lendemain il n'y paraît plus.

Pour le lavage des lacunes de Morgagni profondes, il faut avoir à sa disposition des canules semblables, mais de longueur appropriée.

Pour les cavités très profondément situées dans l'urètre qui ne peuvent être atteintes que par l'endoscope, on se servira d'une longue canule coudée (*fig.* 113) proportionnée à la longueur du tube endoscopique.

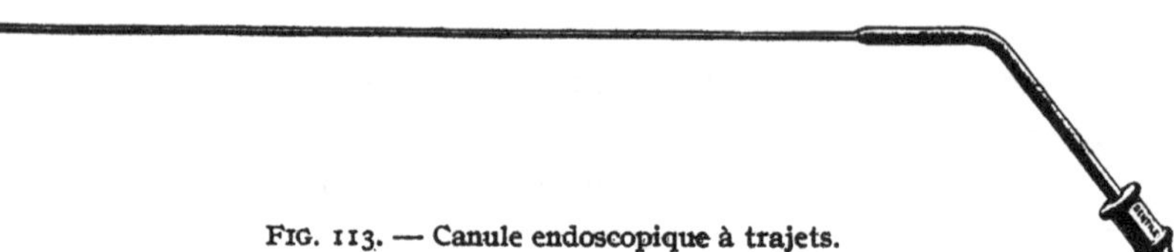

FIG. 113. — Canule endoscopique à trajets.

Ces lavages des trajets se font d'une façon beaucoup plus efficace sur ceux qui sont ouverts à leurs deux extrémités, la circulation du liquide étant ainsi beaucoup plus abondante et plus facile.

Mais il est à remarquer que les trajets ainsi traités ont une tendance rapide à diminuer de calibre, si bien qu'au bout de peu de jours la pénétration de la canule à leur intérieur devient très difficile. Pour obvier à cet inconvénient, j'ai l'habitude de passer un fil de soie double dans ces trajets et de l'y laisser à demeure pendant tout le traitement.

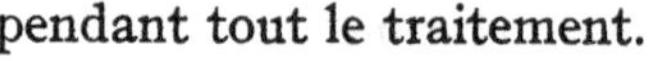

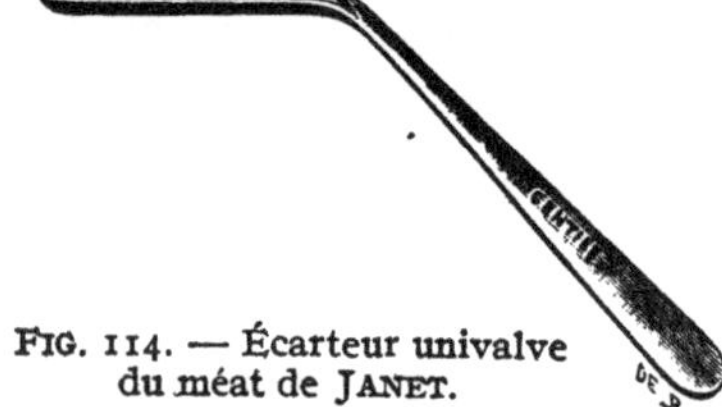

FIG. 114. — Écarteur univalve du méat de JANET.

Ce fil a l'avantage de maintenir le trajet béant, de le bien drainer et de faciliter singulièrement les lavages.

Pour introduire cette soie, j'utilise un fil de bronze très fin pour cathétériser le trajet. Le petit écarteur univalve (*fig.* 114) permet de le guider facilement jusqu'au méat. Je coude en boucle l'extrémité du fil du côté cutané. Je saisis dans cette boucle le fil de soie par son milieu, je m'assure que la boucle est bien serrée et ne forme pas hameçon et je tire le tout de l'autre côté, par le méat. Le fil double se trouve ainsi en place. Je noue ensemble ses extrémités, en évitant de couper la boucle qui nous servira à tirer un fil de remplacement, quand cela sera nécessaire.

Ce séton, ainsi disposé, est laissé à demeure, il permet de laver facilement et copieusement le trajet qu'il occupe (*fig.* 115 et 116).

Si ce trajet a deux directions, comme ceux qui sont représentés dans les figures 102 et 103, j'établis deux fils, l'un passant par l'abcès et l'urètre, l'autre passant par l'abcès et le trajet qui en part.

Il faut bien se garder de laver à la canule à trajet un abcès urétral récemment incisé, on s'exposerait à faire passer l'injection dans le tissu cellulaire sous-cutané. Il faut attendre quelques jours, pour que les bords de l'incision commencent à se cicatriser, en faisant corps avec les parois de l'abcès.

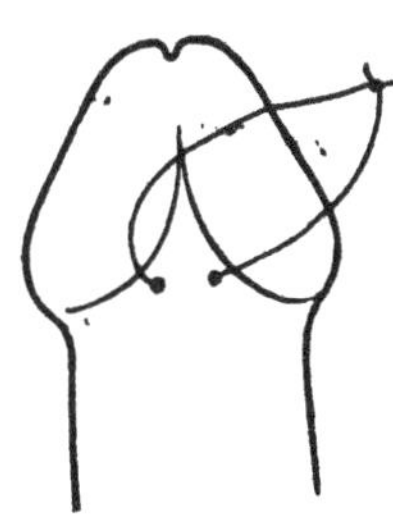

FIG. 115. — Séton filiforme passé par les deux orifices d'un abcès glandulaire du frein.

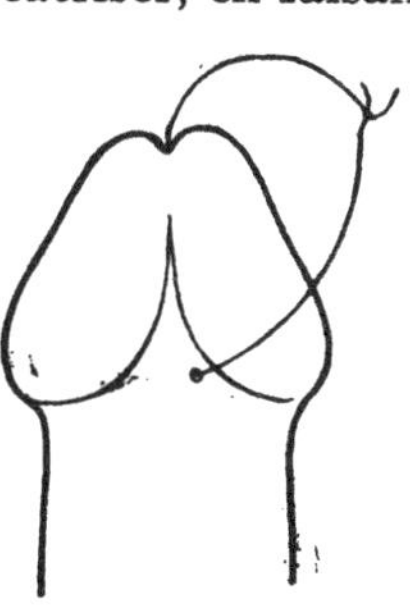

FIG. 116. — Séton filiforme passé au travers d'un abcès glandulaire du frein ouvert dans l'urètre et à l'extérieur.

Les doses à employer pour ces lavages peuvent être très fortes, car on n'a pas à ménager l'épithélium qui les tapisse, mais, s'ils débouchent dans l'urètre, on est limité par la tolérance de cet organe, auquel il ne faut pas imposer une dose trop énergique.

Il est, du reste, facile de mitiger cette action sur l'urètre, en lavant ensuite ce dernier, immédiatement après, avec une dose très faible ou au moins normale.

J'utilise pour ces trajets des lavages à l'argyrol à 20 0/0 ou au permanganate de potasse à des doses de 1 à 2 0/00, qui agissent vis-à-vis des gonocoques du trajet d'une façon réellement antiseptique.

Ces lavages doivent être répétés pendant toute la durée du traitement de l'urètre, autrement le trajet se trouverait réinfecté par les microbes urétraux.

Traitement des poches et des trajets par cautérisation.

Ce traitement a bour but de détruire la muqueuse infectée du repaire gonococcique et d'obtenir l'oblitération définitive de ce repaire. Le premier but peut être facilement atteint, mais il n'en est pas de même du second; il est bien rare d'obtenir cette oblitération complète des poches et des trajets, la muqueuse se reforme après la cautérisation et la fistule persiste.

Les cautérisations chimiques, avec les solutions fortes de nitrate d'argent, seraient évidemment très efficaces, mais je les redoute, car elles fusent dans l'urètre et peuvent y causer des dégâts épithéliaux tout à fait inutiles. La cautérisation électrolytique peut avoir sa raison d'être en cas de lésion glandulaire profonde de l'urètre qu'il est difficile d'atteindre autrement; les électrolyseurs urétraux du Dr Kollmann (*fig.* 117) sont très pratiques pour ce genre d'opération.

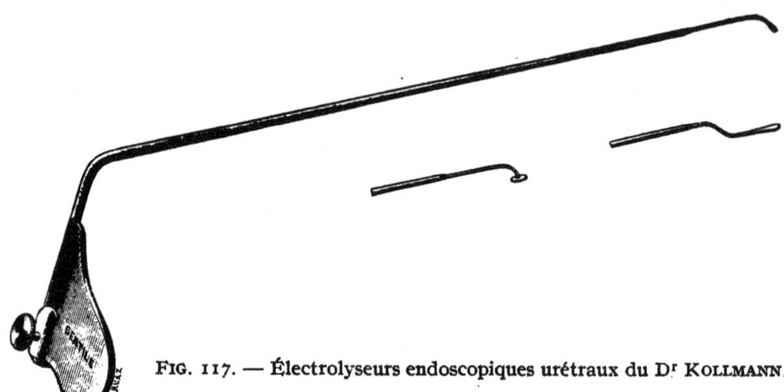

Fig. 117. — Électrolyseurs endoscopiques urétraux du Dr Kollmann.

Mais c'est évidemment à la cautérisation galvano-caustique qu'il est préférable d'avoir recours, quand elle est possible. On utilise, pour cet usage, de très fins galvanocautères que l'on introduit à froid dans le trajet et que l'on chauffe ensuite. Je me suis très souvent bien trouvé d'une anse galvanique (*fig.* 118) que j'in-

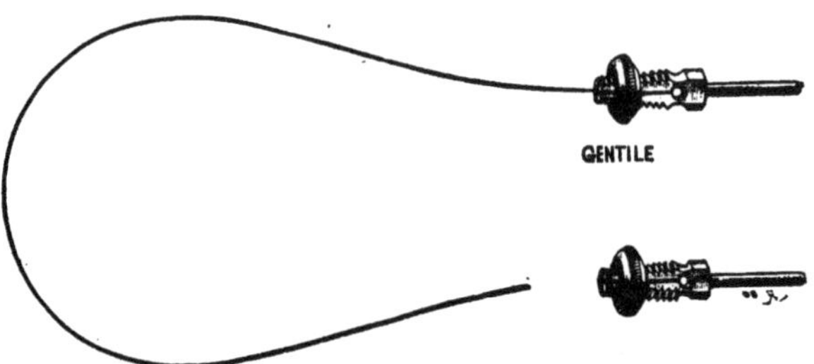

Fig. 118. — Anse galvanique.

troduis dans les trajets ouverts à leurs deux extrémités et que je relie ensuite aux bornes du porte-cautère. Il est facile de régler la chaleur de l'anse, pour cautériser au degré voulu la muqueuse du trajet. Ce même dispositif peut servir, en poussant plus loin la chaleur, à sectionner complètement le trajet, quand cette section est possible.

Traitement des trajets par l'incision du côté extérieur.

C'est le meilleur traitement que l'on puisse appliquer aux trajets du gland, d'origine congénitale et accidentelle; il donne les mêmes résultats que le traitement des fistules anales par l'incision. Il transforme le trajet en une petite fente accessible aux lavages et débarrasse ainsi définitivement le malade d'une malformation capable de lui créer de nouveaux désagréments, s'il contractait plus tard une autre blennorragie.

Cette incision se fait très facilement avec le petit bistouri boutonné de Weber (*fig.* 119). Le petit bouton qui le termine permet de l'insinuer jusqu'au fond du trajet, et d'effondrer la paroi à ce niveau, il suffit ensuite de relever la lame, pour obtenir la section complète de la paroi du trajet.

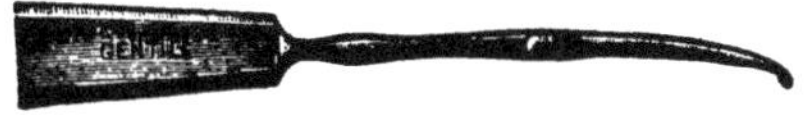

FIG. 119. — Couteau de WEBER.

Si le trajet est ouvert à ses deux extrémités, on peut aussi le sectionner avec l'anse galvanique décrite plus haut (*fig.* 118).

L'écarteur bivalve (*fig.* 120) peut rendre service pour bien limiter ces sections et pour découvrir l'orifice des trajets situés au-dessous du méat.

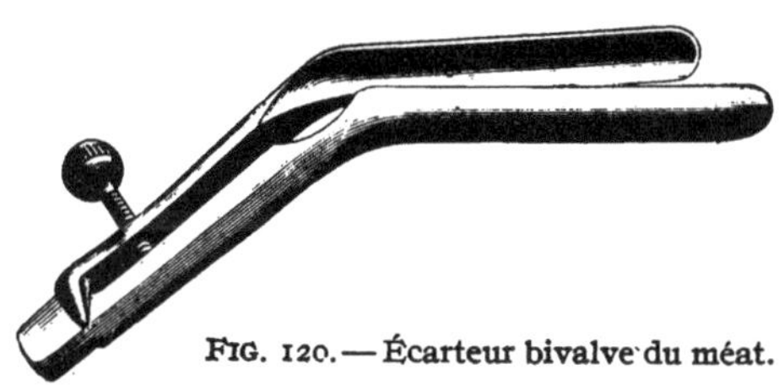

FIG. 120. — Écarteur bivalve du méat.

Certains trajets sont tellement longs qu'il serait impossible de faire ressortir par le méat le bouton du bistouri de Weber, je les sectionne à l'aide d'une petite guillotine que j'ai fait construire par M. Gentile (*fig.* 121); elle se compose d'une tige cannelée sur laquelle court une lame boutonnée. On introduit la tige conductrice jusqu'au fond du trajet, la lame étant relevée au-dessus du

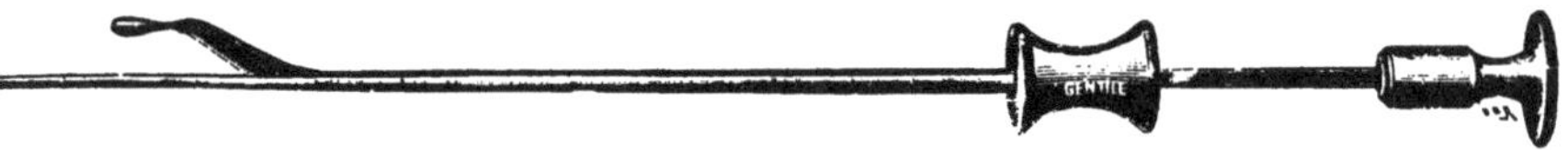

FIG. 121. — Guillotine de JANET pour sectionner les trajets profonds.

méat. Cela fait, on pousse la lame dans l'urètre. Son bouton écarte automatiquement la paroi opposée et sa partie tranchante sectionne la paroi du trajet jusqu'à son extrémité.

Il est bon, dans les jours qui suivent ces opérations de sections, d'écarter avec un stylet les deux lèvres de la petite plaie, qui, sans cela, auraient tendance à se ressouder et de les laver à la canule à trajets, si le lavage de l'urètre ne semble pas les pénétrer suffisamment.

Traitement des poches et des trajets par l'extirpation.

C'est le traitement de choix des poches résultant des abcès sous-fréniques et de la rainure balano-préputiale, des abcès de l'urètre pénien et des trajets sous-cutanés de la verge et du prépuce. Il ne peut évidemment pas être appliqué aux trajets qui traversent le gland.

Malheureusement, ces poches font partie intégrante de l'urètre par leur paroi profonde; si on voulait les extirper en totalité, il faudrait faire subir à l'urètre une perte de substance égale au moins au diamètre de la poche, suturer cette perte de substance et s'exposer à une très large fistule, en cas d'insuccès de cette opération.

Il est beaucoup plus prudent de se contenter d'abraser la paroi externe de la poche, en abandonnant à son sort, après l'avoir touchée au thermo, la paroi profonde avec la fistule qui la perce. *On panse à plat, sans chercher à suturer la peau.* Ceci est essentiel.

La guérison s'obtient fort bien dans ces conditions, le plus souvent sans fistule. S'il s'en produit une, elle est si minime qu'elle ne présente aucune importance.

Il faut néanmoins savoir retrouver plus tard ces petites fistulettes, dans le cas où le malade contracte une nouvelle blennorragie, car nous devons à chaque séance les laver avec soin avec la canule à trajet qui, dans ce cas, doit être aussi fine que possible et très courte, $1^{cm},5$.

Traitement des littrites.

Je ne considère les littrites comme des repaires gonococciques que quand elles forment de véritables abcès glandulaires. Les littrites miliaires, étant parfaitement capables de guérir par les traitements habituels de la blennorragie et ne nécessitant aucune intervention spéciale, ne constituent pas à proprement parler des repaires urétraux.

Il est à remarquer, du reste, que ces littrites miliaires ne se manifestent pour ainsi dire jamais, quand on traite les chaudepisses avec prudence, en évitant à l'urètre le contact des doses trop fortes et tout traumatisme intempestif.

Beaucoup d'auteurs attribuent aux glandes de Littre une influence néfaste sur l'évolution de la chaudepisse. Il semble, à les entendre, que, quand elles sont infectées, tout est perdu. Tout traitement de douceur est déclaré impuissant ; il faut mettre en branle contre elles tout l'arsenal des béniqués, des dilatateurs à branches et de l'endoscopie.

Ils se figurent que les gonocoques cachés dans ces innombrables petites glandes ne pourraient en sortir sans leur intervention et que toute guérison est impossible sans leurs massages évacuateurs.

Je suis d'un avis tout à fait différent, basé sur la loi générale suivante :

Toute glande, si profonde soit-elle, infectée par les gonocoques à sa surface interne, dans son épithélium, sous son épithélium et même dans ses espaces péri-glandulaires, se débarrasse absolument de ses envahisseurs, par ses propres moyens, pourvu qu'elle conserve sa contexture anatomique primitive.

Tant que le gonocoque est contenu dans des muqueuses ou des glandes bien vivantes, ayant conservé leur épithélium, modifié par l'état inflammatoire mais encore normal, les forces curatives naturelles suffisent à l'expulser ou à le détruire. Notre rôle doit consister à favoriser le jeu de ces forces curatives, en diminuant le nombre des gonocoques, en évitant les recontagions de voisinage, en bloquant, pour ainsi dire, les gonocoques dans les profondeurs où ils se trouvent embusqués.

En un mot, une glande infectée, mais non abcédée, se débarrasse d'elle-même de ses gonocoques, sous l'influence des lavages urétraux.

Au contraire, si l'inflammation arrive à un point tel que l'orifice glandulaire s'obstrue, que la cavité de la glande, devenue un véritable abcès, perde complètement son revêtement épithélial, pour le remplacer plus tard par une coque de cellules plates soutenue par une paroi et une péri-paroi sclérosée; si, de glande vivante, elle passe à l'état de poche inerte à paroi scléreuse, les gonocoques qui s'y trouvent enfermés sont en dehors de l'organisme et à l'abri de ses moyens de défense, ils s'y perpétuent à l'infini, si nous n'intervenons pas.

En un mot, une glande infectée et abcédée qui a perdu sa paroi vivante devient un repaire indéfini pour les gonocoques et doit être traitée chirurgicalement.

Les littrites miliaires répondent au premier de ces principes, les littrites abcédées au second.

Empêchons la production des littrites miliaires, en recommandant au malade de ne pas traire sa verge, en évitant à l'urètre tout traumatisme chimique ou instrumental; si elles existent, ne nous en occupons pas.

Le traitement sera de ce fait un peu plus long, il durera six semaines, deux mois, trois mois s'il le faut, et même quelquefois encore plus, mais alors tout rentrera dans l'ordre, sans reliquat d'aucune sorte et sans inconvénients ultérieurs pour le malade.

Au contraire, si vous massez ces glandes infectées, vous allez provoquer des phénomènes analogues à ceux qui se produisent quand on presse intempestivement un furoncle ou un acné : gonflement, arrêt de l'excrétion, épaisissement et induration des parois.

Les dermatologues ont complètement renoncé à l'expression des furoncles; il est temps, pour nous, de les suivre dans cette voie. Si les furoncles pressés laissent des chéloïdes, les glandes urétrales massées s'indurent et perdent leurs qualités naturelles de résistance à l'invasion microbienne.

Le massage des glandes urétrales, je le répéterai pour la prostate, est un procédé des plus dangereux et dont les applications réellement utiles sont des plus rares dans la blennorragie récente.

Loin de conjurer le mal, il le provoque. Je crains bien que ceux qui se donnent comme tâche de les combattre par la dilatation maxima de l'urètre et par des massages sur bougies métalliques, ne se soient créé à eux-mêmes ce surcroît de travail, en provoquant ces littrites par des explorations urétrales traumatisantes et des traitements trop irritants.

Je suis persuadé que l'allure des clientèles des spécialistes est toute différente suivant leurs habitudes de traitement, l'évolution de la blennorragie chronique dépendant beaucoup plus du genre de traitement utilisé pour traiter la blennorragie aiguë, que de la maladie elle-même.

Beaucoup de spécialistes se donnent à traiter des lésions chroniques qu'ils ont eux-mêmes provoquées.

Cette appréciation pourra paraître un peu sévère, mais je n'hésite pas à la formuler, dans l'intérêt même des malades. Après avoir à grand'peine écrasé l'hydre du laisser-couler, mère de bien des calamités : rétrécissements, urétrites chroniques, stérilité, je vois avec peine naître et grandir une autre tarasque non moins venimeuse : *l'excès de zèle dans le traitement local de la blennorragie.*

On me dira que le massage n'est pas fait d'une façon intempestive et que l'on attend la sédation des phénomènes inflammatoires. Il est incontestable que, toute inflammation urétrale ayant cédé, il pourrait y avoir avantage à masser une glande de Littre mûre à point et prête à se vider, mais il faut se rappeler qu'à côté de cette glande, il y en a d'autres d'âge différent pour lesquelles le massage est tout à fait intempestif. *Sur dix glandes, on en vide une et l'on traumatise inutilement les autres.*

J'ai, moi aussi, essayé dans des cas rebelles de masser des littrites et je n'en ai jamais obtenu aucune satisfaction ; bien au contraire, j'ai vu, sous l'influence de ces massages, naître de nouvelles glandules que je n'avais pas constatées tout d'abord.

Nous verrons, à propos des prostatites gonococciques, que, si je condamne formellement tout massage, tant qu'il subsiste le moindre symptôme d'inflammation de cette glande, je l'approuve au contraire pleinement dans la période décongestive, quand les lavages ne suffisent pas à amener la guérison qu'ils obtiennent, du reste, dans les neuf dixièmes des cas.

Il ne me semble pas qu'il en soit de même pour l'urètre. Le massage urétral, pendant la période gonococcique, contrairement au massage prostatique, ne m'a donné que des déboires.

J'en dirai autant de la cautérisation galvano-endoscopique des glandes de Littre supposées infectées, préconisée par le Dr KOLLMANN et son école (265) ; elle me semble constituer une pratique illusoire et dangereuse pour l'intégrité de l'urètre. Je ne suis pas du tout convaincu que les petites saillies glandulaires que ces auteurs aiment à cautériser à l'endoscope contiennent des gonocoques : j'ai vu de très grosses littrites dans des urétrites simples manifestement exemptes de gonocoques. Si elles en contiennent, je ne suis pas du tout certain que cette cautérisation soit capable d'atteindre à coup sûr la cavité glandulaire et de la désinfecter sans faire des délabrements dangereux. Enfin, pour une glande malade, vue à l'endoscope, n'y en a-t-il pas une infinité d'autres qui passent inaperçues ?

En résumé, le meilleur traitement des littrites consiste tout d'abord à ne pas les provoquer : un malade bien traité par les lavages, sans traumatisme d'aucune sorte, ni intérieurs ni extérieurs, ne fait pas de littrites. J'entends par traumatisme intérieur la pression exagérée des lavages, les à-coups dus aux coups de piston du malade pendant le lavage à méat fermé, les doses trop fortes et non appropriées à l'état d'inflammation du canal, l'introduction intempestive d'instruments dans l'urètre enflammé; et comme traumatismes extérieurs, les pressions exercées sur la verge pour extraire le pus, la constriction d'un suspensoir mal ajusté, la masturbation et le coït pendant la blennorragie.

Si les littrites se présentent sous forme de fines granulations de la grosseur d'un grain de millet, multipliées sur toute l'étendue de l'urètre pénien, continuons le traitement, sans nous en préoccuper, elles ne constitueront certainement pas un obstacle sérieux à la guérison. Tout au plus pourront-elles la retarder un peu.

Si une ou plusieurs de ces littrites se développent et arrivent à former de petits abcès du volume d'un petit pois, nous rentrons dans la question des abcès para-urétraux dont le traitement a été exposé dans le chapitre précédent.

Parmi ces littrites abcédées, les unes, ce sont les plus difficiles à traiter, s'ouvrent dans l'urètre seulement et le réinfectent à chaque évacuation, quelquefois à très longs intervalles. Les autres se sont ouvertes, ou ont été ouvertes au dehors; comme elles sont, d'autre part, ouvertes dans l'urètre, elles forment fistule.

Les premières pourraient être lavées à l'endoscope avec une canule appropriée (*fig.* 113), moyen bien difficile à appliquer et qui ne peut être utilisé que dans des cas rigoureusement chroniques où l'urètre, dépourvu de toute inflammation, ne cultive plus pour son compte le gonocoque que la glande déverse à sa surface. Autrement, il y aurait une réinfection constante de la glande par les sécrétions urétrales.

Dans ces cas, la cautérisation galvano-endoscopique de la glande est plus acceptable que pour les littrites multiples, mais je redoute beaucoup l'irradiation calorique qui atteint pendant cette intervention les parties saines de la muqueuse voisine. C'est encore un procédé bien délicat et peu sûr.

J'ai, une fois, percé à l'aide de l'endoscope une de ces littrites abcédées qui s'ouvrait seulement dans l'urètre avec une aiguille qui traversa ensuite la peau et me permit d'établir un drainage filiforme. La guérison fut ainsi obtenue, mais au prix d'une fistule médio-pénienne qu'il fallut opérer plus tard. Est-ce là un procédé à recommander?

Les glandes qui s'ouvrent à la fois dans l'urètre et à l'extérieur sont faciles à désinfecter par des lavages à la petite canule à trajet avec ou sans passage d'un fil. La disparition des gonocoques s'obtient facilement, mais avec persistance d'un foyer propice aux infections secondaires et à un nouvelle contamination gonococcique, en cas de blennorragie ultérieure.

La meilleure méthode pour ces deux catégories de littrites abcédées et la plus radicale, c'est certainement l'extirpation de la glande pratiquée comme je l'ai exposé plus haut pour les abcès para-urétraux. Malheureusement, cette intervention expose le malade à conserver une petite fistule pénienne beaucoup plus désagréable que celle qui siège au niveau de la rainure balano-préputiale parce qu'elle fait adhérer la peau de la verge à l'urètre, en les solidarisant d'une façon peu esthétique. Ces fistules sont, du reste, tellement fines qu'elle ne laissent, en général, pas filtrer l'urine.

2° *Traitement de la blennorragie en cas de rétrécissements urétraux.*

Par eux-mêmes, les rétrécissements urétraux, quelles que soient leurs irrégularités, ne semblent pas constituer des repaires gonococciques inaccessibles au traitement. Je n'ai jamais observé qu'il fût nécessaire de dilater un rétrécissement, en même temps que l'on lave l'urètre, pour obtenir la guérison d'une blennorragie chez un rétréci. Cette guérison s'obtient d'une façon normale par les lavages. La dilatation peut être faite ultérieurement après repos de l'urètre, sans aucun danger de complication génitale, alors que la dilatation pratiquée dans le cours d'une blennorragie, peut être, quelles que soient les précautions prises, l'occasion d'une épididymite. *Le seul point sombre du traitement de la blennorragie chez un rétréci, c'est la menace de rétention plus ou moins complète chez les rétrécis étroits.*

La blennorragie d'un rétréci dépassant le n° 13 Charrière ne présente rien de particulier. La désinfection de l'urètre s'opère, comme d'habitude, sans aucune difficulté.

Au-dessous du n° 13, et à plus forte raison chez un rétréci filiforme, il n'en est plus de même : de fâcheuses rétentions, dues à la congestion de l'urètre sous l'influence de la maladie, mais aussi sous l'influence des lavages, nous guettent à tout instant.

Que faire en pareil cas ? Bien entendu, n'utiliser que des doses très faibles, $0^{gr},05$ à $0^{gr},10$ 0/00, tant que ces menaces existent.

Si la rétention se produit, pas de bougie filiforme à demeure, elle est très mal tolérée par les ble norragiques et provoque souvent des épididymites.

Le mieux à faire, en pareil cas, c'est de faire un petit lavage de l'urètre antérieur au permanganate à $0^{gr},05$ 0/00, puis d'introduire une bougie filiforme et de la laisser quelques minutes en place. Cela fait, le malade se lève et au moment même d'uriner, on retire la bougie. La miction est dès lors facile; on peut faire aussitôt après un lavage total et, en général, le malade l'évacue facilement.

Si, dans la journée, le malade est repris de rétention, on l'engagera à revenir pour subir le même traitement. On pourrait même, à la rigueur, confier une filiforme au malade, qui se la passerait lui-même avec les précautions antiseptiques d'usage dont on l'aurait instruit.

Dans quelques cas très rares, peut-être trois fois dans ma carrière, j'ai dû, pendant les premiers jours du traitement de la chaudepisse chez des rétrécis très étroits, lutter contre la rétention sans cesse menaçante par des dilatations journalières avec mes béniqués coniques conduits très fins du n° 8 au n° 13 Charrière (16 à 26 Béniqué), précédées et suivies de lavages au permanganate très faible.

J'ai toujours observé que le n° 13 Charrière est en quelque sorte cabalistique pour les rétrécis. Au-dessous, ils sont menacés de rétention ; au-dessus, elle ne se produit plus.

Une fois arrivé à ce chiffre, on peut abandonner la dilatation, tout en poursuivant les lavages.

Elle peut être reprise un mois après la guérison de la chaude-pisse.

3° *Traitement de la blennorragie en cas d'hypertrophie prostatique.*

L'hypertrophie de la prostate n'intervient, dans ce cas, que par la déformation qu'elle impose à l'urètre, c'est pourquoi je la range parmi les complications urétrales de la blennorragie.

La blennorragie chez les hypertrophiés de la prostate est rare, étant donné leur âge, mais elle est néanmoins possible, moins fréquente certainement que chez les jeunes gens, à imprudences égales, comme si, à partir d'un certain âge, l'urètre devenait moins réceptif à la contagion blennorragique.

En pareil cas, les grands lavages sans sonde ne sont plus acceptables, parce que la vessie, ne se vidant pas, retiendrait à chaque lavage une certaine quantité de la solution de permanganate qui s'y décomposerait, en abandonnant un dépôt de bioxyde de manganèse; il faut donc forcément, si on adopte la méthode des lavages, les pratiquer à la sonde.

Si le malade est en rétention complète, il n'y a pas à hésiter; à chaque sondage, on fera un lavage de l'urètre antérieur au permanganate, puis le sondage, avec lavage de la vessie avec la même solution, enfin, on lavera l'urètre postérieur, en retirant la sonde.

Si le malade est seulement en rétention incomplète, on le sondera et lavera de la même façon, deux fois par jour, puis une seule fois.

Si, dans ce dernier cas, la blennorragie était par trop aiguë et si on hésitait à pratiquer des sondages aussi répétés, il faudrait se contenter de l'ancienne méthode du laisser-couler, jusqu'à apaisement des symptômes inflammatoires; on aurait ensuite le choix entre le traitement par les balsamiques ou les lavages à la sonde. En effet, ces sondages répétés d'un urètre à l'état aigu seraient très susceptibles de provoquer des épididymites.

4° Blennorragie et syphilis. — Blennorragie et chancres mous.

Le traitement de la blennorragie chez les syphilitiques et chez les porteurs de chancres mous mérite d'attirer notre attention.

Un ancien syphilitique porteur de gonocoques doit être traité comme tout autre malade, sans se préoccuper de sa syphilis qui ne comporte pas actuellement d'accidents contagieux.

Il n'en est pas de même pour les syphilitiques récents :

Le plus récent de tous est le syphilitique en incubation. Il a contracté simultanément la blennorragie et la syphilis, sa blennorragie éclose la première est déjà en traitement. Attention ! le chancre induré va naître sous nos doigts entre deux lavages.

Il va apparaître sous la forme d'une toute petite érosion *absolument circulaire* sans bords, mais, dès son premier début, *avec un corps*, avec une consistance particulière, germe de l'induration future. Il m'est arrivé plusieurs fois d'assister à cette éclosion et je ne m'y suis jamais trompé. Il est impossible de confondre ces chancres durs au début avec un herpès. Autrefois je les excisais; le chancre ne se reproduisait pas, mais le petite cicatrice de l'excision s'indurait et la syphilis évoluait comme d'habitude. Aujourd'hui nous avons l'ultra-microscope pour fixer le diagnostic et les arséno-benzènes pour tenter, dans ces cas, le traitement abortif de la syphilis. Ce traitement, entre les mains de mon ami Lévy-Bing, à qui je confie ces malades, réussit presque toujours. Il ne faut bien entendu le tenter qu'à la condition que la séroréaction de Wassermann soit encore négative.

Lévy-Bing et Gerbay (502 et 503) ont montré que cette réaction ne devient positive que 38 jours au moins après le coït infectant; on a donc jusqu'à ce jour-là pour tenter l'abortion de la syphilis, qui consiste à injecter au malade la plus grosse dose possible de sulfarsénol dans le moins de temps possible (par exemple $4^{gr},50$ en 15 à 20 jours).

Quoi qu'il en soit de l'avenir de cette syphilis qui ne nous intéresse pas directement, la question de la suite à donner au traitement de la blennorragie se pose pour nous. Le malade va être entièrement absorbé par le traitement de la syphilis; de plus, faire des lavages journaliers à un malade porteur d'une lésion aussi contagieuse, constitue un gros danger pour nous et pour nos autres malades. J'en conclus que dans ce cas, il est absolument logique de cesser tout traitement local de la blennorragie quitte a à faire prendre au malade du Santal et à reprendre le traitement des lavages aussitôt qu'il sera blanchi. C'est la méthode que j'ai adoptée pendant la guerre et je m'en suis toujours très bien trouvé.

Je m'en suis même si bien trouvé quelquefois que ces malades une fois blanchis me revenaient guéris de leur blennorragie.

Cette action si favorable du traitement de la syphilis sur l'évolution de la blennorragie soulève un problème des plus intéressants :

S'agit-il là d'une action chimiothérapique de l'arséno-benzène sur le gonocoque ou bien ne faut-il pas plutôt voir là un de ces curieux phénomènes d'*hétéro-thérapie* signalés par MILIAN (504) qui font que les moyens de défense provoqués par le traitement anti-syphilitique s'attaquent au gonocoque aussi bien qu'au tréponème ?

C'est ainsi que MILIAN a montré que des impétigos rebelles à tout traitement guérissent comme par enchantement sous l'influence du traitement anti-syphilitique. Le même traitement appliqué à un même malade exempt de syphilis, ne produisant aucun effet.

Pour les malades porteurs de chancres mous l'obligation de cesser tout traitement local de la blennorragie est encore plus formelle car, dans ce cas, on risquerait d'inoculer le méat de ces malades et peut-être les parties plus profondes de leur urètre, ce qui serait désastreux.

Il serait intéressant de se rendre compte si le Dmelcos, vaccin proposé par NICOLLE contre le chancre mou, a un effet hétérothérapique sur le gonocoque.

B. — *COMPLICATIONS GÉNITALES DE LA BLENNORRAGIE*

Nous arrivons ici à une série de complications beaucoup plus importantes dont l'action sur la santé générale est évidente et de plus en plus grave.

Deux écoles se sont fondées à leur égard :

1° Celle de ceux qui considèrent que, dès qu'elles apparaissent, il faut cesser tout traitement local;

2° *Celle de ceux qui affirment qu'on n'a jamais autant de raisons, pour poursuivre le traitement local, qu'en cas de complication.*

Les professeurs NEISSER (336) et FINGER (123), se sont montrés partisans de la première.

J'ai toujours lutté avec énergie pour faire triompher la seconde.

Comment peut-on nier l'efficacité du traitement local sur le foyer primitif, en cas de complication? Ne connaît-on pas l'action de la désinfection d'une blessure infectée de la main, en cas de lymphangite du bras?

La seule raison qui a pu faire méconnaître une vérité aussi simpliste, c'est que NEISSER et son école n'ont voulu garder à leur disposition que des moyens de traitement inefficaces ou dangereux par leur brutalité.

Il est bien évident qu'en cas d'épididymite, l'injection à la seringue de l'urètre antérieur ne peut pas être bien utile, autant la supprimer. Qu'opposent-ils à l'urétrite postérieure ? L'instillation argentique, mais n'est-ce pas déjà elle qui a déterminé l'épididymite? Vont-ils en continuer l'usage? Autant, dans le doute, y renoncer. Et c'est ainsi que s'est créée la théorie de la suppression de tout traitement local en cas de complication.

Le lavage urétro-vésical sans sonde est au contraire un traitement qui, bien manié, n'a aucun inconvénient, ne produit aucun traumatisme et donne tout son effet utile, sans nuire en rien à l'urètre et à ses annexes. Du moment qu'on l'a adopté, la question de la continuation du traitement local, en cas de complication, ne se pose même plus, sa nécessité s'impose.

Il est évident que, dès l'établissement d'une complication : épididymite, prostatite, rhumatisme, les toxines, souvent même les gonocoques urétraux, partent à chaque instant de l'urètre, pour renforcer la colonie qui vient de se fonder.

J'ai vu un malade porteur d'une ancienne arthrite blennorragique ankylosante du genou datant de dix-huit ans et, par conséquent, parfaitement refroidie, présenter un gonflement énorme de ce genou avec rougeur, chaleur et douleur, immédiatement après l'apparition de l'écoulement urétral d'une nouvelle blennorragie.

Un traitement abortif à l'argyrol réussit en trois jours et le genou rentra aussitôt dans l'ordre. N'est-ce pas une preuve évidente de l'action du foyer primitif sur la complication à distance et de la nécessité de désinfecter, avant tout, ce foyer primitif, si l'on veut avoir prise sur cette complication ?

1° *Prostatite blennorragique.*

La prostatite est une des complications les plus fréquentes de le blennorragie totale et la plus difficile à éviter, quel que soit le traitement employé. Il semble qu'elle soit une conséquence presque nécessaire d'une urétrite postérieure tant soit peu importante.

Toutes les fois que quelques lavages n'éclaircissent pas le deuxième verre, en cas d'urétrite postérieure, on peut affirmer qu'il se fait de la prostatite.

Le traitement par les lavages ne peut pas en préserver les malades, je n'hésite même pas à reconnaître qu'il peut, dans certains cas, la provoquer.

Tout traumatisme de l'urètre postérieur, pendant la phase aiguë de la blennorragie totale, peut provoquer l'éclosion de la prostatite : le cheval, la bicyclette, la danse, les voyages en chemin de fer ou en automobile sont les occasions les plus habituelles de ces traumatismes; mais, si les lavages deviennent eux-mêmes traumatisants, il est évident que le résultat sera le même, la prostatite se développera à leur occasion.

Pendant l'année 1916, sur 662 malades traités, j'ai vu 65 prostatites se développer en cours de traitement, soit à peu près 10 o/o.

C'était pendant la guerre, mes infirmiers n'étaient pas très expérimentés ; je crois pouvoir affirmer que, dans la clientèle civile, traitée d'une façon plus précoce par un personnel mieux dressé, la proportion des prostatites serait beaucoup plus faible. Dans la statistique de ma clientèle que j'ai présentée à l'Association française d'urologie en 1925, je n'ai noté, sur 323 blennorragiques, que 11 prostatites, soit 3,40 o/o; sur les 312 malades restants, 19 eurent une prostatite en cours de traitement, soit 6,09 o/o (240).

Il est très important de dépister une prostatite dès le début de son apparition, c'est très facile du reste :

Le malade se plaint d'un certain malaise général, d'un peu de fatigue, de fièvre légère, d'inappétence, de légères douleurs de reins et surtout de pesanteur rectale et de *constipation*.

Un symptôme presque constant de la prostatite est la suppression du coup de piston à la fin de la miction.

Si la prostate est très gonflée, il peut en résulter une demi-rétention avec mictions fréquentes qu'il ne faut pas confondre avec la pollakiurie de la cystite.

Quand cette réunion de symptômes se présente à nous, précipitons-nous sur les verres d'urine :

Elles sont uniformément troubles, toutes les deux, d'un trouble blanchâtre, laiteuses comme des urines rénales, alors que la veille le deuxième verre était clair, ou à peu près, suivant l'âge du traitement; si, dans ces conditions, nous disons : prostatite, nous aurons de bien grandes chances de ne pas nous tromper.

Toutes les fois que l'urine des deux verres devient uniformément trouble, en cours de traitement par les lavages, il faut chercher la prostatite.

La confirmation de ce diagnostic nous est fournie par le toucher rectal. Le malade étant couché sur le dos et la *vessie vide*, armons notre index droit d'une capote digitale et de douceur, je devrais dire d'une exquise douceur; car *si tout traumatisme de l'urètre postérieur infecté produit la prostatite, tout traumatisme de la prostate infectée produit l'épididymite.*

Le toucher trop fortement appuyé est un véritable massage, absolument intempestif à cette période de la maladie; il produit, à peu près à coup sûr, et dès le lendemain, une superbe épididymite.

Notre doigt ainsi armé est garni abondamment de la pommade soluble proposée par le Dr KRAUSS, de Carlsbad, et que j'ai légèrement modifiée, en substituant à la solution phéniquée qu'elle contenait, la solution d'acide salicylique :

Gomme adragante	$2^{gr},50$
Solution aqueuse d'acide salicylique à 1/1000	90 grammes
Glycérine	10 —

Un peu de cette pommade en excès sur le bout du doigt sert à lubrifier l'anus et dès lors l'intromission devient facile, mais, attention ! N'allons pas buter du doigt contre la prostate, le droit chemin nous y conduirait directement, louvoyons, suivons la paroi postérieure du rectum, en cherchant à tout prix à ne pas toucher la prostate au passage. Dans cette voie, nous pouvons pousser jusqu'à la garde et il faut le faire ; les mauvais toucheurs n'introduisent que les deux premières phalanges, le doigt tout entier doit pénétrer dans l'anus.

Une fois dans cette position, ramenons tout doucement en crochet le bout du doigt en avant, nous prenons contact avec la prostate.

Souvenons-nous de la forme et de la consistance de la prostate saine : elle a la forme et la grandeur d'une châtaigne, elle est souple, peu épaisse ; ses bords latéraux et inférieur donnent la sensation d'une épaisseur un peu plus grande, que l'on ne retrouve pas au niveau du bord supérieur.

Je voudrais bien faire saisir combien cette prise de contact doit comporter de douceur ; il y a tant d'épididymites, tant de cas de stérilité causées par des touchers rectaux maladroits, que je ne saurais trop insister sur ce point : *Il faut explorer la prostate malade, comme si on voulait caresser du bout du doigt une bulle de savon, sans la crever.*

Toute pression quelconque est rigoureusement interdite : *vouloir exprimer, dans cette période, un peu de sécrétion de la prostate pour en faire l'analyse serait une folie criminelle.*

Pourquoi faire du reste ? toute l'urine est troublée par les sécrétions que la prostate déverse dans la vessie, on n'a qu'à analyser le second verre, on les trouvera : *la sécrétion prostatique est caractérisée par la présence de nombreux gonocoques libres.* Le toucher, pratiqué dans ces conditions, nous montre un des lobes de la prostate, bouffi, saillant, formant une bosse arrondie dans le rectum ; l'autre lobe est plat, en contre-bas du précédent ; malgré la légèreté déployée, nous avons pu constater que le premier lobe a une consistance dure, et que l'autre a conservé sa souplesse.

Quelquefois, tout à fait au début de la prostatite, ce gonflement et cette induration ne portent que sur un angle ou un bord de la prostate. Plus tard, elle s'étend au lobe tout entier et quelquefois même aux deux ; la prostate, dans ce cas, est prise en totalité, elle forme une saillie uniforme, lisse, plus ou moins volumineuse dans le rectum. Le doigt qui a apprécié la consistance de la prostate doit se rendre compte aussi de son volume, en cherchant à suivre tous ses contours. Il est des cas où le gonflement est tel qu'on a de la peine à atteindre son bord supérieur. Le palper bimanuel complète les renseignements du toucher rectal sur le volume des très grosses prostates. Les abcès de la prostate seront étudiés plus loin.

Nous continuerons l'examen, en recherchant s'il n'existe pas de phénomènes de péri-prostatite.

Un phénomène fréquent de réaction péri-prostatique c'est la crête rectale : la paroi rectale se trouve épaissie suivant une ligne médiane longitudinale qui coupe la prostate en deux d'arrière en avant, de manière à former ainsi une véritable crête saillante dans le rectum.

Il n'est pas rare de rencontrer sur la muqueuse rectale des cordons hémorroïdaires.

Il faut se rendre compte, en déplaçant légèrement la paroi rectale par rapport à la prostate, si cette paroi lui est adhérente ou non. L'adhérence et le gonflement sont évidemment des signes de péri-prostatite.

J'ai souvent observé ce symptôme dans les cas où la prostate avait été massée d'une façon trop précoce et trop énergique.

Si l'inflammation s'étend plus haut et gagne le bas-fond vésical, on constate qu'à ce niveau la muqueuse rectale est comme parcheminée, cartonnée, dure, rigide. Elle noie le contour supérieur de la prostate et la région vésiculaire.

Enfin, nous terminerons nos recherches, en explorant cette région vésiculaire; nous pourrons trouver une des vésicules, en général celle qui correspond au côté gonflé de la prostate, plus tendue, plus pleine que sa voisine. Ce n'est pas à dire pour cela qu'il y ait vésiculite, ce phénomène est dû à ce que le canal déférent est comprimé à son entrée dans la prostate et qu'il en résulte une évacuation difficile de la vésicule.

Les pollutions nocturnes, qui sont rares dans le cours de la blennorragie, vident une des deux vésicules et ne vident pas l'autre, de là cette différence de volume entre ces deux organes.

En cas de vésiculite, les symptômes sont tout différents; nous les étudierons au chapitre des vésiculites.

Tels sont les renseignements que nous fournit le toucher rectal;

on peut apporter à cette exploration quelques variantes pour la rendre plus précise.

Tout d'abord, il faut s'habituer à pratiquer le toucher rectal indifféremment, soit avec la main droite, soit avec la main gauche. Dans la position couchée, on explore mieux le bord de la prostate qui est du côté de l'opérateur que le bord opposé.

Il peut être intéressant de changer de main, pour éviter cet inconvénient et compléter le résultat du premier examen.

Si le malade est très gros, on peut avoir de la difficulté à pénétrer assez profondément; on peut alors, tout en le laissant dans la position couchée, lui faire relever les deux cuisses sur le ventre et l'examiner en passant le bras sous la cuisse droite.

Enfin, il existe une autre posture très favorable pour l'examen et le massage de la prostate, c'est la position debout, le corps légèrement penché en avant. L'opérateur, assis ou debout, introduit son index la pulpe en bas dans le rectum et explore la prostate de haut en bas. Cette méthode est très utilisée en Allemagne.

a. — Traitement de la prostatite blennorragique.

Les prostatites blennorragiques qui surviennent en cours de traitement par les lavages ne présentent aucune gravité, tout se borne à un peu de gonflement et de dureté des lobes de la prostate ou de ses deux lobes; le léger malaise éprouvé par le malade est tellement minime que, dans ma clientèle, je continue à faire venir chéz moi ces malades. Je ne me rappelle dans toute ma carrière, que trois malades qui ont dû s'aliter du fait de leur prostatite ; l'un d'eux avait dû faire un long voyage en chemin de fer, il en revint en rétention complète.

La règle, pour moi absolue, du traitement des prostatites blennorragiques est de continuer les lavages, en baissant les doses.

Il faut répudier sans aucune hésitation et sans regrets la vieille erreur qui recommandait de s'abstenir de tout traitement local, en cas de complication génitale de la blennorragie.

Une semblable abstention nous conduirait fatalement à l'aggravation progressive de l'inflammation prostatique et, dans bien des cas, à la formation d'un abcès de la prostate.

Le fait que, depuis que j'exerce, je n'aie pas eu un seul abcès de la prostate à ouvrir me semble suffisamment probant au point de vue de l'influence heureuse des lavages sur l'évolution des prostatites (1).

Continuons donc les lavages complets à bonne température, avec l'aide de la cocaïne, si c'est nécessaire. Un seul lavage par jour suffit. Comme dose, suivant l'état de la prostate, utilisons $0^{gr},05$ *à* $0^{gr},10$ 0/00, et ne dépassons jamais cette dernière dose, tant que le second verre ne s'est pas éclairci.

Comme adjuvants, j'utilise les *suppositoires ou les petits lavements à garder d'ichthyol à* 20 *centigrammes*, un tous les soirs, six de suite, puis repos de six jours et nouvelle série de six en cas de besoin. Je conseille aussi au malade de se reposer le plus possible et de tenir longtemps entre ses cuisses au contact du périnée une *bouillotte d'eau chaude* entourée de laine.

Enfin, le malade doit prendre des *lavements très chauds*, d'eau de graine de lin de préférence, un grand lavement d'un demi-litre le matin, pour évacuer, un second lavement le soir, assez peu abondant pour être gardé le plus longtemps possible.

La canule métallique rectale d'Artzberger à circulation d'eau chaude est également un bon moyen de traitement.

Les bains de siège très chauds, jusqu'à 47°, sont également très utiles et doivent être répétés tous les jours et même deux fois par jour, en cas de fort gonflement de la prostate.

La diathermie rectale, voire même urétrale dans des cas très torpides, peut rendre de grands services par son action décongestionnante et surtout par l'abondante évacuation des glandes prostatiques qu'elle provoque.

En cas de prostatite, il est bon de prescrire le port d'un *suspensoir* bien adapté.

Et le massage de la prostate, me dira-t-on, vous l'oubliez. Non, je ne l'oublie pas, je le proscris d'une façon formelle.

Je considère comme absolument contre-indiqué tout massage dans le cours de la prostatite blennorragique récente.

Mon expérience est définitivement éclairée à ce sujet, je suis persuadé aujourd'hui que *le massage de la prostate a produit beaucoup plus d'épididymites qu'il n'a guéri de prostatites.*

Les prostatites blennorragiques récentes, traitées comme il

1. Un cas observé récemment sur un malade que m'avait confié le Dr Richard et qui dut être opéré par le Dr Nora apporte à cette règle une unique exception (page 250).

vient d'être dit, guérissent admirablement toutes seules : au bout de huit à quinze jours, le deuxième verre s'éclaircit, les lobes prostatiques atteints deviennent souples et reprennent leur volume habituel : la prostatite est guérie, et l'on peut continuer le traitement aux doses habituelles. Il faut évidemment enregistrer une légère prolongation de la durée totale du traitement : dans la grande majorité des cas, il faut compter un mois entre l'apparition de la prostatite et la guérison complète de la blennorragie. C'est quand même moins long que d'avoir à soigner, en plus, une ou deux épididymites occasionnées par les massages.

Très exceptionnellement, il arrive que, malgré le traitement exposé ci-dessus, l'urine ne s'éclaircit pas. La centrifugation continue à nous montrer dans le second verre de nombreux leucocytes et des gonocoques; les lavages ont été, dans ces conditions, continués à doses faibles pendant trois semaines à un mois ; la prostate pendant ce temps s'est décongestionnée, elle est devenue plate, molle, étalée. Elle ne présente plus aucun gonflement, aucune dureté.

A ce moment-là, et dans ce cas-là seulement, on est autorisé à pratiquer avec beaucoup de douceur un léger massage évacuateur de la prostate. Je regrette presque d'être forcé de donner ce conseil, parce que je crains qu'il ne conduise à faire des massages trop précoces.

On ne regrettera jamais d'avoir reculé de quelques jours le premier massage, alors qu'on regrettera souvent de s'être trop pressé de le pratiquer.

En tous cas, dans toute prostatite récente, il ne faut jamais masser que du mou.

L'appréciation du moment où une prostate devient massable est très délicate et demande une grande expérience : en cas de doute, il est préférable de s'abstenir et de continuer patiemment les lavages.

Le massage de la prostate se fait à l'aide de légères pressions pratiquées avec la pulpe de l'index sur la face rectale de la prostate. Ces pressions doivent être dirigées de la périphérie vers le centre, de manière à rabattre les sécrétions sur l'urètre, comme l'a recommandé HOGGE (183).

On le termine par quelques pressions d'arrière en avant sur la ligne médiane.

Quelle force doit-on déployer pendant le massage? Cela est

très difficile à dire, nous manquons totalement d'étalon à ce sujet. Les masseurs de prostate doivent évidemment développer une énergie très variable et très inégale. Il en résultera, suivant les cas, des effets heureux ou néfastes.

Du moment que l'on s'est décidé à faire un massage, il est intéressant d'en examiner le résultat.

Dans la plupart des cas, il suffit de ramener les sécrétions obtenues du bulbe au méat par une légère pression de la main droite ; souvent même la sécrétion apparaît d'elle-même au méat pendant le massage.

Quand on masse dans la position debout, le malade peut tenir un verre de montre au-dessous de sa verge et recueillir ainsi le produit du massage.

Si la sécrétion n'est pas refoulée vers l'urètre antérieur, elle retombe dans la vessie. Pour l'y retrouver, il est bon de faire un grand lavage préalable à l'eau bouillie pour bien nettoyer la vessie, puis d'envoyer dans la vessie une petite quantité d'eau bouillie qui sera pissée après le massage et dans laquelle on retrouvera par centrifugation les produits obtenus.

Un autre procédé, également recommandable et beaucoup plus simple, consiste à faire pisser le malade dans trois verres : les deux premiers sont conservés comme témoins ; on recommande au malade de conserver un tout petit peu d'urine dans sa vessie. On le masse et, après le massage, on le prie d'évacuer dans un troisième verre la fin de sa miction. Cette dernière portion d'urine, qui doit être très minime, entraîne les produits du massage qui peuvent être recueillis par centrifugation et analysés.

La simple comparaison du trouble de ce troisième verre avec celui du second nous rend compte de l'abondance des sécrétions prostatiques, mais il ne faudrait pas se fier uniquement à cet aspect pour conclure à l'existence d'une prostatite. Très souvent, la sécrétion prostatique obtenue par massage est abondante et trouble fortement le troisième verre, alors que sa composition est normale et ne révèle la présence d'aucun polynucléaire et d'aucun microbe ; ce sont des cas d'hypersécrétion prostatique sans inflammation et sans infection de l'organe.

Si on opère de cette dernière façon, il ne faut pas omettre de faire suivre le massage de la prostate d'un lavage complet au permanganate, toujours à dose faible, $0^{gr},10$ 0/00.

On ne doit jamais faire un massage de la prostate sans le faire suivre d'un lavage complet.

Un autre bon procédé, qui peut être utilisé pour les séances suivantes, consiste à *intercaler le massage de la prostate au milieu du lavage :* pour cela, on lave l'urètre et la vessie, puis on remplit celle-ci de la solution de permanganate. Cette vessie pleine, on fait le massage et on fait ensuite uriner au malade la solution qu'on avait laissée dans sa vessie.

Les lavages étant continués tous les jours, et toujours à la même dose faible, *les massages sont pratiqués tous les trois à quatre jours,* au moment où l'urine, qui s'était remarquablement éclaircie sous l'influence du massage, recommence à se troubler.

Le massage doit toujours être évacuateur; s'il ne l'est pas, il devient inutile et dangereux. C'est pour cela qu'il ne faut pas le répéter trop souvent.

En général, les cas de blennorragie qui prennent cette allure sont excessivement longs à guérir, ils peuvent demander des soins pendant trois à six mois, mais on finit quand même, avec de la patience de part et d'autre, par en avoir raison. Ils sont heureusement fort rares.

Il faut, bien entendu, poursuivre les lavages et les massages jusqu'à disparition des gonocoques prostatiques; il serait mieux encore de les poursuivre jusqu'à disparition totale des polynucléaires de la sécrétion obtenue par massage; mais il est, en général, préférable de faire un intermède entre ces deux cures. On en finit tout d'abord avec le gonocoque prostatique, puis on laisse reposer le malade pendant un mois et l'on reprend ensuite, avec tout le temps et la patience nécessaire, le traitement de la suppuration simple de la prostate par des massages espacés de quatre à huit jours et suivis d'un lavage total à l'albargine, $0^{gr},15$ à $0^{gr},30$ 0/00 ou à l'ichthyol, 3 0/00.

La guérison complète avec suppression de toute sécrétion au massage est désirable, mais quelquefois difficile à obtenir. Il peut persister pendant fort longtemps de l'hypersécrétion prostatique d'un liquide normal sans leucocytes; on peut être forcé de se contenter de ce résultat.

Sans arriver au véritable abcès de la prostate, *il est des cas où le gonflement prostatique est tel qu'il se produit une véritable rétention des produits de sécrétion de la glande.* Dans ces cas, le premier verre d'urine est troublé par les sécrétions urétrales et le second verre est complètement clair ou à peu près clair. On aurait tort de se louer de ce résultat : la douleur éprouvée par le malade, un peu de malaise et de fièvre prouvent que cette clarté du second verre est plutôt un mauvais symptôme qu'un bon. Sous l'influence des bains de siège et des lavements chauds, la prostate se décide à se vider de nouveau, les urines du second verre redeviennent très troubles et tous les symptômes généraux disparaissent.

Cette alternance d'urines très claires et très troubles est fréquente en cas de prostatite.

Il ne faut, du reste, pas compter toujours trouver le deuxième verre trouble en cas d'infection prostatique.

Dans les cas très peu aigus où l'infection est localisée à quelques glandes prostatiques, le deuxième verre, et même le premier, peuvent être absolument clairs, et l'infection prostatique peut ne se manifester que par un grumeau mécheux, léger, du premier verre.

Dans ce grumeau, on trouve du mucus, des polynucléaires et de très nombreux gonocoques, quelques-uns intra-leucocytaires mais, pour la plupart, libres. Le toucher prostatique nous montre dans la prostate un petit grain induré. En pareil cas, le massage de la prostate s'impose.

b. — Abcès de la prostate.

Je n'ai jamais observé d'abcès de la prostate dans ma clientèle, dans le cours du traitement par les lavages, sauf une seule fois, tout récemment. Ce malade avait suivi l'évolution ordinaire des mauvaises blennorragies. Tout d'abord, écoulement antérieur très aigu, ne se tarissant pas, même avec deux lavages par jour. Il devient rapidement total. Lavage difficile pénétrant peu ou mal dans la vessie. Prostatite, abcès de la prostate.

Ce cas se présente, au contraire, assez fréquemment dans les hôpitaux, chez des malades non soignés ou mal soignés qui ont irrité leur urètre postérieur par de longues courses en auto, par de longs voyages en chemin de fer, ou en montant à cheval.

En cas d'abcès de la prostate menaçant, quelques faits nouveaux s'ajoutent à la symptomatologie ordinaire de la prostatite.

Tout d'abord un fait capital doit faire ouvrir l'œil, c'est que l'urine précédemment trouble, et même très trouble, devient subitement d'une clarté parfaite, au moins pour le second verre. Notons donc que *l'éclaircissement subit et complet du deuxième verre d'urine dans le cours d'une prostatite aiguë veut dire menace d'abcès de la prostate.*

Il ne faut pas confondre cet éclaircissement coïncidant avec une aggravation de tous les symptômes avec l'éclaircissement progressif et lent qui s'accompagne au contraire de la sédation de ces mêmes symptômes et qui nous promet une guérison prochaine.

En même temps que l'éclaircissement brutal du deuxième verre nous observons les faits suivants : l'état général devient mauvais, la langue est très blanche, un peu sèche, la température subit de grandes oscillations ou reste élevée; le malade accuse de la pesanteur, des battements ou des coups lancinants dans la région rectale. Il peut avoir de la gêne et même de grandes difficultés pour uriner.

Le toucher rectal nous montre la prostate très volumineuse, dure, résistante, élastique ; il ne faut pas compter, tout d'abord, avoir une sensation nette de fluctuation, il serait du reste difficile de la percevoir avec un seul doigt.

La crête rectale, les cordons hémorrhoïdaires, l'œdème et l'adhérence de la paroi rectale s'observent fréquemment ; la prostate elle-même est très douloureuse.

Abandonnés à eux-mêmes, les abcès prostatiques s'ouvrent presque toujours dans l'urètre, se vident progressivement et ne laissent pas de désordres notables à leur suite. Mais il peut se présenter de mauvais cas dans lesquels l'ouverture spontanée de l'abcès peut se faire dans le rectum et déterminer consécutivement une fistule urétro-rectale, et d'autres cas encore plus désastreux, dans lesquels cette ouverture spontanée peut se faire dans le péritoine et provoquer une péritonite. C'est pour parer à ces accidents plutôt rares que les urologues ont posé en principe que *tout abcès de la prostate doit être opéré, aussitôt que sa présence est constatée.* Cette opération se fait par la voie pré-rectale.

c. — Incision des abcès de la prostate par la voie prérectale.

Trois voies se présentent à nous : la voie urétrale, la voie rectale et la voie périnéale.

1° La *voie urétrale* est la voie la plus fréquente de l'évacuation spontanée des abcès de la prostate. Quelques chirurgiens ont préconisé de favoriser la rupture urétrale de l'abcès en passant dans l'urètre une grosse sonde. C'est un moyen peu recommandable.

2° La *voie rectale* peut être utilisée, quand on sent l'abcès prostatique adhérent à la muqueuse rectale, pointant dans le rectum et prêt à s'y ouvrir spontanément.

Le malade est autant que possible purgé la veille de l'opération ; il prend et rend un lavement deux heures avant d'être opéré. On le place dans le décubitus latéral droit, la fesse gauche relevée par un aide. On introduit dans le rectum un speculum de Trélat ou une valve de Sims. On voit alors bien étalée devant soi la région prostatique. Lavage à l'eau boriquée au point le plus gros, le plus saillant, après s'être assuré qu'il n'y a pas de battements artériels. Incisons sur une étendue de 2 à 3 centimètres, en enfonçant assez profondément. Faisons ensuite un lavage soigneux de la cavité de l'abcès avec une canule de verre conduite par le doigt. Explorons cette cavité, puis tamponnons à la gaze iodoformée. La guérison demande une dizaine de jours.

3° La *voie périnéale* est la méthode d'élection d'incision des abcès de la prostate. Cette incision se fait suivant le manuel opératoire de la taille périnéale. A 10 ou 15 millimètres en avant de l'anus, pratiquons une incision en croissant à convexité postérieure, embrassant la demi-circonférence antérieure de l'anus. Introduisons l'index gauche dans le rectum, accrochons la lèvre postérieure de l'incision avec le pouce gauche, attirons-la en arrière, tendons le sphincter et coupons ses fibres antérieures, en évitant soigneusement le bulbe de l'urètre qui reste en avant.

On découvre ainsi les parties profondes. Prenons la sonde cannelée, avec elle décollons le bulbe et disséquons la paroi antérieure du rectum que nous présente l'index gauche.

On arrive ainsi au foyer purulent que l'on ouvre avec la sonde cannelée, de suite, s'il est gros, ou après avoir abaissé la prostate avec le doigt rectal, s'il est petit.

On élargit l'ouverture avec le dilatateur ou avec le doigt, on déchire les cloisons, on vide les diverticules. On irrigue ensuite largement le foyer et on draine avec deux drains en canon de fusil. Si la plaie saigne, on la tamponne avec de la gaze iodoformée.

J'ai emprunté cette excellente description au *Traité de chirurgie des voies urinaires* (61) du regretté Edgar CHEVALIER (1899).

2° *Vésiculite blennorragique.*

Nous avons déjà vu, à propos du diagnostic de la prostatite, que, pendant le traitement de la blennorragie, les vésicules peuvent être très dilatées, très remplies, sans pour cela présenter le moindre signe d'inflammation. Ce phénomène se produit sous l'influence du gonflement de la prostate qui gêne l'évacuation de la vésicule, mais il se manifeste également, sans aucune trace de prostatite, sous l'influence de la continence observée par les malades.

Il n'est pas rare, dans ces cas de demi-rétention vésiculaire, de voir dans le second verre d'urine des grumeaux polyédriques transparents, très comparables au tapioca cuit. C'est le contenu vésiculaire qui s'évacue ainsi partiellement à la fin de la miction. Cette matière mucilagineuse se colore en bleu uniforme, sans présenter aucun élément figuré, sauf quelques rares spermatozoïdes provenant de l'extrémité du canal déférent.

Il est assez fréquent d'être consulté par des malades qui nous apportent avec beaucoup d'anxiété leur linge de nuit maculé d'un genre de pollution tout particulier. Parsemés en différents points de la tache spermatique, on voit des piquots d'un beau jaune d'or que les malades prennent naturellement pour du pus. Ils sont produits par le desséchement de grumeaux vésiculaires semblables à ceux que nous venons de décrire ; ce sont des fragments de gelée vésiculaire normale, mal dissoute dans un liquide prostatique peu abondant. Ce phénomène n'a rien de pathologique, mais il est bon d'être éclairé à son sujet.

La vésiculite blennorragique est due à l'infection des vésicules séminales par le gonocoque, plus tard par des associations microbiennes. Elle est excessivement rare, comme la cowpérite, dans une clientèle de blennorragiques bien dirigée. Ce sont de ces complications que l'on évite toujours, quand on traite convenablement une chaudepisse. Je n'en ai pour ainsi dire jamais observé de cas chez les malades dont j'ai commencé le traitement au début de leur maladie, même chez ceux qui, en cours de traitement, ont fait de la prostatite.

Toutes celles que j'ai observées me sont arrivées tardivement à la suite de mauvais traitements, tels que des instillations postérieures en cas de prostatite, ou des massages trop précoces de la prostate.

C'est encore une affection que la nature se charge bien d'amener à la guérison, si on ne contrecarre pas ses moyens d'action, et où le médecin trop zélé peut faire beaucoup plus de mal que de bien. L'épididymite suit immédiatement une tentative de massage de la vésicule enflammée et cela sans aucun bénéfice. En effet, une vésicule que le massage peut évacuer s'évacuera bien toute seule, elle est déjà bien près de la guérison spontanée. Je ne dis pas que, vers la fin du traitement, quelques prudents massages ne pourraient pas être utiles, mais que de sagesse il faut, pour savoir choisir le moment précis où ce massage devient opportun et quelle douceur dans le doigté! *Que d'enfants la France n'a-t-elle pas perdus par suite de massages intempestifs ou brutaux de vésiculites bien souvent imaginaires!*

Dans les cas que j'ai observés, les vésicules infectées sont grosses, noueuses, dures; leur paroi est épaissie; elles sont douloureuses au toucher. Par une légère pression d'arrière en avant à sa surface, on peut faire sourdre une petite quantité de muco-pus qui arrive au méat. Si ce résultat ne s'obtient pas très facilement, il est prudent de ne pas insister. Dans ce muco-pus, on trouve de la gelée vésiculaire, des polynucléaires et quelques rares spermatozoïdes, comme microbes : du gonocoque seul ou associé au staphylocoque et à l'entérocoque.

La vésicule infectée de gonocoques ne crée pas forcément un repaire indéfini pour ces microbes; nous avons déjà discuté ce phénomène à propos des glandes urétrales, la même explication trouve ici sa place.

Tant qu'une glande infectée n'a pas sa paroi épithéliale et con-

jonctive dénaturée par l'abcédation, elle se débarrasse d'elle-même de ses gonocoques, sous l'influence adjuvante du traitement de l'urètre par les lavages.

Le traitement local des vésiculites est le même que celui des prostatites : bains de siège chauds, lavements chauds, petits lavements ichthyolés à garder, canule rectale chaude d'Artzberger ou recto-therme électrique du Dr FRANK (133).

Sur le tard, alors que toute inflammation a disparu, quelques prudents massages évacuateurs peuvent rendre service, mais, *au nom de la repopulation, n'associons pas nécessairement massage et vésiculite, pas plus que massage et prostatite, comme certains médecins ont une tendance fâcheuse à le faire.* C'est vraiment de la médecine un peu trop simpliste.

Aux États-Unis, on est plus enclin que chez nous au traitement opératoire des vésiculites. FULLER, de New-York (136, 137), qui considère que, presque toujours, le rhumatisme blennorragique est dû à la présence d'une vésiculite, préconise le traitement opératoire de la vésicule malade : incision et drainage par la voie périnéale; sur 251 vésiculotomies pratiquées, 87 souffraient de rhumatismes.

En cas de vésiculite rebelle, BELFIELD (27) ouvre le canal déférent et y injecte jusqu'à la vésicule une solution de protargol à 0gr,50 o/o ou d'argyrol à 5 o/o. Il laisse un crin dans l'incision du déférent pour guider l'aiguille à chaque lavage. Ces lavages sont quotidiens. Les Drs FRANÇOIS (129) et HERMANS (180), en Belgique et LUYS, en France (299, 300), l'ont suivi dans cette voie et semblent avoir obtenu des résultats encourageants sur le petit nombre de cas qu'ils ont traités ainsi.

Le Dr TRIFU, de Bucarest (423), a publié en février 1926, à la Société Française d'Urologie, sept lavages de vésicules séminales sur les malades; depuis, il a publié dans la *Roumania medicala*, en 1927, quatorze lavages de vésicules séminales sur neuf malades et cela avec des résultats excellents.

La persistance possible des gonocoques à l'état latent dans les vésicules, question très à l'ordre du jour actuellement, trouvera mieux sa place dans le chapitre relatif au gonocoque chronique.

3° *Épididymite, déférentite, funiculite, vaginalite blennorragiques.*

A l'encontre de la prostatite, l'épididymite blennorragique est une complication éminemment évitable, qui ne devrait jamais se produire chez un malade bien et régulièrement traité.

Le traitement précoce de la chaudepisse met le malade absolument à l'abri de cette complication, si fréquente au contraire dans la pratique du laisser-couler.

Ce n'est pas à dire qu'un traitement de lavages mal conduit ne puisse aussi provoquer l'éclosion d'une épididymite : des doses trop fortes, non proportionnées à l'état d'inflammation de l'urètre postérieur, la pénétration du liquide à trop forte pression, surtout si on ne pare pas aux à-coups que le malade produit souvent pendant le lavage, en contractant par saccades ses muscles périnéaux, sont parfaitement capables de produire l'épididymite.

Ce qui doit dominer tout le traitement de la blennorragie, c'est la douceur et l'à-propos.

Les écarts de régime et les imprudences du malade ont également leur part dans la genèse de cette complication, mais il ne faut pas toujours être prêt à les incriminer à tout prix. *Je crois que les mauvais soins ont fait beaucoup plus d'épididymites que le tennis ou le tango.*

L'invasion des voies génitales par le gonocoque se fait progressivement de l'urètre postérieur à l'épididyme, soit par la lumière du canal déférent, soit par le réseau lymphatique péri-déférentiel.

Pourquoi faire intervenir ce réseau?

Je ne vois pas d'autre moyen d'expliquer le cas d'épididymites à répétition chez des malades manifestement azoospermiques. J'ai un malade qui a eu autrefois une épididymite double; depuis cette époque, il n'a plus de spermatozoïdes dans son sperme, il n'a pas de gonocoque du reste, mais il est fréquemment sujet aux rechutes d'épididymites. Comment, chez lui, les microbes pourraient-ils se rendre de l'urètre à l'épididyme, puisque les déférents sont bouchés ? il ne reste plus de libre que la voie lymphatique.

L'histoire de l'épididymite blennorragique est ainsi pleine de mystères. Bien des points restent encore à élucider.

Quelle que soit sa voie de propagation, l'infection peut être limitée à la partie terminale du canal déférent que l'on sent par le toucher rectal, gros et douloureux au-dessus de la prostate (*déférentite*).

Si la complication ne se développe pas plus loin, ce qui est rare, mais peut arriver, il peut en résulter une obstruction du canal déférent et par conséquent une annihilation complète du pouvoir reproducteur du testicule correspondant, sans que pour cela le testicule ait été atteint. *C'est ainsi que l'on rencontre des cas de stérilité par azoospermie chez des malades qui n'ont eu qu'une seule épididymite : l'autre testicule a été annihilé par une déférentite.*

Mais, la plupart du temps, l'infection ne s'arrête pas là : dès son début, le malade éprouve une douleur très vive dans le flanc correspondant, au-dessus de l'orifice interne du canal inguinal et, le lendemain même, commence le gonflement de l'épididyme, d'abord simplement œdémateux, puis de plus en plus dur.

Le cordon peut sembler complètement indemne, ou participer plus ou moins à cet état inflammatoire : on peut ne percevoir qu'un peu de gonflement, ou, au contraire, trouver tous les éléments du cordon agglomérés en une seule masse grosse comme le doigt. C'est à ce dernier cas que l'on a réservé le nom de *funiculite*.

L'épididyme elle-même peut atteindre des volumes très divers, jusqu'à la grosseur d'un œuf de poule. L'état inflammatoire peut rester limité à cet organe ou s'étendre aux enveloppes du testicule, à la vaginale qui se remplit d'une notable quantité de liquide et aux enveloppes externes qui peuvent s'épaissir, s'indurer, rougir et même présenter un aspect phlegmoneux (*vaginalite*).

L'ascension de la température est en général très brusque et peut atteindre 40°, puis la température oscille entre 38° et 38°,5. Mais il n'est pas rare, surtout si l'on traite l'épididymite par les lavages de l'urètre, de voir la température descendre brusquement le lendemain de son ascension à 40° jusqu'au voisinage de 37°. Il faut se méfier de ce phénomène, qui est très fréquent et ne pas l'attribuer à tel ou tel traitement employé : la vaccination par exemple.

Les douleurs peuvent être très vives pendant plusieurs jours, ou au contraire être réduites à une simple gêne.

Si on abandonne l'épididymite à son évolution naturelle, la période aiguë dure, suivant les cas, de huit jours à trois semaines, puis tout rentre progressivement dans l'ordre et il persiste un noyau plus ou moins dur et plus ou moins volumineux de la queue de l'épididyme.

Il est des cas où l'épididymite, après s'être amendée, récidive à l'état aigu. Si cet accident survient, en cas d'épididymite double, tantôt à un testicule, tantôt à l'autre, on lui donne le nom d'*épididymite à bascule.*

Il est à remarquer que, dès le début de l'épididymite, l'état inflammatoire de l'urètre se calme de lui-même, l'écoulement cesse presque complètement ; les urines du second verre, qui étaient très troubles, redeviennent claires.

Aussitôt, au contraire, que l'épididymite commence à guérir, l'écoulement reprend. Néanmoins, j'ai vu des cas où il ne reparaissait pas : *les malades se trouvaient guéris, sans lavages, par leur épididymite.*

On pourrait être tenté d'interpréter cette action curative par la température élevée du début de l'épididymite qui est très nuisible au développement des gonocoques. N'a-t-on pas vu des blennorragies guéries par des fièvres typhoïdes, des scarlatines ou des angines concomittantes?

Mais est-ce bien là l'explication de l'action bienfaisante de l'épididymite sur l'état urétral? Je crois qu'il ne faut pas trop se hâter d'admettre cette explication, car il y a des épididymites qui évoluent presque sans fièvre, d'autres dans lesquelles la fièvre tombe au bout de trois à quatre jours, et pourtant, dans ces cas, l'écoulement ne commence à reparaître que huit ou quinze jours après, au moment de la chute de l'état inflammatoire de l'épididyme.

Je pose le problème, sans chercher à le résoudre. Quoi qu'il en soit, il résulte de cette particularité qu'une blennorragie compliquée d'épididymite est plus facile et plus rapide à guérir qu'une blennorragie de même acuité non compliquée (page 438).

L'épididymite blennorragique peut être due à l'évolution normale de la blennorragie. On peut avoir une épididymite, en restant au lit, mais il semble que certaines circonstances favorisent son éclosion : tout d'abord la grande acuité de l'urétrite postérieure.

Si on constate un écoulement abondant et légèrement sanglant de l'urètre postérieur qui trouble profondément et rosit légèrement le second verre, avec apparition au méat d'une goutte de sang après la miction, il faut se méfier, l'épididymite est proche et difficile à éviter.

En pareil cas, la meilleure conduite à tenir serait de faire coucher le malade et de lui continuer ses lavages au lit, tout en baissant les doses au minimum ($0^{gr},05$ 0/00 isotonique). On se mettrait ainsi dans les meilleures conditions pour éviter l'épididymite menaçante.

Si nous ne pouvons obtenir le repos complet au lit, recommandons au moins à notre malade de grandes précautions : éviter les grandes marches, les chocs, la marche rapide, les sauts, les chutes, éviter de porter des fardeaux ou de faire des efforts Les efforts de défécation même peuvent devenir nuisibles, il faut y veiller.

Le port du suspensoir est indiqué, mais il faut vérifier qu'il soit bien adapté et que l'urètre ne soit pas comprimé par le bord supérieur de la poche. Seuls les suspensoirs à sous-cuisses et sans volet sont acceptables.

Quelle que soit l'acuité de la blennorragie, les traumatismes des testicules sont une des grandes causes de l'épididymite. *J'ai observé pendant la guerre qu'un très grand nombre d'épididymites avaient pour siège des testicules inversés.* Cela se comprend aisément, car, dans ces cas, l'épididyme placée en avant, est beaucoup plus exposée aux traumatismes.

Le traumatisme peut être indirect, par exemple dans les faux pas; en pareil cas, le testicule est brusquement projeté contre l'arcade pubienne par la contraction spasmodique du crémaster.

Enfin, les traumatismes d'origine médicale ne sont pas à négliger dans l'étiologie de l'épididymite. Ceux-là portent sur l'urètre postérieur ou la prostate : ils sont dus à l'emploi de lavages à doses trop fortes, de sondages ou d'explorations urétrales intempestives, de touchers rectaux pratiqués avec brutalité, surtout en cas de prostatite.

Les rapports sexuels pendant la période aiguë de la blennorragie seraient évidemment aussi une cause d'épididymite; mais il est rare que les malades s'exposent à ce danger pendant cette période, cela arrive pourtant.

En dehors de ces épididymites franchement gonococciques, il y a aussi, dans le cours et à la suite de la blennorragie, des épididymites que l'on pourrait qualifier de simples, parce qu'elles ne sont pas causées par le gonocoque. Nous connaissons les épididymites qui se produisent dans le cours des bactériuries et dans le cours des urétrites simples, pourquoi ces mêmes épididymites simples ne se produiraient-elles pas dans le cours de la blennorragie ou à sa suite?

J'ai observé un cas d'épididymite chez un malade qui n'avait manifestement qu'une blennorragie de l'urètre antérieur. Il est évident que l'on peut m'objecter qu'il s'agissait là d'une blennorragie postérieure méconnue.

Plusieurs fois, j'ai observé des épididymites après la guérison certaine, et vérifiée par la suite, de la chaudepisse.

Je suis d'avis qu'il faut admettre dans la blennorragie des épididymites franchement gonococciques, les plus graves, les plus oblitérantes pour le canal déférent et des épididymites dites simples, beaucoup moins graves et qui sont dues aux microbes secondaires associés au gonocoque.

a. — Traitement de l'épididymite blennorragique.

Les traitements les plus divers ont été préconisés contre l'épididymite blennorragique. C'est peut-être la preuve qu'aucun d'eux n'était reconnu suffisamment efficace.

Le traitement médical a prescrit la teinture d'anémone pulsatile. Les campagnards et les homéopathes semblent avoir confiance dans les vertus de cette plante.

Il a prescrit également le repos au lit, l'immobilisation aussi complète que possible du testicule, et enfin la liberté du ventre, que l'épididymite et le séjour au lit ont tendance à compromettre, surtout s'il se joint à l'épididymite un peu de prostatite.

Le traitement topique a varié entre les applications chaudes ou froides : compresses chaudes, cataplasmes ou glace, l'une ou l'autre méthode soulage les douleurs; on reproche à la glace de laisser après elle des indurations épididymaires particulièrement grosses et dures.

Le traitement par le chaud rallie le plus grand nombre de médecins : les cataplasmes, les ouataplasmes, les compresses chaudes entretenues par de simples bouillottes de caoutchouc ou mieux par des thermophores de caoutchouc remplis de sels qui dégagent de la chaleur par leur cristallisation, ou par le testo-therme électrique de Frank (133) donnent d'excellents résultats.

Les pommades résolutives à l'onguent napolitain, à l'iodure de potassium, au gaïacol ont leurs partisans, de même que les solutions résolutives telles que l'eau blanche, l'eau de Goulard, l'acétate d'alumine à 2 0/0 [NAKANO (334)].

Il est à noter que tous ces agents, aspirés par le réseau lymphatique des bourses, se rendent aux ganglions de l'aine, sans avoir grande chance d'agir sur le testicule.

La révulsion sous forme de badigeonnages de teinture d'iode opiacée (teinture d'iode et laudanum āā) et sous forme de stypages a semblé rendre service.

Les émissions sanguines par sangsues ont eu autrefois beaucoup de vogue.

Le traitement chirurgical est plus ambitieux, il prétend calmer très rapidement la douleur et hâter la décongestion :

On a proposé la ponction de l'épididyme, le débridement de l'enveloppe épididymaire, l'incision de l'épididyme et enfin l'injection intra-épididymaire de quelques gouttes d'électrargol.

J'ai eu si peu d'épididymites à soigner dans ma clientèle qu'il m'a été difficile de prendre autrefois parti dans cette question, mais, aujourd'hui, il n'en est plus de même; j'ai eu à soigner pendant la guerre un grand nombre de cas d'épididymites de toute acuité, ils ont complété mon expérience à ce sujet.

La question primordiale dans le traitement des épididymites est de savoir s'il faut, oui ou non, poursuivre le traitement local de l'urètre pendant la durée de cette affection.

Jusqu'à présent, j'ai toujours répondu oui, le traitement local de la blennorragie doit être poursuivi pendant toute la durée de l'épididymite. Pendant la guerre, je me suis conformé à cette règle et je ne m'en suis pas mal trouvé, car ma moyenne de durée de traitement pour tous mes cas de blennorragie, complications comprises, n'a pas excédé trente-cinq à trente-huit jours.

Le traitement local de l'urètre semble, en effet, avoir une très heureuse influence sur l'évolution de l'épididymite : il abrège considérablement la période d'acuité, fait tomber la fièvre et cesser les douleurs; mais, ce qu'il a de plus remarquable, c'est que, sous son influence, l'induration épididymaire, dans plus de la moitié des cas, disparaît, sans laisser aucune trace.

Il m'est arrivé souvent, au moment de la sortie des malades, de demander à mes collègues de reconnaître celui des deux testicules qui avait été malade et d'assister à leurs hésitations pour répondre à ce sujet.

Le traitement local de l'urètre pendant la durée de l'épididymite peut donc être continué sans danger; jamais je n'ai vu le second testicule se prendre en cours de traitement; il est même favorable à tous points de vue à l'évolution de l'épididymite, ceci est incontestable, mais est-il indispensable?

Pendant la guerre, nous avions nos malades sous la main, il n'en est plus de même dans la clientèle civile. Il est évident que l'on peut facilement faire ou faire faire les lavages au malade alité, mais c'est quand même, dans certains cas, une petite difficulté.

Si on pouvait se passer de lavages pendant la période d'acuité de l'épididymite, cela simplifierait bien les choses.

L'épididymite est la seule complication de la blennorragie dans laquelle cette abstention de traitement local de l'urètre est acceptable. Pourquoi?

Précisément parce que l'épididymite, comme nous l'avons dit plus haut, a une action pour ainsi dire curative sur l'infection urétrale. Aussitôt que l'épididymite s'installe, l'urine qui, précédemment, était très trouble et sanguinolente à la fin de la miction, s'éclaircit subitement et l'écoulement se tarit (page 258). Il est des cas, même assez fréquents, où cette influence curative est complète et dans lesquels *la blennorragie urétrale guérit radicalement, sans aucun lavage, sous l'influence de l'épididymite.* J'ai vu un cas dans lequel l'urètre postérieur seul a guéri sous cette influence, l'urètre antérieur restant infecté.

Mais, en général, au moment où l'inflammation de l'épididyme commence à céder, l'écoulement reparaît.

Pourquoi donc ne pas profiter de cette période naturelle de calme urétral, pour cesser les lavages, quitte à se hâter de les reprendre aussitôt que l'écoulement reparaît? J'ai essayé de le faire dans les quelques cas d'épididymites que j'ai vues depuis la guerre et, somme toute, le résultat a été très favorable. C'est une simplification de traitement qui est véritablement à recommander.

Si l'on continue les lavages pendant la durée de l'épididymite, il faut les faire à dose très faible (0gr,10 0/00) pendant toute la durée de la période aiguë. On n'abordera les doses plus élevées de 0gr,10 à 0gr,25 0/00 qu'à la période de déclin de l'inflammation.

Bien entendu, si l'épididymite est accompagnée de prostatite, nous nous en tiendrons toujours, tant que cette prostatite persistera, à la dose de $0^{gr},10$ 0/00.

Si on cesse les lavages pendant la période aiguë de l'épididymite, on les reprend à dose faible, $0^{gr},10$ 0/00, aussitôt que l'écoulement reparaît et augmente; on les monte rapidement de $0^{gr},10$ à $0^{gr},25$ 0/00, suivant l'éclaircissement progressif de l'urine.

Comme traitement adjuvant, le séjour au lit (la moyenne de mes séjours au lit sur un grand nombre de cas a été de douze jours), l'immobilisation du testicule à l'aide d'un suspensoir de toile garni d'ouate, suspensoir Horand (186);

Les lavements évacuateurs ou de légers laxatifs pour faciliter la selle.

Comme traitement topique, j'ai adopté, dans la période aiguë, les pansements chauds et humides, en réservant les applications de glace aux cas exceptionnellement douloureux.

Contre l'élément douleur, j'utilise volontiers, en même temps que les pansements humides, la pommade au gaïacol à 2 0/0.

A la période de déclin, j'ai adopté les badigeonnages journaliers de la bourse du côté malade avec la solution suivante :

Teinture d'iode................................	ãã
Teinture d'opium ou laudanum.................	

jusqu'à intolérance de la peau.

Ces badigeonnages ont un double résultat : ils agissent comme révulsifs et ils provoquent une rétraction constante de la peau du scrotum qui relève et immobilise le testicule malade, en lui fournissant un suspensoir naturel.

Les bains ont un effet inverse : en relâchant les bourses, ils mobilisent le testicule, ils doivent être proscrits.

La vaccination gonococcique, d'après la méthode de WRIGHT (445, 446), a été considérée comme un excellent moyen de traitement des complications blennorragiques et en particulier de l'épididymite. Nous y reviendrons au chapitre de la vaccination.

Les procédés chirurgicaux récemment proposés qui consistent à débrider et à inciser l'épididyme malade ont permis de se rendre compte de la présence des gonocoques dans les petits foyers purulents que l'on trouve dans l'épididyme ; il n'y a donc pas de doute sur la nature gonococcique de l'épididymite blennorragique. Ces gonocoques extra-urétraux sembleraient devoir constituer un danger permanent pour l'urètre, comme ceux des repaires microbiens dont nous avons parlé plus haut. Il n'en est rien pourtant, la blennorragie compliquée d'épididymite guérit facilement et sans aucun danger de rechute. Est-ce dû à l'obstruction du canal déférent qui bloque le gonocoque dans l'épididyme? c'est possible, mais le canal déférent n'est pas toujours obstrué, comme le prouvent les malades atteints d'épididymites doubles et qui sont restés féconds, et comme le prouvent aussi les cas d'épididymites récidivant du même côté à l'occasion de blennorragies successives.

On peut répondre à ces objections que la désobstruction du canal déférent a pu se produire tardivement, alors que l'épididyme a eu le temps de se débarrasser des gonocoques qu'elle contenait.

Il m'a été donné, en effet, de constater que, dans un cas d'épididymite double, les premières émissions spermatiques, légèrement teintées de sang, ne contenaient pas de spermatozoïdes, mais que les spermatozoïdes reparaissaient dans le sperme au bout de quelques semaines.

L'hémospermie dont nous venons de parler est du reste très fréquente après les épididymites : les premières émissions spermatiques, qu'elles soient spontanées ou provoquées, sont rougeâtres ou rousses. Ces petites hémorragies sont dues au forcement par le sperme des canaux encore gonflés et congestionnés. Cet état persiste pendant quelques jours, ou même quelques semaines, puis tout rentre dans l'ordre, mais le plus souvent avec persistance de l'*azoospermie du coté atteint, ou azoospermie définitive si les deux testicules ont été pris* [J. JANET (467)].

Quoi qu'il en soit de la valeur de ces explications, il est un fait qu'il faut retenir, c'est que *jamais l'épididymite blennorragique ne constitue un repaire gonococcique durable, capable de réinfecter l'urètre ultérieurement.*

Je laisse à dessein cette phrase subsister dans mon travail, bien qu'elle semble être contredite par les recherches récentes sur la persistance fréquente des gonocoques à l'état latent dans le sperme. Elle est basée sur une très longue expérience clinique qui lui donne malgré tout une certaine valeur. Attendons pour la biffer que cette question très délicate des gonocoques spermatiques soit mieux élucidée. Nous reviendrons du reste sur ce sujet à propos du gonocoque chronique.

b. — Traitement chirurgical de l'épididymite blennorragique.

Le traitement chirurgical de l'épididymite a été l'objet de très nombreuses publications analysées dans l'excellente thèse de Schmutz (397); il consiste en plusieurs procédés : la ponction, le débridement, l'incision de l'épididyme, enfin l'injection interstitielle d'électragol.

Je rappellerai en deux mots cet historique que je lui emprunte. Les interventions chirurgicales, en cas d'épididymites, ont été l'objet de plusieurs publications de 1840 à 1867 : Velpeau, 1840, (432); Pirogoff, 1852 (357); Hutchinson, 1860; Harry Smith, 1863 (404); Holmes, 1864 (185); Spencer Watson (439), et J. Hunter, 1867. Puis vint une longue période de traitement exclusivement médical.

C'est au regretté Escat, de Marseille (116, 117), que revient l'honneur d'avoir ouvert à cette question une seconde période. En 1903, il rapporta à l'Association française d'urologie six cas d'épididymotomie; le début de ses travaux sur ce sujet remonte à 1897.

Bœrmann, de Breslau, 1903 (13, 14); Böhm, de Prague, 1904, (35); Belfield, de Chicago, 1905 (27); Bazet, de San Francisco, 1906 (25), multiplient les cas d'intervention.

Bœrmann (13, 14) publie vingt-huit cas de ponction dans les épididymites; dans tous les cas, il obtient un liquide contenant des gonocoques et produit le soulagement et la chute de la température.

Bazet (25) publie soixante-cinq cas d'épididymotomie (traitement qu'il expérimente depuis 1897).

Hagner, de Washington (156, 157, 158, 159, 160) obtient, des nombreuses épididymotomies qu'il pratique, la cessation immédiate de la douleur, la diminution des chances d'obstruction du canal déférent et de l'atrophie testiculaire. Ses publications s'échelonnent de 1906 à 1912. Je renvoie à la thèse de Schmutz (397) pour la suite de cet historique.

La ponction.

La ponction se fait soit perpendiculairement à l'épididyme enflammée, en choisissant le point le plus volumineux et le plus induré, dans le sens de la longueur de l'épididyme, comme le propose BŒRMANN (13, 14) : on aspire d'abord le liquide vaginal, s'il y en a, puis quelques gouttes purulentes dans la traversée de l'épididyme. La douleur se calme, la fièvre tombe, mais il est souvent nécessaire de répéter cette opération, ce qui n'est pas sans danger pour l'intégrité des canalicules séminaux.

ROHRBACH (372) a fait, en 1912, une intéressante étude sur les résultats des nouvelles méthodes de traitement de l'épididymite blennorragique. Il n'a pas expérimenté l'incision; pour la ponction, elle ne semble pas lui donner de résultats bien supérieurs à ceux du traitement médical.

La ponction n'est admise par NEISSER (336), SCHINDLER (392) et BRUCK (43, 44) que dans les cas d'abcès perceptibles, autrement ils préfèrent le débridement dans les cas récents et très aigus. Ils ne l'admettent pas dans les cas subaigus et chroniques.

Le débridement.

Le débridement, admis par SCHINDLER (392) et BRUCK (43, 44), consiste à inciser sur une très petite longueur, (1 centimètre), les tuniques externes, puis l'albuginée sur la queue de l'épididyme.

L'incision.

L'incision, d'après ESCAT (116, 117) doit être précoce, il la considère comme le traitement de choix de toute épididymite qui dure plus de huit jours. Le débridement de la zone lymphatique péri-épididymaire suffit à lever l'étranglement de l'épididyme, mais il considère qu'il est toujours bon, quand il y a un gros noyau, d'aller jusqu'au centre.

Pour HAGNER (156, 157), l'incision consiste à faire sortir le testicule de ses enveloppes et à moucheter l'épididyme de petites incisions au ténotome. Il agrandit et il lave au sublimé à 1 o/oo les petites cavités qui donnent du pus.

BAZET (25) suture à la peau les bords de l'incision épididymaire.

Le drain ou la mèche que l'on laisse dans l'angle inférieur de la plaie sont retirés le deuxième jour, la cicatrisation est effectuée en huit jours. La température revient à la normale en trente-six heures, la résolution est très rapide.

Les conclusions de SCHMUTZ (397) me semblent très sages et je les admets absolument : il trouve que la ponction est facile et bénigne et qu'elle peut être appliquée aux cas récents et phlegmatiques, mais que son résultat est transitoire et aléatoire. L'incision doit être réservée aux cas suraigus, avec grosse inflammation épididymaire et péri-épididymaire avec douleurs intolérables, fièvre élevée et état général grave. D'après lui, 1 o/o à peine des hospitalisés en serait justiciable. Cette intervention ne serait du reste pas volontiers acceptée par les malades, elle semble bien grosse pour une maladie relativement simple. Enfin n'a-t-elle pas pour conséquence presque forcée l'oblitération canaliculaire ?

L'injection intra-épididymaire d'électrargol.

En 1907, HAMONIC (163) a essayé avec succès de traiter sept cas d'épididymites par des injections intersticielles d'électrargol portées au sein même du tissu malade.

En 1911, Paul ASCH (8) reprit cette question. Le Dr HAMONIC emploie une aiguille aussi fine que possible, la plonge bien au centre du noyau plegmasique, aspire la petite quantité de liquide qui veut bien venir, la remplace par quelques gouttes d'une solution de chlorhydrate de cocaïne saturée (environ 2 centigrammes), la laisse agir quelques minutes, l'aspire de nouveau et injecte enfin dans le nodus épididymaire 1 à 2 centimètres cubes d'électrargol Clin.

La douleur augmente, puis diminue au bout d'une demi-heure.

Dans les cas très récents, dans lesquels l'épididyme est grosse comme le petit doigt et les tissus voisins encore mobiles, les résultats obtenus par les Dr HAMONIC (163, 164, 165, 166) et ASCH (8) leur semblent excellents, le testicule reprend sa forme normale en très peu de jours, les malades peuvent continuer leur travail ; les cas observés guérissent sans la plus petite trace d'induration consécutive. Dans cinq cas où l'autre testicule était annihilé par une ancienne épididymite, les spermatozoïdes reparurent dans le sperme.

Dans les cas plus avancés avec péri-épididymite, on répète la même injection toutes les vingt-quatre heures, deux à trois fois et même plus, mais cela est rare. La durée de l'inflammation est réduite à huit jours et même, dans ces cas, la *restitutio ad integrum* est parfaite.

Ces résultats semblent un peu trop optimistes; j'ai vu un malade opéré de la sorte conserver un des plus gros noyaux que j'aie jamais rencontré : il avait conservé un très mauvais souvenir de cette séance.

SCHMUTZ (397) a pratiqué ce traitement dans dix cas, la douleur fut très forte, syncopale chez quelques sujets, les résultats sur l'infiltration ne furent pas très bons.

ROHRBACH (372) l'a essayé dans treize cas; il constate de très fortes douleurs dans onze cas; dans un cas : péritonisme, vomissements, sueurs froides, pouls petit. Pour lui, la diminution de la douleur est assez rapide, il admet que cette action est incontestable. La fièvre n'est pas abaissée d'une façon critique dans les cas graves avec haute température; pour la résolution, elle n'est pas nettement supérieure à celle obtenue par le traitement médical. Ces résultats sont bien loin de ceux de ASCH (8). Dans les cas les meilleurs, elle demanda cinq, neuf, dix et douze jours; dans les neuf autres cas, elle fut obtenue progressivement par le repos au lit. Il est d'avis que l'injection d'électrargol est vraiment trop douloureuse pour la sûreté des résultats qu'elle peut donner qui est loin d'être démontrée.

Le Dr ASCH répond dans son traité sur la blennorragie, 1914 (10), qu'il suffirait de donner préalablement aux malades un peu de morphine, pour leur faire mieux supporter la douleur de l'injection.

Les injections intra-veineuses de sels arsenicaux.

Cette méthode a été préconisée par LEVY-BING et DURŒUX (294). Leur conclusion est la suivante : « En résumé, les injections intra-veineuses de sulfarsénol ont sur les complications locales de la blennorragie une action énergique et rapide et cette action est d'autant plus intense que les injections sont faites à intervalles plus rapprochés et à doses plus fortes.

c. — Traitement de la stérilité d'origine épididymaire par les anastomoses épididymo-déférentielles.

Le travail publié en 1908 (85) dans la *Revue de Chirurgie*, par Paul Delbet et Chevassu, a mis cette question au point; on ne peut que se rallier à cette conclusion : « L'on peut considérer l'azoospermie comme une règle absolue pendant la phase aiguë de l'épididymite, mais il n'est pas douteux qu'un certain nombre d'imperméabilités ont tendance à s'amender et à disparaître. La moitié des individus atteints d'épididymite blennorragique double reste très longtemps azoospermique et sans doute indéfiniment. »

D'après les travaux de Posner et Cohn (359), Simmonds (402), Martin (311), il est démontré que les spermatozoïdes restent nombreux et actifs dans les testicules et dans les parties perméables de l'épididyme même plusieurs années après l'obstruction.

De là est née l'idée de chercher à rétablir le courant spermatique par des anastomoses épididymo-déférentielles.

Cette question a été bien étudiée dans les travaux ultérieurs de Paul Delbet (84, 86), de Quimby (360), de Hagner (156 à 160), de Lespinasse (291) et de Lemoine, de Bruxelles (289).

Cette opération consiste à sectionner le canal déférent à son insertion épididymaire et à l'inciser longitudinalement sur une longueur de près d'un centimètre. On peut à ce moment vérifier sa perméabilité par une injection d'argyrol qui doit atteindre l'urètre. On le greffe ensuite sur la tête de l'épididyme incisée proportionnellement. Les cas heureux sont précisément ceux dans lesquels cette tête de l'épididyme présente un kyste par dilatation spermatique en arrière de l'obstacle.

Lespinasse (291), comptant probablement peu sur la réussite de cette anastomose, propose de créer autour de la tête de l'épididyme incisée, avec une portion de vaginale, voire même au moyen d'une feuille de caoutchouc, une poche que l'on peut ensuite ponctionner en vue d'une fécondation artificielle.

Le point capital dans cette question me semble être la perméabilité du canal déférent lui-même :

Le Dr BURCKARDT, de Bâle, auquel j'ai rendu visite en 1900, m'a montré les résultats d'un travail en cours sur la perméabilité du canal déférent en cas d'épididymite. Sur des pièces récoltées sur des cadavres atteints autrefois d'épididymites blennorragiques, il avait pratiqué des injections à la cire à cacheter de l'orifice urétral des canaux déférents. La longueur du petit cylindre obtenu lui donnait la longueur de la partie perméable de ces canaux. Autant qu'il m'en souvient, cette longueur n'était pas bien grande et arrivait rarement jusqu'au testicule. Ces travaux n'ont malheureusement pas été publiés, il serait bien utile de les reprendre aujourd'hui, pour pouvoir se faire une idée sur les possibilités de réussite de la greffe épididymo-déférentielle.

d. — AUTRES PROCÉDÉS PROPOSÉS POUR LE TRAITEMENT DE L'ÉPIDIDYMITE BLENNORRAGIQUE.

Il me reste à parler de quelques procédés moins souvent utilisés : l'hypérémie de BIER (31), les applications de boues radioactives et d'ambrine, les courants continus et la révulsion ignée.

L'hyperémie de Bier.

La méthode de BIER (31) utilise soit l'hyperémie veineuse par stase ou passive, obtenue par ligature et l'hyperémie artérielle ou active qu'elle réalise par l'*aéro-thermo-thérapie.* On a attribué à cette méthode une action très favorable au point de vue de la résolution des inflammations locales : elle augmenterait le pouvoir bactériolysant du sang, elle activerait la phagocytose, en augmentant la diapédèse, elle exercerait sur les parties malades une action protéolytique, elle diluerait les toxines, les rendrait ainsi plus inoffensives et en gênerait l'absorption.

C'est KŒNIG, de Bonn (264), sous l'inspiration du professeur DOUTRELEPONT, qui appliqua le premier la méthode de BIER au traitement des épididymites. Il laissait agir la constriction pendant vingt heures.

L'hyperémie passive s'obtient à l'aide d'un lien de caoutchouc qui enserre le cordon d'un côté au-dessus du testicule malade. Bien entendu, il ne faut serrer ce lien qu'autant qu'il est nécessaire pour obtenir une hyperémie passive, il faut absolument éviter de rendre le scrotum anémique et gris bleuâtre.

La constriction, pour SELLEI (401), doit être maintenue de une demi-heure à une heure; on a été sans inconvénient jusqu'à cinq à six heures, mais il est préférable de faire plusieurs séances par jour, trois par exemple de une heure chacune.

Après avoir retiré le lien, il est bon de faire des applications chaudes.

L'hyperémie active se fait à l'aide de douches d'air chaud, elle est surtout applicable à la résolution des infiltrats. Cette méthode, qui a eu des partisans et des adversaires, semble un peu tombée dans l'oubli aujourd'hui.

Les boues radio-actives.

On a essayé les boues radio-actives dans les arthrites, il était logique de les essayer aussi dans les épididymites. Les travaux relatifs aux rayons X ont montré qu'ils rendent inféconds les testicules de rats, mais les doses utilisées dans les boues n'ont pas une action nocive comparable à celle des rayons X. Leur action est due aux émanations d'actinium qu'elles produisent. Elles donnent une activité constante et modérée de 0,15, c'est-à-dire que 1 centigramme de boues donne sur 1 centimètre carré un rayonnement global égal à 0,15 par rapport à l'unité donnée par l'uranium. DE BEURMANN, Eugène REGNAULD et F. COTTIN (82), ont publié ensemble un travail sur ce sujet :

La peau est vaselinée, puis on étend sur une compresse une couche épaisse de boues additionnée de glycérine, pour l'empêcher de sécher. Le tout est fixé par un suspensoir ouato-caoutchouté. Ce pansement est renouvelé toutes les vingt-quatre heures. On continue les lavages urétraux. La douleur disparaît en vingt-quatre heures, en deux à quatre jours dans les cas les moins favorables; l'empâtement péri-épididymaire diminue et ne laisse subsister que le noyau correspondant au canalicule infecté.

L'action est d'autant plus nette que l'inflammation est plus aiguë et plus récente.

Les boues radio-actives les plus puissantes que nous ayons en

Europe se trouvent en Italie, à Abano, près de Padoue; elles sont très utilisées pour le traitement des arthrites blennorragiques.

L'ambrine, l'antiphlogistine.

L'ambrine et l'antiphlogistine constituent l'une et l'autre un bon adjuvant du traitement des épididymites; appliquées en couche épaisse et chaude sur la bourse malade, elles y entretiennent une chaleur égale et prolongée, tout en produisant un certain degré de compression favorable à la résolution.

Les courants continus.

L. AUSZTERVEIL (11) prétend obtenir des courants continus la cessation rapide de la douleur, la régression de l'inflammation et de l'épanchement. Le séjour au lit serait, avec cette méthode, réduit à quelques jours.

La révulsion ignée.

J. BORDES, de Bordeaux (36), conseille de faire, après rasage des bourses et anesthésie au chlorure d'éthyle, sur la surface de la bourse, des pointes de feu nombreuses et très rapprochées. La douleur céderait en quelques heures, vingt-quatre heures au plus; les phénomènes inflammatoires régressent très vite et après la seconde séance disparaissent complètement. Le séjour au lit est diminué, la disparition du noyau épididymaire semble plus radicale qu'avec les autres traitements.

L'appréciation de la valeur de toutes ces méthodes est très délicate, à cause de l'extrême variété d'évolution spontanée des épididymites. Il serait très facile de réunir un grand nombre de cas qui, sans aucun traitement autre que le repos, ont évolué d'une manière aussi merveilleuse qu'avec telle ou telle méthode plus ou moins compliquée et pénible pour le malade.

Pour mon compte personnel, je soigne les très rares épididymites que j'observe, par le séjour au lit, la continuation des lavages, tout en admettant que l'on peut, sans aucun inconvénient, les interrompre pendant la période aiguë de l'épididymite, l'immobilisation du testicule à l'aide du suspensoir Horand (186), les compresses chaudes permanentes au début (compresses humides, cataplasmes, ouataplasmes, arrosés ou non de quelques gouttes de laudanum, ou après onction de la bourse avec la vaseline gaïacolée à 2 o/o; plus tard, au moment de la régression, les badigeonnages journaliers de teinture d'iode laudanisée à parties égales, jusqu'à intolérance de la peau et je ne m'en trouve pas plus mal.

Il resterait à parler de la question de la vaccinothérapie et de la sérothérapie de l'épididymite, mais je préfère réunir tout ce qui a trait à ce sujet dans le chapitre de la vaccinothérapie et de la sérothérapie de la blennorragie.

C. — *COMPLICATIONS URINAIRES DE LA BLENNORRAGIE*

1° *Complications vésicales de la blennorragie.*

C'est ici que d'habitude figure le chapitre de la cystite blennorragique. Je me permettrai de réagir avec la dernière énergie contre cette dénomination. Il n'est pas de terme médical derrière lequel s'abrite plus d'imprécision. Il y a encore aujourd'hui à ce sujet de vieilles erreurs médicales qui nous viennent d'un lointain passé et dont les meilleurs esprits ne peuvent se débarrasser.

Dès qu'un malade urine souvent et pisse du sang à la fin de la miction, on dit qu'il a une cystite blennorragique et on lui fait une instillation de nitrate d'argent dans la vessie. Le lendemain il a une épididymite et sa prétendue cystite ne va pas mieux pour cela.

Cette fausse cystite est tout simplement de l'urétrite postérieure blennorragique très aiguë qui trouble le milieu vésical, irrite le col et provoque de petites hémorragies à son niveau.

Il suffit de faire un ou deux lavages complets de permanganate à dose faible, $0^{gr},05$ à $0^{gr},10$ o/oo, pour que tout rentre dans l'ordre (sans épididymite).

La vraie cystite blennorragique, c'est-à-dire la culture du gonocoque dans l'urine, n'existe pas en pratique. On peut trouver dans la vessie de très nombreux gonocoques, qui y sont tombés de l'urètre postérieur, mais ils ne s'y plaisent pas, ils sont déformés, gonflés, presque méconnaissables, car ils sont absolument incapables de cultiver dans l'urine et de provoquer une cystite.

Que reste-t-il donc comme cystite blennorragique? Il reste l'infection vésicale par un autre microbe que le gonocoque, introduit dans la vessie par une manœuvre malpropre ou, plus rarement, venant de l'intérieur, soit par la voie rénale, soit au travers des parois de l'appareil urinaire par la voie lymphatique.

Appelez cela cystite blennorragique si vous voulez, *cystite des blennorragiques* serait mieux, mais je préfère l'appeler *infection vésicale chez les blennorragiques;* c'est plus clair et plus vrai, d'autant plus que cette complication peut fort bien exister sans aucun signe clinique de cystite. D'autres fois, au contraire, elle se manifeste avec tous les symptômes de l'irritation vésicale.

Il me semble donc logique de démembrer comme il suit l'ancienne cystite blennorragique :

a) *Urétrite postérieure avec irritation vésicale;*

b) *Infection vésicale chez les blennorragiques;*

1° *Infection vésicale sans irritation* (*bactériurie chez les blennorragiques*);

2° *Infection vésicale avec irritation* (*cystite chez les blennorragiques*).

a. — Urétrite postérieure avec irritation vésicale.

Dans l'urétrite postérieure, l'irritation vésicale chez les blennorragiques peut simuler les symptômes d'une véritable cystite; elle se manifeste par la fréquence et l'impériosité des mictions, la douleur hypogastrique à la fin de la miction et parfois une goutte de sang terminale et pourtant elle est uniquement due à l'état d'infection et d'inflammation de l'urètre postérieur, la paroi vésicale ne participe en rien à cet état d'infection et d'inflammation. C'est le contact de l'urine avec les parois enflammées et hypersensibles de l'urètre postérieur qui détermine des réactions vésicales semblables à celles de la véritable cystite. La goutte de sang terminale vient de l'urètre postérieur et non de la vessie, comme dans cette dernière affection.

L'irritation vésicale des blennorragiques n'est donc, dans ce cas, qu'un retentissement vésical des symptomes de l'urétrite postérieure. C'est, du reste, un de nos meilleurs guides pour dépister l'infection de l'urètre postérieur à son début. *Un blennorragique, qui commence à se lever la nuit, pour pisser et dont les envies deviennent impérieuses, peut être déjà classé comme infecté de l'urètre postérieur, même si son second verre est encore clair.*

Le traitement de cette affection est le traitement de l'urétrite postérieure, c'est-à-dire les lavages de permanganate complets à la dose voulue, évidemment très faible dans ces cas très inflammatoires, 0gr,05 à 0gr,10 0/00. En deux ou trois lavages, tous ces phénomènes de prétendue cystite disparaissent, grâce à l'amélioration de l'état de l'urètre postérieur et ne reparaissent plus.

b. — Infection vésicale chez les blennorragiques.

Les infections vésicales chez les blennorragiques peuvent se présenter sous deux formes : la forme bactériurique et la forme cystitique.

1° *Infection vésicale sans irritation (Bactériurie chez les blennorragiques).*

On donne le nom de bactériurie à l'infection de l'urine par une ou plusieurs espèces microbiennes, sans réaction inflammatoire des parois de l'appareil urinaire.

Cette infection peut être limitée à la vessie ou s'étendre à tout l'appareil urinaire. Elle peut préexister à la blennorragie ou lui être consécutive.

Quand elle préexiste, elle est en général méconnue et ce sont les analyses nécessitées par l'apparition de la blennorragie qui la révèlent.

C'est dans ces conditions que j'ai découvert la plupart des bactériuriques qu'il m'a été donné d'observer.

La bactériurie est méconnue des médecins, parce qu'elle ne peut être décelée que par une analyse microbienne immédiate de l'urine fraîchement émise. Seuls les médecins qui font eux-mêmes leurs analyses, sont capables de la reconnaître, et malheureusement il y en a peu.

Les analyses d'urine faites à distance, même en y ajoutant du chloroforme, pour éviter la fermentation de putréfaction, ne seront jamais assez probantes pour établir un diagnostic de bactériurie.

L'urine bactériurique est à peine louche chez un sujet non blennorragique, *ce louche est absolument uniforme dans les deux verres.*

Chez le blennorragique, au contraire, le premier verre est troublé par les sécrétions urétrales et le second verre lui-même n'est bien caractéristique qu'au début de la chaudepisse, alors que l'urètre postérieur n'est pas encore pris.

C'est dans ce cas, dont nous avons parlé plus haut au chapitre de la preuve des deux verres (page 57), que l'on voit des blennorragies de l'urètre antérieur avec les deux verres troubles (p. 281).

On a peine, dans ces conditions, à dépister la prise de l'urètre postérieur, quand elle se produit. Il faut se reporter, pour faire ce diagnostic, aux autres symptômes de cette complication qui sont l'augmentation de l'écoulement malgré les lavages et les envies fréquentes et impérieuses d'uriner, et encore ce dernier symptôme peut exister dans la bactériurie.

Le meilleur parti à prendre, en pareil cas, est de laver de parti pris les deux urètres avec des solutions de permanganate et d'oxycyanure, le permanganate s'adressant au gonocoque de l'urètre antérieur et l'oxycyanure aux microbes vésicaux.

La surface de l'urine bactériurique est comme irisée, comme si on avait versé à sa surface une goutte d'essence. Elle est légèrement odorante : *toute urine tant soit peu louche doit être sentie de près.*

L'analyse du second verre par centrifugation simple, à l'alcool absolu, ou mieux à l'ammoniaque, complète le diagnostic, en montrant la présence dans l'urine d'une culture pure, rarement polymicrobienne de microbes aussi nombreux que les étoiles du ciel qui bleuissent tout le champ de la préparation, sans qu'il soit possible d'y percevoir d'autres éléments. On n'y voit ni polynucléaires, ni cellules épithéliales, rien que des microbes.

Ces microbes sont tantôt des coques, tantôt des bâtonnets, il faudrait les cultiver pour pousser plus loin le diagnostic; mais, en pratique, c'est inutile. Il faut néanmoins laisser ce soin à un spécialiste dans le cas où l'on se déciderait à faire faire un autovaccin.

Quand on se trouve en présence d'une urine bactériurique, il ne faut jamais négliger d'en apprécier l'acidité ou l'alcalinité, car cette constatation est importante au point de vue du traitement. En cas d'urines alcalines, on a plutôt affaire à des coques, et très fréquemment on constate en même temps de la phosphaturie ou de la carbonaturie. L'analyse nous montre, dans ce cas, les agglomérats de coques mélangés à des amas de petits cristaux arrondis ou légèrement polyédriques brillants qui donnent à la préparation un aspect très caractéristique.

La bactériurie peut être aussi consécutive à la blennorragie et, dans ce cas, due à une infection vésicale de cause externe. C'est presque toujours l'eau non bouillie ou insuffisamment stérilisée, employée comme lavages ou injections, qui provoque ce genre d'infection vésicale.

Il est à remarquer que l'introduction dans une vessie saine de microbes provenant d'une vessie infectée, par l'intermédiaire d'une sonde malpropre, le coli-bacille par exemple, détermine dans cette vessie une véritable cystite avec participation inflammatoire des parois, tandis que le coli-bacille contenu dans l'eau non bouillie détermine plutôt des infections vésicales à forme bactériurique. *C'est ce qui m'a fait supposer que les races de coli-bacilles vivant dans l'eau, ou cultivant dans les urines infectées, n'étaient pas identiques, ou au moins possédaient un pouvoir pathogène différent. Il en est probablement de même pour les races apparemment semblables de coques hydriques ou d'origine urinaire* [J. JANET, 1914 (224)].

Il ne faudrait pourtant pas éliminer complètement les infections d'origine interne dans le développement de la bactériurie chez les blennorragiques; l'infection blennorragique peut déterminer des troubles intestinaux, favorables au passage des microbes intestinaux dans le sang et à leur élimination par la voie rénale [JANET (202) HEITZO-BYER (175, 176)]. Ces microbes trouvant, du fait de la blennorragie, un milieu de culture favorable dans la vessie, peuvent s'y développer et engendrer la bactériurie.

2° *Infection vésicale avec irritation* *(Cystite chez les blennorragiques).*

La cystite est due à une infection de la vessie par des microbes divers, s'accompagnant d'une réaction inflammatoire plus ou moins intense de la paroi vésicale.

Elle peut se présenter dans toutes les affections de l'appareil urinaire : chez les blennorragiques, les rétrécis, les calculeux, les néoplasiques, les prostatiques et elle est identique à elle-même dans tous ces cas, pourtant si différents. C'est pour cela que je répudie le terme de cystite blennorragique et que je le remplace par celui de cystite chez les blennorragiques ou par celui de blennorragie compliquée de cystite.

Je résume très rapidement les symptômes de cette affection : *mictions fréquentes et douloureuses, surtout à la fin ; mictions impérieuses, quelquefois irrépressibles ; urine très trouble, le second verre pouvant être plus trouble que le premier*, à cause du dépôt purulent qui tapisse le fond de la vessie. Les dernières gouttes peuvent être constituées par du pus blanc jaunâtre ou teinté de sang ou par du sang pur. La vessie est douloureuse à la pression et sa capacité est fort réduite. Cette affection ne détermine pas de fièvre, si elle n'est pas accompagnée de prostatite blennorragique. Cela est dû à ce que les parois vésicales ne résorbent pas les toxines endo-vésicales.

Dès que l'on constate le trouble complet de l'urine, s'accompagnant de fréquences de mictions, il faut flairer le second verre, pour percevoir les odeurs variées, mais très caractéristiques de l'infection vésicale, et se rendre compte de son degré d'acidité ou d'alcalinité. Cela fait, une partie de ce second verre est aussitôt analysée par centrifugation.

On y trouve de nombreux polynucléaires, des cellules épithéliales endovésicales, souvent des hématies, et les microbes cause de l'infection.

Ils sont représentés le plus souvent par une espèce unique en culture pure : tantôt des coques, tantôt des bâtonnets, généralement staphylocoques ou coli-bacilles ; d'autres fois par des microbes d'espèces différentes associés en culture polymicrobienne.

Dans les deux cas, on peut retrouver des gonocoques venus de l'urètre postérieur, soit à l'état libre, soit intra-leucocytaires. Ces gonocoques qui ont séjourné dans l'urine sont, en général, déformés, gonflés, leur intervalle est moins grand que d'habitude. Je reconnais que, *pour bien différencier ces gonocoques vésicaux, il est bon de les vérifier par la méthode de Gram, d'autant plus que les pseudo-gonocoques sont beaucoup plus fréquents parmi les microbes d'infections vésicales que parmi les hôtes habituels de l'urètre.*

c. — Traitement des infections vésicales dans le cours de la blennorragie.

Si l'on a affaire à une bactériurie préexistant à la blennorragie et due à une élimination de microbes internes, il y a peu de chances d'arriver à la guérir en même temps que la chaudepisse, car sa cause première ne peut être atteinte par notre traitement local. Il est quand même bon de soumettre ces cas au traitement que nous allons indiquer, car on n'est jamais bien sûr qu'il ne s'agit pas d'une bactériurie de cause externe qui, elle, est éminemment curable. S'il s'agit vraiment d'une bactériurie de cause interne, il faudra, après la guérison de la chaudepisse, continuer à la suivre, chercher à retrouver sa cause : entérite, hémorroïdes, fissure ou fistule à l'anus, tâcher d'agir sur ces causes et d'obtenir une guérison définitive, en s'aidant d'un auto-vaccin.

Dans les cas de bactériuries de cause externe et d'infections vésicales, la guérison est au contraire facile à obtenir, en utilisant le traitement suivant :

Associer dans les lavages l'oxycyanure de mercure et le permanganate, sans avoir aucune crainte de voir se produire du cyanure de potassium. Néanmoins, je profite de cette digression chimique pour recommander à mes confrères d'*éviter d'une façon absolue l'association des lavages à l'oxycyanure de mercure avec le traitement interne à l'iodure de potassium ou autres iodures et même avec l'emploi externe,* larga manu, *de la teinture d'iode.* Les bromures me semblent devoir partager cette incompatibilité, ce serait à vérifier.

Il se forme, en pareil cas, des combinaisons chimiques fâcheuses (acide cyanhydrique) qui, dans quelques cas signalés, ont pu déterminer la mort. Il faut en prévenir les malades qui pourraient autrement prendre d'eux-mêmes des iodures pour une autre affection, en même temps qu'ils sont lavés à l'oxycyanure Gautier (501), J. Janet (190). Un lavage à pression sur un urètre saignant, par exemple à la suite d'une dilatation, est particulièrement dangereux en pareil cas, Gautier (501).

Les doses de permanganate restent les mêmes que les doses habituelles, elles sont appropriées à l'état d'inflammation de l'urètre et de la vessie, par conséquent faibles au début, $0^{gr},10$ 0/00;

elles montent ensuite progressivement jusqu'à 0^gr^,25 0/00, à mesure que les symptômes s'amendent. L'oxycyanure de mercure suit la même progression de 0gr,10 à 0gr,25 0/00. On augmente simultanément les doses des deux médicaments de 2 centigrammes 1/2 tous les deux à trois jours.

En même temps, on donne au malade trois doses par jour de 0gr,50 d'urotropine, à prendre aux repas dans la boisson. *L'urotropine n'agissant qu'en milieu acide, il faut recommander au malade d'éviter tout ce qui peut alcaliniser son urine :* l'eau de Vichy, les bicarbonates alcalins, les boissons gazeuses, le lait en grande quantité seraient nuisibles à cet égard.

Si l'urine est d'elle-même alcaline, du fait de son infection, il faut chercher à l'acidifier en associant à l'urotropine le benzoate de soude :

Urotropine............................	ãã 0gr,50
Benzoate de soude....................	

pour un cachet, trois par jour.

L'urotropine peut être montée à 2 grammes par jour sans inconvénient. *En l'utilisant à la dose de 4 grammes, j'ai vu survenir de l'indicanurie rouge* que j'avais, à première vue, prise pour une hématurie.

Il me semble préférable d'éviter ces grosses doses, d'autant plus que ce médicament peut être donné sans inconvénient pendant un temps très long.

On a créé un grand nombre de dérivés de l'urotropine, en l'associant à des médicaments acidifiants : l'helmitol ou citrate d'urotropine, la borovertine ou borate d'urotropine, la camphotropine ou camphorate d'urotropine.

On obtiendrait le même résultat en faisant prendre au malade, en outre de son urotropine, de 10 à 20 gouttes d'acide phosphorique médicinal à chacun des trois repas.

On peut, souvent avec avantage, remplacer l'urotropine par les cachets suivants préconisés par le Dr MAUTÉ :

Acide camphorique......................	1 gramme
Bleu de méthylène	0gr,01

pour un cachet : deux par jour pendant quatre jours de suite par semaine.

Si l'infection vésicale persistait après la guérison de la blennorragie, il ne faudrait pas hésiter à la soigner par des moyens plus énergiques, tels que les lavages à la sonde au nitrate d'argent de 0gr,25 à 1 gramme 0/00 et les instillations vésicales de 0gr,50 à 2 grammes 0/0 (1 à 2 centimètres cubes de ces solutions abandonnés dans la vessie, après un bon lavage à l'eau bouillie).

Il était de règle autrefois d'utiliser, en instillation, des doses encore plus fortes de nitrate d'argent, jusqu'à 5 0/0. Je redoute ces fortes doses, car elles peuvent provoquer une envie immédiate d'uriner qui renvoie la solution dans l'urètre avant sa neutralisation par l'urine et risque de produire dans cet organe des cautérisations intempestives.

d. — Traitement de la blennorragie dans le cours des infections vésicales.

Quand un infecté vésical à urines habituellement troubles, comme un bactériurique par exemple, contracte en outre une blennorragie, et se présente à nous, notre besogne devient très difficile, pour la bonne raison que nous sommes totalement privés de notre preuve des deux verres, qui nous sert, comme base fondamentale de notre traitement, à diagnostiquer la prise des deux portions de l'urètre plus tard à reconnaître l'approche de la guérison et, plus tard encore, à vérifier cette guérison par la constatation de la clarté de l'urine du premier verre.

Il nous faut maintenant établir notre traitement, sans pouvoir compter sur aucun renseignement fourni par l'examen des urines.

En pareil cas, je n'hésiterais pas à faire un traitement abortif de l'urètre antérieur, malgré le trouble du deuxième verre, simplement d'après la jeunesse de l'infection et je pourrais fort bien le réussir. La constatation de la réussite se fera par la disparition de l'écoulement et l'absence de gonocoques dans la sécrétion minime persistante, s'il y en a une.

S'il s'agit d'une infection vésicale à staphylocoques, il sera indispensable de faire, à chaque examen des sécrétions urétrales, une coloration par le Gram, pour mieux distinguer les gonocoques des staphylocoques.

Si l'abortif est impossible ou si on l'a raté, il faut continuer le traitement de l'urètre antérieur par les lavages de permanganate, tant que les signes de la prise de l'urètre postérieur ne se manifesteront pas. Ces signes, en dehors du trouble du deuxième verre sur lequel nous ne pouvons plus compter, sont l'augmentation de l'écoulement malgré les lavages, les envies plus fréquentes et plus impérieuses d'uriner.

En cas de doute, et pour le moindre doute, il faut faire des lavages complets.

Au moment de la guérison, les mêmes difficultés persistent, nous n'avons plus comme criterium la clarté des urines. Il faut nous décider à faire nos intervalles de vérification en pleines urines troubles, nous n'aurons plus comme guide que les sécrétions urétrales, peut-être aussi quelques filaments que nous pourrons, malgré les troubles de l'urine, récolter dans le premier verre.

Tout cela complique notre travail; mais, avec un peu d'attention et de prudence, nous pourrons nous en tirer à notre honneur.

e. — Traitement des infections urinaires par les auto-vaccins.

Les auto-vaccins sont d'un grand secours dans le traitement des infections urinaires. Le Dr Mauté (314 à 321) avec ses vaccins-soude (coli-soude, staphylo-soude) a fait faire un très grand pas à cette question. Ces vaccins sont employés par la voie sous-cutanée ou intra-veineuse (vaccin spécial), en général tous les trois à quatre jours. La guérison complète est toujours obtenue, sous leur influence, aidée ou non par le traitement local, quand il n'existe ni rétention, ni calcul, ni tumeur vésicale, capables d'abriter le microbe.

En cas d'insuccès, cette méthode a au moins l'avantage de supprimer, ou au moins de diminuer beaucoup tous les accidents dus à l'intoxication microbienne.

2° *Complications urétéro-rénales de la blennorragie.*

a. — Pyélonéphrite gonococcique.

La gonococcie rénale existe, mais elle est extrêmement rare, à cause de la barrière que l'urine oppose à la migration des gonocoques dans l'uretère.

Les cas signalés sont trop peu nombreux, pour qu'on puisse se faire une idée bien exacte sur la genèse de l'infection du rein et se rendre compte si elle est plus fréquemment causée par migration par voie sanguine, que par la voie ascendante.

Le Fur (282) a publié une très intéressante observation d'infection gonococcique d'un rein déjà atteint d'hydronéphrose aseptique, arrivant à la pyonéphrose et nécessitant la néphrectomie. Cette opération fut suivie de guérison. Il admet, dans ce cas, une infection par voie sanguine, plutôt qu'une infection ascendante, parce qu'il n'y a pas eu de cystite. Ce n'est pas une raison. Les gonocoques de l'urètre postérieur tombent dans la vessie, ils n'y cultivent pas, mais ils n'y meurent pas. De là, par le reflux vésico-urétéral, ils passent dans l'uretère, où ils se fixent grâce à l'hydronéphrose préexistante.

Un travail de Charles Hapster (167), juillet 1913, ne relève que vingt cas dans la littérature. Son observation a trait à une femme de trente ans, présentant tous les symptômes de la tuberculose rénale. L'analyse de l'urine permet de faire le diagnostic de gonococcie rénale. Le rein droit fut trouvé très mauvais, adhérent, plein de gonocoques ; on l'enleva, en suturant l'uretère à la peau. Cette précaution fut probablement prise pour permettre ultérieurement la désinfection de cet organe par des lavages de haut en bas. Cette précaution est à retenir en pareil cas. Dans d'autres cas, on se contente de faire une néphrotomie. Je ne connais pas de cas traités par les lavages urétéraux.

b. — Pyélonéphrite non gonococcique consécutive a la blennorragie.

Les infections diverses qui s'établissent dans la vessie, à l'occasion de la blennorragie, peuvent s'étendre à l'appareil urinaire supérieur, en général en suivant la voie ascendante; la voie descendante leur est également ouverte.

En effet, les microbes éliminés par la voie rénale sont capables de trouver dans les reins et les uretères un terrain de culture favorable, sous l'influence de l'état d'inflammation et de spasme de la vessie qui détermine un certain degré de stase dans l'appareil urinaire supérieur. C'est un mécanisme analogue à celui qui produit la pyélonéphrite des femmes enceintes; dans ce cas, la stase urinaire est produite par la compression de l'uretère par l'utérus gravide.

Il faut ajouter à cette cause d'infection rénale, l'oligurie qui accompagne fréquemment le début de la blennorragie chez les sujets nerveux, surtout quand leur rein a été précédemment touché. J'ai constaté très nettement ce phénomène chez un malade qui avait souffert autrefois d'une néphrite cantharidienne.

Cette oligurie retarde l'écoulement de l'urine et favorise son infection.

Les symptômes de la pyélonéphrite sont *la polyurie uniformément trouble;* ce trouble uniforme est du reste très analogue à celui que produit la prostatite; le diagnostic se pose par l'élimination de cette affection et par la persistance du trouble de l'urine malgré les désinfections répétées de la vessie. *Il est intéressant d'examiner la première urine qui suit de près un bon lavage vésical et de la comparer comme aspect et teneur en microbes avec celle qui précédait immédiatement le lavage; la similitude de ces deux urines constitue une grande probabilité de pyélonéphrite.* Il ne faut pas beaucoup compter sur les symptômes douleur et gonflement du côté des uretères et des reins, car ces symptômes manquent souvent, surtout au début de l'affection. La fièvre peut n'exister qu'en cas de rétention rénale, ce n'est pas un symptôme pathognomonique.

L'examen microscopique de l'urine nous donne des renseignements très intéressants. Outre les polynucléaires habituels, nous y trouvons fréquemment de petites cellules épithéliales de l'épithélium rénal : elles sont très petites, à peu près cubiques, à bords un peu curvilignes, tantôt concaves, tantôt convexes ; des cylindres hyalins ou granuleux dus à la réaction inflammatoire du parenchyme rénal, et souvent des hématies. Les microbes observés sont des coques ou des bacilles comme dans l'infection vésicale; le staphylocoque et le colibacille sont encore ici les microbes les plus fréquents, surtout le coli-bacille.

c. — Traitement de la pyélonéphrite non gonococcique consécutive a la blennorragie.

Le traitement interne est ici d'une grande importance, il doit consister en *boissons abondantes*, pour balayer le rein et en désinfectants urinaires tels que l'*urotropine* seule en cas d'urines acides, associée au benzoate de soude en cas d'urines alcalines.

On utilise également avec avantage dans ce dernier cas les dérivés acides de l'urotropine : citrate d'urotropine, camphorate d'urotropine, borate d'urotropine.

On peut, comme nous l'avons dit plus haut, remplacer l'urotropine par l'acide camphorique associé au bleu de méthylène ou par la pipérazine.

Le Dr MARION (307) s'est fort bien trouvé de faire prendre à ses malades, en cas de pyélonéphrite, surtout en cas de pyélonéphrite de la grossesse, deux cuillers à soupe par jour d'une solution de collargol à 2 o/o dans du lait, soit 0[gr],60 par jour. Il a été jusqu'à la dose de 3 grammes de collargol par jour, pendant trois jours.

Il est logique de ne pas associer le traitement diurétique avec ces médicaments désinfectants. Il y a, en effet, intérêt à ce que le désinfectant employé passe dans le rein dans un état de concentration aussi grande que possible. C'est ainsi qu'autrefois on recommandait aux blennorragiques de boire très peu pendant la cure de balsamiques. C'était logique.

En cas de pyélonéphrite, il est bon d'alterner ces deux cures de polyurie et de désinfection avec urines rares. Si, au bout d'un certain nombre de ces tentatives impuissantes de désinfection, on renonce, au moins momentanément, à obtenir la guérison, il n'y a plus aucun inconvénient à poursuivre indéfiniment le régime des boissons abondantes qui soulage le malade et pare aux inconvénients possibles de la stase rénale. On peut également avoir recours aux balsamiques et, en particulier, à la térébenthine, soit à l'intérieur, soit sous forme de bains de vapeurs térébenthinées.

Les cures hydrominérales de Contrexeville, Vittel, Martigny, Évian, La Preste, Capvern, Wildungen peuvent nous rendre de grands services. Les eaux de La Preste semblent avoir une très heureuse influence sur les pyélonéphrites.

Le traitement le plus efficace des pyélonéphrites est évidemment le traitement local direct de l'uretère et du bassinet. Ce traitement local consiste à injecter dans le bassinet, grâce au cathétérisme de l'uretère, des solutions antiseptiques telles que les solutions argentiques : nitrate d'argent, protargol, argyrol, collargol. Ce traitement a donné d'excellents résultats, mais les cas dans lesquels il a été appliqué sont encore peu nombreux. Il s'agira de bien déterminer les doses à utiliser et les intervalles de leur emploi.

On a en général recours, deux fois par semaine, à des lavages du bassinet exécutés avec plusieurs entrées et sorties de nitrate d'argent à 1 0/00 ou de collargol de 1 à 2 0/0.

Je considère que cette question est encore aujourd'hui à l'étude et qu'il est impossible d'en fixer les règles. Je crains que la répétition forcément fréquente des séances de cathétérisme urétéral ne soit, dans bien des cas, un obstacle sérieux à la bonne réussite de ce genre de traitement.

Là encore la vaccinothérapie, de préférence par les auto-vaccins, donne souvent des résultats inespérés, surtout dans les cas où il n'existe pas de rétention rénale. Il faut de parti pris y avoir recours dans tous les cas. Les vaccins-soude du Dr Mauté (319 à 321) m'ont semblé particulièrement efficaces.

b. — Les bactériophages de d'Hérelle

Je dois signaler aussi une méthode plus récente et qui semble pleine d'avenir, celle de l'utilisation des bactériophages de d'Hérelle (96, 97). Ces microbes, invisibles et filtrants, trouvés pour la première fois dans les selles des dysentériques en voie de guérison, ont la propriété de détruire telle ou telle race microbienne avec laquelle on les met en contact. On les entraîne dans cette lutte par des ensemencements *in vitro* et quand ils sont bien dressés à s'attaquer à un microbe donné, on les injecte dans la vessie du malade porteur de ce microbe. On les lui donne en outre à prendre par la bouche et on lui en fait des injections sous-cutanées. Ce traitement est répété deux jours de suite et peut être recommencé plusieurs fois à huit à dix jours d'intervalle, en appropriant à chaque fois le bactériophage aux races microbiennes persistantes. Il faut, pendant cette cure, éviter tout lavage et tout médicament interne antiseptique. Les applications du bactériophage de d'Hérelle à la thérapeutique urinaire ont été bien étudiées dans la thèse de Dalsace (75).

Balozet et Lépinay, en 1928 (498) ont cherché, sans le trouver, un principe bactériophage contre le gonocoque.

CHAPITRE VII

COMPLICATIONS A DISTANCE DE LA BLENNORRAGIE

Les complications à distance de la blennorragie sont toxiques ou microbiennes. Les premières sont dues à la circulation dans le sang des toxines gonococciques provenant de l'urètre infecté, les secondes à la migration par la voie sanguine des gonocoques urétraux. Il n'est pas toujours facile de démêler à laquelle de ces deux variétés on a affaire, car, dans ces cas, les analyses ne sont pas toujours possibles, et elles seules pourraient nous fournir un diagnostic précis à cet égard. Nous en serons souvent réduits à des suppositions basées sur la nature et l'évolution de ces complications à distance de la chaudepisse.

Je tiens à signaler, tout d'abord, que ces complications ne devraient jamais exister; elles ne sont possibles qu'en cas de culture intense des gonocoques dans l'urètre; elles ne peuvent se produire que pendant le laisser-couler ou à sa suite; c'est la principale raison qui m'a toujours déterminé à combattre cette méthode.

Du moment que l'on attaque une blennorragie par les lavages, à partir de la première séance, toute chance de complication à distance est instantanément supprimée. Dans ma carrière déjà longue, je puis affirmer que je n'en ai jamais observé que trois cas chez mes malades en traitement.

Le premier était un cas de myosite de l'avant-bras que nous avons soigné avec succès avec le Dr Levy-Bing par des injections intra-veineuses de néosalvarsan (245).

Le second, après avoir eu une petite lymphangite du dos de la verge fit un rhumatisme des tendons extenseurs du dos du pied. Il guérit très rapidement sous l'influence du traitement urétral et de quelques piqûres de vaccin de Nicolle (337).

Jusqu'à ces temps derniers, c'était tout ce que j'avais vu dans ma clientèle, en fait de rhumatisme blennorragique.

Malheureusement, un dernier cas récent est venu me prouver qu'il ne faut pas se hâter d'établir des lois en médecine :

Au deuxième jour d'un traitement abortif, commencé il est vrai dans de mauvaises conditions et avec peu de chances de succès, mon malade devint postérieur. Le lavage ne passa pas; le soir, il ne passa pas non plus. Le lendemain matin, troisième jour, il passa un peu; le soir le malade dut s'aliter et le lendemain il avait une arthrite du genou droit et de la gonococcémie. La guérison fut longue et difficile à obtenir.

C'est surtout chez des malades qui avaient laissé couler leur chaudepisse que j'ai observé les différentes variétés de rhumatisme blennorragique.

Quand on laisse couler une chaudepisse, il faut bien savoir que, si dans l'immense majorité des cas, on ne s'expose qu'à des dangers relativement minimes, il faut néanmoins compter avec un certain pourcentage d'accidents très sérieux, pouvant produire des infirmités définitives et, dans des cas très rares heureusement, conduire à la mort.

Si le traitement local de l'urètre envahi par les gonocoques est un sûr préservatif des complications à distance, il est aussi un merveilleux agent curatif de ces complications.

J'ai cité plus haut (page 240), à propos des épididymites, un cas très intéressant d'action immédiate d'une nouvelle infection gonococcique de l'urètre, tout à fait à son début et même quelques heures avant son début, sur une vieille arthrite ankylosée du genou. Un traitement abortif réussi amena immédiatement la guérison de cette poussée articulaire. Ce mauvais effet de l'infection urétrale sur les colonies aberrantes s'exerce constamment et pendant toute la durée de la maladie, si on laisse les gonocoques urétraux livrés à eux-mêmes.

Je ne connais pas de plus grande insanité thérapeutique que de laisser, comme on le fait trop souvent, sans traitement urétral tous les rhumatismes blennorragiques qui peuplent les services médicaux. On traite leurs arthrites de toutes les façons, on les immobilise, on les brûle au feu, on les ponctionne et les reponctionne, mais on ne songe pas à s'attaquer à la source indéfinie du mal, c'est-à-dire à l'urètre. Personne ne s'en occupe; si cette faute n'était commise que dans les services de médecine qui ont l'excuse de pouvoir se déclarer incompétents au point de vue urétral, on pourrait encore jusqu'à un certain point, l'excuser; mais je constate avec stupéfaction dans la littérature du rhumatisme blennorragique que, dans bien des services spéciaux, le traitement urétral des rhumatisants blennorragiques est complètement négligé, quelquefois même prohibé.

Je voudrais écrire ce qui suit en énormes lettres, pour mettre en évidence cette vérité qui est pour moi indiscutable.

En cas de rhumatisme blennorragique, comme du reste en cas de toute autre complication, il est impardonnable de ne pas instituer ou de cesser le traitement local de l'urètre. [Seule l'épididymite blennorragique pourrait faire exception à cette règle (page 262)].

Si les gonocoques ne sont pas évidents, il faut les chercher. On les trouvera. Si on est trop paresseux pour les chercher, il vaut encore mieux traiter l'urètre, comme s'ils y étaient ; c'est plus sûr que de dire sans examen qu'ils n'y sont pas.

L'effet du traitement local de l'urètre sur les complications à distance de la blennorragie est déjà à lui seul très efficace et je suis persuadé que, dans les cas où l'on recommande aujourd'hui de joindre à l'action des vaccins l'action du traitement local, une grande part de l'effet thérapeutique est dû à ce traitement.

Le traitement local de l'urètre est donc rigoureusement prophylactique et presque curatif des complications à distance de la blennorragie.

Les plus fréquentes des gonococcies métastatiques sont les diverses formes du rhumatisme blennorragique : arthrites, ténosites, myosites; les ophtalmies métastatiques qu'il ne faut pas confondre avec la conjonctivite à gonocoques par infection directe de la conjonctive.

Les autres complications générales, moins fréquentes, sont les névrites, les myélites, les dermatoses, enfin les septicémies gonococciques ou gonococcémies.

A. — *RHUMATISME BLENNORRAGIQUE*

Le rhumatisme blennorragique est musculaire, tendineux ou articulaire et, dans ce cas, mono- ou poly-articulaire, simplement congestif, hydartrosique ou suppuratif. Il n'est pas très fréquent : pendant la guerre, sur une série de 692 cas de blennorragie, je ne l'ai observé que 8 fois.

La présence du gonocoque a été signalée, rarement dans les épanchements séreux ou suppurés des arthrites, plus fréquemment dans les parois mêmes et les fongosités des articulations malades. Pour les ténosites, nous sommes réduits à des hypothèses à cet égard. Sont-elles d'origine toxique ou microbienne? Leur longue persistance, même après la guérison de la blennorragie urétrale, semble plutôt plaider en faveur d'une migration microbienne; elles n'ont pourtant aucune tendance à la suppuration. Il doit se produire, dans ce cas, comme dans les épididymites, de très petits foyers de suppuration qui s'encastrent dans une gangue inflammatoire et s'y trouvent emprisonnés.

J'ai constaté, pendant la guerre, d'une façon indiscutable, des gonocoques dans un abcès tendineux développé en arrière de la malléole externe.

Les articulations les plus fréquemment atteintes sont le genou, les articulations des phalanges, la sterno-claviculaire, la temporo-maxillaire, plus rarement le coude, la coxo-fémorale et les articulations vertébrales.

Les arthrites blennorragiques sont très rebelles, elles se compliquent volontiers de péri-arthrites et de ténosites des tendons voisins. Celles qui arrivent à la suppuration ont une fâcheuse tendance à produire des ankyloses. Il ne faut pas les confondre avec les arthropathies syphilitiques [Gerson (484))].

Les muscles qui avoisinent l'articulation malade, en particulier le triceps crural pour l'articulation du genou, s'atrophient rapidement, tandis que la peau de la cuisse à leur niveau s'épaissit.

Les myosites avec gonflement douloureux et dureté du muscle peuvent se produire également : c'est le biceps qui en est le plus souvent atteint.

Toutes ces complications s'accompagnent d'une fièvre continue qui peut durer plusieurs semaines et qui contribue à affaiblir le malade. Cette fièvre, contrairement à ce qui se passe pour les fièvres typhoïde ou scarlatine qui guérissent la blennorragie urétrale [Nogues (342)], n'a aucune action favorable ni sur l'infection gonococcique urétrale, ni sur les foyers métastatiques.

Nous ne voyons jamais ici, comme dans les épididymites, la métastase produire une influence bienfaisante sur l'infection urétrale.

Traitement du rhumatisme blennorragique.

a. — Traitement de l'urètre.

Le vrai traitement du rhumatisme blennorragique consiste à l'éviter; la méthode des lavages urétraux précoces supprime toute possibilité de complications rhumatismales.

Le traitement de cette affection, quand on n'a pas fait ce qu'il faut pour la prévenir, consiste à enrayer immédiatement la source du mal, en désinfectant l'urètre de ses gonocoques; on évite ainsi de nouvelles métastases et le réensemencement des lésions déjà existantes.

Malheureusement ce traitement, si parfait au point de vue prophylactique, n'a pas une action curative complète sur ces lésions, qui se perpétuent, en général, après la désinfection de l'urètre. Et cela se comprend aisément pour celles de ces lésions qui sont dues à une migration gonococcique à distance. Il faut forcément joindre au traitement local de l'urètre d'autres traitements que nous allons énumérer.

Le traitement local de l'urètre consiste en lavages au permanganate, en général complets, dans ces cas qui sont plus ou moins anciens et dans lesquels l'urètre postérieur a bien des chances d'être contaminé. Il faut, avec encore plus de soin que d'habitude, rechercher les repaires gonococciques qui pourraient échapper à un examen sommaire. Il ne faut pas évidemment oublier l'examen des vésicules séminales qui, d'après Fuller (137), sont très souvent la cause du rhumatisme blennorragique.

b. — Traitement ancien des lésions rhumatismales.

Quant au traitement des diverses complications rhumatismales : arthrites, ténosites, myosites, il a été très heureusement résumé dans le remarquable travail de Stéphen Chauvet (60), et dans l'excellente thèse de Maleterre (304), auxquels j'ai fait de nombreux emprunts et auxquels je renvoie pour cette partie de la question que je n'hésite pas à abréger beaucoup, car elle perd de plus en plus de son importance depuis que la vaccination et la sérothérapie anti-gonococciques sont devenues les armes de choix pour le traitement du rhumatisme blennorragique.

Le *traitement interne* comporte le salicylate de soude, l'aspirine, les diurétiques, les désinfectants urinaires: urotropine, pipérazine, benzoate de soude, etc...

Le *traitement local des lésions articulaires, péri-articulaires, tendineuses et musculaires* comprend suivant la nature de la lésion :

La *simple révulsion* avec repos dans les cas d'arthralgies : teinture d'iode, pointes de feu, les douches et bains d'air chaud dans les arthrites aiguës avec beaucoup de gonflement et peu d'épanchement ;

La *stase de Bier* (31), *la ponction et l'injection dans la cavité articulaire de liquides antiseptiques ou modificateurs :* sublimé, acide borique, chlorure de zinc dans les arthrites avec hydarthroses ;

L'*immobilisation* avec les appareils plâtrés ou silicatés dans l'arthrite pseudo-phlegmonneuse ;

La mobilisation précoce, le massage, l'électricité, les boues radioactives, les injections de fibrolysine, les injections péri-articulaires de salicylate de soude dans les arthrites subaiguës et chroniques ;

L'arthrotomie et les injections modificatrices dans l'arthrite purulente.

Enfin, en réservant pour la fin les meilleures méthodes modernes : les injections intra-veineuses et intra-musculaires d'arséno-benzènes, la vaccination antigonococcique pratiquée, si possible, avec des auto-vaccins et enfin la sérothérapie antigonococcique et les injections intra-musculaires de lait.

Insistons un peu sur quelques-unes de ces méthodes qui méritent particulièrement de retenir notre attention.

DOURTHE (106), en cas de pied blennorragique et de talalgie, se trouve bien d'injections sous-cutanées locales d'huile de vaseline salicylée à 22 o/o.

En cas d'arthrite purulente, VAILLARD (429) propose la ponction du genou blennorragique. Il en profite pour injecter dans l'articulation, par portions de 20 centimètres cubes, du sublimé à $0^{gr},25$ o/oo, jusqu'à ce que la solution ressorte claire. La douleur et la fièvre disparaissent vite et l'on évite l'arthrotomie.

F. GENTILHE (141) préconise comme traitement de l'arthrite blennorragique la ponction et le lavage à l'eau chaude. Cette méthode a été inspirée par le professeur CASSAET qui l'utilise depuis 1905 avec un succès toujours égal. Elle consiste à évacuer le pus de la synoviale articulaire et à pratiquer le lavage de celle-ci avec de l'eau bouillie à 55°. Cette méthode ne nécessite pas d'anesthésie. Il insiste sur l'utilité de mobiliser l'articulation malade, soit d'emblée comme le propose CASSAET, soit peu à peu, jusqu'à donner aux mouvements leur amplitude maxima. Cela sans préjudice du traitement ultérieur par le massage et l'électricité, pour éviter l'atrophie musculaire qui suit presque nécessairement les arthrites blennorragiques. La durée du traitement est de un mois à un mois et demi.

Enfin, l'arthrectomie devient une dernière ressource pour les arthrites blennorragiques interminables, dans les cas rebelles à tout traitement. L'extirpation de la synoviale, des cartilages articulaires et des tendons provoque une ankylose rapide, ce qui est ce qu'on peut espérer de mieux pour le malade [MORESTIN (329), Michel et Mondor 1927 (327), Mondor 1928 (505)].

Le traitement des arthrites blennorragiques que nous venons de décrire très succinctement s'est enrichi dans ces dernières années de quelques procédés nouveaux.

c. — LES INJECTIONS INTRA-VEINEUSES DE COLLARGOL.

RIEBOLD (370) rapporte que, dans nombre de cas qui avaient résisté à tous les traitements usuels, les injections intra-veineuses de collargol ont amené la guérison. Il l'emploie en solution à 2 o/o dont il injecte la première fois 4 à 8 centimètres cubes, les fois suivantes 6 à 10 centimètres cubes; la répétition des injections se fait suivant le retour du gonflement et de la fièvre. Il arrive d'habitude au résultat avec trois à quatre injections, quelquefois cinq à six.

GENNERICH (140) a utilisé également ce traitement avec succès. Il injecte dans les veines 8 à 10 centimètres cubes par jour d'une solution d'argent colloïdal à 1 o/o dans de l'eau fraîchement distillée; il faut les poursuivre jusqu'à obtenir plusieurs jours sans fièvre. Le traitement est réellement abortif dans les cas récents; dans les cas plus anciens, il faut lui adjoindre la méthode de BIER : stase et air chaud (31).

d. — L'HYPERÉMIE DE BIER.

L'hyperémie passive s'obtient en posant une ligature avec un gros tube de caoutchouc ou une bande de caoutchouc à une quinzaine de centimètres au-dessus de l'articulation malade. On doit empêcher le retour du sang veineux, mais sans gêner la circulation artérielle. La douleur doit être supportable, le membre doit rester chaud et être envahi par un gros œdème qui devient rouge feu, si la bande est bien appliquée (CHAUVET (60)).

La durée d'application est, le premier jour, de quarante-cinq minutes à une heure et demie, les jours suivants de deux à plusieurs heures. BŒTZNER (34) est arrivé à des stases de vingt à vingt-deux heures. Après avoir lâché la compression, on entoure le membre d'ouate et de crèpe Velpeau. Gerhard HAHN (162) conseille de tenir le membre élevé, pour supprimer l'œdème qui s'est formé.

La plupart des auteurs qui ont utilisé cette méthode préconisent de mobiliser l'articulation le plus tôt possible, déjà après une semaine, mouvements passifs d'abord, puis actifs [HIRSCH (182), Willy WAGNER (437)].

L'aéro-thermo-thérapie consiste en bains d'air chaud et en douches d'air chaud. Les bains d'air chaud se prennent dans une boîte où le membre est enfermé; on oscille entre 80° et 110°. La durée d'application est d'une demi-heure à une heure, tous les jours pendant deux à trois semaines; après la séance, essuyer le membre et l'entourer d'ouate.

Les douches d'air chaud se font avec un ventilateur à alcool, gaz ou électricité. La colonne d'air chaud projetée agit par sa chaleur et par le massage qu'elle exerce. On utilise 70 à 110°; on éloigne l'appareil de la peau de 5, 10 ou 15 centimètres, suivant la chaleur à obtenir.

e. — RADIUMTHÉRAPIE.

La radiumthérapie du rhumatisme blennorragique se pratique :

Avec des appareils radifères à sels collés.

[(SOUPAULT, 1904 (405); WICKHAM, 1906 (441); DOMINICI et GY, 1908 (460)].

Ces auteurs en obtiennent de bons effets : cessation de la douleur dès le deuxième jour, mobilisation plus précoce, prévention de l'ankylose.

Avec les boues radifères ou mieux actinifères.

On les emploie en applications directes sur les articulations malades, ou en mélangeant 250 grammes de boues à un bain de 200 litres à 36°. En application directe, elles sont susceptibles de provoquer des érythèmes [RENAULT (363)].

Les plus actives sont naturellement celles que l'on applique directement dans les stations de boues radio-actives : Abano, près de Padoue, en Italie, Dax et Saint-Amand.

Ce procédé a été étudié par CHEVRIER. Dans la forme hydrarthrosique, il ponctionne l'articulation, la vide et y injecte le liquide radifère (sulfate de radium 30 à 40 milligrammes par injection).

Dans les formes pseudo-phlegmoneuses, il ne ponctionne pas l'article et injecte le sel actif par de nombreuses piqûres en couronne autour de l'articulation.

CHAUVET (60) reproche aux écrans à sels collés d'avoir une action trop limitée et de nécessiter des séances multiples, aux boues d'avoir l'inconvénient de provoquer des érythèmes. Il donne la préférence aux injections de sels de radium.

f. — LA FIBROLYSINE.

La fibrolysine qui a été également recommandée pour dissoudre les indurations épididymaires et même les rétrécissements urétraux est une combinaison de thyosinamine et de salicylate de soude ; elle est livrée en ampoules de 2 centimètres cubes correspondant à 0gr,20 de thyosinamine. On l'utilise en injections intra-veineuses ou intra-musculaires, une tous les jours, de 2 centimètres cubes pendant quinze jours, puis cinq jours de repos et recommencer. Elle est très préconisée en Allemagne, mais très discutée par la plupart des expérimentateurs [CHAUVET (60)].

g. — MASSAGE ET MOBILISATION PRÉCOCES.

Le massage qui est universellement admis comme très logique et efficace dans le décours des arthrites blennorragiques et dans les cas chroniques est préconisé par FÈGE (122), même dans les cas aigus. Cela est contraire à tout ce que nous savons des effets du massage dans les affections infectieuses aiguës. Je crois que ce massage a pu produire de bons résultats entre les mains de FÈGE, à cause de l'extrême douceur déployée. Il serait peut-être imprudent de généraliser cette méthode entre des mains moins prudentes et moins légères.

h. — LES INJECTIONS D'ARSÉNO-BENZÈNES.

Le traitement des complications générales de la blennorragie par les injections intra-veineuses et intra-musculaires d'arséno-benzènes a été fait pour la première fois par LÉVY-BING et DUROEUX (292, 293).

Ils donnent la préférence pour ces injections au sulfarsénol, employé aux doses de 6 à 30 centigrammes tous les trois à quatre jours. Les doses sont montées progressivement : 6, 12, 18, 24, 30 centigrammes. Arrivé à la dose de $0^{gr},30$, on s'y maintient jusqu'à ce qu'on ait obtenu un total de 4 à 6 grammes, suivant les cas et suivant la tolérance du malade.

Les résultats qu'ils ont obtenus sont très encourageants et semblent prouver que nous tenons là un des traitements les plus efficaces du rhumatisme blennorragique.

LAMBLIN (492) a publié en 1928 un très intéressant travail sur ce sujet.

i. — LA HAUTE FRÉQUENCE.

Les applications de haute fréquence rendent des services dans les arthrites blennorragiques, comme traitement adjuvant. C'est à la diathermie qu'il faut avoir recours en pareil cas, en plaçant un large anneau d'une lame fine d'étain au-dessus et au-dessous de l'articulation malade et en faisant passer le courant pendant vingt-cinq minutes, avec une intensité de $1^{A},5$ à 2 ampères.

j. — LA VACCINOTHÉRAPIE.

Mon intention est de réunir tout ce qui a trait à la vaccinothérapie de la blennorragie dans un seul chapitre. Néanmoins, je tiens à dire ici même que la vaccinothérapie du rhumatisme blennorragique donne d'excellents résultats, très démonstratifs au point de vue de l'efficacité de cette méthode. Ces résultats sont peut-être moins beaux que ceux de la sérothérapie intra-veineuse, mais nous les obtenons avec beaucoup moins de risques qu'avec cette dernière méthode.

On obtient des améliorations évidentes et souvent des guérisons rapides, même avec les vaccins les plus anodins : les stock-vaccins du commerce, si peu efficaces quand on les applique au traitement de l'urétrite blennorragique, donnent ici des résultats très satisfaisants. C'est dire que le rhumatisme blennorragique est très sensible à l'action vaccinothérapique.

k. — Les injections intra-musculaires de lait.

Les injections intra-musculaires de lait, associées à la vaccinothérapie, ont donné au Dr J.-B. Roux [*Thèse, Paris,* 1925 (381)], des résultats supérieurs à ceux qu'on obtient isolément avec ces deux méthodes. [Voir page 485 l'analyse du travail de Tansard sur ce sujet (1923) (416, 477)].

Le lait stérilisé ou bouilli est injecté par voie intra-musculaire aux doses de 1 à 5 centimètres cubes, injections répétées tous les deux jours, une série de six piqûres suffit fréquemment; le lait en nature paraît devoir être préféré.

Ces injections produisent un choc fébrile d'environ 39° qui dure peu de temps et qui est le témoin fidèle de la réaction de l'organisme.

l. — La sérothérapie.

La sérothérapie du rhumatisme blennorragique a été surtout bien étudiée par le Dr Ravaut (476). On trouvera ses travaux sur ce sujet bien résumés dans la thèse du Dr Pierre Ryckewaert (Paris, 1921) (384), sur le traitement du rhumatisme blennorragiques par les injections intra-veineuses de sérum antigonococcique.

Le Dr Ravaut est persuadé de l'inefficacité absolue de la méthode hypodermique et intra-musculaire. Il préfère à l'injection directe du sérum antigonococcique dans l'articulation malade proposée par Debré et Paraf (81) [Thèse de Paraf, Paris, 1920) (351)], son injection pratiquée dans les veines. Il en obtint de très beaux résultats mais au prix d'accidents anaphylactiques parfois impressionnants (514).

Je renvoie pour l'étude plus complète de ce sujet au chapitre de la sérothérapie.

En résumé, le meilleur traitement actuel du rhumatisme blennorragique me semble devoir être le suivant :

Repos au lit, continuation indispensable du traitement local de l'urètre.

Immobilisation souple dans une gouttière ouatée.

Révulsion.

Injections intra-veineuses ou intra-musculaires de sulfarsénol.

Ou vaccinothérapie.

Mieux encore sérothérapie si l'on ne craint pas trop les accidents anaphylactiques.

Mobilisation aussi précoce que possible de l'articulation malade.

Application de haute fréquence (diathermie).

B. — *CONJONCTIVITE ET IRITIS BLENNORRAGIQUES TOXIQUES*

Les conjonctivites blennorragiques causées par la résorption des produits toxiques venus de l'urètre par l'intermédiaire de la circulation n'ont rien de commun avec l'ophtalmie blennorragique due au transport direct du gonocoque à la surface de la conjonctive.

Elle est caractérisée par la vascularisation de la conjonctive oculaire sans suppuration notable.

Il est naturellement impossible de déceler la présence des gonocoques dans les sécrétions oculaires.

En général, elle atteint simultanément les deux yeux; elle présente tous les caractères de la conjonctivite dite rhumatismale.

Elle se développe, bien entendu, beaucoup plus fréquemment chez les malades qui laissent couler leur chaudepisse ou la soignent insuffisamment par des balsamiques, mais je l'ai observée quelquefois, très rarement du reste, chez mes malades soumis à un traitement régulier de lavages. Dans ces cas, les yeux sont un peu rouges et donnent au malade une certaine sensation de gêne et c'est tout. L'origine toxique de cette affection est bien mise en évidence par l'heureuse et très rapide influence des lavages urétraux sur l'état inflammatoire des yeux et cela sans aucun traitement local de l'œil lui-même. De simples compresses imbibées de solution physiologique chaude suffisent comme topique en pareil cas.

J'ai observé, une fois, dans les mêmes conditions, chez un de mes malades, un iritis très accentué d'un œil. L'inégalité irrégulière de la pupille montrait qu'il y avait des synéchies. On dut faire un traitement régulier à l'atropine pour obtenir la guérison qui fut complète.

C. — *ENDOCARDITE BLENNORRAGIQUE*

Cette affection est heureusement rare, elle ne s'observe jamais chez les malades soumis au traitement par les lavages.

J'ai eu l'occasion d'en observer une chez un jeune marié qui avait contracté la blennorragie à l'occasion de sa première nuit de noce. Il voulut malgré cela faire un voyage et ne se priver d'aucun des écarts de régime que comportait sa situation, tout en ne prenant aucun soin de son urètre sauf des balsamiques. Trois mois après, il avait une endocardite qui fut soignée par le professeur Potain. Il mourut peu de temps après.

L'endocardite au point de vue clinique ne diffère en rien des autres endocardites infectieuses : fièvre, dépérissement, souffles cardiaques, cachexie cardiaque, embolies ou asystolie.

Cette affection est en général mortelle; si elle guérissait, elle laisserait à sa suite des troubles cardiaques dus à l'insuffisance ou au rétrécissement valvulaire.

Si j'avais à traiter cette complication, c'est certainement aux arsénobenzènes et en particulier au sulfarsénol en injections intra-veineuses que j'aurais recours; ou bien, d'après les travaux de Yung, au mercuro-chrome employé en injections intra-veineuses à 1 o/o, à raison de 5 milligrammes par kilogramme de poids (449, 450).

La vaccination dont les effets sont lents aurait bien peu de chances de nous rendre service.

La sérothérapie intra-veineuse, d'après la méthode du Dr Ravaut (voir au chapitre de la sérothérapie) serait certainement très efficace, mais combien dangereuse par les accidents anaphylactiques qu'elle provoque et qui ont eux-mêmes une action déprimante sur la musculature cardiaque.

J'ai eu affaire tout récemment à un autre cas d'endocardite gonococcique chez une jeune fille atteinte de blennorragie très bénigne de l'urètre et du col. Je reparlerai de ce cas au chapitre de la gonococcémie. Je la confiai au Dr RAVAUT et, malgré tous nos efforts, elle succomba au bout de trois mois (page 304).

D. — *PHLÉBITE BLENNORRAGIQUE*

Il peut se produire dans le cours de la blennorragie de la phlébite de la veine du dos de la verge et, en cas de funiculite, de la phlébite des veines du cordon. Il ne semble pas y avoir dans la littérature de cette question des cas d'embolies dus à ces phlébites. Il faut, néanmoins, quand on les observe, faire garder au malade un repos aussi absolu que possible.

E. — *MYÉLITE ET NÉVRITES BLENNORRAGIQUES*

On a signalé des cas de myélite blennorragique avec paralysie des membres inférieurs et paralysie sphinctérienne. Il existe aussi quelques cas signalés de névrites périphériques blennorragiques. Mais ces cas sont tellement rares, leur étiologie si difficile à bien préciser, qu'il semble préférable de les reléguer dans les questions à l'étude.

F. — *DERMATOSES BLENNORRAGIQUES*

J'en dirai autant des dermatoses, surtout représentées par des kératoses blennorragiques qui, jusqu'à présent, restent à l'état de raretés scientifiques et n'ont peut-êtrequ'un rapport très indirect avec la blennorragie. Le D[r] DA SILVA (77) a signalé des ulcérations échtymateuses chez un malade atteint de gonococcie rectale. Dans le pus des ulcérations du bras, de la face et de la nuque, il trouva des diplocoques intra-cellulaires ayant tous les caractères du gonocoque. Grâce aux injections du vaccin antigonococcique, combinées au traitement spécifique, car le malade était en même temps syphilitique, son état s'améliora; les lésions cutanées se desséchèrent et l'écoulement rectal disparut.

Je renvoie pour l'écude de cette question à l'article « Gonococcie » du Dr Hudelo dans le *Nouveau Traité de médecine* de Roger, Widal et Teissier (187).

Je rappellerai néanmoins la classification de ces dermatoses proposée par Buschke. Il distingue quatre formes de ce genre d'affections :

1° Le simple érythème à distinguer des éruptions médicamenteuses;

2° Urticaire et érythème noueux quelquefois avec arthrites, endo- et péri-cardite;

3° Érythème hémorragique et bulleux, sans doute d'origine embolique;

Paul Chevalier, Jean Bourgeois et Georges Lévy-Bruhl (479 et 500) ont signalé des cas de purpuras gonococciques plus ou moins généralisés.

4° Hyperkératoses plus ou moins généralisées, pouvant attaquer les muqueuses, mais siégeant surtout aux extrémités. Elles ont une certaine tendance à se localiser aux pieds et aux mains

G. — *GONOCOCCÉMIE*

La gonococcémie ou septicémie gonococcique est encore, heureusement, une affection très rare. Faure-Beaulieu (120), en 1906, en cite trente-quatre cas, il revient sur ce sujet en 1926, dans un article très documenté auquel il convient de se reporter (121); Dieulafoy, en 1909, trente-sept cas. Souplet (406), Guyot, Christmas (64, 65), Wassermann montrent combien, dans bien des cas, la blennorragie mérite le nom de maladie générale.

Pour rechercher le gonocoque dans le sang, Widal (442) recommande de prélever 15 à 20 centimètres cubes de sang et de l'ensemencer soit sur gélose ascite avec un tiers de sang, ou dans 300 à 500 grammes de bouillon additionné d'un tiers d'ascite.

On peut également, en pareil cas, faire la recherche de la réaction de fixation du complément, de l'agglutination et de la précipitation, en se servant comme antigène d'un mélange de plusieurs souches gonococciques émulsionnées, au bout de vingt-quatre heures de culture sur gélose ascite, dans de l'ean physiologique, puis centrifugées, lavées et reprises chacune dans 10 centimètres cubes d'eau physiologique stérile et chauffées pendant une heure à 60°. Il faut lire sur ce sujet le remarquable travail de Pierre DOMBRAY, de Nancy, 1927 (459).

Comme type d'observation de gonococcémie je citerai le cas suivant publié en 1913 par G.-A. RUECK, de New-York (383).

Femme de 22 ans. Huit jours après son mariage, entre à l'hôpital avec douleurs articulaires, douleurs de tête, fièvre à 40°, souffle systolique. Au bout de quatre semaines, pétéchies; pendant la cinquième semaine, gonflement et rougeur des deux genoux pendant cinq jours. Frisson, état de septicémie.

L'analyse du sang montre des gonocoques, vérifiés par la coloration et la culture, ainsi que par la preuve d'agglutination avec un sérum polyvalent de gonocoques qui fut très positive.

On fit à la malade des injections de vaccin gonococcique; la température baissa, mais cinq jours après le début de ce traitement, elle mourut.

Voici une autre observation caractéristique publiée en 1911 par B.-N. CHOLZOW (63).

Homme de 36 ans. A sa deuxième blennorragie, prostatite, abcès de la prostate. Opéré le 6 décembre 1910, il conserve néanmoins une haute température, gonflement des deux radiocarpiennes et des articulations temporo-maxillaires, d'abord à droite, puis à gauche. L'examen du sang ne donne rien à l'examen direct, mais il donne des cultures positives de gonocoques. La réaction de complément est également positive.

Du 8 au 30 décembre, on le traite par des vaccins gonococciques. Il quitte l'hôpital guéri, le 4 janvier 1911.

Il a une récidive de fièvre et de douleur à la prostate le 8. On trouve du pus retenu, on débride et, le 6 février 1911, il part définitivement guéri.

J'en ai moi-même observé tout récemment un cas qui a débuté le 14 septembre 1925, au quatrième jour d'un traitement abortif à l'argyrol, commencé, il est vrai, dans de mauvaises conditions. La température monta d'emblée à 40° et le genou droit fut pris. Malgré la continuation des lavages et des injections de vaccin gonococcique du Dr MAUTÉ (317), la température pendant près d'un mois resta entre 38°,5 et 40°, toujours avec grandes oscillations, la température du matin oscillant entre 37° et 38°.

L'examen du sang fut fait par M. DEBAINS qui ne constata pas de gonocoques, ni à l'examen direct, ni à la culture. La réaction de complément et l'agglutination furent également négatives. Nous n'avons donc pas, dans ce cas, la preuve absolue de la gonococcémie; nous l'avons supposée d'après la gravité des symptômes et les grandes oscillations fébriles.

Le 6 octobre, sous la direction du Dr RAVAUD, on lui fit une première injection intra-veineuse de 10 centimètres cubes de sérum antigonococcique de l'Institut Pasteur. La température monta le soir à 40°; le 8, deuxième injection de 15 centimètres cubes bien tolérée comme la première.

Le 10, injection préparante de 1 centimètre cube; immédiatement après, crise anaphylactique des plus violentes. Pouls petit, dyspnée, cyanose de la face.

Les jours suivants, on lui donna de la solubaïne pour soutenir le cœur.

Le 14, la tension artérielle au Pachon était 10-6.

On n'osa plus, bien entendu, poursuivre le traitement sérique.

Le 15, la température baissait entre 37° et 38° et s'y maintint jusqu'au 7 novembre, époque à laquelle le malade put être considéré comme guéri.

La blennorragie urétrale toujours soignée par les lavages était guérie depuis la fin d'octobre.

Le genou droit présentant une certaine tendance à l'ankylose fut massé et mobilisé aussitôt que possible par le Dr FÈGE.

Quand le malade quitta Paris, vers la fin de novembre, la flexion du genou atteignait presque l'angle droit.

La gonococcémie est une affection très grave qui peut être rapidement mortelle; étant donnée la rareté des cas, notre expérience thérapeutique à son sujet est assez restreinte.

Malgré le succès des vaccins constaté dans la seconde observation relatée ci-dessus, je persiste à croire que leur action est trop lente pour pouvoir être efficace en pareil cas.

Il faut agir vite et énergiquement et choisir entre les deux traitements qui me semblent seuls acceptables : la chimiothérapie ou la sérothérapie.

La chimiothérapie met à notre disposition les arséno-benzènes intra-veineux ou intra-musculaires (le sulfarsénol de préférence qui se prête à ces deux usages), GIRARD R. (485), la tripaflavine dont l'action dans les septicémies a été bien étudiée par le professeur WIDAL (442) et A. LEMIERRE (288), enfin le mercurochrome préconisé dans le même but par YUNG, de Baltimore (Voir pages 299 et 487).

La sérothérapie, avec les précautions recommandées par RAVAUD, en application intra-veineuse, semble être notre arme la plus efficace. Les accidents d'anaphylaxie qu'elle provoque malheureusement souvent seraient, d'après RAVAUD, plus bruyants que réellement dangereux.

Tous ces moyens, employés successivement, se sont néanmoins montrés impuissants dans un cas récent que j'ai observé chez une jeune fille qui mourut en trois mois d'une septicémie gonococcique avec endocardite consécutive à une urétrite blennorragique réellement insignifiante.

Ce sombre tableau pourrait faire croire que le gonocoque est un microbe terrible, capable des plus grands méfaits. En fait, il n'en est rien : le gonocoque est, après tout, un microbe assez accommodant.

Les chirurgiens, les gynécologues, les accoucheurs ne recherchent pour ainsi dire jamais le gonocoque chez leurs futures opérées. Ils ne croient pas devoir les soumettre avant l'opération à une cure désinfectante au point de vue gonococcique. Ils les opèrent, les accouchent en pleine infection, et cela, dans l'immense majorité des cas, sans aucun dommage pour leurs patientes.

Le gonocoque ne profite pas de cette occasion, unique pour lui, d'envahir le sang ; il se contente de conserver son gîte, momentanément troublé par l'opération.

ŒTTINGER et MARIE (350) ont publié, en 1914, à la société médicale des hôpitaux un cas curieux qu'ils interprètent comme une *gonococcémie primitive.*

Voici le résumé de leurs observations paru dans la *Quinzaine médicale* du 15 mars 1914 :

« Un malade qui avait eu anciennement du rhumatisme articulaire, présenta de nouveau des arthropathies fébriles. Après un apaisement dû au salicylate, la crise reparut aggravée, avec fièvre, splénomégalie, grande anémie. L'hémoculture montra qu'il s'agissait d'une gonococcémie primitive. Il y eut ensuite néphrite aiguë, œdème pulmonaire et le malade succomba. A l'autopsie, endocardite initiale avec nombreux gonocoques. Il n'y avait pas eu de blennorragie précédente. »

Je me demande si les anciens rhumatismes articulaires signalés n'étaient pas déjà des arthrites blennorragiques, consécutives à une blennorragie urétrale, mal observée, rectale peut-être. Ces blennorragies rectales passent fort souvent inaperçues.

H. — *GONOCOCCIE GÉNITALE D'EMBLÉE*

Le gonocoque peut-il s'implanter d'emblée dans les voies génitales de l'homme, après avoir traversé l'urètre sans l'influencer d'une façon visible? Telle est la question qui a été posée par Lebreton en 1922 et à laquelle il a répondu par l'affirmative (274 et 509).

Il a été suivi dans cette voie par Darget (510), Bœckel (511), David (512) et S. Meyer (513); les faits que ces auteurs rapportent sont assez probants, ils montrent que l'urètre postérieur et ses annexes et même tout l'organisme peuvent être gravement infectés à l'occasion d'une invasion urétrale tellement fugace qu'elle peut passer inaperçue. Ce serait le pendant de la blennorragie discrète de la femme que j'ai décrite (page 308).

Je me permettrai néanmoins de faire observer que, tous ces cas étant révélés uniquement par la spermoculture, il y a lieu, pour quelques-uns d'entre eux au moins, de se méfier des erreurs inhérentes à cette méthode (page 370).

Il nous reste à étudier la blennorragie chronique et les foyers extra-génitaux de l'homme.

Comme ces affections ont bien des points communs chez l'homme et chez la femme, je préfère en reporter l'étude après celle de la blennorragie féminine, en les envisageant simultanément dans les deux sexes.

Somme toute, ce chapitre ne doit être admis en urologie que sous toutes réserves.

TROISIÈME PARTIE

BLENNORRAGIE CHEZ LA FEMME

CHAPITRE VIII

ÉVOLUTION DE LA BLENNORRAGIE CHEZ LA FEMME

La blennorragie de la femme est comme celle de l'homme : aiguë, subaiguë ou chronique, mais, alors que chez l'homme elle est presque toujours aiguë ou subaiguë, celle de la femme est presque toujours chronique : sur dix femmes qui donnent la chaudepisse, il y en a neuf qui l'ont à l'état chronique [J. JANET, *La femme et le gonocoque*, 1905 (204)].

Cela tient à ce que, chez l'homme, la blennorragie, bien ou mal soignée, guérit à peu près toujours, voire même toute seule; il n'y a que dans les cas de foyers extra-urétraux qu'elle passe à l'état chronique et ces cas sont assez rares. Il semble que le balayage par l'urine de l'urètre infecté soit un moyen suffisant, pour amener à la longue la guérison. L'évacuation urinaire balaye les microbes extériorisés par la phagocytose; les repaires extra-urétraux, où ce travail de balayage n'existe pas, peuvent seuls conserver indéfiniment les gonocoques à l'état chronique ou latent. Ces foyers ne sont pas fréquents chez l'homme et sont, au contraire, constants chez la femme.

Chéz elle, presque tous les foyers gonococciques se trouvent en dehors de l'urètre ; elle est donc vouée au gonocoque à perpétuité, d'autant plus que personne ne songe à l'en débarrasser.

La guérison spontanée de la blennorragie est, dans ces conditions, à peu près impossible, et la guérison par traitement médical n'est guère plus fréquente, d'autant plus que la plupart des femmes, ignorant leur maladie, ne cherchent pas à se faire soigner; celles qui, par hasard, demandent des soins, ne trouvent malheureusement auprès des médecins que des traitements absolument insuffisants et incapables de les guérir.

Et voilà pourquoi la blennorragie est une maladie aussi répandue; les femmes atteintes, la conservant à l'état chronique pendant presque toute leur vie, ont maintes fois l'occasion de la transmettre.

Le début de la blennorragie féminine peut être, comme chez l'homme, très aigu, mais il peut aussi passer presque inaperçu, tant son acuité est minime. La femme ne peut pas, comme l'homme, surveiller de près ses organes génitaux et être à l'affût de la moindre sécrétion anormale.

Alors que l'homme peut, à tout moment, exprimer son urètre, pour chercher à constater la moindre trace d'écoulement, surveiller le début de ses chaudepisses et contrôler leur guérison, les femmes, par leur disposition anatomique, ignorent à peu près tout ce qui passe au niveau de leurs organes génitaux; les sécrétions, si abondantes soient-elles, de ces organes, sont taxées par elles de flueurs blanches et considérées comme parfaitement naturelles.

A moins d'un état inflammatoire et douloureux des plus graves, elles ne se doutent pas de leur état d'infection et elles n'ont aucun moyen de vérifier si elles en sont débarrassées.

Si cet état d'infection est soupçonné, par le fait d'une contamination consécutive à un rapport avec elles, elles se révoltent, bien entendu, contre la possibilité d'un pareil phénomène et, profondément convaincues de leur innocence, elles vont faire constater leur parfait état de santé par un ou plusieurs médecins qui, tous, leur donnent les plus chauds certificats d'intégrité de tout repos, pendant que les gonocoques, cachés dans leurs petits repaires, presque invisibles pour un œil non prévenu, bénissent la complexité des organes génitaux féminins et la bienveillance des médecins à leur égard.

Il faut donc compter, chez la femme, avec une *blennorragie chronique ou latente d'emblée, je préfère dire discrète d'emblée*, forme extrêmement rare chez l'homme.

J'ai publié dans le *Paris médical* (228) (4 mars 1922) un article sur ce sujet : « La blennorragie discrète de la femme ». J'en reproduis ici les parties essentielles (compte-rendu, *Journal d'Urologie*, avril 1922), car je considère ce chapitre comme un des moins connus de la pathologie.

J'ai également publié un article sur le traitement de la blennorragie des femmes dans le *Paris médical* (6 mars 1926) (242).

Pourquoi ce nom de blennorragie discrète, pourquoi pas latente? Parce que, dans ce cas, le gonocoque n'est pas du tout latent ; il est très visible et très facile à reconnaître, à la condition de le chercher là où il se trouve.

Rien de comparable, par conséquent, avec la blennorragie latente de l'homme chez lequel le gonocoque, indécelable par les procédés d'analyse les plus variés, se réveille subitement au bout de plusieurs mois ou même de plusieurs années de latence. Blennorragie discrète, parce qu'elle existe, sans faire parler d'elle, sans que la femme qui en est atteinte et son médecin s'en aperçoivent.

Si elle est discrète d'emblée, elle est méconnue de sa victime dès son début : la plupart des femmes atteintes de cette affection, jurent de la meilleure foi du monde qu'elles n'ont jamais rien eu. D'autres fois, elle succède à une blennorragie aiguë bien évidente et constatée, par atténuation progressive de la culture gonococcique, en dehors de tout soin systématique.

La blennorragie féminine est, en effet, la maladie la plus mal connue des médecins praticiens; je ne dis pas qu'ils en ignorent la théorie, mais c'est la pratique de cette affection qui leur échappe. Mis en présence d'une femme blennorragique, ils se figurent qu'ils vont trouver d'abondantes sécrétions verdâtres; s'ils ne les trouvent pas, ils concluent d'emblée à l'intégrité de la malade et n'hésitent pas à lui signer un brevet de santé qui l'encouragera à multiplier les contagions.

Le diagnostic de ces gonocoques discrets ne peut être fait, chez la femme, que grâce à de patientes recherches microscopiques ; il n'est donc pas étonnant que la plupart des médecins, réfractaires à l'usage du microscope, soient incapables de le faire et déclarent saines des femmes qui, notoirement, viennent de contaminer un homme, comme cela arrive tous les jours.

L'examen direct ne peut, dans ce cas, rendre aucun service. Les médecins croient pouvoir faire ce diagnostic à l'examen direct, alors qu'il ne peut être fait qu'à l'aide du microscope. C'est de là que viennent toutes les erreurs, si fréquentes sur le diagnostic de la blennorragie des femmes et toutes les légendes qui courent sur ce sujet : sur les femmes qui donnent la chaudepisse sans l'avoir, sur les chaudepisses inguérissables de l'homme, sur sa première blennorragie qui ne guérit jamais.

Je dirai même plus : certaines femmes saines, à l'examen direct, ont l'air beaucoup plus blennorragiques que les porteuses de gonocoques.

Il est très fréquent, en effet, d'obtenir, à l'expression de l'urètre d'une femme saine, une goutte abondante, blanchâtre, qui simule à s'y méprendre un écoulement blennorragique; cette sécrétion vient des glandes de Skene; elle est composée d'épithélium plat, plus ou moins infecté de microbes banaux, comme le smegma préputial de l'homme et n'a aucune importance.

Il résulte de ces malentendus les conséquences les plus bizarres au point de vue du diagnostic de la blennorragie des femmes. Je puis en donner des exemples qui se sont répétés plusieurs centaines de fois dans mon cabinet. Un malade se présente à moi avec une superbe chaudepisse : je cherche à savoir quand et comment il l'a contractée; cette petite enquête me conduit à incriminer à coup sûr une femme, maîtresse habituelle ou d'occasion. Le malade conclut : « Je vais donc la prévenir qu'elle m'a rendu malade pour qu'elle se fasse soigner. » Je lui réponds invariablement : « C'est logique; malheureusement, le médecin consulté ne la reconnaîtra pas malade; il va lui affirmer, lui jurer qu'elle est fraîche comme l'œil et saine autant qu'on peut l'être. » J'ajoute d'habitude : « Elle peut consulter deux, trois, quatre médecins, si elle veut (je ne parle pas, bien entendu, des médecins spécialisés dans ce genre de recherches, ils sont rares du reste), et tous leurs avis seront concordants, elle sortira de là blanche comme neige; et pourtant, entre nous, elle a des gonocoques, sans cela elle ne vous en aurait pas donné. »

Depuis plus de trente ans que je tiens le même langage, presque jamais ma prédiction n'a été mise en défaut; toujours, presque sans aucune exception, la femme contaminante a été déclarée saine par son ou ses docteurs.

Il y a là évidemment un vice qui mérite d'être corrigé, d'autant plus que l'incompétence des médecins en matière de blennorragie féminine se manifeste de même dans le traitement de cette affection, quand elle est enfin reconnue :

On attaque le gonocoque là où il n'est pas, on lave et on bourre de tampons le vagin où ils n'habitent jamais que chez les femmes ultra-malpropres ou très jeunes et on ne s'occupe pas de ses vrais repaires. Ce traitement, bien entendu, si prolongé qu'il soit, ne modifie en rien l'état des choses et la femme reste infectée comme par le passé.

Les chirurgiens eux-mêmes ne sont pas à l'abri de ces graves reproches. Que de fois n'ai-je pas vu de malheureuses femmes mariées, qui ont eu leur existence empoisonnée par la blennorragie dont personne n'a su les débarrasser. Infectées par leur mari, elles lui ont, plus tard, rendu avec usure les gonocoques qu'elles avaient reçus (blennorragie à deux).

Pour retrouver l'équilibre de leur ménage détraqué par la maladie et les rancunes, elles se sont prêtées à tout : d'abord de longues séries de tamponnages, puis curettage, opération de SCHRŒDER, enfin ablation de l'utérus et des annexes.

Après ce dernier sacrifice, si elle en réchappe, la pauvre patiente rentre chez elle avec la certitude d'en avoir enfin fini avec ce cauchemar. Eh bien! pas du tout; au bout de quelques semaines, elle contamine à nouveau son mari. Pourquoi? Tout simplement parce qu'on a oublié de lui laver son urètre, une glande de Skene, ou une glande de Bartholin infectée.

Pour mettre fin à de pareils errements, il faudrait que la blennorragie des femmes fût mieux connue des médecins et des chirurgiens. Il faudrait surtout leur apprendre *qu'il ne faut jamais jurer qu'une femme n'a pas de gonocoques, quel que soit son aspect de santé, sans avoir pratiqué un ou même plusieurs examens microscopiques minutieux.* Il faudrait rappeler aux chirurgiens que, *pour guérir une femme de la blennorragie, il ne sert de rien de lui enlever la moitié de ses organes, si on ne désinfecte pas l'autre moitié.*

La femme est encore désavantagée au point de vue du traitement. Alors que l'homme, plus favorisé, peut se donner à lui-même des injections ou se faire des lavages, la femme en est incapable : son vagin seul lui est accessible et il est fort peu intéressant au point de vue blennorragique. Si elle veut faire traiter efficacement sa blennorragie, il faut qu'elle fasse faire tous ses lavages par un médecin.

Il résulte de cet état de choses, insuffisance de diagnostic et de traitement, que, dans l'immense majorité des cas, les gonocoques évoluent chez les femmes à leur fantaisie, bien souvent sans qu'elles, ni leurs médecins, se doutent de leur présence.

L'évolution des gonocoques chez la femme est donc bien particulière et très différente de celle des gonocoques de l'homme.

J'ai déjà esquissé cette question dans le chapitre du péril vénérien (ch. II). Étant donné l'importance de ce sujet, j'y reviens ici :

La femme est beaucoup plus accessible au gonocoque que l'homme.

Au premier contact, ou à peu près, avec un homme porteur de gonocoques, elle se fait infecter : *Même si l'homme n'en est encore qu'à la période d'incubation, sans aucun écoulement visible, même à la période terminale, alors que, spontanément, ou sous l'influence des traitements balsamiques, il n'a plus aucun suintement, le danger de contamination est très grand pour la femme.* En l'estimant à 50 0/0, nous sommes probablement au-dessous de la vérité, alors qu'un homme peut avoir des rapports pendant plusieurs mois avec une femme blennorragique, ou avoir des rapports avec cent femmes porteuses de gonocoques, avant d'être contaminé.

Quel est le résultat de cette première inoculation? Le plus souvent, une blennorragie aiguë, envahissant simultanément, ou l'un après l'autre, un certain nombre, ou la totalité des différents foyers habituels de la blennorragie chez la femme.

A. — *FOYERS DU GONOCOQUE CHEZ LA FEMME*

Les foyers du gonocoque chez la femme ont été fort bien décrits par Martineau, en 1885 (312). Il n'en a omis aucun, même pas les glandes de Skene qu'il appelait les prostates de la femme.

Ces foyers sont multiples et compliqués ; la nature semble, en effet, avoir créé les organes génitaux féminins pour la plus grande joie des gonocoques :

Le vagin, par l'étendue et le plissement de sa muqueuse, semblerait devoir leur offrir un vaste terrain de culture ; ils le dédaignent, au moins chez la femme adulte, comme trop fréquenté, trop souvent balayé par les injections, pour lui préférer d'autres repaires plus discrets :

1° L'urètre ;

2° Les quatre glandes de Skene (deux de chaque côté du méat);

3° Les deux glandes de Bartholin;

4° Le col de l'utérus;

5° Le corps de l'utérus;

6° Les deux trompes.

Nous appellerons blennorragie basse celle de l'urètre, des foyers vulvaires et du col de l'utérus, correspondant, si on veut, à la blennorragie antérieure de l'homme et *blennorragie haute celle qui atteint le corps de l'utérus et les trompes*, correspondant à la blennorragie totale de l'homme.

La seconde forme est toujours tapageuse, la première peut, au contraire, rester facilement discrète et passer inaperçue.

On peut comprendre en effet qu'une blennorragie limitée à l'urètre, même au col utérin chez une femme très soigneuse, qui prend d'elle-même plusieurs injections par jour, souvent même avec des liquides antiseptiques, puisse passer inaperçue. Il ne faut donc pas trop s'étonner, quand on constate chez une femme les signes de la gonococcie chronique, de ne pas retrouver dans ses souvenirs la période aiguë de la première contamination.

Ces foyers ne sont, en général, pas tous pris : les plus fréquents sont l'urètre avec ses glandes para-urétrales ou de Skene et le col utérin. Les glandes de Bartholin échappent souvent à l'infection; une seule de ces glandes peut être prise, l'autre restant indemne.

Un fait important à connaître à ce sujet, c'est qu'*une fois la période aiguë passée, les foyers contaminés et indemnes ne se modifient plus.* Il se fait une formule d'infection qui reste indéfiniment la même, sauf au point de vue du corps de l'utérus qui peut toujours se prendre quand le col est infecté, soit à l'occasion des règles, soit à l'occasion de manœuvres thérapeutiques maladroites.

Après la poussée plus ou moins aiguë et plus ou moins grave du début, la virulence du gonocoque s'atténue et les symptômes d'inflammation qui manifestent sa présence s'éteignent peu à peu. Il est toujours présent, toujours virulent et contagieux pour les autres, mais sans grand inconvénient pour celle qui le porte.

Prêt néanmoins à se réveiller sous l'influence des excès, des fatigues et des traumatismes, il provoque de temps en temps des rechutes inflammatoires qui s'atténuent à la longue, comme durée et comme intensité.

Chaque règle est toujours pour les gonocoques anciens une occasion de repullulation. C'est, en général, à cette époque que ces femmes deviennent contagieuses. De là vient la légende qui prétend qu'une femme, même saine, peut donner la chaudepisse au moment de ses règles.

Le maximum de contagiosité se produit dans les jours qui suivent immédiatement les règles. Cela tient à ce que la sécrétion mucopurulente du col devient, à ce moment, beaucoup plus fluide et abandonne bien plus facilement ses gonocoques que la sécrétion épaisse et gluante de la période inter-menstruelle, et aussi à l'évidente repullulation des gonocoques pendant cette période qui suit immédiatement les règles.

La même femme, en dehors de cette période post-menstruelle et bien lavée, ne donnera, pour ainsi dire, jamais la chaudepisse. C'est ainsi que l'on peut avoir des rapports constants avec une femme blennorragique, sans rien attraper pendant des mois et même des années.

La femme arrive donc peu à peu à se vacciner contre ses gonocoques. Est-elle de même vaccinée contre ceux des autres? Non, pas encore, car *la superinfection est possible.* C'est-à-dire qu'une femme, habituée à ses gonocoques et les conservant sans grande réaction inflammatoire, peut réagir énergiquement à l'inoculation de gonocoques nouveaux.

B. — *BLENNORRAGIE A DEUX*

Que se passe-t-il, si une pareille femme est mariée ou cohabite régulièrement avec un homme? Dans une première période, ils se transmettront réciproquement leurs gonocoques [gonotennis de Cattier (58)], et feront blennorragies sur blennorragies. L'homme, en général, guérit chaque atteinte, tandis que la femme conserve indéfiniment ses gonocoques, entre ses poussées successives. Les contagions de l'homme peuvent ne pas être fréquentes, il peut les éviter pendant des mois et même pendant des années.

A la longue, du reste, chez les deux partenaires, les poussées deviennent de moins en moins fortes, ils arrivent tout doucement tous les deux à la chronicité et vivent désormais, sans s'occuper de leurs gonocoques, ou bien le mari reste définitivement guéri, alors que sa femme conserve toujours des gonocoques, non contagieux pour lui.

Mais s'il survient un tiers, qui cherche à s'immiscer dans un pareil ménage, gare à lui! Les gonocoques ne l'épargneront pas et ils reprendront chez lui leur virulence première.

C'est pourquoi nous voyons tous les jours des malades contaminés de cette façon, qui s'extasient sur leur contagion et n'y comprennent rien, parce qu'elle provient de la femme d'un ami qui, au vu et au su de tout le monde, est indemne de toute blennorragie.

Ceci explique également comment bien des jeunes gens, porteurs d'écoulements chroniques, se croient autorisés à se marier, parce qu'ils n'ont jamais contagionné une maîtresse, avec laquelle ils ont vécu pendant plusieurs années, et infectent immédiatement leur jeune femme, parce que celle-ci ne jouit pas de l'immunité de la précédente contre le gonocoque.

La variété de blennorragie que je viens de décrire mérite le nom de *blennorragie à deux*.

Nous avons vu, au chapitre du péril vénérien, que l'aboutissant naturel de ces infections successives, quand elles sont suffisamment répétées, est l'état de vaccination gonococcique parfait que l'on observe surtout chez les femmes de bordel. Je les ai prises pour type de cette phase de l'évolution de la blennorragie chez la femme, bien qu'on puisse trouver le même état chez d'autres prostituées, aussi occupées qu'elles et aussi mûres dans le métier.

Elles sont devenues réfractaires non seulement à leurs anciens gonocoques, mais à n'importe quel gonocoque nouveau. Elles supportent leurs contaminations journalières, sans en ressentir le moindre dommage et sans réagir par la moindre inflammation.

C'est pour ne pas entraver cette évolution si utile pour elle et pour ses clients que je considère comme logique de ne jamais chercher à désinfecter de ses gonocoques une vraie prostituée.

Plus tôt elle sera vaccinée, mieux cela vaudra. Je répète que : *rêver une prostituée saine est une utopie ; ce que nous devons rêver, c'est une prostituée le plus tôt possible vaccinée.*

L'avenir nous apprendra si, par l'emploi judicieux des vaccins gonococciques, il est possible d'aider à ce travail d'auto-vaccination des prostituées et d'en hâter l'évolution.

CHAPITRE IX

DIAGNOSTIC DE LA BLENNORRAGIE CHEZ LA FEMME

Quelques précautions sont nécessaires pour l'étude fructueuse des foyers blennorragiques de la femme :

Il faut tout d'abord éloigner toute idée préconçue et *procéder dans tous les cas à un examen méthodique complet, quel que soit l'aspect de santé que la femme puisse présenter.*

L'examen doit être pratiqué, autant que possible, trois heures au moins après la dernière miction.

J'ai eu l'occasion à cet égard d'admirer la précision obtenue par nos collègues égyptiens qui parquent pendant deux heures dans une salle d'attente les prostituées arabes du Caire, avant de procéder à leur examen. Chaque prostituée a sa fiche médicale avec sa photographie.

Commençons par laver avec soin la vulve, pour éliminer toute sécrétion banale. Il est à noter que ce sont presque toujours ces sécrétions banales et sans intérêt, le plus souvent mal récoltées, qui sont envoyées à l'analyse fallacieuse des pharmaciens et des analyseurs.

Ce lavage de la vulve peut être fait, au moment d'un premier examen, avec un tampon de coton imbibé d'oxycyanure de mercure à $0^{gr},25$ 0/00, plus tard en cours de traitement avec la solution de permanganate utilisée pour les lavages, additionnée d'oxycyanure de mercure dans la même proportion.

A. — *L'URÈTRE*

L'index gauche introduit dans l'entrée du vagin exprime l'urètre d'arrière en avant, en même temps que les autres doigts, ou les doigts de la patiente elle-même écartent les lèvres, pour permettre de bien voir le point de départ des sécrétions obtenues.

Ces sécrétions sont recueillies sur lame de verre et leur origine notée. Elles peuvent se réduire à une simple humidité que l'on ne peut recueillir que par un léger raclage de la muqueuse.

Il faut bien observer la forme du méat qui est extrêmement variable chez les femmes. Il peut être très petit, tout rond, comme taillé à l'emporte-pièce, au milieu d'une surface vestibulaire lisse et tendue; d'autres fois il est large, ses bords sont plus ou moins plissés. Le plus profond de ces plis est situé sur la ligne médiane inférieure, il peut même se prolonger en véritable fente et créer ainsi un véritable *hypospadias féminin.*

Un signe très fréquent du début de l'infection blennorragique de l'urètre chez la femme, c'est l'hémorragie urétrale. J'ai vu une femme à laquelle on avait fait une cystoscopie, pour rechercher la cause de son hémorragie, on soupçonnait une tumeur vésicale, et qui avait tout simplement une chaudepisse débutante. Elle avait pourtant un noyau de la Bartholin gauche qui sautait à l'œil.

Dans ce cas, l'urètre est fortement congestionné, on le sent induré et épaissi par le palper vaginal.

L'urètre doit toujours être examiné par expression avant et après la miction, à des séances différentes bien entendu. Si l'on obtient des sécrétions après que la miction a balayé l'urètre, cela prouve qu'il existe des lacunes ou des glandes urétrales infectées, dont il est important de repérer la situation.

Il arrive quelquefois que ces sécrétions, qui ne sont pas sorties à la pression du doigt, sortent sous l'influence de la pression du speculum; il faut se méfier et regarder le méat, après l'introduction de cet instrument; si on les observe, il faut ensuite rechercher les glandes de Skene infectées.

Enfin, le méat peut présenter des saillies polypeuses, des carnosités à pédicules plus ou moins larges. Quand il n'y en a qu'une, elle est presque toujours fixée à la commissure inférieure du méat; s'il en existe plusieurs, elles sont réparties sur ses bords inférieurs.

B. — *DIVERTICULES ET PLIS DU VESTIBULE URÉTRAL*

La région où s'ouvre le méat de la femme forme une saillie arrondie qui bombe légèrement au-dessus de l'entrée du vagin; il n'est pas rare de rencontrer sur cette saillie, à quelques millimètres du méat, des cryptes largement ouvertes et peu profondes, une de chaque côté du méat; elles peuvent être baignées de pus blennorragique et doivent être désinfectées à chaque lavage. Il peut n'en exister qu'une, elles n'ont rien de constant, et peuvent même manquer totalement. Outre ces diverticules, on trouve également quelquefois, dans cette région, des plis assez profonds, aboutissant au méat ou indépendants de lui (*fig.* 122).

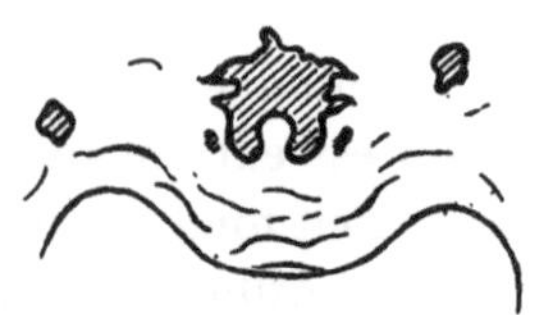

Fig. 122. — Diverticules et plis du vestibule urétral de la femme.

C. — *LES GLANDES DE SKENE*

Quand elles sont au complet, ce qui est rare, elles sont au nombre de quatre, disposées deux par deux à droite et à gauche de l'entrée de l'urètre. Il peut n'y en avoir que trois, deux ou une; elles peuvent même manquer complètement. Leur orifice forme le plus souvent une petite pente verticale, mais il peut aussi être ponctiforme. Il peut siéger sur la lèvre même du méat, à l'extérieur ou, au contraire, s'ouvrir plus profondément dans l'urètre; dans ce cas, on ne peut le voir qu'en écartant fortement les lèvres du méat.

On peut faciliter leur recherche, en les exprimant avec l'index après miction; la petite goutte de pus qui sort de leur cavité permet de les repérer. Un autre moyen consiste à badigeonner le méat et l'entrée de l'urètre avec de l'argyrol et à l'essuyer légèrement ensuite; les orifices des Skene se marquent par un petit point noir (*fig.* 123, *a*, *b*, *c*).

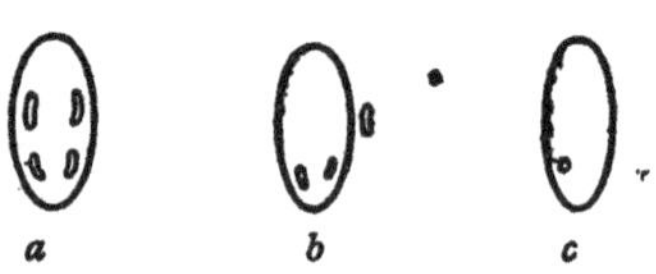

Fig. 123. — Glandes de Skene.

Une fois les Skene reconnues, il faut apprécier leur profondeur avec un stylet à trajets, elles peuvent avoir de 1 à 5 millimètres de profondeur.

D. — *LES GLANDES DE BARTHOLIN*

Il ne s'agit pas de reconnaître de gros abcès des glandes de Bartholin qui sautent à l'œil le moins prévenu, il s'agit de reconnaître d'une façon précoce l'infection gonococcique de ces glandes, ou de leur canal excréteur, ou encore de vieilles bartholinites à gonocoques, sans aucune réaction inflammatoire apparente; pour cela, il suffit, après un bon nettoyage extérieur de la région, de presser légèrement ces glandes à l'extérieur, ou entre deux doigts, dont l'un est introduit dans l'entrée du vagin. On voit aussitôt sourdre de l'orifice de la glande une petite gouttelette de pus, ou simplement de liquide un peu louche; c'est dans ces sécrétions prélevées que nous retrouverons les polynucléaires et les gonocoques que nous cherchons.

Une fois la glande de Bartholin vidée de son pus, ou plus tard, en cours de traitement, quand sa sécrétion purulente diminue ou disparaît, il devient très difficile de retrouver son orifice. On peut utiliser, pour le rendre plus visible, le badigeonnage à l'argyrol que j'ai recommandé pour trouver les glandes de Skene.

A un stade plus avancé de la maladie, ou même en cours de traitement, il peut se faire que le canal excréteur de la glande s'obstrue par gonflement et ne laisse plus sortir la moindre trace de pus; sous cette influence, la glande se remplit et forme une petite masse de la grosseur d'une petite noisette très facile à palper dans la partie inférieure de la grande lèvre. Elle est douloureuse à la pression et cause à la malade une sensation de gêne et de pesanteur. C'est le début de l'abcès de la glande de Bartholin. Nous verrons au chapitre du traitement que, même dans ces cas, la situation n'est nullement désespérée. Il ne faut pas se hâter de prendre son bistouri. La guérison de la glande par évacuation naturelle et lavage est encore possible.

E. — *LE COL DE L'UTÉRUS*

L'infection du col utérin est, comme celle de l'urètre, presque constante dans la blennorragie récente; c'est un des foyers les plus fréquents de la blennorragie chronique; la sécrétion qu'elle provoque est relativement peu importante, une simple mèche purulente, muco-purulente ou presque claire, suivant l'état d'acuité de la lésion. Une femme, qui n'a de gonocoques que dans son col, déclare avec fierté qu'elle n'a aucune perte.

Un autre bon caractère de cette lésion, c'est le peu de réaction qu'elle provoque : ni douleur, ni pesanteur de ventre ou des reins, aucune gêne au moment des règles, aucune perturbation de ces dernières; somme toute, les symptômes de métrite font défaut.

C'est dans la sécrétion recueillie à l'intérieur du col après lavage au coton du fond du vagin que l'on trouve les gonocoques; *on peut les trouver même dans une sécrétion absolument limpide*, ce qui prouve combien peu il faut se fier à l'apparence de santé que peut présenter une femme.

On peut également trouver les gonocoques dans les œufs de Naboth du museau de tanche. Il m'est arrivé de trouver, comme unique foyer chez une femme qui avait provoqué plusieurs contaminations, un seul œuf de Naboth infecté. Une seule cautérisation au galvanocautère suffit à la guérir.

F. — *LE CORPS DE L'UTÉRUS*

Quand le corps de l'utérus est atteint, on observe tous les symptômes de la métrite : abondant écoulement muco-purulent, pesanteur du ventre, douleurs de reins, rapprochement et prolongation considérable des périodes menstruelles.

L'infection gonococcique du corps utérin n'est heureusement pas constante dans la blennorragie féminine, on peut l'éviter par un traitement précoce; elle peut, du reste, ne pas exister, même dans une blennorragie ancienne, soit que l'infection ait été toujours limitée au col, soit que le corps de l'utérus, disposant de moyens de défense naturels beaucoup plus grands que le col, grâce à la vitalité de son épithélium cylindrique, ait pu arriver à se débarrasser de lui-même de ses gonocoques, alors que le col, garni d'épithélium plat, en était incapable.

Cette question est très analogue à celle de l'urétrite postérieure de l'homme.

L'infection du tissu cellulaire péri-utérin, cause des *paramétrites et des abcès rétro-utérins*, est le plus souvent due à des microbes secondaires.

G. — *LES TROMPES*

L'infection gonococcique des trompes est assez rare : la plupart des affections qualifiées de salpingites ne sont, en réalité, que des lymphangites péri-salpingiennes qui guérissent par les lavages intra-utérins. Quand les gonocoques ont réellement pénétré dans les trompes, en y cultivant, la guérison est encore possible par l'obstruction des trompes et l'enkystement des gonocoques. Il se produit pour elles ce qui se produit pour les canaux déférents de l'homme, qui ne sont pas un obstacle à la guérison de la blennorragie masculine, malgré la pénétration des gonocoques à leur intérieur.

Il est des cas où les trompes infectées restent perméables et deviennent une source indéfinie de recontagions pour l'utérus. Autrefois l'opération pouvait seule amener la guérison dans ces cas, car elles constituent alors un véritable foyer d'infection en dehors de notre atteinte et qui ne peut être supprimé que par une intervention chirurgicale. Aujourd'hui, les vaccins antigonococciques bien maniés et la diathermie, comme nous le verrons au chapitre du traitement, peuvent nous rendre de grands services et nous permettre dans bien des cas d'éviter toute opération.

H. — *LE VAGIN*

Le vagin participe si rarement à la blennorragie des femmes adultes que j'ai l'habitude de le négliger absolument chez elles, en tant que foyer blennorragique.

Il ne faudrait pourtant pas nier l'existence de la vaginite blennorragique. Elle est constante dans la blennorragie des petites filles; on peut la rencontrer aussi chez les femmes très jeunes. Enfin, il paraît qu'on la voit aussi chez certaines prostituées très malpropres de la clientèle de l'infirmerie de Saint-Lazare.

Dans la vaginite, le vagin est rouge vif, parsemé de grumeaux blancs de pus dans lesquels on retrouve les gonocoques.

I. — *L'ANUS, LE RECTUM ET LA BOUCHE*

Après avoir passé en revue ces foyers habituels de la blennorragie chez la femme, il ne faut pas oublier qu'il peut en exister d'exceptionnels, comme celui du rectum et de l'anus, et de très exceptionnels comme le foyer buccal. Nous y reviendrons à propos de la blennorragie extra-génitale (page 395).

J. — *CAS DE DIAGNOSTIC DIFFICILE*

La découverte des gonocoques dans la blennorragie chronique des femmes n'est pas toujours facile.

Un homme prend une blennorragie avec une femme, il nous demande d'examiner cette femme et nous ne trouvons rien, absolument rien, c'est fréquent. Mais il ne faut pas de cela conclure que la femme est indemne, il faut au contraire lui affirmer qu'elle est malade, mais que notre première chasse a été infructueuse.

Une bonne preuve de bière et un examen dans de meilleures conditions, la femme n'ayant pas uriné pendant plusieurs heures, peuvent nous donner un meilleur résultat. Si ce second examen est encore négatif, il n'y a plus qu'un moyen, c'est de reporter le suivant *à la fin des prochaines règles;* en effet, *c'est le jour qui suit la fin des règles qui est le plus propice à la chasse aux gonocoques.*

Si on ne trouve toujours rien, il reste évidemment encore un doute sur l'intégrité de la femme; mais on est en droit d'envisager l'hypothèse d'une blennorragie récidivante de son conjoint.

Cette hypothèse peut se trouver corroborée par l'étude de ce dernier : le souvenir d'autres rechutes, survenues sans incubation, loin de tout coït, ou plus souvent à la suite de plusieurs coïts successifs et fatigants, sont de forts signes de présomption d'une blennorragie récidivante. Cette question sera étudiée au chapitre de la blennorragie chronique.

CHAPITRE X

TRAITEMENT DE LA BLENNORRAGIE CHEZ LA FEMME

A. — *PRÉCAUTIONS PRÉLIMINAIRES*

A moins qu'il n'y ait intérêt à pratiquer un examen des sécrétions, pour juger de la marche de l'affection, la malade doit uriner immédiatement avant le traitement.

Pendant ce temps, on fait flamber un bol, on fait bouillir les instruments jugés utiles et on prépare un litre de solution tiède, plutôt un peu chaude, de permanganate de $0^{gr},15$ à $0^{gr},30$ 0/00, suivant le degré d'acuité de l'affection.

Cela fait, on pratique un bon lavage extérieur de la vulve avec des tampons de coton hydrophile imbibés avec la solution de permanganate préparée pour le lavage, dont on prélève une petite partie dans un bol flambé ; on peut y ajouter, pour corser son action antiseptique vis-à-vis des microbes vulgaires, une petite quantité de la solution mère d'oxycyanure de mercure à 1 0/0, pour réaliser à peu près le taux de $0^{gr},25$ à $0^{gr},50$ 0/00.

Ce lavage a pour but de balayer les microbes banaux des flueurs blanches.

Pour la commodité du traitement, il est bon de suivre l'ordre suivant : 1° foyers vulvaires, Skene et Bartholin; 2° utérus; 3° urètre.

Nous adoptons cet ordre, pour que la femme, qui doit vider sa vessie immédiatement après le lavage urétral, n'ait pas à remonter deux fois sur la table d'examen.

Le traitement de la blennorragie des femmes est très simple, mais long et minutieux; un de ses grands inconvénients c'est l'arrivée des règles, qui ferait perdre tout le terrain gagné et risquerait de provoquer une forte recrudescence en cas d'interruption de traitement.

Voici quelle est ma ligne de conduite à cet égard : s'il s'agit d'une blennorragie débutante ou d'une blennorragie aiguë en pleine évolution, il n'y a pas à hésiter, il faut commencer le traitement immédiatement, même si les prochaines règles approchent. Mais s'il s'agit d'une blennorragie chronique, sans grands phénomènes inflammatoires, il vaut mieux remettre le début du traitement à la fin des règles suivantes; car, dans ces cas qui datent de plusieurs mois ou de plusieurs années, rien ne presse, autant se réserver une période inter-menstruelle complète, pour pouvoir pousser le traitement aussi loin que possible.

Une fois les règles arrivées, si la malade n'est pas encore guérie, j'ai l'habitude de continuer, malgré cela, le traitement des foyers vulvaires et de l'urètre, mais je cesse celui de l'utérus, de peur d'apporter quelques troubles à la fonction menstruelle et de risquer de contaminer le corps de l'utérus.

En principe, le traitement doit être, comme pour l'homme, pratiqué tous les jours, sans aucune interruption; cette règle est absolue pour les foyers vulvaires, pour l'urètre et pour l'utérus, en cas de blennorragie récente.

Pour la blennorragie chronique de l'utérus qui est assez rebelle et qui nécessite en général deux intervalles de règles, pour céder au traitement, on peut, pendant le second mois, espacer les lavages utérins de quarante-huit heures et même de trois à quatre jours vers la fin du traitement. Ces intervalles progressifs servent à vérifier la disparition du gonocoque.

La vérification de la guérison se fait, comme chez l'homme, par l'étude des sécrétions à l'occasion de ces intervalles et enfin par la preuve de bière. En fin de traitement, un examen pratiqué à la fin des règles suivantes confirmera le diagnostic de guérison.

Toutes ces précautions étant prises, on peut entamer la lutte contre le gonocoque. Comme chez l'homme, elle consiste à *bien connaître tous les foyers qu'il habite, à l'y pourchasser avec patience, en détruisant les foyers qu'on ne peut atteindre.*

B. — *TRAITEMENT DES GLANDES DE SKENE, DES DIVERTICULES, DES PLIS QUI AVOISINENT LE MÉAT ET DES POLYPES URÉTRAUX.*

Il se fait avec une seringue de 2 centimètres cubes remplie d'argyrol à 20 0/0 et armée de la canule droite à trajet représentée plus haut (*fig.* 112). On peut également utiliser le permanganate de potasse, en solution forte, 1 0/00. Nous n'avons, dans ces lacunes, aucun épithélium intéressant à ménager, c'est pour cela qu'il ne faut pas hésiter à se servir de doses très fortes.

Il faut conduire la canule jusqu'au fond de la lacune, la retirer un peu et injecter; le liquide ressort autour de la canule.

Il est prudent, pendant cette manœuvre, de porter de larges lunettes, car les projections du liquide injecté sont fréquentes et peuvent atteindre nos yeux. Il faut à chaque séance injecter les Skene connues et en rechercher d'autres; on a souvent la surprise d'en découvrir tardivement une dont la découverte plus précoce aurait hâté la guérison.

Avec la même seringue et la même canule, on nettoie soigneusement les fossettes, cavités et replis si fréquents autour du méat des femmes; les franges du méat et ses plissements, en cas de petite saillie polypeuse de la commissure inférieure, ne doivent pas être négligés.

Cette saillie polypeuse de la commissure inférieure est assez fréquente; elle peut, par les plis profonds qui la limitent et qui séparent sa masse des parois urétrales, constituer un obstacle sérieux à la guérison, car le fond de ces plis est difficile à laver.

Il ne faut pas hésiter dans ce cas à les supprimer, soit par section, soit par cautérisation au galvanocautère, mais cette opération ne doit être pratiquée qu'après avoir calmé l'inflammation du méat par quelques lavages urétraux.

C. — *TRAITEMENT DES GLANDES DE BARTHOLIN*

Le lavage des glandes de Bartholin infectées se fait à l'aide de la même seringue de 2 centimètres cubes, armée d'une canule en platine, mousse, très fine et incurvée à son extrémité que j'ai fait construire par M. Gentile (*fig.* 124). Après avoir pressé légèrement la glande, la petite perle de pus qui en sort nous indique où se trouve l'orifice, s'il n'est pas visible d'emblée.

On présente le bec de la canule devant cet orifice et on cherche à l'y engager; la pénétration qui se fait dans le sens transversal est facilitée par la courbure de la canule.

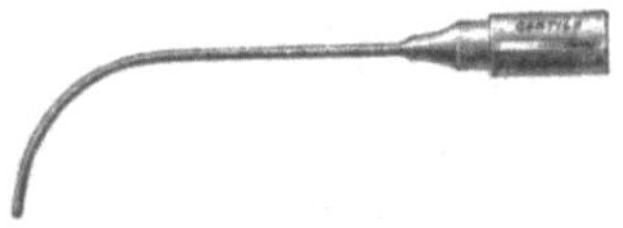

FIG. 124. — Canule courbe de JANET pour lavage des glandes de BARTHOLIN.

La seringue a été, au préalable, remplie d'argyrol à 20 0/0 ou de permanganate de potasse de 0gr,50 à 1 gramme 0/00, on injecte par très petites quantités à la fois cette solution dans la glande qui se gonfle sous l'influence du remplissage et se vide alternativement, dès que l'on retire la canule; on aide l'évacuation avec une légère pression du bout de l'index gauche, au moment où l'on retire la canule.

Pour ces glandes, comme pour les Skene, il est indispensable de porter de larges lunettes.

Quelquefois l'orifice de la glande est si étroit que la canule, si fine qu'elle soit, ne peut y pénétrer. On s'en tire en appliquant l'extrémité de la canule contre l'orifice de la glande; le remplissage de sa cavité peut parfaitement se faire ainsi, mais gare aux projections de liquide dans les yeux!

D'autres fois, surtout au début du traitement des bartholinites déjà un peu aiguës, le canal excréteur est tellement gonflé que la glande est impossible à vider. Quelquefois l'injection pénètre bien à son intérieur, mais ne ressort pas.

En pareil cas, il faut recommander à la malade de faire des applications permanentes de compresses chaudes, mieux de ouataplasmes, de prendre des grands bains et des bains de siège chauds. En général, au bout d'un ou deux jours de ce traitement, la glande se débouche, se vide bien et se laisse laver facilement.

La rapidité de la guérison de ces bartholinites est le plus souvent surprenante; des glandes prêtes à s'abcéder sont désinfectées en très peu de lavages.

Quand la guérison semble obtenue, ce que l'on reconnaît à la clarté parfaite de la sécrétion et à l'absence de gonocoques, on abandonne ce foyer, tout en continuant le traitement des autres qui sont plus longs à guérir.

En cas d'abcès de la glande de Bartholin, on peut avoir recours à l'incision et au drainage de la glande, ou mieux au draînage filiforme avec injection d'argyrol de 10 à 20 0/0, dans la cavité, quand l'œdème et l'inflammation sont tombés.

L'incision ou la piqûre du drainage filiforme doivent être faites dans la partie cutanée de la grande lèvre, plutôt que dans sa partie muqueuse.

Les anciennes bartholinites kystiques infectées de gonocoques et de microbes associés, ou simplement de ces derniers, peuvent conduire à l'ablation totale de la glande, opération délicate, plus facile à réaliser après remplissage de la glande à la paraffine.

D. — *TRAITEMENT DE L'UTÉRUS*

1° *Col de l'utérus.*

Il faut tout d'abord nettoyer le col de ses sécrétions avec des tampons de coton hydrophile imbibés de la solution de permanganate oxycyanurée. Pour cela, on introduit un speculum bivalve à valves égales avec charnière à gauche, laissent libre la commissure droite de l'appareil (*fig.* 125). Je voudrais à ce propos rappeler en quelques mots comment doit être introduit un speculum, car je vois souvent des médecins utiliser cet appareil avec brutalité, d'une manière désagréable pour leurs patientes.

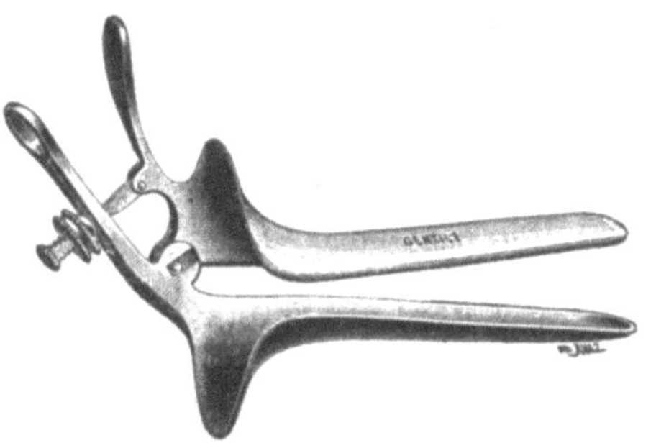

FIG. 125. — Speculum à valves égales.

Le speculum dont le bec a été préalablement graissé avec de la pommade salicylée soluble (page 63) est tenu de la main droite. L'index gauche également graissé est introduit dans l'entrée du vagin et déprime de haut en bas la fourchette, un peu vers notre gauche. Le speculum étant tenu de biais, suivant le même axe, est incliné de façon à engager son angle supérieur de haut en bas dans le haut de la fente vulvaire; son angle inférieur glisse alors sur notre index gauche, laissé en place, qui se retire au fur et à mesure que le speculum progresse. Il suffit alors de ramener l'appareil à l'horizontale et de saisir le col dont on a au préalable repéré la position avec l'index gauche.

Le speculum étant en place, on nettoie la paroi vaginale, le col et les culs-de-sac avec les tampons imbibés de la solution de permanganate oxycyanurée que l'on a réservée dans un bol flambé. Ces tampons sont tenus à l'aide d'une pince à pansement utérin libre, sans cran d'arrêt.

Cela fait, on procède au lavage de la cavité cervicale. Je me sers pour cela d'un laveur à jet récurrent que j'ai fait construire par M. Gentile (*fig.* 126). Cet instrument est fixé au tube du bock, moyennement élevé, environ 50 centimètres entre le fond du

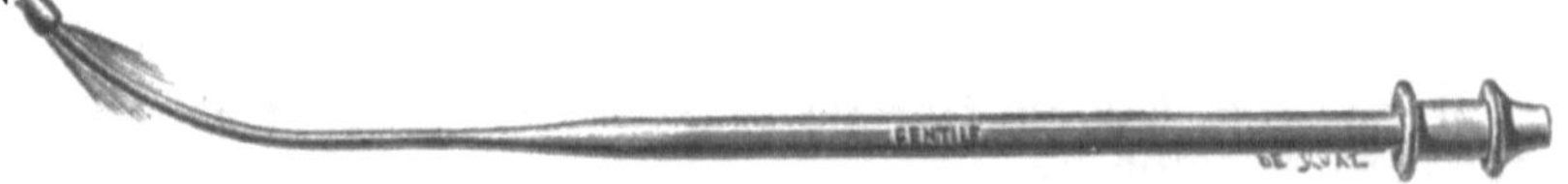

FIG. 126. — Laveur du col à jet récurrent de Janet.

bock et la surface de la table; on a, au préalable, laissé couler le liquide jusqu'à ce qu'il arrive bien chaud, car l'utérus a horreur des lavages trop froids; il se contracte sous leur influence et ces coliques utérines peuvent provoquer l'évanouissement.

Ainsi armé, je conduis le bec de l'instrument jusqu'au fond de la cavité cervicale où il se trouve arrêté. Par de petits mouvements de va-et-vient, on arrive assez facilement, sous l'influence du jet du lavage, à débarrasser complètement le col de ses sécrétions glaireuses, malgré leur grande adhérence. Quelquefois, il faut s'aider d'un écouvillonnage avec des tampons d'ouate roulés sur des baguettes fines de bois et employés à sec.

Il faut insister sur le lavage des commissures du col, quand l'orifice est transversal.

La dose du lavage monte rapidement de $0^{gr},15$ à $0^{gr},25$ 0/00, puis à $0^{gr},30$ 0/00, dose à laquelle on se tient pendant toute la durée du traitement.

La surface extérieure du col est souvent parsemée de saillies glandulaires abcédées, ouvertes ou fermées. Elles cèdent en général fort bien aux lavages internes du col, je ne leur applique jamais de traitement particulier. Au contraire, dans les cas chroniques, il existe des œufs de Naboth infectés de gonocoques qui doivent être traités par une pointe de galvanocautère.

Après ce bon lavage du col, j'introduis et je laisse en place à son intérieur un petit crayon utérin à l'argyrol de $1^{cm},5$ [J. JANET, 1925 (241)]. Ces crayons, faits par la pharmacie Leclerc sont en beurre de cacao et contiennent 20 o/o d'argyrol de Barnes. Je les mets en place avec un mandrin en gomme approprié (*fig.* 127), ou un stylet métallique boutonné dont l'extrémité s'engage dans la petite cavité réservée pour cet usage à l'un des bouts du crayon. Ce crayon, une fois introduit, est maintenu en place à l'aide d'un tampon de gaze porté au contact du col avec la pince à pansement. La malade retire cette gaze avant de se coucher et prend une injection vaginale.

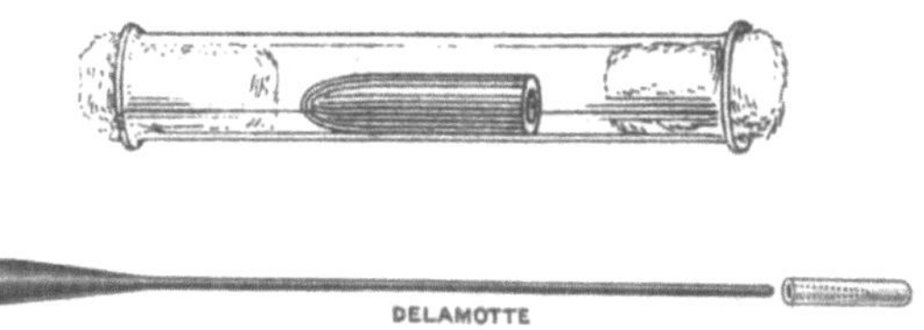

FIG. 127. — Mandrin et crayon utérin court cervical de Janet.

Ces séances sont répétées tous les jours avec patience, mais elles sont forcément interrompues au moment des règles. Cette interruption, évidemment nuisible pour la rapidité du traitement, n'a pourtant pas, en général, de gros inconvénients, car l'écoulement menstruel établit une chasse qui supplée, jusqu'à un certain point, au lavage.

Pourtant, de temps en temps, surtout dans les cas récents, très aigus, les gonocoques profitent de cette interruption de traitement pour envahir le corps de l'utérus et, parfois même, d'emblée les annexes, ce qui change du tout au tout le pronostic de l'affection chez la femme.

Après les règles, le plus tôt possible, les lavages journaliers sont repris, si la guérison n'est pas obtenue et poursuivis pendant cette seconde période inter-menstruelle jusqu'à disparition complète des gonocoques. Vers la fin du traitement, quand les sécrétions muco-purulentes ont à peu près complètement disparu, on peut ne faire les lavages que toutes les quarante-huit heures. Si plusieurs examens de suite demeurent négatifs, on peut les écarter davantage encore, pour bien vérifier la guérison.

Cas particuliers :

a. — Cols a orifice très étroit.

L'étroitesse extrême de l'orifice du col utérin est fréquente chez les nullipares. Il me semblerait imprudent, en pleine blennorragie, de chercher à agrandir chirurgicalement cet orifice. Il vaut mieux approprier nos moyens d'action à ses dimensions exiguës.

Pour cela, j'ai fait construire par M. Gentile un laveur du col à jet récurrent, mais sans bouton terminal ; son extrémité très fine (n° 8 Charrière) permet de laver les cols les plus étroits (*fig.* 128).

Fig. 128. — Laveur du col à jet récurrent pour les cols très étroits.

Pour faire pénétrer ensuite le petit crayon à l'argyrol qui est du calibre 16 Charrière, il suffit souvent de faire fondre un peu sa surface, pour diminuer son calibre et faciliter son introduction ; si ce moyen ne suffit pas, il faut utiliser des crayons très fins n° 8 qui peuvent encore avoir une petite perforation ou même n° 6 sans perforation que l'on introduit en les saisissant avec une pince. On peut également tailler en pointe le crayon ordinaire avec un bistouri.

b. — Lavage du col chez les femmes enceintes.

La blennorragie chez la femme enceinte n'est pas absolument rare, soit que l'infection précède la grossesse, cas peu fréquent, au moins pour la localisation du col qui met, en général, obstacle à la fécondation, soit, plus fréquemment, qu'elle lui soit consécutive. Les jeunes époux plus ou moins sevrés de rapports par le fait de l'état de leur femme, vont prendre ailleurs la blennorragie et la rapportent au foyer conjugal.

J'avoue franchement que c'est toujours avec une certaine

anxiété que j'entreprends le traitement du col utérin d'une femme enceinte. Quelle que soit la délicatesse que l'on apporte au lavage, on ne peut se défendre de la crainte d'aller un peu trop loin, de décoller l'œuf et de provoquer une fausse couche. La température du liquide employé doit être soigneusement réglée : trop chaude, ou trop froide, elle pourrait déterminer des contractions utérines et provoquer l'avortement [J. Janet, *Traitement de la blennorragie chez la femme enceinte*, 1905 (205)].

Je crois prudent, dans ce cas, de s'abstenir des crayons utérins qui, par leur présence, pourraient également provoquer des contractions expulsives.

On peut les remplacer en faisant suivre le lavage d'un bon badigeonnage de l'intérieur du col et de ses lèvres avec de l'argyrol à 20 o/o.

Tout tampon vaginal à demeure doit être également évité dans ces cas.

Comme on n'est plus gêné par les règles, le traitement du col des femmes enceintes se comporte, en général, très bien et les conduit assez rapidement à la guérison.

Si l'accouchement se produit avant que la guérison ne soit obtenue, il ne faut pas manquer de prévenir l'accoucheur du danger que courent les yeux de l'enfant, pour qu'il ne manque pas de faire le nécessaire pour le préserver de l'infection.

En pareil cas, les suites de couches sont fort dangereuses pour la femme : l'infection utérine et salpingienne est fréquente et, malheureusement, trop souvent suivie de la castration totale de la victime et même de sa mort.

Si ces accidents n'arrivent pas et si la blennorragie, après les couches, reste limitée au col, il faut reprendre le traitement aussitôt que possible après les relevailles.

A propos du traitement de la blennorragie du col des femmes enceintes, il est bon de rappeler combien il est important, chez toute femme, de limiter au col les tentatives thérapeutiques, quand ce dernier seul est atteint. Le regretté Reblaud qui a beaucoup pratiqué cette méthode des lavages utérins. croyait bien faire en utilisant, de parti pris, le lavage total de l'utérus, dans tous les cas de blennorragies utérines. Je ne l'ai jamais suivi dans cette voie et j'ai eu à m'en louer, car il m'est arrivé de soigner des femmes dont les dernières règles étaient récentes, qui, par conséquent, ne pouvaient être soupçonnées d'être enceintes et qui l'étaient pourtant. Il est aisé de comprendre combien je me suis félicité, dans ces cas, d'avoir limité mon lavage au col utérin, quand j'ai vu manquer les règles suivantes et s'établir les autres symptômes de la grossesse.

c. — Polypes du col de l'utérus

Comme pour l'urètre, ces petits polypes peuvent constituer un obstacle à la guérison à cause des abris qu'ils peuvent offrir au gonocoque. Comme ils sont en général finement pédiculés, il est très facile de s'en débarrasser d'un coup de pince ou de curette.

2° *Corps de l'utérus.*

L'infection du corps de l'utérus peut être comparée à celle de l'urètre postérieur de l'homme, la blennorragie des foyers vulvaires et du col correspondant à celle de l'urètre antérieur.

Comme la gonococcie postérieure, la blennorragie utérine totale ouvre la porte aux complications génitales. C'est le point noir de la blennorragie féminine, par les dangers qu'elle provoque et par la stérilité qui la suit, bien plus fréquemment encore que chez l'homme.

Les règles générales du traitement de la blennorragie devraient nous imposer comme obligation le lavage total de l'utérus, en cas de blennorragie totale de cet organe; nous verrons, à la fin de ce chapitre, ce qu'il faut penser de cette obligation qui est très discutable.

Quoi qu'il en soit, établissons tout d'abord les règles du lavage intra-utérin total.

C'est mon regretté ami le Dr Reblaud qui a préconisé et largement utilisé pendant toute sa vie les grands lavages intra-utérins en cas d'infection totale de l'utérus, gonococcique ou autre. Je l'ai suivi autrefois dans cette voie, mais toujours avec timidité et appréhension. Je dois dire que cette méthode nous a donné de très beaux succès, des guérisons complètes et rapides de métrites totales gonococciques, même des guérisons de salpingites graves que l'on était sur le point d'opérer, mais, malheureusement, au prix de nombreuses complications de paramétrite.

La fréquence de ces phlegmons rétro-utérins, dans le cours de ce genre de traitement, m'a tellement impressionné, que je me suis décidé à l'abandonner complètement et à laisser aux gynécologues le soin de guérir les métrites totales.

Les lignes qui suivent ont donc un intérêt plutôt historique que réellement pratique. Elles relatent une méthode qui, je crois, n'a plus guère de partisans aujourd'hui.

Ce lavage se fait d'une façon assez facile avec une sonde de Bozemann que j'ai fait modifier par M. Gentile suivant les desiderata que m'avait soumis le Dr REBLAUD.

C'est une sonde de Bozemann à double courant, mais beaucoup plus fine, tout en assurant au liquide un retour facile. J'ai obtenu ce résultat en donnant à cet appareil une forme légèrement conique et en faisant passer le jet d'arrivée dans la paroi même de l'instrument, de manière à ne pas encombrer la chambre de retour. Cette sonde se fait en deux courbures, une grande courbure pour les nullipares et une petite courbure pour les femmes qui ont eu des enfants (*fig.* 129).

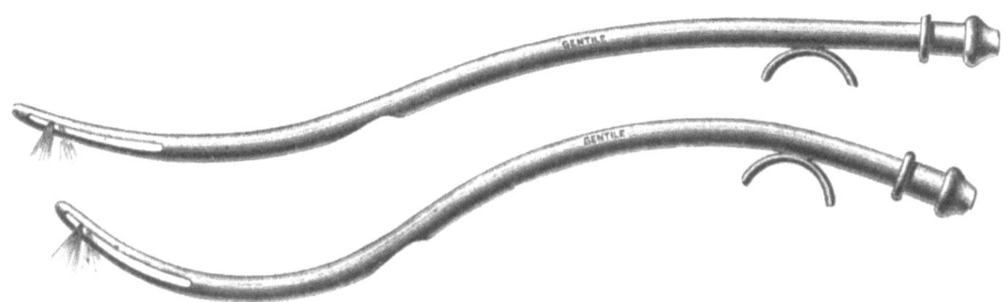

FIG. 129. — Sondes intra-utérines JANET-REBLAUD à grande et petite courbure.

Pour choisir la sonde la plus favorable, il peut être quelquefois nécessaire de vérifier la courbure de l'utérus à l'aide d'un hystéromètre malléable, au moins quand on éprouve une difficulté d'introduction. Du reste, ces sondes sont tellement fines qu'à moins d'une étroitesse anormale du col, elles pénètrent très facilement.

Pour ce genre de lavages intra-utérins, il faut utiliser un speculum à valve supérieure plus courte que l'inférieure (*fig.* 130). Cette échancrure est indispensable pour permettre l'abaissement de la sonde dans le dernier temps de son introduction. Ce speculum étant mis en place, on lave le vagin et le col avec des tampons et on cherche à débarrasser le mieux possible l'orifice cervical des mucosités qui l'encombrent; c'est encore la ouate sèche qui rend le meilleur service pour cet usage. Cela fait, on prie la malade de tenir la patte du speculum pour éviter qu'il ne se déplace ou ne s'échappe et on monte la sonde intra-utérine choisie sur le tube du bock rempli de la solution de permanganate de $0^{gr},15$ à $0^{gr},30$ 0/00, oxycyanurée aux mêmes doses dans les cas non inflammatoires où les infections secondaires se mêlent abondamment au gonocoque.

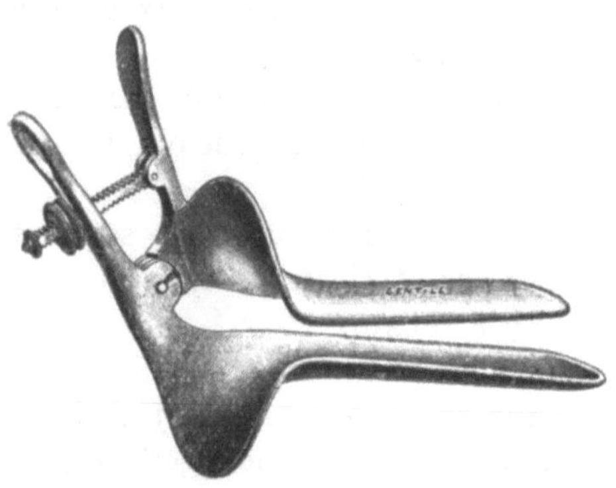

FIG. 130. — Speculum à valve supérieure échancrée.

C'est dans ce cas que la chaleur de la solution prend une importance capitale. Il faut tenir compte non seulement de la chaleur du liquide contenu dans le bock, mais de la chaleur de celui qui arrive à la sonde. Il suffit, en effet, d'un arrêt de quelques minutes dans la circulation de ce liquide, pour qu'il se refroidisse complètement dans le tuyau, il faut absolument éviter ces arrêts; pour cela, on laisse abondamment couler la solution jusqu'à ce que la canule soit bien chaude; à ce moment, on l'introduit dans l'utérus pendant que le liquide coule.

L'influence du froid sur la muqueuse utérine est telle qu'elle provoque aussitôt un spasme utérin et la syncope. Un petit lavement d'antipyrine (1 gramme) et de landanum (X gouttes), constitue le meilleur traitement de cet incident désagréable et malheureusement fréquent, qui peut se produire, même sans que nous ayons commis aucune faute dans le lavage. La sonde ainsi armée est introduite au fond du col; à l'aide de quelques mouvements de va-et-vient, on lave bien cet organe et on le débarrasse le plus complètement possible de ses glaires muco-purulentes, ce qui du reste n'est pas toujours facile, quand elles viennent de plus haut et qu'elles sont très adhérentes.

Ce nettoyage étant fait pour le mieux, on pousse très doucement l'instrument, tout en abaissant progressivement son manche, exactement comme pour le passage d'un béniqué à travers la portion membraneuse.

Cette manœuvre doit être exécutée avec la plus extrême douceur, sous peine de devenir dangereuse. Elle a également besoin d'une grande précision; en effet, il ne faut pas, qu'à aucun moment du lavage, il puisse se produire de la pression à l'intérieur de la cavité utérine, car cette pression serait dangereuse par la syncope qu'elle peut provoquer et par la possibilité du refoulement du liquide infecté dans les trompes, ouvertes du côté du péritoine.

Cette pression intra-utérine peut se produire de deux façons :

1° Au moment de l'introduction du bec de la sonde dans la cavité utérine. A ce moment, le jet de liquide peut remplir et dilater cette cavité avant que la fenêtre de retour soit suffisamment engagée, pour assurer une issue facile au liquide, d'autant plus que la petite portion de fenêtre engagée peut fort bien être bouchée par d'épaisses mucosités. Pour éviter cet inconvénient, il est indispensable d'arrêter le jet du liquide pendant la traversée de la cavité utérine et de ne le laisser passer que quand on est arrivé au fond de cette cavité. Je répète que cet arrêt doit être très court, pour éviter tout refroidissement du liquide.

2° A tout moment du lavage, par suite de l'obstruction de la chambre de retour par les mucosités que ce lavage cherche à expulser.

On s'en aperçoit instantanément à l'arrêt du jet de retour. Il faut aussitôt arrêter le jet d'arrivée, retirer la sonde et la secouer pour la débarrasser de ses mucosités. On l'introduit à nouveau et l'on poursuit le lavage.

Il est fréquent, au début du traitement, d'être forcé de répéter plusieurs fois de suite cette manœuvre.

Enfin, les mucosités étant toutes évacuées, le lavage se poursuit régulièrement; un demi-litre suffit largement, en général, pour cette opération, souvent même un peu moins, le reste du litre étant conservé pour le lavage urétral s'il doit avoir lieu.

Pour le nombre et la répétition des lavages, je n'ai rien à ajouter à ce que j'ai dit à propos du col utérin. Les règles sont ici les mêmes.

Cas particuliers : Cols très étroits.

En cas de cols très étroits, il peut être nécessaire de dilater extemporairement ces cols avec quelques bougies d'Hégard successives, jusqu'à ce que le laveur passe facilement.

3° *Appréciation de la valeur des lavages intra-utérins.*

a. — Pendant la période aiguë de la gonococcie utérine totale.

Autant je suis affirmatif pour tous les autres procédés de traitement que j'ai proposés pour la blennorragie de l'homme et de la femme, autant je le suis peu, quand il s'agit d'apprécier la valeur et la nécessité des lavages intra-utérins, en cas de blennorragie utérine totale.

Il est bon de signaler tout d'abord que ces lavages intra-utérins, sans dilatation préalable, n'ont jamais été acceptés par les gynécologues et les chirurgiens.

Les premiers se contentent des traitements suivants : lavages vaginaux, tampons au niveau du col, cautérisation du col à la teinture d'iode ou au caustique Néo-Filhos [Voir Thèse Cordier (73)], instillations intra-utérines à la seringue de Braun, introduction de crayons intra-utérins, en s'aidant de la vaccinothérapie et de la diathermie.

Quant aux derniers, ils attendent que les organes génitaux internes des femmes soient mûrs à point pour tomber sous leur couteau.

Les lavages intra-utérins, tels que je les ai décrits plus haut, constituent-ils une méthode irréprochable à adopter sans discussion? Je suis forcé de répondre non.

S'il faut être vraiment bien maladroit pour nuire à un homme sur lequel on pratique un lavage total, il n'en est pas de même chez la femme : même entre les mains les plus habiles, le lavage intra-utérin peut devenir une cause d'accidents graves, surtout pendant la période aiguë de la blennorragie utérine.

La muqueuse est, dans ce cas, tellement congestionnée qu'il est très fréquent de la faire saigner pendant le lavage. Or, je ne saurais trop répéter *qu'il ne faut jamais, jamais faire saigner, sous prétexte de traitement, un blennorragique homme ou femme.* Ces petites lésions dans un milieu si infecté peuvent amener des lymphangites et des infections sanguines et consécutivement de la paramétrite et des phlegmons rétro-utérins.

De plus, on n'est jamais sûr du degré de perméabilité des trompes; s'il se fait pendant le lavage un peu de pression à l'intérieur de l'utérus, les trompes peuvent se laisser pénétrer, d'où possibilité de salpingite et de pelvi-péritonite.

Ces complications se seraient peut-être produites toutes seules, mais je les ai constatées si fréquemment, à la suite du traitement des métrites blennorragiques aiguës des femmes et je les ai constatées si rarement depuis que j'ai renoncé à traiter la métrite aiguë totale par les lavages, qu'il m'est impossible de ne pas établir entre elles et le mode de traitement employé une relation de cause à effet.

En plein traitement, les règles arrivent, en général un peu avancées, comme il est habituel en cas de blennorragie utérine aiguë; on est naturellement de ce fait forcé d'interrompre le traitement. Que de fois, en pareil cas, ne voit-on pas survenir alors des douleurs de ventre et de la fièvre : la salpingite simple ou double s'installe, à moins que ce ne soit un phlegmon rétro-utérin.

Tout cela se passe évidemment aussi chez des malades non traitées, il ne faut pas positivement en accuser le traitement; mais, enfin, à supposer même qu'il ne provoque pas la salpingite, il devrait au moins l'éviter et cela n'est pas.

Le plus grand défaut de cette méthode résulte de ce que, en raison des exigences de notre clientèle, nous avons voulu traiter à notre consultation ces malades d'une manière ambulatoire. Cela n'est vraiment pas raisonnable. Laisser une femme monter et descendre des étages et courir les grands magasins, après un lavage intra-utérin est certainement inadmissible.

Je considère que ce genre de traitement, au moins dans les cas aigus, ne devrait être fait que sur des malades immobilisées dans une maison de santé.

Je serais même d'avis de temporiser un peu avant de l'appliquer et de commencer le traitement par une série de séances de diathermie pratiquées d'après les règles établies par le Dr Rou-

CAYROL (376 et 378) [1]. Bien que le bilan de cette méthode ne semble pas encore complètement établi, il est incontestable qu'elle possède une action décongestionnante considérable sur les organes génitaux internes des femmes. Si elle les stérilise des gonocoques, comme le prétend le Dr Roucayrol, tant mieux, mais il faudrait le prouver un peu mieux qu'il ne l'a fait. Si elle ne les stérilise pas, elle préparera au moins la stérilisation par les lavages.

Malheureusement, les appareils de diathermie sont rares et ce conseil sera le plus souvent difficile à suivre.

Si l'on n'a pas cette ressource, je crois prudent de renoncer à attaquer par les lavages intra-utérins la période aiguë. On pourrait évidemment les faciliter beaucoup, en dilatant préalablement le col à la laminaire, mais cette opération, dans un état d'infection aiguë de l'utérus, est pleine de dangers et me semble impossible à proposer.

Il vaut donc mieux, selon moi, traiter les femmes pendant la période aiguë de la métrite totale, à la façon des gynécologues, par le repos, les injections chaudes, les tampons glycérinés à l'ichthyol ou les ovules d'ichtyol et les vaccins, et cela pendant un mois entier, le plus souvent deux mois jusqu'à ce que l'utérus cesse d'être gros et douloureux. Alors, le traitement des lavages intra-utérins pourrait peut-être être commencé d'une façon utile et exempte de danger, à la condition qu'il soit pratiqué dans une maison de santé.

On lira avec intérêt un récent travail sur ce sujet par E. DOUAY (105).

b. — PENDANT LA PÉRIODE SUBAIGUE ET CHRONIQUE.

Pendant cette période, on a le plus souvent affaire à des utérus depuis plus ou moins longtemps infectés de gonocoques : le col est très gros, ectropionné, garni de petits abcès glandulaires qui s'ouvrent les uns après les autres ; une grosse mèche muco-purulente s'écoule de l'orifice utérin, on y trouve des gonocoques vigoureux mais très clairsemés ; il faut le plus souvent parcourir plusieurs champs de la préparation pour en trouver un groupe, les microbes vulgaires abondent.

1. Bonne étude de cette question dans la thèse de Mlle SANSONNETTE : « Contribution à l'étude de la diathermie en gynécologie », *Thèse Paris*, 1923 (390).

En pareil cas, l'opération de Schrœder avec curettage et large badigeonnage de la cavité utérine dilatée avec la teinture d'iode est certainement le traitement de choix. Je l'ai vue, dans un cas que j'avais confié aux bons soins du Dr FUNCK-BRENTANO, amener d'un seul coup la stérilisation gonococcique d'un utérus que je traitais en vain depuis plusieurs mois.

C'était dans cette période subaiguë et chronique que nous obtenions autrefois nos plus beaux succès de lavages intra-utérins et, malgré cela, je ne me crois pas autorisé à les recommander aujourd'hui, même dans cette période.

E. — *TRAITEMENT DE L'URÈTRE*

Le lavage de l'urètre de la femme ne peut pas se faire sans laver en même temps la vessie, il est donc forcément toujours total.

La meilleure façon de le réaliser est d'utiliser le lavage sans sonde, comme chez l'homme.

1° *Lavage de l'urètre sans sonde.*

Pour le pratiquer, la malade ayant uriné au préalable, on nettoie avec les tampons imbibés la région du méat, puis on saisit la canule urétrale habituelle de l'homme, montée sur le tube du bock bien amorcé.

Cela fait, on commence par irriguer à distance la région du méat bien écarté avec les doigts de la main gauche, en dardant le jet entre ses lèvres et dans les cryptes et plis qui l'environnent.

Puis on fixe le bec de la canule bien exactement dans l'ouverture du méat.

On laisse agir progressivement la pression, qui doit être, dans ce cas, assez forte, jusqu'à 1 mètre et même $1^{m},15$ d'élévation entre le fond du bock et la surface de la table ; pendant ce temps, on engage la malade à pousser légèrement comme pour uriner. La contraction et le relâchement alternatif du sphincter vulvaire facilitent souvent l'introduction.

Si le lavage sans sonde se fait bien, le liquide pénètre dans la vessie, quelquefois même avec tant d'impétuosité qu'on est forcé de limiter son élan, en serrant légèrement le tube.

Quand la malade éprouve l'envie d'uriner, on cesse le lavage ;

elle se lève et urine immédiatement la solution injectée. La malade, ayant uriné au début de la séance, cette solution doit ressortir colorée. Un seul remplissage suffit en général, car, chez la femme, la pénétration du liquide est, le plus souvent, copieuse. Si la quantité introduite semble insuffisante, ou si la solution ressort par trop décolorée et, par le fait, inactive, il faudrait faire remonter la malade et lui faire un second lavage qu'elle évacuerait de même immédiatement.

Ce genre de lavage est très efficace, car il agit à l'aller et au retour, à la condition, bien entendu, que la vessie soit bien vide avant le lavage, pour que la solution ne soit pas décomposée par l'urine.

Je n'insite pas sur les doses qui sont les mêmes que chez l'homme et les mêmes que celles utilisées pour l'utérus; le même lavage d'un litre sert pour ces deux usages, la moitié pour l'utérus et la moitié pour l'urètre.

Nous avons vu plus haut que j'emploie souvent pour les blennorragies plus ou moins anciennes de l'utérus des lavages mixtes de permanganate et d'oxycyanure à doses égales; dans le cas où ce mélange ne conviendrait pas pour l'urètre, il faudrait préparer pour lui une autre solution de permanganate sans oxycyanure.

Ici, comme chez l'homme, suivant la nervosité du sujet, le lavage sans sonde est très facile ou impossible. S'il est facile, je l'adopte définitivement; si, au contraire, il ne pénètre pas, j'y renonce tout de suite et je le remplace par le second procédé habituel de lavage de l'urètre des femmes : le lavage à la sonde.

2° *Lavage de l'urètre à la sonde.*

Pour cet usage, j'utilise une sonde Nélaton courte de 15 centimètres, n° 16 Charrière, que j'ai fait construire par M. Gentile. Cette sonde est percée latéralement et à son extrémité (*fig.* 131).

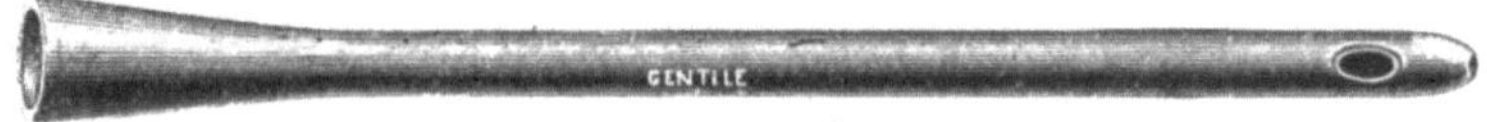

Fig. 131. — Sonde Nélaton courte de Janet pour femme, perforée latéralement et au bout.

Je la fais bouillir. Je dispose à ma portée une canule de verre conique s'adaptant bien au pavillon de la sonde et fixée au tube du bock, puis je lave la région du méat avec des tampons de coton hydrophile imbibés, ou mieux avec la canule de verre maintenue à distance du méat entr'ouvert. On peut même en profiter pour faire une nouvelle tentative de lavage sans sonde. Dans ce cas, on changera de canule pour la suite du lavage avec sonde. La région du méat étant bien nettoyée, je fixe un tampon imbibé entre les petites lèvres, pour les écarter. Cela fait, la sonde étant graissée avec la pommade soluble (page 63), un corps gras isolerait la muqueuse du contact du lavage, je fais tomber le coton protecteur et j'introduis la sonde dans la vessie. Je pratique ensuite un bon lavage vésical jusqu'à ce que la solution ressorte bien colorée et finalement je remplis à fond la vessie. Dès que la malade commence à éprouver l'envie d'uriner, je retire la sonde, en continuant l'irrigation qui arrose l'urètre au passage.

La malade n'a plus qu'à descendre et à uriner comme précédemment.

Pour certaines malades à méat très étroit ou à urètre un peu rétréci, j'ai fait construire par M. Gentile une sonde de même dimensions à bec conique non perforée (*fig.* 132).

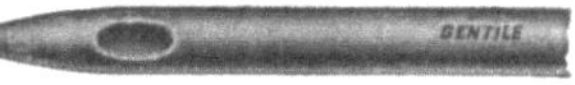

Fig. 132. — Sonde Nélaton courte conique de Janet pour femme.

La guérison des urètres féminins est très facile à obtenir par ces procédés. Si elle tarde à se produire, il faut rechercher avec soin si un petit polype ou une glande de Skene masquée à l'intérieur de l'urètre n'ont pas passé inaperçus.

3° *Complément de traitement par les crayons urétraux à l'argyrol.*

J'ajoute volontiers aux lavages l'introduction d'un crayon de $1^{cm},5$ à l'argyrol de Barnes, de 5 0/0 à 10 0/0 suivant l'état d'acuité de l'urétrite [J. Janet, 1925 (241)].

Après que la malade a évacué son lavage, elle remonte sur la table, je lave la région du méat et je me prépare à l'introduction du crayon. Pour bien faire, la malade, prévenue d'avance, doit s'être munie d'une garniture.

Je saisis le crayon urétral à l'aide d'un stylet métallique de longueur et de calibre appropriés et je tiens ce stylet de la main droite. La main gauche tient un petit fragment de coton hydrophile sec.

La malade peut écarter elle-même ses lèvres, mais on peut fort bien se passer de son assistance, et introduire le crayon jusqu'au ras du méat et le décrocher du mandrin à l'aide du coton sec qui reste en place contre le méat. Un autre coton plus gros immobilise le premier et le tout est maintenu en place par la garniture.

Les crayons urétraux que j'utilise pour l'urètre de l'homme et qui ont 3 centimètres de long sont bien appropriés à la longueur de l'urètre féminin. Mais comme leur but est surtout d'agir sur la partie antérieure de l'urètre, si garnie de repaires, on pourra avec avantage réduire leur longueur à $1^{cm},5$ et éviter ainsi toute chance de les laisser tomber dans la vessie : il pourrait en résulter un calcul.

Il est à noter que ces crayons doivent être assez fraîchement préparés. Ceux qui ont plusieurs semaines et, à plus forte raison, plusieurs mois, deviennent irritants.

Ces crayons sont en général très bien tolérés ; en cas d'irritation, on pourrait ne les utiliser que tous les deux jours. Ils constituent un bon appoint de traitement, surtout pour les urètres à méats très irréguliers, frangés et plus ou moins plissés.

Les règles du traitement de l'urétrite gonococcique des femmes sont les mêmes que celles de l'homme, au point de vue des doses à employer. La vérification de la guérison se fait par des intervalles progressifs, par la preuve de bière et par les examens après les règles.

F. — *TRAITEMENT ABORTIF CHEZ LA FEMME*

Il est assez fréquent d'assister au début de la blennorragie chez une femme ; cela se produit quand cette femme a eu un rapport avec un homme contaminé ou en période d'incubation.

A partir de ce moment, cette femme est en observation : s'il en est temps encore, et même tardivement, nous pratiquons sur elle le traitement prophylactique dont nous parlerons plus loin au chapitre de la prophylaxie blennorragique et ensuite nous attendons les événements ; si, malgré le traitement préventif, la contamination a lieu, nous assistons à un début de blennorragie que nous devons tenter de faire avorter.

Il serait bon, comme chez l'homme, de faire deux séances par jour pendant trois jours; à la rigueur une seule séance peut suffire. C'est le traitement précédemment décrit : lavages de permanganate suivis de l'introduction de crayons à l'argyrol de Barnes, qu'il faut adopter.

Les lavages de permanganate seront faits à la dose de $0^{gr},25$, puis $0^{gr},30$ 0/00; ils porteront, bien entendu, sur l'urètre et le col utérin; le crayon du col de l'utérus contiendra 20 0/0 d'argyrol, et le crayon urétral 5 à 10 0/0. La glande de Bartholin et de Skene seront, s'il y a lieu, lavées à l'argyrol à 20 0/0.

Sous l'influence de ce traitement, on peut quelquefois obtenir une véritable abortion de la chaudepisse; en tous cas, on obtiendra la guérison dans un temps très court, si les règles ne viennent pas trop tôt entraver notre action sur l'utérus.

CHAPITRE XI

COMPLICATIONS PROFONDES DE LA BLENNORRAGIE FÉMININE

Les complications profondes de la blennorragie féminine sortent absolument du cadre de l'urologie, de même du reste que l'infection totale de l'utérus. Toute cette blennorragie profonde de la femme rentre dans le domaine de la gynécologie, malheureusement trop souvent dans le domaine de la gynécologie opératoire.

Il serait donc sage, pour des urologues comme nous, de nous contenter de traiter la blennorragie antérieure ou basse, qui comprend les foyers vulvaires, le col de l'utérus et l'urètre.

C'est à cette ligne de conduite que je me suis arrêté, à cause de l'impossibilité où je suis de cumuler les visites en ville et les soins dans les maisons de santé avec le traitement ambulatoire, déjà absorbant, de mes blennorragiques.

Je me contenterai donc de résumer très succinctement, pour être complet, ce qui a trait à cette blennorragie profonde de la femme et à son traitement.

A. — *PARAMÉTRITE*

La paramétrite, fréquente dans toute blennorragie utérine totale, à la suite des moindres imprudences : coït, fatigues, voyages en automobile, est peut-être un peu plus fréquente chez les blennorragiques traitées par les lavages intra-utérins pendant la période aiguë, à cause des traumatismes que ces lavages imposent forcément à la muqueuse infectée.

Elle se manifeste le plus souvent à l'occasion des règles, par de la pesanteur hypogastrique et rectale, par des douleurs spontanées et au toucher vaginal et par de la fièvre. Le toucher révèle de l'empâtement du cul-de-sac postérieur. Le moindre contact à ce niveau devient extrêmement douloureux.

Traitement de la paramétrite.

Le repos au lit s'impose, avec injections chaudes. De jour en jour, cette masse se développe, s'étend jusqu'aux culs-de-sac latéraux et devient fluctuante.

C'est le moment qu'il faut choisir pour l'inciser.

Après désinfection soigneuse du vagin, le cul-de-sac postérieur saisi avec une longue pince à dents de souris est sectionné avec un ciseau à deux lames arrondies; on complète le défoncement avec la pince à pansement utérin que l'on introduit fermée dans la plaie et que l'on écarte ensuite pour permettre l'introduction d'un gros drain de Malécot qui assure un bon drainage de l'espace rétro-utérin. Le pus est ainsi évacué et les suites opératoires sont des plus simples.

B. — *SALPINGITE*

La salpingite simple ou double est une des complications les plus graves de la blennorragie féminine. Elle peut conduire les femmes à une existence misérable jusqu'à ce qu'elles se décident enfin à se faire opérer. Suivie ou non d'opération, elle voue la femme à la stérilité.

La salpingite est constituée par l'infection gonococcique et ultérieurement secondaire à microbes divers de la trompe de l'un ou l'autre côté ou des deux trompes à la fois. Elle est en général accompagnée de lymphangite péri-salpingienne, qui peut du reste exister à l'état isolé, sans infection de la trompe elle-même.

Elle survient, soit spontanément au cours de la métrite totale, soit à la suite de fatigues, d'excès de coït, de voyages en chemin de fer ou en automobile; la période des règles facilite singulièrement sa venue.

Elle se manifeste par des douleurs très vives dans les côtés du bas-ventre, s'accompagnant quelquefois de symptômes de retentissement péritonéal, ballonnement du ventre, nausées, etc...

Au toucher, on constate facilement dans l'un ou l'autre cul-de-sac ou dans les deux à la fois une masse allongée plus ou moins volumineuse, bombant plus ou moins dans les culs-de-sac latéraux, très douloureuse à la palpation, immobilisant plus ou moins l'utérus. Les mouvements provoqués à cet organe retentissent dans les côtés.

Quand la salpingite est unilatérale, elle peut fixer et attirer l'utérus de son côté.

Abandonnée à elle-même, elle passe à l'état subaigu, puis à l'état chronique et dans cet état elle est sujette à des repoussées de temps à autre, et condamne plus ou moins ses victimes à la vie sur la chaise longue.

Il est malheureusement trop fréquent de voir les jeunes mariées réduites à ce triste état, au bout de quelques mois de mariage. Est-ce à cela que rêvent les jeunes filles? Nous reviendrons sur ce sujet au chapitre blennorragie et mariage.

Traitement de la salpingite.

Il faut distinguer deux phases dans l'évolution de la salpingite : dans une première phase, elle est purement congestive, sa masse est surtout formée par de l'œdème péri-salpingien, elle ressemble beaucoup dans cet état à une grosse funiculite ; il doit exister évidemment dans ce cas un peu de sérosité purulente infectée dans la cavité de la trompe, mais cette cavité n'est pas notablement augmentée de volume.

Dans une autre phase qui, du reste, n'est pas forcément consécutive à la première, la cavité de la trompe se dilate par suite de son obturation du côté de l'utérus et elle forme une grosse poche purulente dans les parois de laquelle les défenses sont complètement annihilées. Les gonocoques peuvent y persister pendant un temps très long et causer de temps en temps des contagions, quand par hasard la perméabilité de la trompe se rétablit momentanément. Les femmes, dans ces conditions, peuvent sembler exemptes de gonocoques et sont pourtant de temps à autre contagieuses.

Le traitement de la salpingite est très différent dans ces deux cas :

Dans le premier, en outre du traitement classique : repos au lit, glace sur le ventre, petits lavements ichthyolés; la diathermie donne, dit-on, de très bons résultats; malheureusement, elle est d'un emploi trop restreint pour être établie en règle générale. Si on est à même de l'utiliser il ne faut pas hésiter à le faire, car les adeptes de cette méthode, ROUCAYROL (376 et 378) et RICHARD, disent lui devoir une diminution très rapide de la douleur et du gonflement de la trompe. Ils nous diront plus tard s'il peut être question d'une guérison complète au point de vue bactériologique.

Si on ne peut pas utiliser la diathermie, je crois qu'il ne faut pas hésiter à appliquer à ces malades, avant toute proposition d'opération, le traitement des lavages intra-utérins complets dont j'ai parlé à propos de la métrite totale.

Leur influence heureuse sur l'évolution des salpingites est incontestable. A quoi est-elle due? Très probablement à la décongestion des orifices utérins des trompes qui redeviennent perméables et permettent à ces organes de s'évacuer plus facilement.

Il m'est arrivé à plusieurs reprises d'éviter à des malades une opération qui avait été formellement conseillée, et de les conduire à une guérison complète, au moins apparente, par une série de lavages intra-utérins au permanganate. J'ai revu dernièrement une de ces malades qui semblait en parfait état, et pourtant, il y a bien longtemps, le jour de l'opération avait été fixé par le Dr SEGOND. L'arrivée des règles avait fait remettre le rendez-vous, mes lavages avaient fait le reste.

Il ne faut pas se presser d'opérer de semblables malades; il n'y a pas plus de raisons de les opérer que les épididymites des hommes. Les dangers de propagation au péritoine sont beaucoup moins à craindre ici que dans les appendicites. Rien ne presse, un phlegmon salpinginien n'est pas un cancer; il sera toujours temps de recourir à l'opération si les moyens précédents échouent.

LÉVY-BING et DURŒUX (292) ont obtenu de très beaux résultats de l'emploi des injections intra-veineuses de sels d'arsenic. Il ne faut pas non plus négliger les vaccins, en particulier celui de Bruschettini qui ont très souvent sur les salpingites la plus heureuse influence.

Dans la seconde phase, au contraire, l'intervention s'impose; dans la paroi sclérosée qui entoure l'abcès salpingien, les moyens de défense de l'organisme font définitivement défaut, l'obturation du côté de l'utérus est en général complète. Le seul moyen de guérir la malade est de la mettre à l'abri des dangers ultérieurs possibles d'une telle lésion, c'est de l'opérer : ablation de la poche salpingienne seule quand une seule trompe est prise, des deux trompes et de l'utérus au-dessus du col, si les deux trompes sont atteintes.

La description de cette opération sort du cadre de ce livre, elle est mieux à sa place dans les traités de gynécologie.

Le meilleur moyen de ne pas avoir à la pratiquer c'est de traiter de bonne heure les femmes de leur blennorragie et de ne pas laisser infecter le corps de leur utérus.

Le fait qu'aucune des femmes que j'ai traitées de la blennorragie n'a dû être opérée me semble une preuve suffisante de ce que j'avance.

C. — *PELVI-PÉRITONITE*

La pelvi-péritonite peut aussi bien succéder à la paramétrite qu'à la salpingite. Cette péritonite est localisée au petit bassin, le reste de la cavité péritonéale étant protégé par des adhérences. Elle se manifeste par le ballonnement du ventre, les vomissements, la fièvre avec frissons, l'empâtement péri-utérin complet.

Il ne faut pas hésiter en pareil cas à ouvrir d'une façon même précoce le cul-de-sac postérieur.

L'immobilité absolue avec glace sur le ventre s'impose.

Cette grave affection peut conduire à la péritonite généralisée et entraîner la mort.

CHAPITRE XII

VULVO-VAGINITE DES PETITES FILLES

La vulvo-vaginite des petites filles n'est pas forcément gonococcique, elle peut être due d'emblée à une infection par d'autres microbes, mais le plus souvent elle est due au gonocoque, auquel s'associent et, plus tard, s'il disparaît, succèdent des infections secondaires multiples.

L'infection directe est plutôt rare et relève de la médecine légale, elle peut conduire à des recherches délicates et pour lesquelles il faut se montrer très prudent. *Étant donnée la fréquence des contagions accidentelles des petites filles, il ne faut pas se hâter de conclure à la possibilité d'une contagion directe.*

Les contagions accidentelles proviennent d'un porteur ou d'une porteuse de gonocoques qui avoisine l'enfant. J'ai vu des contagions provenant du père blennorragique, soit que l'enfant urine après lui dans le même vase, soit qu'on la fasse entrer dans le lit de ses parents, où elle se contamine au contact des taches fraîches des draps. La mère, en état de blennorragie, est encore plus dangereuse, car, en outre de ces moyens de contagion, elle peut infecter sa fille, en la lavant dans le même bidet et en l'essuyant avec les serviettes qui lui ont servi.

C'est le même mécanisme qui intervient, quand la contagion est due à une domestique infectée, femme de chambre, bonne d'enfant, dame de compagnie qui se sert des mêmes vases et des mêmes objets de toilette.

Dans les pensions, la contagion du gonocoque peut devenir épidémique; ce sont alors les bains pris en commun dans de mauvaises conditions d'hygiène qui sont le plus souvent à incriminer.

Il n'y a pas lieu de parler dans ce chapitre des petits garçons; leurs chances de contagion accidentelle sont tellement minimes qu'elles n'existent pour ainsi dire pas. Les seuls cas de blennorragie que j'ai observés chez des garçons très jeunes, étaient dus à des contacts vénériens.

Les localisations de la gonococcie vulvo-vaginale des petites filles sont :

La vulve, le vagin et probablement le petit orifice du petit col utérin, sans que l'infection pénètre en général très loin dans cet organe. Il est néanmoins logique de supposer que *c'est à l'infection plus ou moins profonde du canal cervical de l'utérus qu'est due la persistance de cette affection qui est en général très longtemps rebelle à nos traitements.*

Le méat urinaire participe forcément à l'infection, mais l'infection de l'urètre lui-même ne semble pas aussi constante que chez la femme.

Enfin, l'anus et même le rectum peuvent se contaminer par voisinage. *Les thermomètres peuvent servir de véhicule à la contagion, quand elle débute par là.*

Les complications, heureusement rares, de cette désagréable affection sont la métrite, qui peut s'étendre par l'intermédiaire des trompes jusqu'au péritoine et l'urétrite, dans le cas où l'urètre s'infecte dans son entier.

On peut parfois rencontrer aussi, pendant sa longue durée, des phénomènes rhumatismaux, des complications oculaires et même la septicémie gonococcique.

P. Tridon, de Berck (421), a montré la fréquence des péritonites gonococciques chez les petites filles atteintes de vulvo-vaginite. En deux ans, il a observé vingt à vingt-cinq cas de vulvo-vaginites à gonocoques, sur lesquels six malades présentaient des accidents péritonéaux très nets : début brusque, douleur locale, ballonnement rapide du ventre et vomissements. Température : 38 à 39°. Dans tous ces cas, la guérison s'est produite rapidement, sans laisser de traces.

Le diagnostic comporte la recherche du gonocoque et des infections secondaires, et la constatation aussi exacte que possible de ses gîtes.

Pour la vulve et le vagin, la récolte est facile : elle doit être faite à l'entrée de la vulve et, dans le vagin, à travers l'orifice hyménal.

Pour l'urètre, après nettoyage de la région du méat, on introduit dans le vagin une tige métallique à extrémité arrondie, une bougie d'Hégard par exemple, de calibre approprié et on s'en sert pour exprimer l'urètre d'arrière en avant et obtenir sa sécrétion, si elle existe.

Pour le col, il faut utiliser un endoscope court capable de passer par l'hymen. L'orifice du col est, en général, très difficile à repérer par ce procédé ; on a toutes les peines du monde à le saisir avec l'extrémité de l'endoscope. Il m'est arrivé souvent de renoncer à le trouver. C'est là, je le répète, une des grosses difficultés du traitement des petites filles. Si l'anus est infecté, ses plis sont humides et rouges ; il est facile d'y faire un prélèvement.

Pour le rectum, il faut demander à la mère de l'enfant de récolter, après un bon lavage de toute la région, les mucosités purulentes qui peuvent se trouver à la surface des selles.

TRAITEMENT DE LA VULVO-VAGINITE DES PETITES FILLES

Il comporte, bien entendu, l'attaque de tous ses foyers par les moyens habituellement employés contre la blennorragie. Il n'y a, à cet égard, qu'une particularité très importante, c'est que la vulve et le vagin des petites filles sont des foyers à épithélium plat. Le gonocoque se comporte donc, dans ce cas, comme dans les foyers extra-urétraux à épithélium plat et *la seule façon de lutter contre lui, comme dans ces trajets, c'est d'employer des doses excessivement fortes, qui sembleraient tout à fait imprévues pour un traitement d'enfants.*

Le permanganate de potasse de 1 à 2 grammes 0/00, l'oxycyanure de mercure à 1 gramme 0/00, le protargol et l'albargine à 1 gramme 0/0, l'argyrol de 5 à 20 grammes 0/0 sont d'un usage courant dans le traitement de la vulvo-vaginite. Il faut néanmoins les approprier à l'âge de l'enfant. L'application doit en être faite une à deux fois par jour suivant l'état d'acuité. Un bon savonnage et lavage extérieur à l'eau bouillie doit, bien entendu, remplacer le second lavage, quand on n'en fait qu'un.

L'opération consiste à faire, tout d'abord, un bon lavage extérieur au coton imbibé, puis un lavage à la canule tenue à distance, pour absterger tous les plis de la vulve et l'orifice urétral, enfin le lavage du vagin avec une petite canule de gomme fine, laissant un large retour autour d'elle.

On peut, de temps en temps, pendant ce lavage, serrer et relâcher alternativement les grandes lèvres autour de la petite sonde, pour obtenir une série de dilatations du vagin et bien déplisser ses replis.

Il est souvent nécessaire de laisser faire ce traitement à la mère de l'enfant, étant donnée sa longue durée.

Dans le plus grand nombre des cas, il suffit, car les foyers urétraux et cervicaux sont plutôt rares, au moins nous nous le figurons; quand ils sont manifestement pris, notre intervention devient nécessaire à chaque lavage, pour les soins de l'urètre et du col de l'utérus. Malheureusement, tout dépend alors de la docilité de l'enfant qui, très souvent, se débat, crie et rend absolument impossible ces interventions qui ne peuvent être tentées sans danger que sur des enfants parfaitement immobiles.

Le traitement de l'urètre ne peut être fait que par remplissage de la vessie avec une sonde très fine et évacuation spontanée consécutive; en général, on n'a besoin d'y recourir que chez des fillettes assez grandes et plus dociles.

Le traitement du col utérin, extrêmement difficile, ne peut être fait que par des attouchements endoscopiques avec de fins petits tampons qui cherchent à pénétrer un peu dans cet orifice si étroit et à peine visible. *Je déconseille absolument toute tentative d'injection dans le col, elle pourrait trop bien réussir et aller beaucoup plus loin qu'on ne voudrait*, toute injection à jet récurrent étant matériellement impossible dans un organe aussi petit.

Le traitement du rectum se fait à l'aide de petites injections de permanganate de potasse à 0^{gr},25 0/00 isotoniques, faites avec une petite poire de caoutchouc, après la selle, et aussitôt rendues. Deux ou trois petites poires successives ne sont pas de trop.

Des lavages extérieurs au coton ont vite raison de l'infection des plis de l'anus.

J'emploie volontiers, comme complément de traitement dans la vulvo-vaginite, l'*introduction de crayons vaginaux à l'argyrol de* 5 *grammes* 0/0, 10 *grammes* 0/0 *et* 20 *grammes* 0/0. Ce sont, du reste, les mêmes qui me servent pour l'urètre de l'homme. On les maintient à demeure par un petit tampon vulvaire qui s'en imbibe après fusion et qui fait une bonne antisepsie prolongée de la région vulvaire. Ce traitement très simple peut également être confié aux mères des enfants. La vaccinothérapie a naturellement été fréquemment employée dans ce cas; nous y reviendrons au chapitre de la vaccination. J'estime que, pour une affection aussi rebelle, c'est une arme dont on aurait tort de se priver; malheureusement, elle n'est pas toujours aussi puissante qu'on le désirerait.

Dans la période terminale de la vulvo-vaginite, les gonocoques coexistent plus ou moins longtemps avec les microbes secondaires, puis finissent par disparaître, en laissant le champ libre à ces derniers.

La vulvo-vaginite gonococcique s'est transformée en vulgaires flueurs blanches. Il est rare qu'il en soit autrement.

Ces flueurs blanches nécessitent des soins particuliers de propreté et de temps en temps d'antisepsie. Mais il n'est plus nécessaire de recourir aux grosses doses que je préconisais plus haut. L'eau boriquée, le borate de soude, le perborate de soude, la liqueur de Labarraque à la dose d'une cuiller à bouche par litre, l'oxycyanure de mercure à 0gr,25 0/00 (ne pas en faire un usage constant), l'eau blanche, le permanganate de potasse à doses faibles sont de bons moyens de traitement de ces infections secondaires.

En général, l'arrivée de la puberté fait tout rentrer dans l'ordre.

QUATRIÈME PARTIE

AFFECTIONS BLENNORRAGIQUES ET PROCÉDÉS DE TRAITEMENT COMMUNS AUX DEUX SEXES.

CHAPITRE XIII

GONOCOCCIE CHRONIQUE DE L'HOMME ET DE LA FEMME

A. — *DÉFINITION DE LA GONOCOCCIE CHRONIQUE*

La dénomination de blennorragie chronique est, en général, employée à tort et à travers : on désigne trop souvent sous ce nom le gonocoque chronique et toutes les variétés d'urétrites chroniques sans gonocoques.

Cette confusion entraîne forcément à sa suite des erreurs de thérapeutique, car elle encourage à formuler un traitement unique pour ces affections pourtant si dissemblables.

On ne peut se figurer combien un terme médical, s'il n'est pas rigoureusement basé sur l'étiologie, peut devenir préjudiciable aux malades, car il ne sert qu'à masquer l'ignorance des médecins.

Le terme de blennorragie chronique ou d'urétrite blennorragique chronique ne devrait se rapporter qu'au gonocoque urétral chronique; mais, il me semble préférable, pour éviter toute confusion, de le remplacer par celui de gonococcie chronique ou d'urétrite gonococcique chronique.

Quelle définition donner de la gonococcie chronique? [J. JANET (227)].

Certains auteurs en font une question de temps : toute chaudepisse qui dépasse deux mois doit être considérée comme une chaudepisse chronique. Cela est absurde. Supposons le cas d'un blennorragique aigu, difficile à traiter; au bout de six mois de lavages journaliers, il a encore des gonocoques, est-ce une gonococcie chronique? Évidemment non; au bout de ces six mois, il se trouve exactement dans le même état que le premier jour de son traitement. Cessez les lavages pendant quarante-huit heures, il retournera aussitôt à l'état aigu. Appelons ça une gonococcie aiguë prolongée, traînante, rebelle au traitement, mais ne l'appelons pas une gonococcie chronique.

Quelques explications sont ici nécessaires : rappelons-nous les conditions d'existence du gonocoque dans la blennorragie aiguë.

La muqueuse urétrale et la muqueuse des glandes de l'urètre sont encore en bon état, recouvertes de leur épithélium à trois couches, dont la plus superficielle est cylindrique. L'invasion des gonocoques arrive, elle pénètre entre les cellules épithéliales jusque dans la sous-muqueuse de l'urètre et de ses glandes.

Les moyens de défense présents sont faibles, leur mobilisation est lente. Pour y suppléer, une intense diapédèse, passant entre les cellules de l'épithélium urétral, en les disloquant un peu, cherche à expulser les gonocoques.

Avec le temps, les anticorps arrivent et s'attaquent aux gonocoques profonds, la guérison n'est pas loin ; elle se produit enfin, plus ou moins aidée ou contrariée par le traitement, suivant que celui-ci est logique ou non.

Il est pourtant des cas où cette guérison n'est pas totale. Si les moyens de défense de l'organisme sont très faibles, les gonocoques peuvent s'endormir sur place et faire croire à une véritable guérison, alors qu'au moindre excès la rechute se produit. C'est évidemment là un semblant de gonococcie chronique. Elle se présente de temps en temps chez des malades mal soignés qui ont laissé leur chaudepisse se terminer en queue de poisson, sans s'en occuper autrement qu'en prenant quelques balsamiques. Elle est si facile à guérir qu'elle mérite à peine le nom de gonococcie chronique ; quelques lavages en ont raison. C'est de la blennorragie mal soignée.

La vraie gonococcie chronique est celle qui est cantonnée dans les foyers à épithélium plat de l'urètre : foyers anatomiques congéni-

taux, ou foyers pathologiques, accidentels, dus à la transformation de l'épithélium normal de l'urètre ou de ses glandes, sous l'influence de la maladie ou de mauvais traitements. La figure 133 nous représente, schématiquement, un foyer d'épithélium plat, avoisiné par de la muqueuse normale. Les gonocoques qui habitent ce foyer y sont bien à l'abri de la diapédèse et des anticorps sériques. Ils sont, pour ainsi dire, en dehors de l'organisme qui ne peut plus rien contre eux.

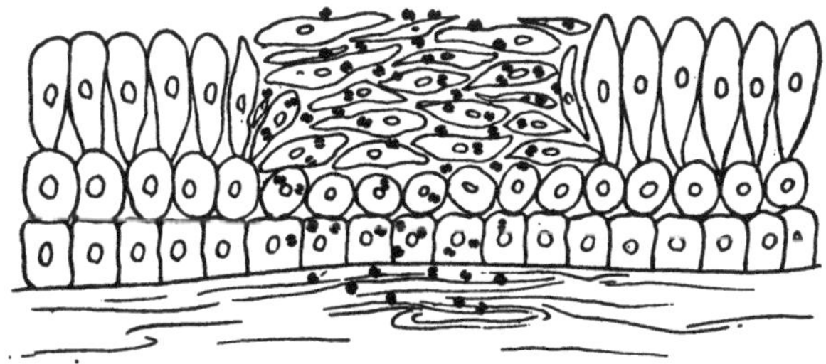

Fig. 133. — Foyer d'épithélium plat infecté de gonocoques dans la gonococcie chronique.

Cette conception est même assez décourageante au point de vue de la valeur de la vaccinothérapie et de la sérothérapie, en cas de gonococcie chronique, pour la bonne raison que *ces gonocoques chroniques sont aussi à l'abri des anticorps provoqués et importés artificiellement que des anticorps naturels de l'organisme. La vaccination artificielle réussira-t-elle là où les influences curatives naturelles ont échoué?*

Il ne faudrait pas croire d'après cela que nous devons réserver le nom de gonococcie chronique au gonocoque habitant un urètre porteur de lésions anatomiques visibles : rétrécissement, épaississement épithélial plat de l'urètre, littrites, etc... Ce serait faire une fâcheuse confusion entre le gonocoque chronique et les lésions de l'urétrite chronique, qui peuvent évidemment avoir des relations de cause à effet et coexister avec lui, mais qui doivent conserver toute leur indépendance.

Nous pouvons avoir des gonocoques chroniques dans un urètre apparemment exempt de toute lésion visible et, d'autre part, des gonocoques chroniques dans un urètre présentant les lésions habituelles de l'urétrite chronique. Disons, dans le premier cas, *gonococcie chronique* et, dans le second, *gonococcie chronique et urétrite chronique.* C'est long, mais c'est clair.

Voici ce que je propose comme définition de la gonococcie chronique :

La gonococcie doit être déclarée chronique, quand, abandonnée à elle-même, sans aucun traitement, quel que soit son âge, elle est incapable de retourner à l'état aigu et même subaigu.

Ce phénomène est conditionné par la résistance des muqueuses qui avoisinent le foyer chronique aux microbes contenus dans ce foyer.

Si l'on mettait en contact avec ces muqueuses réfractaires d'autres gonocoques provenant d'une autre source, ils les infecteraient immédiatement : il y aurait *superinfection.*

Cette résistance ne s'exerce que pour les gonocoques autogènes ; elle est le résultat d'une véritable auto-vaccination.

Cette conception a été bien mise en lumière par le Dr JADASSOHN (189) et vérifiée par le Dr COHN (71), dans un cas de trajet para-urétral, dans lequel l'examen histologique révéla la présence de portions recouvertes d'épithélium plat infecté de gonocoques et d'autres parties recouvertes d'épithélium cylindrique non infecté.

Le gonocoque, contrairement à l'affirmation de BUMM, qui prétendait qu'il ne peut pas vivre sur un épithélium plat, ne peut au contraire s'éterniser que dans des organes recouverts de cet épithélium : canaux accessoires, lacunes ou glandes de l'urètre ou de la prostate à épithélium modifié par l'abcédation, muqueuse urétrale elle-même, quand on a laissé se produire ou provoqué par des traitements caustiques son épithélialisation plate.

C'est ce qui explique la plus grande fréquence de la gonococcie chronique chez la femme, où ces foyers à revêtement plat sont beaucoup plus fréquents que chez l'homme (Skene, col utérin).

C'est ce qui explique aussi que la gonococcie chronique de l'urètre de l'homme a complètement disparu de la clientèle des médecins qui ont adopté le traitement de la blennorragie par les lavages précoces. En effet, ces lavages ne laissent pas s'effectuer et, d'autre part, ne provoquent pas la transformation épithéliale plate.

Dans tous les pays où on en est resté au traitement caustique et desquamant (nitrate d'argent et sulfate de cuivre) la gonococcie chronique abonde.

Le Dr Asch (6) nous a bien renseignés sur les caractéristiques de ces porteurs chroniques de gonocoques, chez lesquels on retrouve des gonocoques dans le liquide exprimé de la prostate avec ou sans polynucléaires, dans de petites cavités sous-muqueuses de l'urètre, dans des membranes qu'il a décrites avec soin, adhérentes à la muqueuse. Celle-ci, en dessous, présente un aspect velouté et framboisé qu'il considère comme caractéristique de la gonococcie chronique, enfin dans des plis saillants, formant petits diaphragmes en croissants ou des ponts qui traversent l'urètre. Ils sont constitués par des fibres et des cellules conjonctives séparées par une substance muqueuse contenant des groupes plus ou moins importants de gonocoques.

Tout cela pouvant exister chez des individus dont l'urine est parfaitement claire et complètement dépourvue de filaments, il en conclut à la nécessité de rechercher ces lésions à l'endoscope chez les candidats au mariage.

Pour en revenir à la définition que j'ai donnée plus haut de la gonococcie chronique, ce qui caractérise cette affection *c'est la localisation des gonocoques à certains foyers incapables de se défendre contre eux, le reste de la muqueuse étant arrivé à se débarrasser d'eux et à ne plus les craindre.*

Cette immunité est-elle absolue et définitive, même pour les anciens microbes autogènes? Non évidemment, car nous savons que les épreuves de réactivation réussissent dans la plupart des cas à provoquer une légère repoussée gonococcique.

Un degré de chronicité de plus, qui mérite alors le nom de *latence*, nous conduit au gonocoque tellement caché dans son foyer ou entouré d'une muqueuse tellement bien armée contre lui, que toute réactivation artificielle devient impossible. Ce qui n'empêche pas les gonocoques de refaire de temps en temps une repoussée sous certaines influences, telles que les coïts répétés, les grands excès de boisson et les voyages fatigants, *cette repoussée se faisant à leur heure et pas à la nôtre.* Comme s'il fallait un certain degré de maturité du foyer gonococcique pour que la rechute soit possible.

B. — *FRÉQUENCE DE LA GONOCOCCIE CHRONIQUE*

A la suite de toute une vie de fréquentation journalière de nombreux blennorragiques, je m'étais fait de la fréquence de la gonococcie chronique une idée que je vais exposer. Les travaux modernes tendraient à prouver que cette idée était complètement erronée. Nous verrons par la suite si je suis en droit, oui ou non, de rester sur mes anciennes positions.

Voici quelle a toujours été mon idée relativement à la fréquence de la gonococcie chronique chez l'homme et chez la femme.

Le gonocoque chronique de l'urètre de l'homme est excessivement rare, aussi rare qu'est fréquent le gonocoque chronique de la femme.

Rien n'est plus faux que le dicton qui prétend que l'on n'a qu'une seule chaudepisse dans sa vie et que, quand on en a plusieurs, c'est toujours la même qui recommence.

Les chaudepisses semblant guéries et récidivant à longue échéance sont excessivement rares.

Si on était si peu sûr de la réalité de la guérison des blennorragies, comment pourrait-on laisser se marier un ancien blennorragique apparemment guéri? Il serait exposé à une rechute au bout de quelques mois de mariage et il infecterait sa femme. Comment donc ceux qui sont si persuadés de la pérennité du gonocoque chez l'homme osent-ils laisser se marier leurs anciens clients? Ils ne sont pas logiques avec eux-mêmes.

Non, *la blennorragie urétrale de l'homme guérit, en pratique, toujours, quelque mauvais que soient les traitements employés, même sans aucun traitement.*

Disons, pour être plus exact, à peu près toujours. En effet, une à deux ou trois fois sur cent, tout au plus, un cas de blennorragie semble étrange. Il survient trop tôt ou trop tard après le dernier coït, ou même très loin de tout coït, à la suite d'excès; la femme qui aurait pu être, à la rigueur, incriminée ne présente rien d'anormal. Nous savons bien que ça ne signifie pas grand'-chose, mais enfin il faut en tenir compte quand même.

Je classe ces malades sous la rubrique de *suspects de gonococcie chronique ou de blennorragie récidivante et presque toujours chez eux je trouve un foyer para-urétral ou prostatique qui est la cause méconnue de la pérennité de l'infection gonococcique.* Nous pouvons donc dire que, *sauf dans des cas exceptionnels, dus à des foyers extra-urétraux, le gonocoque ne reste pas latent dans la muqueuse de l'urètre de l'homme.*

Quand on a une seconde, une troisième, une quatrième chaudepisse, c'est qu'on les a méritées et reprises avec une femme infectée.

Il ne faut pas confondre l'abonné au gonocoque avec le porteur de gonocoques chroniques récidivants.

Les *abonnés au gonocoque* sont, en général, des individus blonds à muqueuses fragiles, à méat largement ouvert ou à prépuce fortement recouvrant; ils ont des rapports réguliers avec une femme ou une maîtresse saine, sans jamais éprouver le moindre accident; mais, toutes les fois qu'ils changent de femme, ils prennent une chaudepisse. Je pourrais citer un de mes malades, véritable type d'abonné au gonocoque, qui en est certainement au moins à sa quinzième blennorragie. Il a bien l'air, de ce fait, d'avoir des gonocoques récidivants et pourtant je m'engage à le laisser marier, sans aucun inconvénient, après la guérison de sa prochaine chaudepisse, qui certainement ne va pas tarder à se montrer.

Le *gonocoque à deux*, autre forme d'abonnement au gonocoque, peut aussi simuler le gonocoque chronique récidivant.

Un homme a infecté sa femme ou sa maîtresse, personne ne s'en doute, ni lui ni son médecin; il reprend donc forcément avec elle une blennorragie de temps en temps et se hâte de l'attribuer au retour d'un gonocoque ancien mal guéri. On n'a pas idée de la fréquence de ces ménages qui partagent leurs gonocoques et se les renvoient [*Gonocoque Tennis de Cattier* (58)].

Je me résumerai à ce sujet de la façon suivante : supposons une femme qui, pendant six ans, a vécu avec un homme. Cet homme pendant ces six ans n'a jamais rien pris avec elle. Elle voit un jour un autre homme qui a eu une chaudepisse deux ans auparavant et qui en semble bien guéri. Ce dernier, à la suite de ce rapport, dans les délais légaux, prend une chaudepisse.

Dans un pareil cas, j'ai moins de chance de me tromper, avant tout examen, en supposant la chaudepisse chronique de la femme plutôt que celle de l'homme.

Ces erreurs fondamentales sur l'étiologie de la blennorragie de l'homme proviennent de l'ignorance à peu près absolue des médecins relativement à la blennorragie des femmes.

Un médecin est consulté par un malade qui en est à sa deuxième blennorragie, il examine la femme qui pourrait être incriminée, il la trouve parfaitement saine et il en conclut naturellement que cette deuxième chaudepisse n'est qu'une rechute à longue distance de la première. C'est ainsi que se crée la légende du gonocoque latent de l'homme.

Si le médecin en question avait su reconnaître que cette femme était, malgré son apparence de santé parfaite, en état de gonococcie chronique, il aurait compris l'étiologie de cette seconde chaudepisse et il aurait évité de contribuer à la propagation d'une grossière erreur scientifique.

Cette méconnaissance de la gonococcie chronique de sa conjointe entraînera le malade en question à la revoir sans défiance après sa guérison; il reprendra la chaudepisse avec elle une troisième, une quatrième fois et son médecin proclamera que c'est toujours la même qui recommence, qu'on n'a qu'une chaudepisse dans sa vie, qu'on les guérit toutes sauf la première.

Nous avons étudié à propos des littrites les conditions d'existence des gonocoques dans les cavités glandulaires à parois anatomiquement saines ou, au contraire, profondément modifiées par l'abcédation.

Nous avons vu que notre organisme, par ses propres forces, est capable de se débarrasser de ces parasites, tant que leurs repaires sont bien vivants, bien irrigués, garnis d'un épithélium normal cylindrique, et capables de faire leur travail habituel de sécrétion; mais qu'au contraire il devait se reconnaître tout à fait incapable de détruire ou d'expulser les gonocoques embusqués dans des cavités à parois sclérosées par l'abcédation, recouvertes d'un épithélium plat et sec, ayant perdu toute propriété phagocytaire et sécrétoire.

C'est dans ce fait qu'il faut chercher l'explication de la gonococcie chronique de l'homme et de la femme : le gonocoque chronique ne peut se montrer que dans des foyers naturellement garnis d'épithélium plat, comme le col de l'utérus et les diverticules congénitaux du méat de l'homme et de la femme (glandes de Skene), ou revêtus d'un épithélium plat cicatriciel, comme certaines portions de l'urètre lui-même atteintes d'épaississement épithélial plat (argyrie), comme les abcès glandulaires péniens ou prostatiques, avec les trajets qui peuvent en résulter chez l'homme, comme les abcès des glandes de Bartholin et des glandes du col utérin chez la femme.

Ces foyers à épithélium plat, pour la plupart extra-urétraux, sont rares chez l'homme, alors qu'ils sont normaux chez la femme. Voilà pourquoi la gonococcie chronique est exceptionnelle chez l'homme et très vulgaire chez la femme.

C. — *RÉSULTATS DE LA SPERMO-CULTURE*

Telle est la conception que je me suis toujours faite relativement à la fréquence de la gonococcie chronique chez l'homme et chez la femme. Serai-je forcé aujourd'hui de modifier cette opinion?

Depuis peu d'années, des idées nouvelles se font jour à ce sujet; suivant en cela une méthode préconisée par le Dr Guépin (148 à 151), les Drs Lebreton (271 à 277), Barbellion (18 à 22), plus tard Maille (303), Chabanier (456), Noguès et Durupt (113, 346), Durupt (112) ont cru trouver avec une fréquence extrême, dépassant 80 o/o, des gonocoques dans le sperme des anciens blennorragiques porteurs d'écoulements chroniques et même exempts de tout écoulement.

Ces gonocoques, rarement visibles à l'examen direct, sont presque toujours révélés par la culture.

Le sperme est récolté longtemps après la dernière miction pour nous donner un ensemble de toutes les sécrétions urétrales et génitales.

Ces gonocoques latents pousseraient plus facilement que les gonocoques aigus [Noguès (346)]. De la souche obtenue on fabrique un auto-vaccin dont on applique au malade une ou plusieurs séries jusqu'à ce que la culture du sperme devienne négative, ce qui semble se produire à peu de chose près dans 100 o/o des cas, sans aucun traitement local.

Si cette conception était bien prouvée, elle renverserait toutes les notions que nous possédons sur l'évolution des gonocoques chez l'homme; elle rendrait le mariage impossible à 64 o/o des fiancés, puisque 80 o/o d'entre eux ont eu la chaudepisse et que, sur ces 80 o/o, 80 o/o seraient porteurs de vieux gonocoques, à moins de recevoir le viatique de l'auto-vaccination, dont la réussite automatique m'effraie un peu : le vaccin gonococcique ne nous a pas, jusqu'ici, habitués à d'aussi belles séries.

Ces résultats de spermo-culture gonococcique positive dans plus de 80 o/o des cas d'anciennes blennorragies, semblant guéries et suivies ou non d'urétrite simple, ne concordent évidemment pas avec ce que nous montre la clinique.

Même chez les malades mal soignés ou pas soignés du tout comme le sont la plupart des malades de la classe hospitalière et des soldats, les rechutes imprévues de blennorragie, sans probabilité de recontagion, sont rares.

Interrogez les malades d'hôpital, hospitalisés pour d'autres causes, ils vous diront qu'ils ont eu dans leur vie une ou deux blennorragies, la troisième et la quatrième atteinte sont tout à fait exceptionnelles. Comment concilier ces faits avec la persistance des gonocoques chez 80 o/o des anciens blennorragiques?

Les contagions matrimoniales sont malheureusement fréquentes; il est vrai que nous verrons, au chapitre Blennorragie et Mariage, qu'elles sont dues, pour la plupart, à des infections secondaires, mais quand même, elles ne se présentent pas avec une telle fréquence. Si cette théorie était vraie, il y aurait beau temps que les jeunes filles auraient refusé de se marier.

Étant donné ce que nous savons de la blennorragie féminine, qui, non soignée, stérilise la plupart des femmes atteintes, presque huit sur dix des mariages avec d'anciens blennorragiques demeureraient stériles. Ce n'est pas le cas.

En cas de contagion gonococcique matrimoniale, j'ai trouvé toujours très facilement le gonocoque du mari; il n'avait rien de latent.

Les partisans de la théorie du gonocoque persistant à l'état latent chez presque tous les sujets atteints nous disent bien que ces gonocoques perdent leur virulence, deviennent saprophytes et cessent d'être contagieux. C'est une hypothèse que rien de ce que nous savons des mœurs du gonocoque ne vient confirmer.

Si affaiblis et si peu nombreux que soient les gonocoques chroniques des femmes, chez lesquelles nous avons toutes les peines du monde à les trouver, ces gonocoques, quand ils se transmettent à l'homme, produisent des blennorragies formidables d'acuité; pourquoi en serait-il autrement des gonocoques chroniques transmis de l'homme malade à la femme saine?

Dans la blennorragie à deux, vous pouvez trouver, chez les anciens couples blennorragiques, des gonocoques qui semblent dépourvus de toute virulence et vivant à l'état saprophytaire. C'est également le cas des vieilles prostituées vaccinées à la longue contre la chaudepisse. Mais qu'un individu malchanceux arrive à récolter quelques gonocoques de l'une ou l'autre de ces femmes, je puis vous affirmer que ce n'est pas un saprophyte qu'il rapportera.

Non, *le gonocoque, si affaibli qu'il soit, reste toujours un gonocoque; il peut s'engourdir chez un individu ou chez un couple vacciné contre lui, mais, aussitôt sorti de là, il reprend immédiatement sa vigueur primitive.*

Un autre fait étrange c'est que le gonocoque latent, invisible par les procédés d'analyse habituelle et révélé par la spermo-culture, est très facile à cultiver, beaucoup plus facile à cultiver que le gonocoque aigu, qui souvent ne pousse pas sur les milieux utilisés pour la spermo-culture, alors que c'est tout à fait le contraire qui se présente quand on opère avec le gonocoque visible.

Tous ces faits m'ont semblé tellement étranges que je n'ai pas pu m'empêcher de protester au nom de la clinique, sans aucune preuve à l'appui, du reste. On a eu raison de me reprocher ce cri du cœur, mais depuis, grâce à l'aide de mon ami DEBAINS (246, 247), qui a bien voulu se charger de la partie bactériologique de ce travail, nous avons cherché à mettre au point cette question si importante.

Et, tout d'abord, que vaut la spermo-culture en tant que procédé d'analyse? Est-elle supérieure à la culture isolée des différentes sécrétions urétrales et prostatiques?

Pour répondre à cette question, il faut avant tout répondre à celle-ci : Quelle est la valeur de la culture dans le diagnostic des gonococcies?

Quand on parle de culture, on croit avoir affaire à un procédé de haute précision, capable de dévoiler à coup sûr de très rares microbes introuvables à l'examen direct. Est-ce vrai pour le gonocoque? Je n'hésite pas à répondre : non. Le gonocoque, malgré tous les progrès apportés à ses milieux de culture par BEZANÇON et GRIFFON (30), GRIFFON (146), PFEIFFER, DEMONCHY (89, 90), NICOLLE (339), GISCARD (144) et DEBAINS, cultive toujours à contre-cœur.

Examinez au microscope la sécrétion d'une blennorragie récente, vous croirez y voir une culture pure de gonocoques, vous aurez beaucoup de mal à découvrir de loin en loin quelques rares microbes vulgaires. Cultivez cette même sécrétion et vous aurez souvent comme résultat une abondante culture de microbes vulgaires, dominant de beaucoup la culture gonococcique. Cela prouve que les microbes vulgaires poussent tous, alors qu'un petit nombre seulement de gonocoques est capable de cultiver.

Debains croit que les gonocoques intra-leucocytaires poussent mal, soit par le fait de leur isolement du milieu de culture, soit parce qu'ils ont déjà subi un commencement de dégénérescence. Il a observé que la même goutte triturée pour mettre en liberté les gonocoques donne une culture plus abondante.

Il a également remarqué que les gonocoques très visibles dans l'écoulement des malades soumis aux vaccins refusent absolument de cultiver.

Pour schématiser cette question, disons que sur 100 gonocoques il n'en pousse qu'un. Il en résulte que, si dans un échantillon, il y a 80 gonocoques, nous pouvons parfaitement ne pas y trouver le gonocoque poussant et avoir une culture négative.

La culture du gonocoque n'est donc pas, par elle-même, un procédé de haute précision au point de vue du diagnostic.

Les gonocoques poussent à peu près bien, quand ils sont nombreux et vigoureux; ils poussent fort mal ou pas du tout, quand ils sont rares ou affaiblis. *Les gonocoques chroniques ou latents qui poussent mieux que les gonocoques aigus sont très suspects de ne pas être des gonocoques du tout.*

La spermo-culture ajoute un défaut à la culture vulgaire des sécrétions gonococciques: elle la dilue dans la grande masse du sperme, ce qui n'est réellement pas un avantage.

Pour corriger ce défaut, Debains (246) a imaginé de centrifuger, en totalité, le sperme après liquéfaction à l'étuve, et d'ensemencer le culot en entier. Ceci constitue un grand progrès qui permet d'éviter le reproche de faire porter la culture sur une portion de sperme par hasard exempte de gonocoques, alors que les parties voisines en contiendraient. Ce procédé n'a pas été utilisé par les analyseurs qui l'ont précédé et cela n'a pas facilité leur tâche.

La seule défense possible des partisans de la spermo-culture est de dire qu'elle provoque l'évacuation de glandes dont la sécrétion ne sortirait pas autrement.

C'est juste, mais les glandes infectées de gonocoques et momentanément fermées ne s'évacuent pas, ou, au moins, ne s'évacuent qu'à leur heure. Je connais des blennorragiques chroniques qui n'ont de rechute que quand ils coïtent trois ou quatre fois de suite. Il ne serait pas aisé de réaliser ces conditions dans la spermo-culture.

En résumé, la spermo-culture est un procédé diagnostique inférieur aux examens directs, avec culture, si on le juge nécessaire, des différentes sécrétions urétrales et prostatiques, pratiquées après réactivation que j'avais toujours utilisés jusqu'ici et qui, pour mon compte, m'ont toujours suffi pour classer mes malades en gonococciques et non gonococciques.

Elle n'est pas évidemment supérieure à la culture isolée des différentes sécrétions de l'urètre, écoulement, filaments, sécrétion prostatique obtenue par massage.

Enfin, dernière particularité à noter, ces gonocoques de spermo-culture fuient de peur devant l'auto-vaccin.

Quand on compare ces résultats avec ceux de l'auto-vaccination dans la blennorragie, on ne peut s'empêcher d'envier d'aussi belles réussites. Au bout de plusieurs semaines de traitement, nous en sommes encore à nous demander si l'auto-vaccin a eu, oui ou non, un effet utile, alors que l'auto-vaccin des spermo-cultures semble tout-puissant. Étrange !

Ne semble-t-il pas, d'après tout cela, que le gonocoque révélé par la spermo-culture n'a pas encore fait toutes ses preuves et que cette question doit être sévèrement contrôlée avant d'être admise ?

Pour me faire une idée à ce sujet, j'ai demandé à M. Debains (246) de bien vouloir analyser le sperme de vingt-neuf de mes malades choisis parmi mes urétrites simples, classées par moi comme non gonococciques. J'ai choisi les cas les plus purulents, les plus semblables optiquement à la chaudepisse, les cas de chaudepisses répétées un grand nombre de fois qui auraient pu faire croire au gonocoque récidivant, des cas de talalgie, de rhumatismes à forme blennorragique, des cas d'épididymites non gonococciques à répétition, enfin tous les cas de ma clientèle où on pouvait, à la rigueur, supposer la présence d'un gonocoque méconnu. Ces analyses ont été faites avec la plus grande précision, cherchant à éliminer toute cause d'erreur. Le sperme récolté devant l'étuve est centrifugé en totalité après liquéfaction, et le culot est ensemencé en entier.

Les milieux utilisés sont la gélose incorporée de sang et le milieu de GISCARD (144) qui cultivent le gonocoque aigu avec la dernière facilité. Malgré toutes ces conditions favorables, dans aucun de ces cas, DEBAINS n'a trouvé de gonocoques. Et ce qu'il y a de plus important, parmi ces malades se trouvaient trois cas de gonococcie chronique certaine qui l'ont prouvé, en récidivant très peu de temps après leur analyse de spermo-culture.

On comprend que, dans ces conditions, je continue à m'en tenir à mon ancienne conception de la chaudepisse chronique que j'ai exposée plus haut.

Je suis persuadé que, dans les recherches actuelles de spermo-culture, il y a de nombreuses causes d'erreurs. Lesquelles ? C'est bien difficile à préciser à distance, néanmoins il est permis d'émettre à ce sujet les hypothèses suivantes :

1° Une première cause d'erreur résulterait d'un défaut de classement des malades qui sont envoyés à la spermo-culture, alors qu'avec un peu de patience et quelques réactivations, on aurait parfaitement vu leurs gonocoques à l'examen direct. Ces malades-là sont totalement éliminés de notre statistique et doivent se trouver en assez grand nombre dans les statistiques positives.

2° Une deuxième cause d'erreur, et celle-ci est la principale, provient de la méthode de Gram. On se fie beaucoup trop au caractère Gram-négatif du gonocoque. Aussitôt que dans une préparation, colorée d'après la méthode de Gram, on trouve un coque Gram-négatif, on fait le diagnostic de gonocoque.

Or, nous avons montré avec DEBAINS, dans une communication à la Société Française d'urologie, 1925 (247), que les staphylocoques morts, ou simplement en voie de dégénérescence, deviennent franchement Gram-négatifs. Il suffit de les cultiver sur milieu approprié à la culture du gonocoque, pour voir qu'il ne pousse que du staphylocoque et aucun gonocoque et, d'autre part, il est facile de constater qu'ils poussent admirablement sur gélose ordinaire.

Un léger vieillissement des cultures de staphylocoques [1] peut produire le même résultat.

Le Dr MAUTÉ, dans une lettre, me disait : « Je connais les cocci Gram-négatifs dont vous me parlez. Quand on conserve du sperme à l'étuve pendant quelques jours, on peut constater dans l'auto-culture que presque toutes les espèces de cocci deviennent peu à peu Gram-négatifs. »

Tous ces cocci deviennent Gram-négatifs par dégénérescence; leurs éléments, même quand ils sont isolés, sont les uns Gram-négatifs, les autres Gram-positifs, et cette proportion varie suivant l'âge de la culture; nous les appelons des cocci bicolores. Ils peuvent même perdre cette qualité par plusieurs repiquages. Au contraire, il existe de véritables pseudo-gonocoques, dont tous les éléments sont et restent indéfiniment Gram-négatifs. GISCARD (145) en a trouvé souvent dans ses spermo-cultures. DEBAINS et moi nous en avons trouvé également, en particulier dans des spermes déclarés positifs par d'autres analyseurs.

Des bacilles Gram-négatifs très courts peuvent prendre l'aspect de diplocoques et simuler aussi le gonocoque.

Pierre BARBELLION a bien exposé ces diverses causes d'erreur dans sa thèse : *Gonocoque et pseudo-gonocoque*, Paris, 1927 (23), et dans son article : « Gonocoque latent et spermo-culture », 1927 (24).

Enfin, il y a des erreurs inhérentes au Gram lui-même, erreurs plus fréquentes qu'on ne le croit. Le Gram est une méthode d'analyse très fallacieuse qui est pratiquée par chacun d'une façon différente et qui donne des résultats très divers, suivant la façon d'étaler la préparation, épaisse ou mince par places et par suite plus ou moins facile à imprégner par les réactifs et suivant le temps de leur action.

3° Une dernière cause d'erreur, et celle-là ne date pas d'aujourd'hui, consiste, pour un analyseur, à affirmer la présence du gonocoque, quand il a le plus petit doute sur le résultat de son examen. C'est un moyen certain de mettre sa responsabilité à couvert dans une question aussi importante qu'une spermo-culture matrimoniale.

1. L'expression staphylocoques que j'ai employée dans cet article est impropre, comme l'a remarqué DOMBRAY (459), c'est de cocci indéterminés qu'il s'agit ici en réalité.

Méfions-nous donc des spermo-cultures positives. Si nous les rencontrons, vérifions tout d'abord si l'analyse a été faite dans de bonnes conditions :

1° *Sur un milieu qui cultive authentiquement les gonocoques de collection;*

2° *Avec isolement des éléments Gram-négatifs;*

3° *Avec essai de culture infructueuse de ces éléments sur gélose ordinaire.* Cela suffit parfaitement, ce n'est pas la peine d'aller jusqu'à la réaction des glucoses.

La technique de la spermoculture a été bien établie par Gory M. et Jaubert A. (486 et 487).

Il faut surtout se méfier dans les cultures de gonocoques de ces colonies qui, à la vue, semblent constituées par un microbe unique et qui, au Gram, donnent un mélange de coques positifs et négatifs. En pareil cas, l'isolement de l'élément Gram-négatif est impossible, car si on fait un réensemencement même très dispersé sur plaque de Pétri, toutes les nouvelles colonies seront encore bicolores, et si on transporte une de ces colonies sur gélose ordinaire, elle y poussera parfaitement et conservera toujours son caractère de microbes Gram-positifs et Gram-négatifs mélangés en proportion variable.

Le seul fait, en pareil cas, que l'élément Gram-négatif a poussé sur gélose ordinaire prouve amplement qu'il ne s'agit pas du gonocoque.

Un moyen très simple d'éviter de grossières erreurs dans l'interprétation des cultures, sans avoir recours à l'isolement, c'est d'ensemencer à chaque examen un tube témoin de gélose ordinaire. Si l'on voit pousser sur ce tube des coques Gram-négatifs, il faut se méfier beaucoup de ceux que l'on rencontrera dans les tubes de milieu gonococcique.

La culture des prélèvements suspects de contenir des gonocoques sur milieu liquide nous prive précisément de ce précieux moyen de diagnostic. Plus que toute autre, cette méthode expose à prendre pour des gonocoques des microbes Gram-négatifs quelconques qui n'ont rien à voir avec lui.

Cela fait, réactivons à fond notre malade pour tâcher de voir le gonocoque à l'examen direct.

Il me semble bien qu'en cas de spermo-culture positive authentique, j'arriverai avec de la patience à voir à l'examen direct le gonocoque dans les sécrétions urétrales et prostatiques. Malheureusement, je n'ai jamais pu résoudre ce problème, car, je le répète, je n'ai jamais eu de spermo-culture positive chez un malade exempt de gonocoques à l'examen direct. Nous sommes loin de la proportion de 80 o/o de spermo-cultures positives qui a été publiée.

En résumé, la spermo-culture, maintenant que nous avons à notre disposition des milieux de culture de premier ordre pour le gonocoque, est une arme de plus pour le diagnostic de la blennorragie. Nous aurions grand tort de la rejeter, mais ne discréditons pas cette méthode par un emploi abusif.

L'appliquer à tous les fiancés douteux me semble très logique, à la condition d'être bien sûr de son analyseur.

Quoi qu'il en soit, en cas de résultat négatif, il ne faut pas croire qu'on est à l'abri de toute possibilité de gonococcie latente. Rappelons-nous toujours que *des malades à spermo-culture négative sont susceptibles de faire très peu de temps après des rechutes gonococciques incontestables.*

C'est un moyen de diagnostic qui s'ajoute aux autres, mais qui n'a rien d'absolu.

D. — *DIAGNOSTIC DE LA GONOCOCCIE CHRONIQUE*

Nous avons vu que, chez la femme, le gonocoque chronique est d'une fréquence extrême. Il est, en général, facilement décelable, car ses foyers : urètre, glandes de Skene et de Bartholin, col et corps de l'utérus sont relativement à notre portée; seuls les gonocoques salpingiens nous échappent. Du reste, la repoussée spontanée qui se produit à l'occasion de chaque période menstruelle, facilite singulièrement chez elle le diagnostic.

Chez l'homme, au contraire, le diagnostic de la gonococcie chronique n'est pas toujours facile. Que de fois ne nous demandons-nous pas, si nous sommes en présence d'une rechute de gonocoques anciens, ou d'une recontagion ?

Ce qui frappe tout d'abord dans l'interrogatoire du malade, c'est le nombre formidable de poussées de chaudepisse qu'il accuse. C'est un élément dont il faut évidemment tenir compte, tout en se souvenant qu'il n'est pas absolu. Nous avons vu les abonnés au gonocoque faire eux aussi de belles séries de chaudepisses. Néanmoins, dans ces deux cas, la façon dont les poussées surviennent n'est pas semblable. Chez l'abonné au gonocoque, la première goutte ne se manifeste qu'à la suite d'un seul coït, en général avec une femme nouvelle et après les délais normaux de l'incubation. Au contraire, les poussées du blennorragique chronique se font après des excès de bière ou de champagne, après des coïts répétés et la première goutte se manifeste le lendemain même du jour de l'excès. Les premières poussées sont assez violentes, mais les suivantes s'atténuent progressivement et finissent par devenir si peu importantes, que le malade néglige souvent de se soigner. Ces poussées guérissent finalement d'elles-mêmes en quelques jours.

Quand ces malades se font soigner, leurs poussées deviennent de plus en plus faciles à guérir, c'est le triomphe du traitement abortif.

Entre ces poussées, les malades atteints de gonococcie chronique peuvent présenter toutes les apparences de la santé la plus parfaite, ou bien, plus souvent, ils conservent des traces d'urétrite simple : filaments légers, trouble de l'urine, petite goutte muco-purulente le matin. Un malade dont je résumerai plus loin l'observation conservait entre les poussées une douleur fixe au périnée qui disparaissait aussitôt que l'écoulement s'établissait (Voir l'observation, page 373).

Réactivation gonococcique.

Si on veut faire le diagnostic de la gonococcie chronique pendant cette période de latence, il faut chercher à provoquer une poussée, en évitant tout coït sans préservatif, pour ne pas compliquer inutilement les choses.

La bière est certainement le meilleur agent provocateur des repoussées gonococciques, à la condition toutefois que le malade n'ait pas l'habitude d'en boire. J'ai le souvenir d'un Allemand à qui je fis faire une preuve de bière de trois verres, comme je la fais faire d'habitude. Elle ne donna aucun résultat; rentré en Allemagne, il y but de la bière comme on en boit là-bas, et la repoussée attendue se produisit.

Le champagne, le cidre, l'eau de Vichy Grande-Grille sont aussi de bons moyens de réveiller les gonocoques latents.

Nous pouvons recourir aussi aux excitations chimiques, telle qu'un lavage total au nitrate d'argent à $0^{gr},25$ 0/00 ou à l'oxycyanure de mercure à $0^{gr},25$ 0/00. Ce dernier est à préférer, si l'écoulement et les filaments sont encombrés de microbes secondaires, capables de nous masquer les gonocoques.

Les moyens mécaniques également peuvent rendre service : un simple sondage, mieux encore le passage d'un gros béniqué, accompagné de massage de l'urètre, un massage de la prostate sans lavage consécutif sont de bons moyens de faire pulluler les gonocoques dans l'urètre ou, au moins, de les rendre visibles à l'examen suivant.

Un long voyage en chemin de fer agit dans le même sens ; en massant le bulbe et la prostate, il permet souvent de retrouver les gonocoques à l'occasion de la légère recrudescence d'écoulement qu'il provoque.

Ces moyens chimiques et mécaniques se trouvent réalisés d'eux-mêmes si on commence chez ces malades le traitement de l'urétrite simple pour laquelle ils se présentent en général à notre examen. S'ils ont des gonocoques latents, il est bien rare que ces gonocoques ne se réveillent pas au bout de deux à trois séances de traitement.

C'est ici la répétition des irritations qui amène la rechute. Il faut s'en souvenir et ne pas se contenter d'une seule réaction pour conclure à l'absence du gonocoque.

Les coïts répétés consécutivement ou, à leur défaut, les masturbations répétées constituent peut-être, avec la bière, le moyen le plus actif de réactiver les gonocoques latents, surtout si on y ajoute des libations abondantes.

J'ai connu un malade qui n'avait de rechute que quand il coïtait trois ou quatre fois de suite, après avoir fortement bu.

Je tiens à résumer ici une observation bien caractéristique, qui prouve combien il peut être difficile et long de réactiver les gonocoques et combien nous devons être prudents, quand un jeune homme nous demande l'autorisation de se marier.

Première blennorragie en 1916, avec persistance depuis d'un léger suintement le matin. Trois rechutes suspectes de récidives se sont produites, la dernière en juillet 1920.

Il persiste, depuis le début, un point douloureux au périnée du côté gauche, il semble siéger dans la prostate.

Il a été traité par les massages; on a cru revoir les gonocoques dans la sécrétion du matin en novembre 1920.

Après quelques semaines d'interruption de traitement on revoit les gonocoques en février 1921.

Il persista encore depuis cette époque une petite goutte transparente le matin, puis plus rien, sauf la douleur périnéale.

Je le vois en mai 1921 disposé à se marier. Je le considérai immédiatement comme particulièrement suspect.

L'analyse bactériologique du sperme est négative. Preuve d'eau de Vichy Grande-Grille (trois verres par jour pendant six jours).

Preuve de bière : elle donne une petite goutte épaisse surtout épithéliale, avec rares coques, pas de gonocoques.

Lavage total d'oxycyanure à $0^{gr},25$ 0/00. Béniqué simple n° 50.

Aucun résultat. En juin, preuve de vaccin Pasteur (500 millions). Aucun résultat. 19 juin, légère sécrétion muco-purulente sans gonocoques. Lavage antérieur d'ichthyol et crayon d'ichthyol. Pas de réaction, premier verre légèrement louche, pas de gonocoques constatables.

En juillet, lavage de protargol 1 0/00 et crayon de protargol 5 0/0.

Essai de massage de la prostate sans lavage consécutif. Pas de résultat. 20 août, examen d'une sécrétion matinale après éjaculation nocturne. Pas de microbes. Premier verre clair à petits filaments, deuxième clair. 30 septembre, à la suite de masturbations répétées, deux semaines après le dernier coït pratiqué en préservatif, rechute à gonocoques évidents. La douleur périnéale a disparu depuis que l'écoulement a repris.

Rien de palpable au toucher prostatique et périnéal. Premier verre trouble, deuxième verre clair.

J'ai donc, dans ce cas, mis quatre mois à voir apparaître les gonocoques dont je soupçonnais la présence. Il ne faudrait pas croire que, si j'avais utilisé dès le début de mon étude la masturbation répétée, la rechute se serait produite tout de suite : pendant cette période de quatre mois, la malade avait, sur ma demande, pratiqué plusieurs séries de coïts répétés sans aucun résultat.

Je le répète, nos moyens de réactivation sont efficaces: ils peuvent provoquer la pullulation des gonocoques, mais à l'heure des gonocoques, pas à la nôtre.

En cas d'échec de tous ces moyens, on peut encore utiliser, comme moyen de réactivation, une piqûre de vaccin gonococcique, celui de l'Institut Pasteur par exemple, qui a comme premier effet d'exagérer la culture du gonocoque dans l'urètre ou dans les autres foyers qu'il occupe. Ce genre de preuve est très utilisé en Allemagne. Nous l'exposerons avec plus de détails dans le chapitre suivant.

Enfin, il ne faudrait pas négliger la culture du sperme qui peut parfaitement donner un résultat positif, alors que l'examen direct n'a rien donné.

Nous étudierons plus loin (page 463) les systèmes de preuves de guérison de la blennorragie proposés par différents auteurs.

Il est bien entendu qu'aucun de ces procédés n'est absolu ; leur résultat négatif ne prouve nullement que le sujet examiné soit exempt de gonocoques. La culture du sperme que l'on semble aujourd'hui vouloir imposer comme preuve indispensable à tout fiancé n'est guère plus probante à ce point de vue que les autres procédés. Je l'ai vue plusieurs fois donner un résultat absolument négatif chez des malades qui, quelques semaines après, avaient une repoussée spontanée de gonocoques.

Nous ne possédons donc aucun procédé absolu qui nous permette à coup sûr de dépister une gonococcie chronique. C'est là une notion évidente *a priori* : comment pourrions-nous voir ou cultiver des gonocoques enfermés dans une glande kystique momentanément hermétiquement close? Nous avons des chances de les voir, quand elle voudra bien s'ouvrir, mais pas avant.

Ne serait-il pas possible d'aller plus loin dans cette voie du diagnostic de la gonococcie latente par les procédés de laboratoire?

E. — *DIAGNOSTIC DE LA GONOCOCCIE CHRONIQUE PAR LES PROCÉDÉS DE LABORATOIRE*

1° *Réactions vaccinales.*

L'injection d'un vaccin microbien est suivie au bout de peu de temps d'une phase dite négative, sur laquelle nous reviendrons au chapitre de la vaccination. Pendant cette phase, les symptômes ont une tendance très nette à s'aggraver. Cette aggravation comporte trois ordres de phénomènes :

1° *Une réaction générale :* fièvre, courbature, nausées, un peu d'angoisse, dans les cas les plus nets; un peu de malaise, avec une légère élévation de température dans les cas ordinaires

Bruck (45) a signalé une réaction à double détente, qu'il considère comme favorable au point de vue de l'effet cherché; dans ces cas, la fièvre résultant d'une piqûre s'abaisse pour se relever de nouveau. Il attribue ce fait à la destruction des microbes injectés qui laissent alors échapper leurs endo-toxines, ce qui produit cette réaction tardive.

2° *Une réaction focale* au niveau du foyer morbide : augmentation de la douleur, gonflement, chaleur, augmentation ou réapparition des gonocoques.

3° *Une réaction locale* au niveau de la piqûre.

On s'est demandé si ces diverses réactions pouvaient avoir un intérêt diagnostique chez les candidats au mariage par exemple, et on a essayé de les utiliser comme moyen de diagnostic des gonococcies latentes ou douteuses, comme par exemple dans les cas chroniques anciens, dans les cas d'épididymites ou d'arthrites sans gonocoques urétraux visibles.

La *réaction générale* a été utilisée par Bruck et Sommer (45) : ils font une injection intra-veineuse, dans la veine cubitale, d'arthigon ($0^{cm^3},1$ dilué dans $0^{cm^3},5$ de solution physiologique stérile). Si on utilisait une dose plus forte, les non-gonococciques auraient aussi une grosse réaction. Avec la dose de 1 dizième de centimètre cube, les hommes réagissent déjà, après une demi-heure, par quelques nausées et de l'élévation de température.

Les non-gonococciques peuvent aussi répondre par une certaine élévation, mais elle ne dépasse pas $1°,5$, tandis que les gonococciques débutent à $1°,5$ et montent plus haut.

La réaction est terminée au bout d'un jour et n'a jamais d'inconvénient sérieux.

Pour les femmes et les enfants la dose de $0^{cm^3},05$ suffit.

Fruhwald approuve les résultats de cette réaction diagnostique qu'il a vérifiée chez les femmes gonococciques.

Par contre, Menzer (325) considère ce procédé comme incommode et peu précis; il lui préfère l'examen des sécrétions, surexcitées par la phase négative.

Cette *réaction focale* a également comme partisan ERLACHER (115) qui admet, comme lui, que cette augmentation d'écoulement, accompagné de gonflement et de douleur peut servir à déceler les gonocoques dans les cas très anciens et qui semblent guéris, ce qui est très important pour le consentement au mariage.

C'est également l'avis de KUTNER et de SCHWENK, qui demandent qu'en pareil cas on injecte toujours au moins 20 millions de gonocoques.

ASCH (5) va plus loin dans cette voie et conseille de suivre à l'endoscope cette réaction locale de la vaccine : il conseille d'injecter une grosse dose intra-musculaire d'arthigon, 50 millions, 75 et même 100 millions dans les cas anciens et de faire immédiatement un examen endoscopique attentif, pour pouvoir le comparer à un second examen pratiqué de un à trois jours après. Il a vu, dans ces conditions, la muqueuse précédemment saine présenter des glandes de Littre béantes, cratériformes à fond rouge; la muqueuse semble infiltrée de sérosité, elle présente souvent la rougeur framboisée et l'aspect velouté qu'il considère comme caractéristique de la gonococcie; enfin, il a pu voir sur cette muqueuse de nombreux petits abcès qui, ouverts, ont montré des gonocoques et des membranes grisâtres ou claires, également garnies de gonocoques.

Il admet que cette recherche peut donner d'excellents résultats, au point de vue du consentement au mariage; elle démasque les porteurs chroniques de gonocoques et active l'éclosion d'une gonococcie récemment acquise, mais encore latente.

LEDERER (279), H. MULLER (332), GUGGISBERG (152), DEMBSKA (88), admettent également la valeur diagnostique des réactions générales et focales.

D'autres auteurs ont cherché dans la *réaction locale* de la piqûre un moyen diagnostique, ils ont même cherché par des piqûres intra-dermiques de vaccin à produire une véritable *cutiréaction*.

D. WATSON (438) injecte dans le derme deux à trois gouttes d'une culture de 10 à 20 millions de germes; il se produit aussitôt une élevure urticarienne blanche.

Dans les cas gonococciques, il se produit, autour de cette piqûre, en peu d'heures, une tache rouge foncé. En trois jours, cette tache atteint son maximum; en huit à dix jours, elle disparaît.

Chez l'homme normal, il ne survient qu'une légère rougeur qui atteint son maximum en vingt-quatre à trente-six heures et disparaît en quatre à cinq jours.

Ce résultat est également signalé par EISING, de New-York (114), et par FABRE et DUJOL (118) qui ont obtenu les résultats suivants :

Sur 8 malades à gonocoques visibles....	7 ont réagi
Sur 4 malades douteux................	4 n'ont pas réagi
Sur 5 malades chroniques cliniquement gonococciques......................	4 ont réagi

Ils ont observé que le vaccin de NICOLLE (337) ne permet pas d'obtenir de cutiréaction.

Carl BRUCK (42) a essayé la cutiréaction sur trente malades et a obtenu :

Sur 19 blennorragies actuelles ou récemment guéries	11 positifs 1 douteux 1 négatif	
Sur 6 blennorragies anciennes guéries depuis des années.....	2 positifs	4 ans 18 ans
	4 négatifs	6 ans 15 ans 18 ans 20 ans
Sur 10 non-blennorragiques.............	2 douteux 8 négatifs	

Par contre, SAKAGUCHI et WATABIKI (388), de Tokio, ont fabriqué une gonotoxine avec les gonocoques pris aux malades et la leur ont inoculée, comme dans la preuve de PIRQUET, à la face interne du bras : sur vingt cas, deux présentèrent une légère réaction, deux ont eu un peu de picotement, les seize autres rien du tout. Leur espoir de voir dans cette gonotoxine un moyen de diagnostic de la présence ou de la guérison de la blennorragie a été déçu.

LEDERER (279) de même n'en a obtenu aucun résultat.

2° *Épreuves de fixation du complément.*

La fixation du complément, analogue à la réaction de Bordet-Wassermann pour la syphilis, peut être également utilisée comme moyen de diagnostic de la gonococcie; malheureusement, elle ne donne des résultats positifs que dans des conditions un peu particulières.

Cette méthode étudiée pour la première fois pour le gonocoque par MULLER et OPPENHEIM (331), en 1906, puis par BRUCK (41), a été perfectionnée par SCHWARTZ et Mac NEIL (400) qui obtinrent de meilleurs résultats avec un antigène polyvalent. G. H. A. CLOWES et James A. GARDNER (70) l'ont décelée parallèlement à la réaction de Wassermann chez des malades atteints simultanément de gonococcie et de syphilis. Ils se sont servis d'un antigène provenant de dix sources gonococciques.

Ils ont observé aussi que la réaction peut persister quelque temps après la guérison dans les cas chroniques graves.

Les cas aigus de moins de vingt et un jours ont une réaction négative; dans aucun cas, un individu normal n'a eu une réaction positive.

Ces auteurs voient une grande utilité à cette méthode pour le consentement au mariage des anciens blennorragiques, pour le diagnostic des rhumatismes douteux et pour l'examen des femmes enceintes, en prévision de la protection des yeux de l'enfant. Leur étude a porté sur 185 cas, dont 39 non gonococciques.

Cette réaction a permis à SWINBURNE (415) de reconnaître une arthrite blennorragique prise depuis huit ans pour une arthrite tuberculeuse.

Thomas Wood HASTINGS (169) a obtenu une réaction positive dans presque tous les cas d'arthrites; B. A. THOMAS et K. H. IVY (417) ont analysé les résultats obtenus par cette méthode; B. A. COUNTY (74) a fait sur ce sujet un travail très important dont voici le résumé :

La réaction positive prouve toujours l'infection gonococcique.

La réaction négative ne prouve pas qu'il n'y a pas de gonococcie; cela se produit par exemple dans les cas où la maladie est limitée à l'urètre à l'état aigu ou subaigu.

Elle est toujours négative en cas d'urétrite antérieure ou de vaginite.

La réaction positive se retrouve dans 21,05 o/o des cas considérés comme guéris.

Dans les urétrites aiguës totales, la réaction n'est positive que dans 9,09 o/o des cas; elle ne commence qu'à la sixième semaine.

NEIL (400) l'aurait trouvée positive dans un tiers des cas de rétrécissements urétraux.

Dans les cas chroniques, récidivants, souvent avec prostatite, elle a toujours été positive; elle l'a été dans un tiers des cas d'urétrite chronique postérieure, le plus souvent avec prostatite.

Elle l'a été dans 52,08 o/o des prostatites, dans 87,5 o/o des épididymites, 100 o/o, si on attend cinq semaines pour faire cette recherche; même résultat dans les arthrites.

Chez la femme, la réaction n'est positive que quand le corps de l'utérus est atteint.

Il conclut que cette réaction devrait être imposée, avec celle de Wassermann, à tous les candidats au mariage, avant de le leur permettre.

Plus récemment, C.-W. HARRISON (168) est arrivé aux mêmes conclusions.

Ces auteurs ont également vérifié que les vaccins, les sérums et le phylacogène gonococcique, par la production des anticorps qu'ils déterminent, provoquent la réaction positive. COUNTY a trouvé une réaction positive un an après le début d'un traitement de vaccination.

RUBINSTEIN et GAURAN (382) se sont servis comme antigène d'un mélange de six souches cultivées sur gélose ascite, récoltées au bout de vingt-quatre heures dans de l'eau physiologique, centrifugées, lavées et reprises chacune dans 10 centimètres cubes d'eau physiologique stérile et enfin chauffées pendant une heure à 60°.

« Les sérums non gonococciques expérimentés ont donné des résultats négatifs, sauf les cas à Bordet-Wassermann positifs qui, quinze fois sur cinquante, ont donné un résultat positif en l'absence de blennorragie.

Les blennorragies aiguës ne commencent à donner un résultat positif que trois semaines après le début de l'écoulement.

Blennorragie aiguë..............	39 positifs sur	55	=	72 o/o
Epididymites....................	14 —	— 16	=	87 o/o
Arthrites gonococciques.........	11 —	— 12	=	92 o/o
Métrites........................	15 —	— 22	=	68 o/o
Salpingites.....................	16 —	— 21	=	76 o/o

La réaction reste positive six semaines après la guérison. La persistance d'une réaction positive au delà de cette limite indique l'existence d'un foyer gonococcique encore actif.

Le traitement par vaccin gonococcique peut donner à lui seul une réaction positive qui s'établit en général douze jours après la première piqûre et qui persiste quatre à six semaines après la dernière.

Ils concluent que la recherche des anticorps gonococciques par la méthode Bordet-Wassermann a une réelle valeur clinique. Elle permet le diagnostic de laboratoire, en cas d'éticlogie clinique hésitante : arthrites, orchi-épididymites, salpingites. Elle permet dans certains cas d'établir un diagnostic de guérison. »

JAUSION et DIOT (253) confirment ces idées, ils utilisent comme antigène un lysat à la glacière de gonocoques âgés seulement de vingt-quatre heures.

Ils utilisent la réaction de complément pour suivre les effets de leur traitement de la blennorragie par l'acridine.

3° *Agglutination.*

THOUVENET (418), qui a publié en 1920 une très intéressante thèse sur ce sujet, reproche à la réaction de fixation du complément de n'être applicable que dans un certain nombre de cas, par exemple d'être inopérante dans les blennorragies basses ou trop récentes. De plus, la persistance de la réaction après la guérison rend difficilement interprétable une réaction positive observée sur des sujets, si nombreux pourtant, ayant eu autrefois une affection gonococcique et pour lesquels le diagnostic est hésitant. Il lui préfère la méthode de l'agglutination.

« Malgré les résultats d'agglutination positive observés par WILDBOLZ et BARMANN, BRUCK, BRUCKNER et CHRISTEANU (48), ces résultats n'ont pu être contrôlés par NICOLLE, JUNDELL, SCHLOTZ et THOUVENET lui-même.

DOPTER et NICOLLE (104) ont montré que les sérums antigonococciques ont un pouvoir d'agglutination marquée pour les méningocoques.

NICOLLE pensa pouvoir appliquer au gonocoque le traitement des bactéries inagglutinables que PORGES avait appliqué avec succès au bacille de FRIEDLANDER et cette méthode lui donna des résultats satisfaisants.

Ce qui empêche les gonocoques d'être agglutinables c'est l'atmosphère de glu qui les entoure ; ils le deviennent, si on les en débarrasse par le procédé suivant, utilisé par Porges :

On les traite par l'acide chlorhydrique normal, puis on les chauffe au bain-marie à l'eau bouillante et on les neutralise à la soude. Dans ces conditions, ils deviennent agglutinables à un taux élevé par les sérums antigonococciques.

Nicolle put se servir de ce procédé pour le titrage du sérum antigonococcique.

C'est en utilisant ce procédé que Thouvenet a recherché les agglutinines dans le sérum d'individus atteints d'affections gonococciques.

Pour cette recherche, il cultive le gonocoque sur gélose-ascite 1/3, en se servant d'une ascite très albumineuse contenant au moins 15 grammes d'albumine au tube d'Esbach et d'une gélose à 3 0/0. Il utilise les cultures de vingt-quatre heures ; celles qui sont plus âgées deviennent visqueuses et difficiles à émulsionner.

Enlever l'eau de condensation à la pipette. Prélever la culture seule au fil de platine, puis la déposer sur la paroi bien sèche d'un tube à essai contenant de l'eau physiologique à 9 0/0. Cette portion de culture est dissociée le long des parois sèches du tube et diluée progressivement dans quelques gouttes d'eau physiologique. On obtient ainsi une émulsion parfaitement homogène et utilisable pour la séro-agglutination.

Nicolle utilise 1 centigramme de microbes pour 20 centimètres cubes d'eau physiologique.

On ajoute à 20 centimètres cubes d'émulsion un dixième de centimètre cube d'acide chlorhydrique normal et on plonge pendant cinq minutes dans l'eau bouillante ; on refroidit sous un courant d'eau froide et on neutralise avec un dixième de centimètre cube de soude normale.

On prend le sérum du malade.

Pour réaliser l'agglutination, on verse de l'émulsion dans une série de tubes stérilisés et bouchés et on ajoute respectivement un dixième de centimètre cube d'émulsion et un vingtième de centimètre cube du sérum à examiner (1 goutte et 2 gouttes d'une pipette de Levaditi calibrée à 20 gouttes au centimètre cube). On y ajoute deux tubes témoin, l'un avec de l'émulsion pure, l'autre additionné de sérum normal et on abandonne le tout à la température du laboratoire pendant vingt-quatre heures.

Au bout de ces vingt-quatre heures, on obtient :

1° Liquide uniformément trouble et comparable au tube témoin ...	résultat négatif.
2° De fins grumeaux, tombant lentement au fond du tube après agitation, dans un liquide légèrement trouble..................	faiblement positif.
3° De gros grumeaux tombant vite au fond du tube dans un liquide devenu clair..................	agglutination fortement positive.

Pour les blennorragies aiguës, la réaction n'est positive qu'au bout d'un mois de maladie : sur vingt-quatre cas, il a obtenu quinze positifs, huit négatifs et un douteux.

4 urétrites postgonococciques.	4 résultats négatifs.
6 vaginites....................	3 positifs, 3 négatifs.
3 vaginites avec bartholinite ..	3 positifs.
2 cystites blennorragiques.....	2 positifs.
15 épididymites................	11 positifs, 3 négatifs, 1 douteux.
1 orchite tuberculeuse........	1 négatif.

Dans les épididymites; la réaction est toujours positive, quand la blennorragie dure depuis plus d'un mois.

6 salpingites..................	6 positifs.
3 salpingites post-abortives....	3 négatifs.
11 arthrites blennorragiques....	11 positifs.
1 rhumatisme articulaire aigu..	1 négatif.
1 arthrite tuberculeuse.........	1 négatif.

41 sérums normaux donnent 41 résultats négatifs. Parmi eux, quatre avaient eu la blennorragie, le premier six mois, le deuxième un mois, le troisième un an, le quatrième six mois auparavant. »

Pierre Dombray (Nancy) (459) a publié en 1927 un travail sur « Le diagnostic biologique de la gonococcie : méthode de culture, méthode de fixation de l'alexine, méthode de précipitation ».

Voici ses conclusions relatives à la valeur comparée de ces trois méthodes.

« La méthode des cultures devient, en général, inutilisable quand les sécrétions font défaut et au cours des affections génito-urinaires de la femme. Cette technique nous montre, en général, les gonocoques quand l'examen microscopique les met en évidence. La sensibilité de ce procédé de diagnostic est très faible.

Par contre, sa spécificité demeure très grande. Grâce aux cultures, les gonocoques peuvent être identifiés et ces colonies utilisées pour la fabrication d'auto-vaccins. Malgré ce caractère thérapeutique, la méthode de cultures n'apporte pas de renseignements intéressants dans les diagnostics difficiles.

« La réaction de précipitation répond quelquefois à faux, mais elle est presque toujours positive dans les affections à gonocoques. Sa sensibilité la rend très maniable pour le médecin praticien. Au cours d'un traitement, elle donne des indications.

« Les caractères de sensibilité et de spécificité se trouvent réunis au maximum dans la méthode de fixation de l'alexine. Celle-ci donne des résultats constants et précis. Elle offre les moindres possibilités d'erreur.

« Nous retiendrons donc cette réaction comme la meilleure et la plus favorable. »

« Pour déceler les porteurs de germes, la méthode la plus sûre, à l'heure actuelle, c'est celle de la recherche de la fixation de l'alexine. »

L'auteur n'a pas l'air de tenir un grand compte de l'objection qui a été faite à cette méthode de se montrer positive longtemps après la guérison de la blennorragie.

« Magner (472) a mis les anticorps en évidence dans le sang trois mois après la guérison clinique.

« Quand on a pratiqué des injections de vaccins, on observe le même résultat.

« Un homme peut donc présenter une réaction positive et être guéri. Mais, si ce fait est exact, l'intensité de la réaction diminue vite d'une façon progressive à partir du moment de la guérison. Car l'individu étant guéri, il n'existe plus de nouvel apport d'antigène. »

F. — *APTITUDE AU MARIAGE DES ANCIENS BLENNORRAGIQUES*

En résumé, il faut s'entourer de toutes les garanties possibles, quand on est appelé à poser le diagnostic de guérison d'un blennorragique et l'aptitude au mariage d'un ancien blennorragique.

Autant il est facile d'affirmer la guérison d'un malade, homme ou femme, que nous avons traité de sa dernière blennorragie, autant il est difficile de se prononcer pour un malade, que nous n'avons jamais vu, et qui, un beau jour, vient nous demander si, oui ou non, il a encore des gonocoques, et s'il peut se marier sans danger.

Dans le premier cas, grâce au traitement par les lavages de permanganate, nous sommes toujours au courant de la situation de notre malade. Il suffit d'interrompre les lavages pour savoir où l'on en est. Si le malade est guéri, il ne recoule pas; s'il n'est pas guéri, il recoule. Supposons un malade porteur d'un obstacle quelconque à la guérison qui n'a pas été dépisté; lavons-le tous les jours pendant un an, il aura pendant tout ce temps-là l'aspect absolu de la santé la plus parfaite. Au bout d'un an, interrompons les lavages pendant quarante-huit heures, aussitôt il recoulera exactement comme au premier jour de son traitement. En tout cas, si la rechute tarde un peu, la preuve de bière la détermine. C'est pourquoi je peux dire, sans aucune chance possible d'erreur, que *je laisserai marier n'importe lequel de mes malades quarante-huit heures après sa preuve de bière.*

Supposons, au contraire, un malade que nous n'avons jamais traité et qui a eu une chaudepisse il y a quelques mois. Il l'a soignée pendant quelques semaines, puis n'aboutissant à aucun résultat, il ne s'en est plus occupé, ou bien il l'a traitée par les balsamiques. S'il a fait du traitement local, il l'a fait à tort et à travers, prenant des injections de l'urètre antérieur pour une blennorragie totale. C'est, du reste, en général comme cela que la chaudepisse est soignée. Dans ce cas, la maladie s'est éteinte progressivement, elle a fini en queue de poisson. Qui pourrait, dans ces conditions, jurer qu'il n'est pas resté quelque part quelque gonocoque réduit par l'accoutumance à l'état de saprophyte?

Je ne crois pas que ce cas soit très fréquent; je répète qu'il me semble que, dans l'immense majorité des cas, si mauvais que soit le traitement employé, les forces curatives naturelles de l'organisme finissent par expulser le dernier gonocoque, au moins chez l'homme. Mais, malgré tout, il peut y avoir à cette règle des exceptions et il faut nous méfier de ne pas tomber sur une de ces exceptions-là.

C'est pour ce genre de sujets, surtout s'ils sont candidats au mariage, qu'il nous faut déployer tout notre arsenal de preuves de guérison et ne pas nous presser de donner le certificat attendu. Surtout si nous sommes en présence d'un cas un peu douteux par le fait de repoussées gonococciques survenues trop près ou trop loin d'un dernier rapport ou après des excès alimentaires loin de tout coït, réservons notre diagnostic et remettons-le à quelques mois de distance, pendant lesquels nous pourrons de temps en temps observer notre sujet; nous pourrons alors refaire une nouvelle série de preuves et diminuer nos chances d'erreur. Je dis diminuer, car je crois à peu près impossible de les supprimer complètement. Le nouveau traitement d'épreuve de la blennorragie proposé en 1927 par MARSELOS, d'Athènes, sera-t-il plus heureux (308, 310)?

Cette incertitude qui persiste relativement au diagnostic de guérison de la chaudepisse ne doit pas nous préoccuper outre mesure car, je le répète, il s'agit là de cas rares. *Dans l'immense majorité des cas, les chaudepisses, si mal soignées qu'elles soient, finissent par guérir toutes seules chez l'homme; celles qui semblent guéries et qui ne le sont pas sont presque toujours réactivées par les preuves habituelles de guérison, surtout par le début du traitement de l'urétrite simple que ces malades présentent en général. Ceux qui possèdent des gonocoques latents réfractaires à toute réactivation et non décelables par nos analyses et nos cultures sont exceptionnels. S'il y a des raisons de croire chez eux au gonocoque latent, il faudrait les soumettre à une observation d'une année entière, au moins avant de les autoriser à se marier.*

Une fois la présence du gonocoque constatée, il faut chercher son gîte; l'étude que nous avons faite précédemment des repaires microbiens du gland, du pénis et de l'urètre nous dispensera de revenir ici sur cette question. *Dans l'immense majorité des cas de gonococcie véritablement chronique de l'homme, on retrouvera un de ces foyers infectés, pour l'urètre antérieur; la prostate et les vésicules, pour l'urètre postérieur.*

Un exemple : un malade a eu une blennorragie de six semaines en 1913, depuis il a toujours semblé bien portant.

En 1918, étant à l'hôpital, sans aucun contact possible avec une femme, il a une rechute qui dure deux mois.

Vu en juin 1919, je lui trouve des gonocoques dans un cul-de-sac profond situé au-dessus du méat et rien du tout dans l'urètre. Il avait guéri son urètre, mais il avait gardé des gonocoques embusqués dans son cul-de-sac para-urétral et prêts à refaire tôt ou tard une autre rechute.

C'est un cas très analogue aux localisations des glandes de Skene des femmes.

Un autre exemple : un malade qui m'a été adressé par le Dr TARNAUD a, depuis sept ans, des chaudepisses à répétition. Ces repoussées surviennent toujours après des coïts répétés. Un seul coït ne suffit pas, il en faut plusieurs consécutifs. Quelques lavages suffisent à le guérir à chaque reprise de l'écoulement. En cas de rechute imminente, il éprouve une sensation de grattement à 4 centimètres du méat.

En effet, à ce niveau, je trouve une lacune de Morgani tellement large que le stylet amène sa paroi au contact de la paroi urétrale opposée.

Quelques injections d'argyrol à 20 o/o dans cette cavité le guérirent cette fois définitivement.

Un malade m'est adressé par le Dr WELTI pour une blennorragie de l'urètre antérieur qui résistait à un traitement de lavages de sept mois. Je lui trouve un pont muqueux qui traverse en travers la moitié supérieure de l'urètre au bas de la fosse naviculaire; j'incise ce pont. Grâce à cette petite intervention, les lavages le guérissent en quinze jours.

Un autre malade du même confrère est traité par lui pendant quatre mois et demi. Au bout de ce temps, il a autant de gonocoques que le premier jour. Je lui trouve une très profonde valvule de GUÉRIN, je la lave à l'argyrol et il guérit en six jours.

Un autre cas beaucoup plus embarrassant est constitué par l'abcès glandulaire médio-pénien de la paroi inférieure de l'urètre, quand il a tendance à se résorber.

J'ai vu un de ces cas, que je soigne encore du reste, qui a eu à larges intervalles deux récidives de blennorragie consécutives à la rechute d'un abcès médio-pénien qui avait accompagné sa première blennorragie (Voir page 220) :

Première blennorragie en août 1924, abcès médio-pénien en cours de traitement. L'abcès se résorbe, la blennorragie semble guérie, il ne reste de l'abcès aucune trace palpable. Sept mois après, deuxième blennorragie, 9 mars 1925, l'abcès médio-pénien fait une courte apparition au dixième jour de la maladie, puis se résorbe à nouveau, le 12 avril, le malade semble guéri.

Le 16 mars 1926, troisième blennorragie antérieure. Il se forme tout d'abord un abcès glandulaire du frein. Je l'incise à l'extérieur, je le lave à l'argyrol, il guérit.

Le 12 avril, l'abcès médio-pénien reparaît, pour disparaître rapidement. La guérison apparente est de nouveau obtenue, mais nous nous attendons à une quatrième récidive, parce que les circonstances ne m'ont pas permis d'ouvrir à temps son abcès et de le désinfecter par des injections d'argyrol qui seraient ressorties par l'urètre et auraient débarrassé la cavité de cet abcès de ses gonocoques.

J'ai réalisé ce plan dans un cas tout récent d'abcès médio-pénien absolument semblable :

Il s'agit d'un malade qui a eu un abcès médio-pénien à sa troisième blennorragie. Cet abcès fut ouvert sans soins consécutifs; il guérit sans fistule et la blennorragie sembla guérie aussi.

Le 28 septembre 1926, je le vois au sixième jour d'une blennorragie antérieure assez aiguë. En cours de traitement, le 4 octobre, l'abcès se reforme, je manque l'occasion favorable, je ne l'ouvre pas, il se résorbe et, à la fin d'octobre, tout était guéri ou plutôt semblait guéri.

Le 28 avril 1927, je le revois au début de sa cinquième blennorragie déjà aiguë. Le 4 mai, rechute de l'abcès. Cette fois, je l'ouvre le 1er juin à l'extérieur et au bout de peu de jours je lave sa cavité et tout son trajet avec une seringue armée d'une canule mousse et remplie d'argyrol à 20 o/o. La solution injectée ressort par le méat. Ce traitement est continué conjointement aux lavages de permanganate antérieurs jusqu'au 15 juin où tout rentra dans l'ordre cette fois, je le crois au moins, définitivement.

Voici donc des malades porteurs de foyers chroniques de gonocoques qui, dans les périodes intermédiaires à leurs rechutes, ne présentent aucun symptôme appréciable de blennorragie. Ils n'ont aucun écoulement, leur foyer gonococcique n'est nullement perceptible au palper de la verge, la spermo-culture pratiquée ne révèle aucun gonocoque, les réactivations mêmes sont impuissantes. Ces malades ont pu, pendant ces périodes de santé apparente, se livrer à tous les excès de boisson et de coït sans réveiller leurs gonocoques.

Sur un autre malade de la même catégorie, j'ai essayé de faire faire par Debains la séro-réaction gonococcique, elle fut négative. Si, du reste, elle avait été positive, on aurait pu se demander si ce résultat n'était pas dû aux vaccins précédemment inoculés au malade.

Il faut donc nous faire à cette idée qu'il existe des blennorragies chroniques dues à des foyers gonococciques glandulaires momentanément fermés qui résistent à toutes nos investigations et à toutes nos analyses. J'appelle les malades qui en sont atteints *mes vrais chroniques.*

Seule la clinique peut nous les faire dépister. Il faut savoir, dans leur période de santé apparente, les classer comme suspects et leur refuser notre autorisation pour le mariage. Il faut nous baser sur le nombre des rechutes, sur le souvenir d'abcès périurétraux qui ont évolué sans s'ouvrir ou qui se sont refermés, sans laisser de fistule.

La seule réactivation qui pourrait, à la rigueur, être efficace, serait l'introduction d'un béniqué dans l'urètre antérieur avec massage de la région suspecte. On peut la tenter, mais sans rien conclure, en cas de résultat négatif. C'est dans ces cas-là qu'un délai d'un an n'est pas excessif, pour permettre à la rechute spontanée d'avoir lieu.

G. — *TRAITEMENT DE LA GONOCOCCIE CHRONIQUE*

Le traitement de la gonococcie chronique est le même que celui de la gonococcie ordinaire [J. Janet (195, 200)].

Ce que l'on aurait dû faire au moment de la gonococcie aiguë, il suffit de le faire au moment de la gonococcie chronique pour obtenir sa guérison. Les deux cas cités plus haut en sont une preuve évidente.

Quand on traite bien une gonococcie aiguë, il ne peut pas se développer de gonococcie chronique.

Quand on traite mal une gonococcie aiguë, huit à neuf fois sur dix ça marche tout de même; mais, une ou deux fois sur dix, il se présente une de ces petites difficultés de traitement que j'appelle les finesses du traitement de la blennorragie. Si on les méconnaît, la gonococcie chronique se développe. Pour la guérir, il suffit de reconnaître à quelle difficulté on a affaire et de s'attaquer à elle, comme on aurait dû le faire depuis longtemps.

Malheureusement pour les malades, la plupart des urologues ne comprennent pas ainsi la question qui nous occupe.

Dès qu'ils se trouvent en présence d'une gonococcie chronique, ils se croient obligés d'utiliser contre elle leur arsenal le plus puissant et le plus brutal : instillations de nitrate d'argent et de sulfate de cuivre, traitement mécanique à l'aide de dilatateurs plus ou moins branchus. C'est ce que j'appelle de l'*excès de zèle.*

Les cautérisations fortes, appliquées au foyer lui-même, et seulement à lui, seraient capables de détruire les gonocoques touchés et seraient acceptables, mais utilisées sous forme d'instillations, qui, malgré leur prétention à la localisation de leur action, décapent en réalité tout l'urètre, elles ne peuvent être que nuisibles, tout d'abord parce qu'elles n'atteignent pas le foyer infecté, qui est en général extra-urétral, ensuite parce qu'elles détruisent le précieux épithélium cylindrique, défensif et phagocytaire, pour le remplacer par de l'épithélium plat, incapable de toute défense et logement parfait pour les futures infections secondaires.

Les instillations fortes dans la gonococcie chronique, loin de combattre la maladie, la favorisent et augmentent les dégâts qu'elle a déjà causés.

Mon regretté maître, le professeur Guyon, a fait assez de bonnes choses dans sa vie, pour que nous n'hésitions pas à condamner une de ses méthodes, du moment qu'elle est reconnue néfaste pour les malades.

J'ai exposé plus haut (page 188) mon opinion sur la dilatation dans les blennorragies récentes, même arrivées à l'état subaigu. Je la considère comme un procédé absolument inutile et plutôt très dangereux, fauteur d'épididymites, de littrites et de prostatites.

Dans le cours de la blennorragie chronique où la plus grande partie de la muqueuse urétrale est plus ou moins réfractaire aux gonocoques des foyers infectés, la dilatation est évidemment plus acceptable et peu dangereuse.

On conçoit qu'elle peut être capable de vider les foyers gonococciques par expression et de les conduire ainsi à la guérison, car l'évacuation régulière d'un vieux foyer de gonocoques dont les parois sont exemptes de toute inflammation est un moyen d'obtenir la désinfection de ce foyer.

Ce procédé a évidemment l'avantage d'être un procédé omnibus, il évite la peine de chercher le foyer et de reconnaître sa nature; atteignant tout l'urètre, il doit le rencontrer forcément. C'est ce qui plaît dans cette méthode. J'avoue franchement que, pour mon compte, je préférerais, dans l'intérêt des malades, un peu moins d'automatisme et un peu plus de bon sens, quitte à me donner un peu plus de peine pour parfaire le diagnostic et en déduire le traitement approprié à chaque cas.

Mais non, le traitement de la gonococcie chronique ne demande aucun déploiement de forces; les gonocoques sont, dans ces cas, affaiblis et beaucoup plus accessibles au traitement que dans la période aiguë, mais il faut savoir les attaquer là où ils sont et pas ailleurs.

Nous avons vu plus haut qu'il existe deux cas bien différents de gonococcie chronique :

Dans l'un, il s'agit tout simplement de malades qui ont plus ou moins abandonné à elle-même l'évolution de leur chaudepisse. Ils l'ont laissée s'éteindre d'elle-même progressivement ou l'ont plus ou moins masquée par l'usage prolongé des balsamiques.

Dans l'autre, il s'agit de malades qui ont été traités par des lavages bien faits et réguliers, mais auxquels il manquait un petit complément de traitement nécessité par une malformation ou un foyer méconnus du canal.

Dans le premier cas, on n'a qu'à faire subir au malade le traitement habituel de la chaudepisse. Ces malades, qui n'ont jamais été traités au permanganate, en éprouvent un effet immédiat et sont extrêmement faciles à guérir; huit à quinze jours de lavages suffisent en général dans ces cas.

J'ai le souvenir d'un malade qui m'avait été envoyé autrefois de la part du professeur FOURNIER. Il avait choisi pour m'éprouver le plus rebelle de ses clients, qui traînait une blennorragie depuis près d'un an. Il fut guéri en quatre ou cinq lavages. Je me rappelle que j'ai pu, sans être trop en retard, lui adresser dans la même lettre mes remerciements pour son amabilité et l'annonce de la guérison de son malade.

Dans le second cas, il faut avec soin rechercher le foyer qui sert de repaire au gonocoque et s'attaquer à lui énergiquement, tout en continuant le traitement par les lavages. C'est dans ce cas que l'on peut avoir avantage à utiliser un des succédanés du permanganate, s'il a été longuement utilisé avant nous. L'oxycyanure de mercure, l'argyrol avec crayons d'argyrol déposés au bulbe rendent de bons services en pareil cas (Voir page 188).

La plupart des foyers gonococciques chroniques sont accessibles à notre action; les anomalies du méat, surtout chez les hypospades, la valvule de Guérin profonde, les trajets para-urétraux, sont lavés à l'argyrol 20 o/o avec une petite canule fine, les foyers prostatiques sont évacués par massage. La prostate a une très grande part dans la gonococcie chronique et cette part est souvent méconnue [Perrin (353)].

Les abcès para-urétraux à coque enkystée incapables de résolution spontanée et les trajets fibreux qui en partent, pour déboucher souvent à grande distance, doivent être opérés chirurgicalement (voir page 230), de même que les glandes de Bartholin kystiques des femmes.

Les polypes, les végétations du méat, qui sont des repères indéfinis de gonocoques chez l'homme et chez la femme, doivent être supprimés de même.

Tout cela est à notre portée, seules les vésicules séminales sont en dehors de nos moyens d'action directe.

H. — *LES VÉSICULES SÉMINALES DANS LA GONOCOCCIE CHRONIQUE*

Il est incontestable que la vésiculite blennorragique constitue pour nous un foyer bien difficile à atteindre. Heureusement qu'elle n'est pas très fréquente; nous avons dit ce qu'il faut en penser au chapitre de la vésiculite blennorragique (page 253).

Je répète que ce diagnostic est très fréquemment faussement posé. Il ne faut pas prendre pour des vésiculites des vésicules pleines chez des individus qui n'ont pas coïté depuis longtemps.

Ce diagnostic est du reste très délicat à établir, car il est très difficile de recueillir isolément les produits de la vésicule, sans les mélanger avec ceux de la prostate. Comment affirmer qu'un liquide purulent obtenu par massage des vésicules ne vient pas de la prostate qui a été forcément un peu massée en même temps? L'analyse du sperme en totalité n'est pas plus probante. On ne peut se fier qu'aux sensations données par la palpation des vésicules et à l'incorporation des polynucléaires dans la gelée vésiculaire. Quelquefois néanmoins la suppuration de la vésicule est évidente, car la pression du doigt à son niveau fait manifestement sourdre du pus qui en vient.

Le massage régulier des vésicules infectées est évidemment à conseiller, bien entendu quand toute trace d'inflammation a disparu, autrement on produirait à coup sûr une épididymite; malheureusement il est plus ou moins évacuateur et, par suite, plus ou moins efficace.

Les évacuations spermatiques naturelles sont encore le meilleur moyen de vider les vésicules. C'est probablement à ces cas que s'appliquait le conseil donné autrefois par Doyen de coïter très souvent pour guérir rapidement une chaudepisse.

C'est un procédé peu recommandable, plus susceptible de produire des épididymites que d'amener la guérison.

En Amérique, le Dr Fuller, de New-York (136, 137), a préconisé le lavage direct des vésicules infectées avec l'argyrol. Pour cela, il incise le canal déférent dans la région du cordon scrotal, suivant une petite boutonnière verticale qui lui permet d'introduire une fine canule dans la lumière de ce canal. Il peut ainsi pousser dans la vésicule une injection dont une partie revient par l'urètre. Pour faciliter les injections suivantes, il laisse à demeure un crin de Florence dans la petite incision pour la maintenir béante.

Cette méthode a été expérimentée par les Drs François (129) et Hermans (180), en Belgique, et le Dr Luys, en France (299, 300).

Ce qui étonne un peu, c'est le nombre assez considérable d'opérations de ce genre que le Dr Fuller est appelé à pratiquer. Cela prouve une fois de plus combien les clientèles de blennorragiques diffèrent les unes des autres, suivant les pays et surtout suivant la façon dont est traitée la blennorragie aiguë.

Dans ma clientèle, les vésiculites blennorragiques ont été excessivement rares, si rares même que mon expérience à ce sujet est plus que modeste et qu'il m'est impossible de donner des conclusions fermes sur cette question.

On est naturellement tenté de soigner ces cas par la vaccination gonococcique, je l'ai essayé une fois, semble-t-il, avec succès. Un auto-vaccin à 25 milliards fait par le Dr Demonchy semble avoir amené la guérison définitive d'une vésiculite qui avait produit une rechute après coït en préservatif deux mois après la fin apparente d'une dernière blennorragie. Mais ce cas manque un peu de contrôle ultérieur.

On n'a pas idée combien il est difficile pour nous de nous faire une idée du résultat de nos traitements dans la blennorragie chronique. Nous comptons comme guéris des malades qui ne reviennent pas nous voir et qui récidivent à notre insu. Ces malades qui seraient pour nous très intéressants à examiner pendant leur période de latence, ne viennent évidemment pas nous voir pendant cette période de santé apparente et ne reparaissent qu'au moment de la rechute.

On ne peut se faire une bonne idée de la blennorragie chronique que sur les rares malades fidèles qui nous permettent d'assister à plusieurs de leurs rechutes et de les étudier dans les périodes intermédiaires.

CHAPITRE XIV

BLENNORRAGIE EXTRA-GÉNITALE

A. — *RECTITE BLENNORRAGIQUE OU BLENNORRAGIE ANO-RECTALE*

L'infection du rectum par le gonocoque est fréquente, les cas de contagion par cette voie ne se comptent pas. Elle est causée soit par le coït anal, soit par le contact direct des sécrétions vulvaires qui viennent baigner l'anus. Ce mode de contagion est très fréquent chez les petites filles atteintes de vulvo-vaginite gonococcique. On peut l'observer également dans le cours du traitement des femmes blennorragiques.

Elle est quelquefois aussi accidentelle et due à l'usage d'un thermomètre malpropre, passant de malade à malade et de vagin à rectum.

Cette localisation, assez difficile à déceler par l'examen direct, se reconnaît parfois, mais pas toujours, à un certain état de rougeur et d'irritation de l'anus, dans les plis duquel on peut déjà constater la présence d'une légère sécrétion purulente, garnie de gonocoques, parmi lesquels beaucoup de libres.

C'est probablement de cette affection que veut parler Rabelais, quand il attribue au trou du cul de Carême-prenant l'aspect d'un « mirouoir crystallin ».

L'édition *variorum* de Rabelais, chez Dalibon (Paris, 1823) (commentaires par Esmangart et Éloi Johanneau), explique ainsi cette définition :

« Allusion à cette maladie honteuse (la cristalline) qui suit le péché antiphysique à laquelle l'auteur donne à entendre que conduit le régime échauffant et aphrodisiaque du carême. »

Le malade se plaint de démangeaisons et de chaleur à l'anus. Il observe des mucosités purulentes à la surface de ses selles. Il suffit de lui demander de prélever un peu de ces sécrétions sur une lame de verre, ou dans un verre de montre, pour y constater en abondance, au milieu de la flore intestinale, les gonocoques caractéristiques.

J'ai exposé en 1926 (243) à l'Association française d'urologie quelques cas de blennorragie anale, c'est-à-dire de blennorragie localisée à l'anus et à la région sphinctérienne chez la femme. Cet accident est dû à une contamination directe de l'anus par les sécrétions vulvaires.

Dans ces cas, un petit bloc de pus contenant beaucoup de gonocoques libres et peu d'inclus, précède les matières, au lieu d'être accolé à leur surface. L'anus est humide, irrité, sécrétant. Cette affection guérit fort bien sous l'influence des crayons à l'argyrol dont nous parlerons plus loin. Il faut les immobiliser à l'aide d'un tampon dans la région sphinctérienne et non les pousser au delà.

Cet accident doit se produire fréquemment chez les petites filles atteintes de vulvo-vaginite blennorragique. Il faut le rechercher avec soin.

Quelle que soit son origine, vénérienne ou accidentelle, la blennorragie rectale constitue un foyer important de la blennorragie féminine et masculine.

Bien souvent une femme suspecte d'avoir provoqué une contagion nous est amenée et nous ne trouvons rien, absolument rien dans les repaires génitaux et urinaires habituels de la blennorragie féminine. On est tenté dans ce cas d'éliminer toute pensée de contagion et d'incriminer une rechute d'une ancienne blennorragie chez le conjoint.

Avant d'arriver à cette conclusion, pensons au rectum. C'est bien souvent là que nous trouverons la clé du problème.

Traitement de la rectite blennorragique.

Le traitement de cette affection consiste en lavages extérieurs de l'anus et en lavements d'un demi-litre, pris en deux fois et aussitôt rendus, d'une solution isotonique de permanganate de potasse de 0gr,15 à 0gr,25 0/00. Ces lavements doivent être pris aussitôt après la selle, facilitée ou non par un petit lavement préalable à l'eau physiologique et renouvelés tous les jours.

Je profite de chaque séance de traitement, pour introduire dans le sphincter un petit crayon à l'argyrol de 5 à 10 o/o, que je fixe à demeure avec un tampon d'ouate. Il contribue à désinfecter les plis de l'anus.

La guérison est, en général, très facile à obtenir.

La vérification de la guérison demande beaucoup de patience et des examens répétés des sécrétions apportées par le malade.

On lira avec fruit sur ce sujet l'intéressante monographie de LÉVY-WEISSMANN, parue en 1923, dans le *Journal d'urologie* (295).

Les suites éloignées de la rectite blennorragique sont constituées par des sténoses plus ou moins serrées du rectum, accompagnées de rectite chronique et de sphinctéralgies.

La diathermie a donné d'excellents résultats pour le traitement de ces affections entre les mains de BENSAUDE et de son élève Paul MEYER (29).

B. — *OPHTALMIE BLENNORRAGIQUE*

L'ophtalmie blennorragique ou gonococcique est due à la culture des gonocoques transportés des organes génitaux à la surface de la conjonctive.

Le mode de contagion est variable : pour les nouveau-nés, elle est due au contact direct de l'œil avec les sécrétions gonococciques de la mère, au moment de l'accouchement. Les adultes, qui se mettent dans le même cas, peuvent subir le même sort.

Les blennorragiques peuvent se contagionner, en portant à leurs yeux leurs doigts souillés de leur propre pus.

Enfin les médecins et les infirmières peuvent être contagionnés par des jets de pus blennorragique provenant des malades qu'ils traitent, en particulier des enfants atteints d'ophtalmie blennorragique. Les projections des lavages urétraux sont également à redouter pour eux. Il est sage pour nous de porter de larges lunettes, au moins pour les premiers lavages des blennorragies aiguës.

Je n'insiste pas sur les caractères bien connus de l'ophtalmie gonococcique qui, si on n'intervient pas à temps, ne tarde pas à provoquer l'ulcération de la cornée, puis la panophtalmie et la perte de l'œil. En temps de paix, la plupart des aveugles doivent leur infirmité à cette affection.

Traitement de l'ophtalmie blennorragique.

N'ayant jamais rencontré d'ophtalmie blennorragique dans ma clientèle, j'ai peu d'expérience à ce sujet. Il me semble néanmoins que le traitement le plus logique serait le suivant : pratiquer une fois au moins, plutôt deux fois par jour, un grand lavage de l'œil, des culs-de-sac conjonctivaux, des cils et des paupières avec le permanganate de potasse de 0gr,15 à 0gr,20 0/00. Ce lavage se fait au bock avec une canule de verre.

Emploi ultérieur constant, jour et nuit, de compresses d'eau boriquée chaude.

S'il n'y a qu'un œil d'atteint, protéger l'autre par des compresses pendant les soins. Chez l'adulte, l'occlusion complète de l'œil sain constituerait une bonne mesure de précaution.

Entre les lavages de permanganate, il faut faire faire par les gardes une instillation d'argyrol à 20 0/0 toutes les trois heures.

Suivant les progrès des jours suivants, le taux de cette instillation est baissé à 10 0/0.

A la clinique Baudeloque, on fait trois fois par jour un lavage de permanganate à 0gr,20 0/00 et, entre temps, deux fois par jour, une instillation d'argyrol à 10 0/0.

Comme préventif en cas de danger d'infection gonococcique de l'œil, soit chez l'adulte, soit chez l'enfant à la naissance, je préconise et j'emploie pour moi-même l'argyrol à 20 0/0.

A la clinique Baudeloque, on semble avoir peu de confiance dans cet agent et on s'en tient à la vieille méthode de CRÉDÉ, qui consiste à utiliser en instillation le nitrate d'argent à 2 0/0.

Un grand nombre d'observations de résultats heureux et rapides de la vaccination gonococcique en cas de blennorragie oculaire ont été publiés. Je crois qu'il n'y a aucun inconvénient à utiliser cette méthode, en plus du traitement local bien entendu. Elle ne peut en aucun cas se substituer à lui.

L'urgence absolue d'un traitement rapide en cas d'ophtalmie blennorragique est acceptée par tous les médecins; il est étrange, dans ces conditions, que, connaissant les ravages exercés par la libre évolution de la gonococcie dans un œil, on puisse avoir l'idée d'abandonner à elle-même la culture gonococcique urétrale, comme le font les partisans de la méthode du laisser-couler.

C. — *STOMATITE GONOCOCCIQUE*

La stomatite gonococcique a été observée chez les nouveau-nés, elle est due à la même cause que leur ophtalmie [ROSINSKI, 1891 (374), LEYDEN, 1893 (296), KAST, 1894 (256)].

Chez l'adulte, cette affection a été décrite [JESIONEK, 1898 (255)]. Je n'en ai, pour ma part, jamais observé un seul cas, les chances de contagions génito-buccales sont pourtant bien fréquentes. Il semble que la bouche soit un mauvais terrain de culture pour le gonocoque. Dans les cas observés, on constate une sécrétion sanieuse des gencives, accompagnée de rougeur et d'exulcérations de la muqueuse buccale. Quelques lavages de permanganate en auraient facilement raison.

L'observation de stomatite gonococcique de l'adulte publiée en 1925 par C. KLEPPER (261) est très intéressante parce qu'elle montre bien dans quelles conditions la stomatite blennorragique peut s'installer chez l'adulte : il s'agit d'une infirmière qui présentait précédemment de l'irritation banale de la bouche avec petites ulcérations et qui fut appelée à soigner un enfant atteint de blennorragie urétrale, elle contracta une stomatite gonococcique bien caractérisée.

CHEVELLE et GEORGEL, de Nancy (62), ont publié un cas de gonococcie buccale qu'ils considèrent avec raison comme un cas de stomatite métastatique. Elle survint à deux reprises différentes chez un jeune homme, à l'occasion de deux poussées successives de blennorragie. On ne trouva pas de gonocoques dans les sécrétions buccales ; la seconde poussée fut rapidement guérie par le sérum antiméningococcique de DOPTER.

Il existe des cas très rares de *blennorragies contractées par coït buccal.* J'en ai observé trois bien authentiques. Ils se produisent dans les maisons publiques. Il ne s'agit pas là de stomatite gonococcique, mais d'un transport buccal de gonocoques d'un client à un autre.

CHAPITRE XV

PROPHYLAXIE BLENNORRAGIQUE

A. — *PROPHYLAXIE BLENNORRAGIQUE CHEZ L'HOMME*

L'énorme fréquence de la blennorragie, ses dangers et ses suites souvent si redoutables pour les individus et pour les familles ont enfin mis à l'ordre du jour les moyens prophylactiques capables de diminuer le nombre des contagions, tant par des règles sanitaires appliquées aux prostituées que par des procédés simples de désinfection conseillés à ceux qui les affrontent.

Dans une note de pratique journalière du *Journal d'Urologie* (214) (mars 1913), je posais ainsi la question de la prophylaxie blennorragique :

Pour pratiquer avec efficacité la prophylaxie de la blennorragie, il faut :

1° Connaître le degré de réceptivité que l'on possède;

2° Connaître la nature du danger auquel on s'expose;

3° Savoir le conjurer.

Le degré de réceptivité des hommes est très variable. Combien de fois n'entendons-nous pas les récriminations des malheureux, toujours contaminés qui envient leurs amis beaucoup plus aventureux et pourtant toujours indemnes. Je les appelle les abonnés au gonocoque.

Ces conditions plus ou moins grandes de réceptivité tiennent à la longueur et à l'étroitesse du prépuce, à la consistance de la muqueuse de la fosse naviculaire, à la grandeur du méat, à sa béance, à ses irrégularités anatomiques.

Un prépuce long, étroit et mal tenu, difficile à laver, retient les gonocoques et facilite l'infection de l'urètre.

La muqueuse tendre et fine des individus jeunes, des blonds et des roux est particulièrement infectable.

Un méat très large, surtout s'il s'ectropionne ou devient béant au moment du maximum de l'érection, est encore une cause de réceptivité. *Il ne faut pas abuser de la méatotomie chez les jeunes gens;* si elle est nécessaire, il faut se contenter du minimum d'agrandissement indispensable. Je retrouve aujourd'hui, parmi les habitués de la chaudepisse, plusieurs malades autrefois très largement méatotomisés par le Dr Reliquet, sous le prétexte de guérir ainsi leur goutte militaire.

Les méats irréguliers, garnis de fossettes muqueuses, de canaux para-urétraux, les méats ouverts bas, les méats en morsure de sangsues, en ancre, qui constituent le premier degré de l'hypospadias, enfin les vrais hypospades eux-mêmes sont, surtout ces derniers, voués à la chaudepisse.

La connaissance de ces faits nous permet de mettre en garde nos malades contre de nouvelles atteintes et de proportionner les précautions prophylactiques que nous leur recommandons à leur degré de réceptivité. Les vrais hypospades, par exemple, ne devraient jamais coïter sans un préservatif, tandis que les autres peuvent se contenter des procédés de lavage et d'antisepsie dont nous allons parler.

Bien connaître la nature du danger auquel on s'expose est également de la dernière importance, pour arriver à se préserver de la blennorragie.

Il faut tout d'abord être convaincu que toute prostituée et même toute demi-prostituée possède en permanence des gonocoques, en général peu dangereux dans les pays où elles se tiennent très propres.

L'état vénérien des prostituées est en effet le suivant : *Blennorragie active, seule ou accompagnée de syphilis récente chez les jeunes, blennorragie latente toujours contagieuse et syphilis ancienne qui peut cesser de l'être chez les plus âgées.*

Il faut considérer comme particulièrement dangereuses :

1° Toute femme nouvelle. Le fait d'avoir des relations avec une femme pendant plusieurs semaines et même plusieurs mois, sans aucun inconvénient ne prouve pas du tout que cette femme n'ait pas la chaudepisse; néanmoins les probabilités de contagion avec elle sont moins grandes qu'avec une femme que l'on voit pour la première fois ;

2° Toute femme pendant ou immédiatement après la période

des règles, car c'est à ce moment que les porteuses de gonocoques chroniques redeviennent contagieuses ;

3° Toute femme non préparée au coït par une large ablution et une miction préalables, par exemple le matin au réveil ou dans les rencontres fortuites où toute ablution est impossible ;

4° Et surtout la femme au-dessus de tout soupçon, sous le fallacieux prétexte qu'elle est très chère, qu'elle est mariée ou qu'elle est la maîtresse d'un ami ; cette femme de toute confiance est la grande dispensatrice de la chaudepisse, par cela même qu'on ne la craint pas ;

5° En général, les femmes les plus jeunes, qui n'ont pas encore subi les effets bienfaisants de l'auto-vaccination gonococcique (voir à ce sujet le chapitre relatif au péril vénérien).

Ce danger est-il réellement si grand, la contagion est-elle nécessaire? Non, évidemment, et comme contre-partie à ce que je viens de dire, j'ajoute, qu'étant donné le nombre des coïts des prostituées, elle est plutôt rare, pour les raisons suivantes :

1° Parce que les gonocoques, au bout d'un temps relativement restreint, diminuent de nombre chez les femmes et se cantonnent dans des endroits d'où ils ne sortent pas très facilement ;

2° Parce que les femmes instruites par l'expérience prennent des précautions qui protègent leur partenaire : souvent elles urinent avant le coït et balayent ainsi leurs gonocoques urétraux, elles s'injectent et se lavent avec grand soin, elles se garnissent le vagin d'une éponge, qui protège le méat de l'homme des sécrétions cervicales, sécrétions du reste peu dangereuses, en dehors de l'époque des règles, à cause de leur très grande viscosité ;

3° Parce que l'homme lui-même urine souvent et se lave après le coït et se débarrasse ainsi des rares gonocoques que son méat a pu récolter.

Connaissant bien le danger, comment peut-on pratiquement le conjurer?

1° *Hygiène génitale, savonnage.*

On peut rendre la miction après le coït encore plus efficace, en serrant et relâchant alternativement les lèvres du méat, pour projeter l'urine avec force et par saccades, et en frottant l'une contre l'autre les parois de la fosse naviculaire, pendant le passage de l'urine.

On a dit que le simple lavage après les rapports était impuissant à combattre l'infection; c'est une grosse erreur, et il est facile de s'en rendre compte, dans la pratique, par la fréquence des cas de contagion provoqués par les coïts en cabinets particuliers, en fiacres, etc., où ni la femme ni l'homme ne peuvent se livrer à ces soins de propreté.

J'ai vu nombre de fois des hommes avoir, pendant des mois, des rapports constants avec une maîtresse blennorragique, sans contracter la chaudepisse et la prendre régulièrement avec elle le jour où ils omettaient de se laver après un rapport.

Nous sommes donc déjà en possession de plusieurs éléments très simples de prophylaxie antiblennorragique :

Miction de la femme avant le coït, lavage de la femme et introduction d'une éponge vaginale d'une part;

Miction de l'homme et lavage soigneux de la verge après le rapport d'autre part.

J'y ajouterai l'*abstention de rapports pendant et immédiatement après les règles*, à cause de la poussée gonococcique qui se produit toujours à ce moment; cette loi n'a pas été omise par les religions basées sur l'hygiène.

Malheureusement, ces éléments de prophylaxie n'existent guère que dans une catégorie relativement élevée de la prostitution; il faudrait chercher à les généraliser autant que possible dans la prostitution de bas étage, par l'instruction des femmes et des hommes; c'est ce que les sociétés de prophylaxie cherchent à faire par des recommandations données aux prostituées et par des tracts délivrés aux clients des consultations vénériennes et aux jeunes soldats.

Ce sont, en effet, les seuls moyens de prophylaxie que nous puissions offrir aux classes inférieures de la société, les autres procédés étant soit coûteux, soit difficiles à utiliser. On pourrait pourtant, à mon avis, les rendre encore plus parfaits, en cherchant à vulgariser le savonnage après les rapports. Cet excellent moyen de préservation n'est en effet pas habituel : dans aucun des endroits où se pratiquent les rencontres des prostituées et de leurs clients, il n'est mis de savon à la disposition de ces derniers. C'est très regrettable, car il est certain que cette mesure si simple serait très efficace. Il est vrai qu'elle exigerait, pour conserver sa valeur, un dispositif particulier.

On pourrait difficilement admettre l'usage d'un unique pain de savon, passant de main en main, ce serait répugnant, voire même dangereux; il faudrait y substituer l'établissement, dans tous les repaires de la prostitution, de distributeurs de petits savons individuels que les tenanciers auraient intérêt à faire prendre à leurs clients, à cause du bénéfice qu'ils en tireraient.

Un tel dispositif ne coûterait absolument rien, car les sociétés de distribution ne demandent qu'à établir gratuitement leurs appareils dans le plus grand nombre d'endroits possibles.

J'ai eu l'honneur de proposer cette mesure à la Société de prophylaxie sanitaire et morale de Paris, elle n'a pas été acceptée.

Une puissante maison qui cherchait à lancer à cette époque un savon antiseptique en tout point parfait pour cet usage me proposa d'offrir à cette société l'établissement gratuit de milliers de distributeurs de ce savon dans toutes les chambres des maisons de prostitution et des garnis.

Cette proposition reçut l'accueil que l'on peut penser: mes collègues se seraient crus déshonorés de s'associer à une semblable réclame.

Et pourtant, s'ils l'avaient adoptée, ils auraient certainement diminué les contagions vénériennes de 50 o/o au moins.

Je suis toujours convaincu que cette mesure protégerait plus d'individus que toutes les lois qu'on pourra faire pour réglementer la prostitution et la rendre hygiénique, ce qui est une parfaite utopie.

Pour la classe éclairée et aisée, la question est toute différente; nos procédés de protection pourront être beaucoup plus efficaces, car nous ne regarderons plus au prix d'achat des moyens prophylactiques et nous pourrons avoir confiance dans la façon dont ils seront employés par des gens intelligents et soucieux de leur santé. Ces procédés plus précis et qui, du reste, n'excluent pas les autres, sont les suivants :

2° *Condom.*

C'est évidemment le meilleur moyen de protection contre la chaudepisse, à la condition qu'il ne crève pas et qu'il n'abandonne pas la verge. Je dois pourtant dire qu'il m'est arrivé, quelques très rares fois, de voir des chaudepisses contractées malgré l'emploi d'un condom qui semblait s'être bien comporté : la contagion a eu probablement lieu dans ces cas par un transport de mucosités sur le méat, en retirant le condom.

Malheureusement, ce moyen de protection est peu estimé pour toutes les raisons que l'on connaît. A ceux qui aiment mieux courir quelques risques de plus que de diminuer leur plaisir, nous pouvons proposer les moyens suivants :

3· *Remplissage de l'orifice urétral avec de la vaseline avant le coït.*

Ce procédé est peu utilisé, il avait néanmoins autrefois une grande vogue parmi les étudiants. C'est un bon procédé, surtout si on a la prudence de ne pas prolonger le rapport après l'éjaculation et si on le complète par un bon savonnage après le coït.

Ce procédé n'est pas nouveau : j'ai retrouvé dans un vieux livre sans date d'un chirurgien d'armée, nommé Marie, une recette du même genre pour éviter la chaudepisse et remplacer le condom qui venait d'être inventé. Elle consiste à se faire une onction sur la verge et l'orifice, avant le rapport, avec de l'huile d'amandes amères rougie avec de l'orcanette et aromatisée avec de l'essence de canelle.

4° *Lavage extérieur au sublimé ou à l'oxycyanure de mercure de toute la région génitale et en particulier de l'orifice immédiatement après le coït.*

Il y a très longtemps que je préconise cette méthode et j'ai pu en apprécier le bon effet par la constatation de ce fait que, bien des fois, mes clients m'ont dit que c'était précisément le jour où ils ont omis de faire ce lavage qu'ils ont été réinfectés.

Voici comment je recommande de le pratiquer : uriner après le coït, suivant la méthode décrite ci-dessus, puis se savonner soigneusement toute la région génitale, en insistant sur les plis du prépuce et du frein. Préparer une solution de $0^{gr},50$ à 1 gramme 0/00, en mettant une feuille de papier au sublimé de Balme ($0^{gr},50$ par feuille) dans à peu près un litre d'eau (1/2 litre à 1 litre). Attendre cinq minutes que la feuille ait abandonné la plus grande partie du sublimé qu'elle contient, remuer la solution, pour obtenir un bon mélange et retirer la feuille. Cette dernière recommandation n'est pas superflue, car j'ai vu des brûlures du méat chez plusieurs malades qui ont poussé le zèle jusqu'à rouler la feuille et à se l'introduire dans l'urètre.

Je recommande le papier au sublimé, malgré ses défauts possibles de dosage et l'incertitude relativement à la quantité de sublimé qu'il livre à l'eau, parce que ce dosage m'importe peu : de 0gr,25 0/00 à 1 gramme 0/00, l'action antiseptique est parfaite et la tolérance de la muqueuse de la fosse naviculaire bien suffisante.

Son grand avantage consiste dans ce qu'il est très portatif. On peut le laisser à demeure dans son portefeuille, où on le trouve toujours prêt à servir, en cas de besoin. Tandis que les étuis de pastilles ont de grandes chances d'avoir été oubliés le jour même où ils auraient été utiles.

Du reste, je considère comme très dangereuse la circulation de paquets ou de comprimés de sublimé, qui peuvent tomber entre les mains d'enfants ou d'ignorants et causer de graves accidents.

Une de mes malades a avalé un comprimé de 0gr,50 d'oxycyanure de mercure, croyant prendre un comprimé d'aspirine.

La solution de sublimé ainsi préparée, bien entendu dans de l'eau non savonneuse, le sujet pratique un second lavage aussi complet que possible, en insistant sur l'orifice de l'urètre, qu'il maintient largement béant de la main gauche, pendant que, de la main droite, il remplit de solution la petite cavité ainsi formée. Il obtient ainsi un petit bain qui remplit la partie antérieure de la fosse naviculaire et qu'il y laisse séjourner pendant une bonne minute, en tenant la verge verticale.

Un lavage soigneux des lèvres du méat, des plis du prépuce et du frein complète ces précautions prophylactiques.

Si l'on ressent un peu de cuisson après ce lavage, il est prudent de refaire la même opération avec un peu d'eau simple, pour débarrasser la muqueuse du sublimé qui l'imbibe encore.

Il est bien entendu que, si ce lavage ne peut être fait chez la femme même, il faudrait le pratiquer ailleurs le plus tôt possible.

Le sublimé peut être remplacé par l'oxycyanure ou le cyanure de mercure aux mêmes doses. Il serait à désirer que nous ayons à notre disposition des papiers à l'oxycyanure de mercure dosés à 0gr,50 par feuille.

Ce procédé n'est pas absolu, surtout chez les individus dont l'orifice urétral est étroit et anfractueux. J'ai soigné plusieurs malades qui avaient contracté la blennorragie, malgré son emploi, mais je suis convaincu qu'il en a protégé beaucoup d'autres.

Cette méthode du papier au sublimé n'est recommandable que pour la prophylaxie immédiate, faite immédiatement après le coït. Si on doit la reporter à quelques heures plus tard (autant que possible, ne pas dépasser trois heures), il est bien préférable d'avoir recours, en rentrant chez soi, à un bon lavage extérieur avec une solution exactement dosée que l'on conservera toute prête pour cet usage.

Pour cette prophylaxie à domicile, voici la méthode que je préconise : se procurer un litre d'oxycyanure de mercure, à la rigueur de cyanure de mercure, à 1 gramme 0/00; armer ce litre d'un siphon dont la courte branche sera proportionnée à la hauteur de ce litre et dont la longue branche aura 80 centimètres.

Pour éviter la manœuvre du robinet ou de la pince, adaptons à l'extrémité de cette longue branche une canule de Piccinini

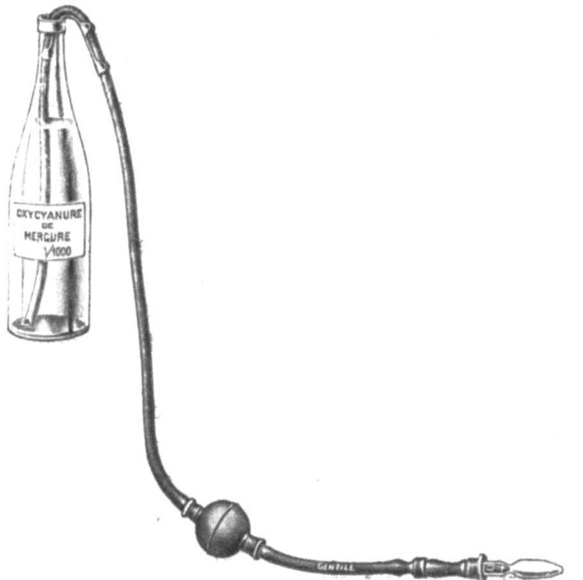

FIG. 134. — Laveur prophylactique à distance de JANET.

(*fig.* 31). Cette canule fermée par un obturateur intérieur laisse couler le liquide au moindre effort d'allongement. Le siphon étant amorcé par remplissage de la branche courte ou, grâce à une poire d'amorcement, la canule étant ouverte, l'appareil est prêt à fonctionner (*fig.* 134).

En rentrant chez soi, après un coït suspect, on prend la verge de la main gauche, on entr'ouvre aussi complètement que possible le méat et, de la main droite qui saisit et ouvre la canule, on asperge *à distance* cet orifice en dardant le jet dans tous ses recoins. On termine l'opération en aspergeant de même toute la verge et, en particulier, les plis du prépuce et les sillons du frein. On peut ainsi se protéger contre les deux risques. Un quart de litre suffit largement pour toutes ces ablutions. La canule ne touchant pas le méat, n'a pas besoin d'être stérilisée.

Le Dr QUEYRAT, qui est partisan comme moi de la prophylaxie par les lavages extérieurs, recommande pour éviter la syphilis la solution de cyanure de mercure à 1 o/oo. Cette solution serait un peu forte pour la fosse naviculaire, en utilisant le procédé du siphon, car le lavage peut, dans certains cas, dépasser ses limites et atteindre l'urètre lui-même. C'est pour cela que je me suis longtemps tenu à la solution à 0,50 o/oo, très suffisante pour le gonocoque et probablement aussi pour le spirochète. Des essais plus récents m'ont prouvé que l'on pouvait parfaitement et sans irritation notable utiliser la dose de 1 o/oo, proposée par Mr QUEYRAT.

5° *Méthode de Crédé et injections antiseptiques.*

Cette méthode, qui a donné de si excellents résultats pour la protection des yeux des nouveau-nés contre le gonocoque maternel, devait être forcément aussi appliqué à l'urètre de l'homme.

HAUSSMANN, de Berlin (171), a proposé d'injecter à la seringue dans la fosse naviculaire immédiatement après le coït ou, au plus tard, un quart d'heure après, dix gouttes de nitrate d'argent à 2 o/o.

BLOKUSEWSKI, de Daun (32, 33), préfère l'instillation au compte-gouttes dans la fosse naviculaire (1/2 à 3/4 de centimètre de profondeur) de quelques gouttes de la même solution. Cette méthode obtint l'appui de NEISSER (335).

WELANDER, de Stockholm, propose d'injecter dans l'urètre 5 à 6 grammes de protargol à 4 o/o. Dans une série d'expériences qu'il fit, il obtint la désinfection jusqu'à cinq heures après l'inoculation. Après cinq heures, l'infection a lieu.

ULMANN, de Vienne, propose une injection de sublimé à 1 0/000 alcalinisée par le bicarbonate de soude, mais WELANDER objecte que le sublimé à 1 0/000 ne tue pas le gonocoque en cinq minutes et il le prouve par expérience.

FRANCK, de Berlin (132), reprend la méthode de BLOKUSEWSKI en remplaçant le nitrate d'argent à 2 0/0 par le protargol à 20 0/0 et, pour démontrer l'efficacité de cette méthode, il se livre à une série d'inoculations sur l'homme, qui seraient assez mal vues dans notre pays. La conclusion, assez naturelle du reste, des expériences de ces différents auteurs c'est que, si on introduit dans la fosse naviculaire, immédiatement après le coït, ou le plus tôt possible après, une forte solution antiseptique, la blennorragie est avortée presque à coup sûr.

Les Allemands ont beaucoup perfectionné cette méthode, en particulier BLOKUSEWSKI. Les instruments mis par eux dans le commerce correspondent à quatre types.

a. — LE SAMARITER DE BLOKUSEWSKI (*fig.* 135).

Petit compte-gouttes cylindrique armé d'un côté d'un petit bec de 8 millimètres de long et de l'autre d'une membrane de caoutchouc. A chaque pression sur cette membrane, il sort une goutte par le bec. Cette goutte tombe en bavant et ne peut en aucune façon être projetée au delà des limites de la fosse naviculaire, ce qui est très important, étant données les grosses doses employées : nitrate d'argent, 2 0/0; protargol, 20 0/0; albargine, 10 0/0; argyrol, 20 0/0.

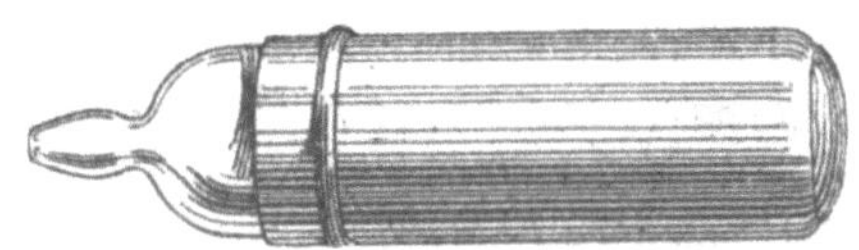

FIG. 135. — Samariter du Dr BLOKUSEWSKI.

Cet appareil peut servir plusieurs fois mais ne peut être rempli à nouveau. Le Radlauer Samariter a un bouchon d'ébonite qui se dévisse et permet de nouveaux remplissages (Trousse Spa).

Ludwig SPITZER, de Vienne (407), préconise un samariter en forme de crayon que l'on peut suspendre à sa chaîne de montre ou avec ses clés.

Au samariter ordinaire est annexé un petit tube à peinture renfermant une crème protectrice. C'est une masse de cire et de savon qui contient 1gr,6 0/0 de formaline. Elle est destinée à enduire la verge avant le coït, pour protéger les petites érosions qu'elle peut présenter.

Le samariter a été copié en France d'une façon déplorable, en remplaçant la membrane de Blokusewski par un simple tube de caoutchouc de compte-gouttes qui est capable de projeter le liquide à plusieurs centimètres de distance. L'utilisation d'un tel appareil serait excessivement dangereuse.

b. — Le Viro (*fig.* 136).

Petit tube à peinture ne servant qu'une fois, son petit bec olivaire facilite l'entrée dans la fosse naviculaire.

Le sel d'argent, protargol à 20 0/0, est dissous dans une masse gélatineuse hydrolée et isolée de la paroi d'étain par un tube de papier. On recommande de vider dans la fosse naviculaire tout le contenu du tube, de fermer ensuite le bout du canal en le pinçant légèrement entre le pouce et l'index, de façon à laisser pendant environ quinze secondes la masse dans l'urètre. On sèche ensuite extérieurement avec le coton entourant chaque tube.

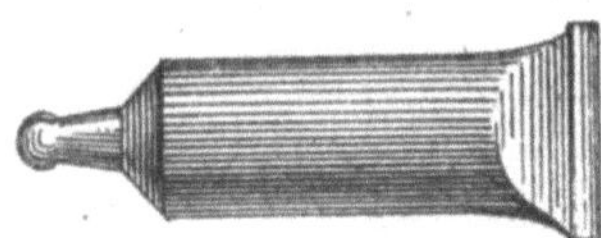

Fig. 136. — Viro.

Cette opération peut à la rigueur être faite jusqu'à deux ou trois heures après le coït. Avant le coït, onction de la verge avec une crème protectrice contenue dans un tube plus grand et formée de cérates et d'oléates. A ce même type correspond en plus grand :

c. — Le Protector (*fig.* 137).

Gros tubes à peinture à gros bec conique en caoutchouc protégé par un bouchon métallique à vis. Il contient une masse gélatineuse incolore contenant du salicylate de mercure. On l'utilise avant et après le coït.

On recommande d'uriner un quart d'heure à une demi-heure après, car il n'est pas nécessaire de laisser agir le médicament plus longtemps.

Au contraire, Blokusewski recommande d'uriner avant d'utiliser le samariter, surtout si on se sert de celui qui contient du nitrate d'argent car, sans cela, les mucosités adhérentes à l'urètre

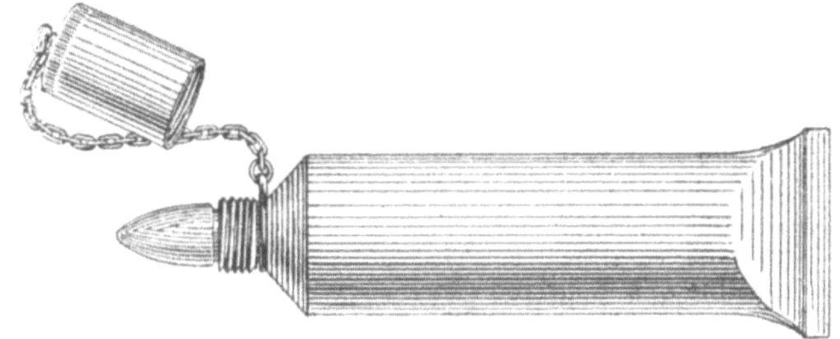

Fig. 137. — Protector.

seraient coagulées et ne permettraient pas à la solution d'atteindre la muqueuse.

d. — Le Sanitas de Blokusewski.

Petite ampoule de verre terminée de chaque côté par un bec olivaire (*fig.* 138) et remplie d'albargine à 8 o/o. Ses deux orifices sont bouchés à la cire ; il suffit de les déboucher et d'introduire un des becs dans le méat pour que le contenu s'écoule sans aucune pression.

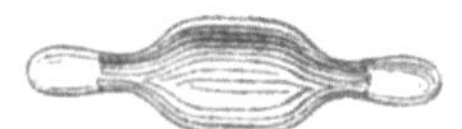

Fig. 138. — Sanitas de Blokusewski.

e. — Le prophylactol de Frank (132) (*fig.* 139).

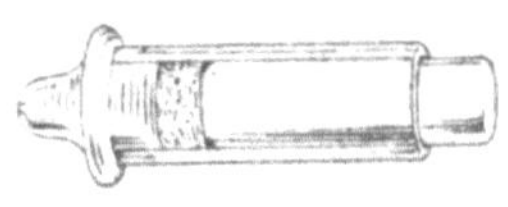

Fig. 139. — Prophylactol de Franck.

Petite ampoule-seringue contenant du protargol à 20 o/o. Le bec arrondi est également bouché à la cire. Un petit tampon obturateur sert de piston. On le pousse à l'aide d'une petite tige de verre.

f. — Le gélotube du Dr Gauducheau (138).

Il pare, pour lui, aux deux risques : syphilis et blennorragie. Il contient une pommade ainsi composée :

Cyanure de mercure	0,075
Thymol	1,75
Calomel	25
Lanoline	50
Vaseline	90

Cette formule a été depuis modifiée ainsi :

Cyanure de mercure	0,10
Thymol	1,75
Calomel	25
Lanoline	50
Huile de vaseline	10
Vaseline q. s. pour 100 soit	13,15

Cette pommade est contenue dans un tube de gélatine à bec pointu qui permet de la répandre sur toute la verge pour la préservation de la syphilis et d'en introduire un peu dans la fosse naviculaire pour la préservation de la blennorragie (*fig.* 140).

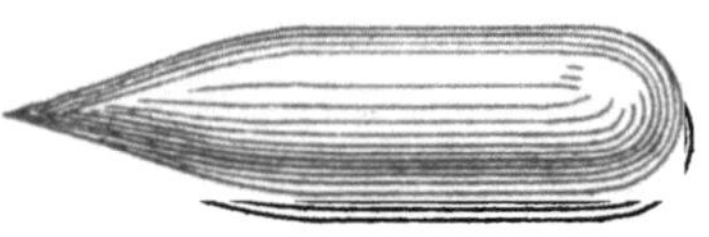

FIG. 140. — Gélotube du Dr GAUDUCHEAU

J'ai, moi-même (239), essayé d'utiliser, dans ce but, de petits crayons antiseptiques fixés dans la fosse naviculaire à l'aide d'un condom, mais je ne suis pas encore arrivé à mettre au point ce procédé, qui aurait l'avantage de nous permettre de réduire énormément la dose du médicament employé à cause de la longue durée de son séjour dans la fosse naviculaire.

Il n'est pas indifférent, en effet, de réduire au minimum l'irritation urétrale causée par ces moyens prophylactiques.

Pendant la guerre, les Américains avaient créé des permanences prophylactiques où les soldats devaient se rendre dans les trois heures qui suivent l'exposition à l'infection. Toute défaillance dans l'exécution de cet ordre était considérée comme un manquement au devoir et entraînait des mesures disciplinaires.

Pour ne parler que de ce qui avait trait à la chaudepisse : le pénis était lavé à l'eau et au savon, en rétractant le prépuce et en mettant à nu le gland et le sillon balano-préputial, puis on pratiquait une injection, remplissant l'urètre, d'une solution de protargol à 2 0/0, on la gardait cinq minutes, puis on permettait au liquide de s'échapper complètement. La seringue était nettoyée et trempée dans une cuvette contenant de l'acide phénique à 5 0/0 ou du sublimé à 0,50 0/00.

Ce traitement prophylactique protégea probablement un grand nombre d'hommes de la chaudepisse, mais détermina, paraît-il, un nombre important d'urétrites simples, si bien que la dose de l'injection fut réduite à 1 0/0.

Le Dr GUIARD (153) a obtenu de bons effets de simples injections préventives au permanganate très léger.

Pour ma part, j'estime que ces injections à la seringue constituent un procédé dangereux entre les mains peu soigneuses qui les utilisent et je les considère comme inacceptables au point de vue prophylactique. Outre les dangers d'infection vésicale qu'elles présentent, leur moindre défaut serait de provoquer presque à coup sûr des urétrites simples chez les sujets qui en feraient un usage constant.

Les instillations de la fosse naviculaire ne sont pas, à cet égard, exemptes de tout reproche.

Une bonne étude a été faite à ce sujet par R. DE CAMPAGNOLLE (83).

Il a expérimenté la méthode BLOKUSEWSKI-FRANK avec le protargol 20 0/0 ou l'albargine 10 0/0 pendant trois ans sur 132 hommes. Sur ces 132 hommes, 76 peuvent être considérés comme sincères. Sur ces 76 individus, 6 prirent la chaudepisse; sur ces 6, 3 avaient pratiqué l'instillation immédiatement et 3 dans les heures qui suivent le coït. Sur ces 6 contaminés, 5 avaient uriné immédiatement après le coït.

34 eurent des urétrites irritatives dont 3 allèrent jusqu'à la partie postérieure et la prostate.

Dans 5 cas, il y eut de l'infiltration circonscrite.

L'auteur n'est donc pas partisan de ce genre de prophylaxie qui n'est pas sans inconvénient et qui ne préserve pas de la syphilis. Il préfère de beaucoup le condom.

FINGER (124) est du même avis, il se prononce contre l'emploi des instillations prophylactiques qu'il ne juge ni totalement efficaces, ni inoffensives.

Dans ces derniers temps, on a lancé dans le commerce, en France, un grand nombre d'appareils prophylactiques.

Tout d'abord ils représentèrent une simple copie des appareils allemands; ils contenaient comme eux divers sels d'argent à dose concentrée, protargol, argyrol. Le grand reproche que l'on peut faire à ce genre d'appareils, c'est que tous ces sels d'argent sont très altérables à la longue et ne supportent pas le long séjour que le commerce leur impose dans les officines et, plus tard, dans la poche des gens prévoyants. Pour éviter ce reproche et peut-être aussi pour ne rien avoir à envier au gélo-tube du Dr GAUDUCHEAU qui prétendait s'attaquer aux deux risques, quelques fabricants ont remplacé les sels d'argent par une pommade au colomel additionnée de thymol.

Quoi qu'il en soit, il m'arrive très fréquemment de voir des blennorragies contractées malgré l'emploi de ces appareils prophylactiques du commerce.

Je m'en tiens donc, comme je le disais plus haut, pour la prophylaxie des deux risques, à la désinfection extérieure et de la fosse naviculaire par une solution antiseptique mercurielle (sublimé, oxycyanure ou cyanure de mercure à 0gr,50 0/00 et même 1 0/00, utilisée sous forme de papier au sublimé, pour la désinfection immédiate, ou sous forme de lavage à distance au siphon, pour la désinfection retardée.

Je concluais, dans un article que j'ai publié autrefois en 1897 (196), dans la *Revue de thérapeutique médico-chirurgicale*, et que j'ai reproduit ici en grande partie :

« Il me reste à dire quelle est la véritable prophylaxie de la blennorragie : c'est de se marier sans l'avoir eue et de ne pas tromper sa femme, et encore, il y a des gens qui ont si peu de chance ! »

B. — *PROPHYLAXIE BLENNORRAGIQUE CHEZ LA FEMME*

La prophylaxie de la blennorragie chez la femme peut se faire dans deux conditions différentes :

1° Il faut envisager les soins prophylactiques qu'une femme peut prendre elle-même après un rapport qui peut lui sembler suspect ;

2° Les mesures prophylactiques plus précises que les médecins peuvent employer chez les femmes qui ont couru un risque certain de contamination.

1° *Auto-prophylaxie de la blennorragie chez la femme.*

La prophylaxie de la blennorragie chez la femme est extrêmement difficile, presque impossible à réaliser, parce que, chez elle, la contagion est beaucoup plus facile que chez l'homme. J'ai dit plus haut (voir le chapitre sur le péril vénérien, page 39) qu'il faut cent femmes blennorragiques ou cent contacts avec une femme blennorragique pour infecter un homme, alors qu'il suffit d'un seul contact d'un homme blennorragique avec une femme pour la contagionner, parce que chez la femme le microbe est déposé à l'intérieur, au lieu d'être posé à l'extérieur comme chez l'homme, et parce que les replis de la vulve constituent des abris d'où il est fort difficile de le déloger.

Une femme qui a des rapports fréquents avec des hommes différents est donc vouée à la chaudepisse, quelles que soient les précautions qu'elle puisse prendre. J'ai également écrit, en exagérant un peu, qu'une femme ne peut pas avoir, dans sa vie, des rapports avec trois hommes différents sans attraper la chaudepisse.

Pourtant, si elle s'expose une fois par hasard au danger, elle peut avoir quelque chance d'y échapper, pour cette fois, en prenant les précautions suivantes. Avant le rapport :

1° Introduire dans le vagin, pour masquer le col, soit une éponge, soit un protecteur en caoutchouc de taille appropriée;

2° Garnir de vaseline le méat urinaire et son voisinage, ainsi que la région des glandes de Bartholin.

Après le rapport :

1° Uriner;

2° Se laver extérieurement avec soin au savon;

3° Faire une large injection vaginale et un second lavage extérieur, cette fois sans savon avec le sublimé à 0gr,25 0/00 ou l'oxycyanure de mercure à 0gr,50 0/00.

2° *Prophylaxie médicale de la blennorragie chez la femme.*

Il arrive fréquemment qu'un malade atteint de blennorragie récente, due à un coït de hasard, nous avoue qu'il a eu, depuis, pendant la période d'incubation, un rapport avec sa femme ou sa maîtresse.

Il est de notre devoir de chercher à protéger cette femme, quel que soit le temps qui s'est écoulé depuis le rapport dangereux. Il faut donc la convoquer le plus tôt possible et lui faire dire de se prémunir d'une garniture.

On l'examinera avec soin pour savoir si les gonocoques ont déjà fait leur apparition, auquel cas il conviendrait de faire un traitement abortif.

Si les gonocoques ne sont pas visibles, il faut essayer de faire de la prophylaxie, même tardive. Pour cela :

1° Faire uriner la patiente;

2° Faire un bon lavage de la vulve au coton imbibé d'une solution de permanganate et d'oxycyanure de mercure à $0^{gr},50$ de chaque pour 1.000;

3° Faire une irrigation à distance avec la canule et la même solution de tous les plis et replis de la vulve, en insistant surtout sur la région du méat et des glandes de Bartholin;

4° Introduire le speculum : on lave au tampon la paroi vaginale et le col utérin, on fait un petit lavage toujours avec la même solution de la cavité du col avec la sonde à jet récurrent, enfin on y introduit un petit crayon de $1^{cm},5$ d'argyrol à 20 0/0 et on le fixe par un tampon vaginal;

5° Injecter à la canule fine les glandes de Skene visibles et les orifices des glandes de Bartholin, si on arrive à les repérer, avec la solution d'argyrol fraîche à 20 0/0;

6° Introduire à l'entrée de l'urètre un crayon de $1^{cm},5$ à l'argyrol, 20 0/0; on l'immobilise par un tampon de coton hydrophile, fixé lui-même en place par la garniture.

Il faut, bien entendu, surveiller ensuite de très près cette femme pour dépister la première apparition des gonocoques, en cas d'insuccès de la manœuvre prophylactique.

CHAPITRE XVI

SÉROTHÉRAPIE ANTI-GONOCOCCIQUE

A. — *HISTORIQUE*

La sérothérapie ou immunisation passive consiste à introduire dans l'organisme d'un individu infecté le sérum d'un animal préparé par des injections préalables du même microbe à la lutte contre ce microbe : l'injection à un animal de microbes morts développe dans son sérum des anticorps, sensibilisatrices, ambocepteurs spécifiques pour ce microbe.

Ce sérum transporté dans un organisme infecté du même microbe ou d'un microbe très voisin lui apportera des armes efficaces pour la lutte contre ce microbe, sous la forme d'anticorps tout préparés que cet organisme pourra utiliser sans aucun travail de sa part, d'où le nom d'*immunisation passive*.

L'historique déjà fort important de cette question a déjà plusieurs fois été établi dans des travaux d'ensemble sur cette question, en particulier la monographie de Stephen CHAUVET (50), la thèse de SCHMUTZ (397) et celle de MALLETERRE, 1893 (604), le rapport de ASCH au Congrès allemand, (1913) (9), enfin la thèse de SALLE (Lyon, 1913) (389), et le travail de DEBRÉ et PARAF (1913) (81). Je ne puis que le résumer très succinctement ici.

Les premiers essais de sérothérapie gonococcique ont été réalisés par DE CHRISTMAS, en 1897 (64, 65). Il fit à l'Institut Pasteur des cultures de gonocoques sur bouillon peptone ascite et par des inoculations aux animaux obtint un état d'immunité sérothérapique. Il poursuivit ces recherches en 1900; à la même époque, d'autres travaux de WASSERMANN, VANNOD (430), BRUCHNER et CHRISTEANU (48) poursuivirent ces expérimentations et appliquèrent à l'animal divers sérums antigonococciques, mais sans arriver à une application clinique.

Cette application n'eut lieu qu'en 1906. Elle fut faite par ROGERS et TORREY, en Amérique (371, 420), et par BRUCK en Allemagne (41).

Les travaux simultanés de BRUCK et de MULLER et OPPENHEIM (331), en 1906, ont montré que l'organisme humain infecté de gonocoques peut répondre par une réaction générale d'immunisation. La réaction de fixation du complément proposée par BRUCK (41) et WASSERMANN leur a permis de constater dans le sang des malades, atteints de rhumatisme blennorragique ou d'annexites, des substances qui réagissent spécifiquement vis-à-vis des extraits gonococciques et qui, par conséquent, doivent être considérés comme des ambocepteurs spécifiques gonococciques. Ils ne constatèrent rien de semblable dans la blennorragie non compliquée, mais BRUCK les retrouva dans l'urine des animaux immunisés contre le gonocoque.

Cette constatation encourageait les tentatives de sérothérapie, elles furent surtout faites en Amérique.

ROGERS (371) obtint son immun-sérum, en injectant dans le péritoine de lapins des cultures jeunes de gonocoques sur bouillon peptone ascite (sérum de Torrey). Il injecte tous les deux à trois jours 10 centimètres cubes de ce sérum et en obtient de très beaux résultats dans six cas d'arthrites sur huit. Puis il rapporte 90 cas de blennorragie dont 72, soit 80 o/o, furent guéris ou très améliorés.

SWINBURNE (414), 1908, rapporte 25 guérisons ou améliorations sur 29 cas de rhumatisme traités avec le sérum fabriqué par PARK et DAVIS sur les indications de ROGERS et TORREY (371). Ce sérum est un sérum de mouton, ceux de lapin et de chèvre ont été abandonnés à cause de leurs dangers toxiques.

Dans les épididymites récentes, les douleurs cédèrent vite et la guérison fut rapide et complète.

Dans deux cas de gonococcie rénale, dans lesquels depuis des années les gonocoques étaient présents dans l'urine des deux reins, les gonocoques disparurent, sans du reste que les autres symptômes soient modifiés.

Une salpingite et une ovarite semblent avoir été favorablement influencées, de même qu'une prostatite et une vésiculite.

Il recommande du reste de ne pas perdre de vue le traitement local.

GAYLER (139), STELLWAGEN (409), DAUFORTH (78), ROSENTHAL (373), ONEIL (348) poursuivent, semble-t-il avec succès, la même voie. STELLWAGEN (409) utilise un sérum de chèvre immunisée. FISICHELLA (125), à Rome, en 1911, a recours à des chevaux immunisés par des cultures de gonocoques.

LESCHEW, de Saint-Pétersbourg (290), essaie le sérum antigonococcique dans seize cas de blennorragies aiguës; la période aiguë n'a pas été abrégée, mais il lui a semblé que la maladie prenait une allure moins inflammatoire. Il n'a pas eu de complication, et il attribue ce bon résultat au sérum. Il conclut que le sérum influence d'une façon favorable le cours de la blennorragie.

Déjà, dans ces travaux, on voit notée l'impuissance du sérum contre les lésions superficielles et légères de la blennorragie.

Les meilleurs résultats sont incontestablement obtenus dans le rhumatisme blennorragique, puis dans les orchi-épididymites, puis dans les prostatites et les annexites. Les résultats semblent à peu près nuls dans les urétrites et les vulvo-vaginites.

Cette notion se confirma dans les travaux ultérieurs, WŒBER, de Berne (436), VANNOD (431), 1913.

La sérothérapie gonococcique a tout d'abord été très négligée en France, à cause de la difficulté de se procurer du sérum et surtout parce que la vaccination a semblé aux différents auteurs plus efficace et moins dangereuse. Actuellement, l'Institut Pasteur nous fournit un sérum antigonococcique et STERIAN (410, 411) a fait, en particulier dans le service du Dr MARION (306), des essais très intéressants avec un sérum de cheval immunisé. Le Dr MARION semble avoir été frappé des bons résultats obtenus ainsi dans certains cas de prostatite.

Les accidents consécutifs à l'emploi de la sérothérapie gonococcique ont été signalés dès le début. SWINBURNE (414), a noté des cas d'urticaire, ainsi que CIUFFO, de Milan (67, 68).

B. — *ANAPHYLAXIE SÉROTHÉRAPIQUE*

RICHET et PORTIER, en 1902, ont désigné sous le nom d'anaphylaxie « un état d'hypersensibilité aux actions toxiques déterminées, après une certaine période d'incubation, par l'ingestion ou l'absorption d'une substance hétérogène ».

Ces accidents sont bien étudiés dans la thèse de DUBOSC (109), ils se produisent d'une façon précoce et souvent grave : localement, œdème au niveau de la piqûre, douleur et même sphacèle, phlegmon et mort, mais c'est très rare. Comme état général, lypothimies, collapsus, coma et même mort rapide (très exceptionnellement) ; plus fréquemment, on observe un grand malaise, une tendance au collapsus, un pouls petit, une dyspnée angoissante et des nausées. Il les a observés une fois sur cinquante. Les accidents peuvent aussi être tardifs ; ils sont dans ce cas beaucoup plus fréquents, mais très bénins : exanthème, urticaire, congestion des muqueuses, rhinite, bronchite, conjonctivite, œdème des paupières, élévation thermique de 1 à 3 degrés, nausées, dépression, arthralgies, œdème des malléoles.

Ces phénomènes durent deux à trois jours ; DUBOSC (109) les a observés quinze fois sur cinquante ; en général on les a signalés dans 35 à 38 o/o des cas.

Ces phénomènes peuvent être dus à une anaphylaxie causée par une injection précédente de sérum, soit longtemps avant d'un autre sérum, soit dans le cours même du traitement, si on a trop écarté les injections. C'est pourquoi on ne doit pas espacer les traitements de plus de huit jours.

Le chauffage du sérum à 50° pendant une heure trois jours de suite atténue ses propriétés toxiques, sans lui enlever ses propriétés thérapeutiques. Ce procédé est utilisé à l'Institut Pasteur.

Enfin la médication calcique : chlorure, lactate, citrate de chaux à la dose de 1 à 3 grammes par jour, pendant une à deux semaines, dès le début du traitement, met à l'abri, jusqu'à un certain point, de ces phénomènes, surtout si on a soin, comme l'a conseillé BESREDKA de préparer le malade par des doses très faibles progressives et subintrantes de sérum, de $0^{cm^3},25$ à 2 centimètres cubes de demi-heure en demi-heure, avant d'injecter la dose massive, une heure après la dernière petite dose.

Plus simplement, il conseille de faire la veille de l'injection massive, par exemple, de 20 centimètres cubes de sérum antiméningococcique, une petite injection de 5 centimètres cubes de ce même sérum. De cette façon, le malade est à l'abri de tout accident sérique, si les injections ultérieures ne sont pas faites plus tard que huit à dix jours.

Ces accidents anaphylactiques ne sont, du reste, pas un vice absolument rédhibitoire qui condamne l'emploi du sérum anti-blennorragique. Leur traitement est bien exposé dans le travail de Charles RICHET fils, 1913 (365 à 368).

DEBRÉ et PARAF (81) ont tenté, en 1913, de réhabiliter la sérothérapie antigonococcique. Ils rappellent les analogies du gonocoque et du méningocoque, sur lesquelles nous reviendrons à propos du sérum antiméningococcique et ils s'appuient sur ce fait pour conseiller pour le gonocoque la sérothérapie directe de l'organe infecté qui a si bien réussi pour le méningocoque.

D'après eux, les insuccès de la sérothérapie sont dus à ce qu'elle est mal employée.

« Il en a été de même, disent-ils, pour la méningite cérébro-spinale; on aurait abandonné la sérothérapie si FLEXNER n'avait pas démontré, par ses expériences sur le singe, la nécessité d'injecter le sérum dans le canal rachidien. Ils considèrent que les lois de la sérothérapie antigonococcique sont identiques et consistent :

« 1° A obtenir un sérum polyvalent, antimicrobien et immunisant d'une façon convenable un animal de laboratoire;

« 2° A réaliser chez l'animal une infection à gonocoques expérimentale à évolution toujours identique à elle-même, ce qui permettrait de titrer le pouvoir actif du sérum et de n'appliquer à l'homme, comme on doit le faire à leur avis, qu'un sérum ayant fait sur l'animal ses preuves d'efficacité;

« 3° Imaginer un mode d'application variable pour les différentes localisations du gonocoque qui permettrait de laisser au contact du foyer, pendant un temps suffisant, une quantité suffisante de sérum thérapeutique. »

Leurs expériences sur le lapin sont des plus intéressantes : d'une part, ils immunisent un lapin par des doses progressives et subintrantes de gonocoques de races aussi nombreuses que possible et d'autolysats microbiens. Ils obtiennent ainsi leur sérum thérapeutique.

D'autre part, ils inoculent du gonocoque virulent dans la chambre antérieure de l'œil de lapins non immunisés et déterminent ainsi une panophtalmie qui amène rapidement la perte de l'œil. Si, à ces animaux ainsi inoculés, on injecte ensuite dans la chambre antérieure malade deux gouttes de sérum antigonococcique, et cette expérience a été faite soit quatre heures, soit vingt-quatre heures, soit trente-six heures après l'inoculation, les yeux guérissent et redeviennent sains, sauf une petite cicatrice due aux injections.

Si, d'autre part, on injecte simultanément le gonocoque virulent et le sérum, il ne se produit rien d'autre que des exsudats et des coagulations, sans inflammation spécifique.

Ils ont répété les expériences de FLEXNER sur le canal rachidien du singe infecté de gonocoques. L'injection de $0^{cm^3},5$ de sérum deux fois en quarante-huit heures a produit la guérison complète de la méningite à gonocoques. Ce sérum provenait de chevaux immunisés à l'Institut Pasteur par M. DOPTER.

Ils ont tenté d'appliquer cette méthode de traitement à la blennorragie humaine. Deux cas d'urétrites aiguës leur ont donné des résultats très impressionnants. Un troisième cas a été moins heureux, car j'ai eu à le soigner ensuite : il m'est arrivé dans un état suraigu, avec un écoulement hémorragique.

Dans sa thèse parue en 1920, PARAF (351) a signalé les très bons résultats qu'il a obtenus en injectant le sérum antigonococcique dans l'articulation malade elle-même. Au bout de deux à trois injections, l'épanchement articulaire ne s'est pas reproduit, le gonflement a disparu et les malades mobilisèrent spontanément leur genou ; la température, qui s'était souvent maintenue entre 38° et 39°, tomba, pendant le traitement sérique, aux environs de 37° et la guérison totale survint toujours au bout de huit jours de traitement.

C. — *SÉROTHÉRAPIE INTRA-VEINEUSE*

Le Dr RAVAUD (476) objecte à la méthode précédente d'avoir un champ limité par les dimensions des articulations infectées; les petites articulations fréquemment prises dans la blennorragie seraient bien difficiles à soigner par ce procédé.

De plus, il considère que son action est purement locale et insuffisante contre la maladie générale qu'est bien souvent la blennorragie dans ces conditions.

Ces considérations l'ont conduit à pratiquer la sérothérapie générale intra-veineuse. Ses travaux sur ce sujet sont bien résumés dans la thèse de son élève Pierre RYCKEWAERT (304), Paris (1921). Voir aussi RAVAUD et DUCOURTIOUX (514), 1927.

Cette méthode consiste, d'une manière générale, modifiable naturellement suivant les réactions de chaque cas, à injecter tous les deux jours dans la veine le sérum antigonococcique de l'Institut Pasteur ou de Nicolle dilué dans dix fois autant d'eau physiologique. Il commence par la dose de 5 centimètres cubes de sérum, dilué dans 50 centimètres cubes d'eau physiologique, et il augmente à chaque fois la dose de 5 à 10 centimètres cubes jusqu'à 40 centimètres cubes, en diluant toujours proportionnellement avec l'eau physiologique.

A partir de la dose de 15 centimètres cubes, il conseille de faire précéder l'injection massive d'une petite injection préparante de 1 centimètre cube.

Un de mes malades traité dans ces conditions pour une arthrite blennorragique du genou droit avec gonococcémie a reçu une première injection intraveineuse de 5 centimètres cubes, deux jours après une deuxième de 15 centimètres cubes, deux jours après une injection préparante de 1 centimètre cube, et immédiatement après cette injection préparante, il a fait une formidable crise d'anaphylaxie qui nous a semblé même un moment inquiétante et a nécessité l'emploi de toniques cardiaques (solubaïne).

A part ces accidents anaphylactiques que le Dr RAVAUD ne semble pas redouter beaucoup, les résultats obtenus par lui sont fort bons, même dans le dernier cas que je viens de citer, où, malgré l'arrêt forcé du traitement sérothérapique, la maladie semble avoir été favorablement influencée par lui.

Contre les crises d'urticaire qui sont fréquentes, il préconise une injection intra-veineuse de 15 centimètres cubes d'hyposulfite de soude à 20 o/o.

Le Dr RAVAUD a montré par l'essai infructueux d'autres sérums, en particulier le sérum antidiphtérique, que le sérum antigonococcique a bien une action spécifique, à la condition d'être injecté soit localement dans la lésion, comme l'ont fait DEBRÉ et PARAF (81), soit mieux dans les veines, comme il l'a proposé. Il insiste surtout sur l'insuccès absolu de la sérothérapie hypodermique et intra-musculaire, même à la dose de 80 centimètres cubes de sérum.

D. — *AUTO-SÉROTHÉRAPIE DES ARTHRITES A ÉPANCHEMENT*

L'auto-sérothérapie a été créée par GILBERT, de Genève (142) (Congrès de Rome, 1894), elle a été appelée auto-plasmo-thérapie par AUDIBERT. La première application à l'homme fut faite en 1910 par MAILLET [thèse BÉNASSON (28)]. Elle consista, dans une arthrite subaiguë du genou gauche, à aspirer 10 à 20 centimètres cubes du liquide épanché, pour le réinjecter aussitôt dans le tissu cellulaire sous-cutané, au voisinage de l'articulation malade. Trois interventions semblables furent pratiquées et amenèrent la guérison.

RAMOND (362) (1911), en cas d'hydarthrose blennorragique, aspire 3 à 5 centimètres cubes du liquide synovial et l'injecte aussitôt sous la peau de l'articulation avec bandage compressif. S'il est nécessaire, il répète cette opération tous les huit à dix jours.

Sur cinq malades traités par ce procédé, deux avaient une arthrite suppurée. Après s'être assuré que le pus ne contenait pas de gonocoques, il injecta le premier jour 1 centimètre cube, le lendemain 2 centimètres cubes et trois jours après 3 centimètres cubes de ce pus sous la peau du genou. Les épanchements se résorbèrent très rapidement sans accident local ou général.

LOP, de Marseille (297) (1912), cite un malade à gros épanchement du genou déjà ponctionné deux fois sans succès. Il lui retira 175 grammes sur lesquels il en préleva 30 qu'il injecta dans le flanc droit. Immobilisation sous le plâtre, l'épanchement disparaît progressivement en quinze jours et le malade quitte l'hôpital complètement guéri après vingt-cinq jours seulement de traitement.

CHAUVET (60) regrette qu'il soit impossible de stériliser le liquide à injecter, soit par la chaleur, soit par les rayons ultra-violets.

RAMOND (362) [Thèse de MALETERRE (304)] fait subir à ce liquide un chauffage de deux heures à 40°.

Maurice RENAUD déconseille les rayons ultra-violets qui ne pénètrent pas ces liquides purulents.

E. — *SÉROTHÉRAPIE ANTI-MÉNINGOCOCCIQUE CONTRE LE GONOCOQUE*

Cette thérapeutique rentre dans la biothérapie non spécifique de la blennorragie [GRIMBERG et UZAN (147)]; elle est basée sur les grandes analogies qui font de ces deux microbes de très proches parents :

Je rappelle sommairement que leurs caractères morphologiques et de culture sont identiques.

BRUCNKER et CRISTEANU (48) ont obtenu l'agglutination du méningocoque en même proportion que le gonocoque par un sérum antigonococcique de cheval.

PINTO a poussé la comparaison de ces deux microbes jusqu'à dire que c'étaient des microbes identiques entraînés à cultiver chacun sur un milieu différent.

Cette opinion a été combattue par DOPTER (102 à 104), qui démontra chez ces microbes des agglutinines et des précipitines spécifiques spéciales à chacun d'eux et différentes des co-agglutinines et des co-précipitines de groupe qui leur sont communes.

De plus le méningocoque injecté dans le péritoine d'un cobaye détermine une péritonite, alors que le gonocoque n'y produit rien [RITCHIE, *in* thèse Raymond KOCK (263)].

Enfin ZUPNIK (453) montre que l'inoculation du méningocoque dans l'urètre de l'homme ne produit pas la moindre urétrite.

Nous devons à NICOLLE, JOUAN et DEBAINS la mise au point de cette importante question [1918 et 1919 (338, 339)].

C'est PISSAVY et CHAUVET (358) qui ont, les premiers, en octobre 1909, utilisé les injections de sérum antiméningococcique dans le rhumatisme blennorragique et en signalèrent les bons résultats.

Par contre, MARFAN et DEBRÉ (305) n'en obtiennent rien dans un cas de septicémie gonococcique chez une fillette.

STROMINGER (412, 413), RAMOND et CHIRAY (361), CÉALIC et STROMINGER (59), GUICHARD, de Caen (154), BARBE (17), ont eu des succès dans nombre de cas d'arthrites et même de septicémies gonococciques.

NOGUÈS (343), en 1911, Stephen CHAUVET (60), en 1912, dans

sa monographie, HÉRESCO et CÉALIC (178), dans le *Journal d'Urologie*, en 1913, MALETERRE (304), HÉRESCO, VIGOT, de Caen, UTEAU (425), SALLE (389) mettent cette question au point.

SALLE (389) signale des guérisons dans des cas d'urétrites non compliquées.

MALETERRE (304) considère que la véritable indication de la sérothérapie antiméningococcique sont les formes poly-articulaires généralisées sans épanchement.

Heitz-BOYER (174), le 28 septembre 1912, publie dans la *Presse médicale* un travail sur l'application du sérum antiméningococcique au traitement des épididymites et des orchites qu'il a été le premier à réaliser. LE MASSON (286, 287), en 1909, en avait obtenu de bons résultats dans un cas de salpingite grave.

Les sérums antiméningococciques les plus employés sont ceux de DOPTER en France; de WASSERMANN, KOLLE, à Berlin; de JOCHMANN, à Darmstadt; de RUPPEL, à Hœchst; de MARKE, à Vienne et de FLEXNER, de l'Institut Rockfeller, à New-York.

L'injection se fait dans la fesse avec une aiguille de 6 centimètres de longueur, adaptée à une seringue de 20 centimètres cubes. Les injections sont faites avec 20 centimètres cubes de sérum et répétées en cas de besoin, mais au plus, tous les cinq à six jours, pour éviter l'anaphylaxie.

BRIN et MAILLET [Thèse BÉNASSON (28)] conseillent d'injecter le plus tôt possible 30 centimètres cubes, puis deux jours après 30 centimètres cubes et encore 30 centimètres cubes deux jours après. Si le cas est rebelle, on peut injecter ensuite 20 centimètres cubes tous les deux jours. Trois à quatre injections sont habituellement suffisantes.

D'après SCHMUTZ (397), l'action analgésiante sur les épididymites est très rapide : deux à trois heures, au plus douze heures. L'action antithermique est également très rapide, et se manifeste dès le lendemain de la piqûre.

Les phénomènes œdémateux superficiels disparaissent en vingt-quatre à trente-six heures, la tuméfaction totale se réduit de un tiers. L'épididyme elle-même est plus lente à dégonfler, deux à quatre jours après l'injection; si, après une certaine régression, elle reste stationnaire, on fait une deuxième injection.

Les phénomènes phlegmatiques de voisinage : vaginalite, funiculite, sont rapidement influencés, l'épanchement vaginal se résorbe en cinq à six jours, le cordon se dégonfle, le déférent reste seul induré et, au bout de dix jours, le malade demande sa sortie. L'épididyme a plus ou moins retrouvé sa souplesse, souvent en conservant un noyau indolore.

Plusieurs auteurs ont également essayé d'employer le sérum antiméningococcique en applications urétrales directes.

VIGOT, de Caen, 1er mars 1910, cite un cas d'urétrite guérie en dix-huit jours par quatre injections intra-urétrales de 2 à 3 centimètres cubes de sérum de Wassermann laissé en contact dix minutes, puis trois lavages de permanganate.

MOSCOU (330), en 1910, et UTEAU (425, 426), en 1911, ont signalé chacun dix cas de guérison par la même méthode; SALLE (389), en 1912, trois cas de guérison très démonstratifs.

Par contre, STROMINGER (413), a publié un cas négatif; ASCH (9), dans dix cas de blennorragie traités soit par injection intramusculaire, soit par injection intra-urétrale avec le sérum de la fabrique de Hœchst, n'a obtenu aucune espèce d'action. Dans six cas d'épididymite et quatre cas d'arthrite, il a observé une cessation de la douleur et du gonflement assez rapides, mais quant à l'action sur l'épididyme même, elle lui a semblé très lente et pas très évidente.

CHAUVET (60) reconnaît à la sérothérapie antiméningococcique les trois avantages suivants :

1° Le sérum antiméningococcique est facile à se procurer;

2° Il peut se conserver pendant de longs mois;

3° Il est efficace en cas d'arthrites blennorragiques récentes.

En résumé, la sérothérapie antigonococcique est une question encore à l'étude sur laquelle on ne peut encore donner de conclusions fermes.

Il ressort des publications que j'ai rapidement résumées que son action sur le gonocoque urétral est fort discutable. Il semble, d'après les travaux de DEBRÉ et de PARAF (81), que son injection directe dans l'urètre devrait être très efficace; jusqu'à présent nous n'avons encore aucun travail qui nous éclaire définitivement sur cette question. Tout récemment, le Dr BLAIZOT a proposé un sérum antigonococcique préparé sur bovidés. Ce sérum est dans le commerce, « il est délivré par boîtes de trois ampoules avec un dispositif permettant d'assurer le contact prolongé du sérum avec la muqueuse urétrale, sans gêner le malade dans ses occupations ».

C'est en effet une des exigences de la sérothérapie intra-urétrale : le sérum doit rester le plus longtemps possible en contact avec la muqueuse. Attendons les résultats de cette méthode pour la juger.

Pour les complications ou les foyers profonds de la blennorragie, la sérothérapie intra-veineuse ou locale, quand elles sont possibles, se sont montrées très efficaces, à l'encontre de la sérothérapie sous-cutanée ou intra-musculaire qui se sont montrées à peu près sans action.

Les accidents anaphylactiques sont le gros écueil de la sérothérapie et jusqu'à présent ce sont certainement eux qui ont contribué le plus à restreindre son emploi.

CHAPITRE XVII

VACCINOTHÉRAPIE ANTI-GONOCOCCIQUE

A. — *HISTORIQUE*

MAUTÉ (315) donne d'un vaccin la définition suivante : « Une substance dont l'introduction dans l'organisme provoque une réaction immunisante qui détermine contre le virus inoculé des effets de défense cellulaire et humorale, tendant à rendre l'organisme réfractaire à l'action d'un virus semblable. »

Puisque je suis en train de citer le Dr MAUTÉ, et l'on ne peut pas avoir de meilleure référence, quand il s'agit de vaccinothérapie, je vais reproduire *in extenso* une petite note qu'il a fait paraître le 11 mars 1922 dans le *Journal de médecine de Paris* (320). Ce sera un excellent préambule à ce chapitre :

Cette note est intitulée : « Quelques réflexions sur la vaccinothérapie dans la pratique courante », j'en prélève ce qui a trait au gonocoque.

« Les résultats que j'ai personnellement obtenus avec le vaccin gonococcique me rendent beaucoup moins enthousiaste pour en conseiller l'emploi.

« J'ai publié, il y a douze ans, en 1909 [« Essai de vaccinothérapie dans la blennorragie aiguë chez l'homme », *Journal des Praticiens*, 7 août 1909 et « Vaccinothérapie » n° 29 des *Consultations médicales françaises* (A. Poinat, éditeur) (315)], le résultat de mes essais de vaccination antigonococcique. J'avais choisi des cas de blennorragie aiguë chez l'homme et dans presque tous les cas, j'avais préparé des auto-vaccins. Mes résultats furent nuls.

« Depuis lors, je n'ai jamais communiqué la suite de ces observations; car, malgré de nombreux cas traités par des auto-vaccins ou des stock-vaccins préparés par d'autres auteurs ou par moi-même, je n'ai jamais obtenu de résultats convaincants et il ne m'a pas paru que les modalités successives apportées dans la préparation du vaccin aient amené beaucoup d'amélioration dans son efficacité.

« Le vaccin gonococcique m'avait paru, au contraire, être d'un certain secours et même donner quelque succès, lorsque la maladie dépasse le stade local, en particulier dans les manifestations septicémiques dont le rhumatisme est la manifestation la plus fréquente; mais, depuis lors, on a obtenu le même résultat avec d'autres vaccins non spécifiques et même avec des protéines non microbiennes avec un pourcentage de cas favorables à peu près égal. Je l'ai constaté moi-même à maintes reprises, en me servant de protéines microbiennes provenant de microbes banaux, sans rapport avec le gonocoque. Je reste donc très réservé sur l'action du vaccin gonococcique. »

Actuellement, le Dr MAUTÉ a repris ses études sur ce sujet, en utilisant la chimiothérapie, plutôt que la vaccinothérapie proprement dite. Ces travaux ne peuvent manquer de le conduire à des résultats intéressants.

Ce sujet était à l'ordre du jour de la vingt-troisième session (1923) de l'Association Française d'Urologie. Les conclusions des rapporteurs [MINET et DEBAINS (328)] ont été les suivantes :

« 1° Les vaccins ne sont jamais dangereux; les réactions qu'ils provoquent sont anodines, de courte durée, facilement acceptées par les malades;

« 2° Dans quelques cas exceptionnels, ils produisent un effet immédiat surprenant (choc colloïdoclasique peut-être). Dans les cas habituels, ils peuvent raccourcir la durée de l'écoulement; ils luttent efficacement contre les douleurs de l'épididymite au début, surtout contre celles de l'arthrite, permettant souvent d'éviter l'immobilisation, facteur d'ankylose.

C'est le traitement de choix dans les complications gonococciques;

« 3° Jamais dangereux, souvent salutaires, les vaccins antiblennorragiques ne peuvent jamais nuire aux malades et souvent les améliorent, leur emploi semble légitime. »

Voici, somme toute, l'état actuel de cette importante question : *efficacité à peu près universellement reconnue dans les cas de complications septicémiques de la blennorragie, beaucoup moins cer-*

taine pour les complications de voisinage et tout à fait discutable pour l'infection gonococcique urétrale elle-même.

Je vais chercher à résumer en quelques mots les travaux qui ont conduit à ces conclusions.

La vaccinothérapie appliquée pour la première fois par JENNER en 1775, puis par PASTEUR et TOUSSAINT, a été précisée par sir A. WRIGHT dans sa communication à la Société Royale de Londres en 1903 (446) ; il avait été précédé dans cette voie par PFEIFFER et KOLLE qui ont, les premiers, proposé l'immunisation active par injection de microbes morts, suivis en cela par EHRLICH et WASSERMANN. L'originalité du travail de WRIGHT consiste dans sa théorie des opsonines. Ce rôle de la théorie de WRIGHT a été fort bien exposé par SALLE (389) : « METCHNIKOFF et ses partisans plaçaient au premier plan l'action des phagocytes ; EHRLICH et PFEIFFER soutenaient la théorie humorale, admettant que les propriétés constituantes du sérum jouaient le principal rôle. Pour eux, les leucocytes n'étaient que les fossoyeurs, arrivant sur le champ de bataille après le combat.

« D'après WRIGHT (445, 446), les leucocytes ont bien la propriété d'attaquer les micro-organismes envahisseurs, mais ceux-ci doivent être préparés au préalable par des substances du sérum, les opsonines qui interviennent dans l'acte de la phagocytose pour la rendre efficace. » Elles agissent sur les bactéries et les rendent appétissantes pour les leucocytes (οψονεζομαι, d'où le nom d'*opsonines*).

Le but de la vaccinothérapie est d'obtenir la guérison par l'augmentation du pouvoir opsonique du sérum.

WRIGHT s'est tout d'abord basé, pour régler les phases de ce combat, sur la constatation de l'*index opsonique*, qui est le rapport du pouvoir opsonique du sérum à étudier à celui d'un sérum normal.

Pour l'obtenir, on compte le nombre de bactéries englobées par 50 leucocytes en présence d'un sérum suspect, puis en présence d'un sérum normal et on fait le rapport. La succession de ces index dans le cours d'une maladie traitée établit *la courbe opsonique.*

La plupart des auteurs ont abandonné ce contrôle de l'index opsonique, car il nécessite des travaux de laboratoire qui ne sont pas à la portée de tout le monde.

L'observation clinique du malade vacciné suffit à régler les doses et les intervalles des vaccinations.

« Le vaccinateur doit être au moins autant clinicien que bactériologiste, pour injecter la dose convenable au moment opportun. L'expérience de la méthode est le meilleur professeur », dit MAUTÉ (315) avec juste raison.

Très sommairement résumée, la fabrication d'un vaccin antigonococcique consiste à cultiver le gonocoque, à récolter par raclage la culture obtenue, à la diluer dans de l'eau salée physiologique additionnée de 0,5 o/o d'acide phénique; ce mélange se fait en le secouant pendant une heure ou deux dans un appareil agitateur à perles de verre. Puis les microbes sont tués par un séjour d'une heure dans un bain-marie de 56 à 60°. Suivant d'autres méthodes, ils sont tués par le froid ou par des procédés chimiques.

Puis on compte les microbes en les mélangeant à du sang humain, dont on connaît la teneur en globules et en se servant de ce nombre connu comme base de numération.

Quand on désire faire un vaccin très puissant, contenant un grand nombre de milliards de microbes, on se contente de peser la culture humide. Pour le gonocoque, chaque milligramme correspond à environ 2 milliards 500 millions de microbes, d'après la numération de G. Lemaître.

On dilue le vaccin jusqu'à ce que la dose maxima, ou la moitié de cette dose, soit contenue dans un centimètre cube.

Enfin, on vérifie la stérilité du vaccin et on le met en ampoules [FRIEDLANDER et REITER (134)].

Le nombre des vaccins antigonococciques proposés est considérable; ils diffèrent par la façon de tuer les microbes et par le nombre des microbes qu'ils contiennent, gonocoques purs ou associés, enfin par la nature même de l'excipient qui les renferme.

Voici les principaux :

L'arthigon de BRUCK;

La gonargin (fabrique de Hœchst);

Les vaccins gonococciques de KUTNER et MICHAELIS;

— — de MENZER;

— — de PARKE et DAVIS (WRIGHT);

— — de CARRION;

Les vaccins gonococciques de RENAUD ;
— — de NICOLLE et BLAIZOT;
— — de CRUVEILHER;
— — de l'Institut Pasteur;
— — de RANQUE et SENEZ;
L'eucratol du Dr CREUZÉ ;
Le vaccin de BRUSCHETTINI;
Le lipogon du Dr LEMOIGNIC;
Le vaccin du Dr DEMONCHY;
Les vaccins sensibilisés de BESREDKA;
L'inava;
Le gonagone;
Le vaccin de David THOMSON;
Le vaccin du Dr STODEL.

Voici quelques chiffres sur la teneur en microbes de ces différents vaccins

L'arthigon contient 20 millions par centimètre cube;

Le vaccin de WRIGHT, 5 à 50 millions;

Le vaccin de KUTNER et MICHAELIS, 50 millions;

Le vaccin de MENZER, 10 millions;

La gonargin est en ampoules de 5, 10, 25, 50 millions;

Le vaccin de RENAUD, dont les microbes sont tués par les rayons ultra-violets, contient 2 à 3 milliards de gonocoques par centimètre cube;

Le vaccin de NIÇOLLE et BLAIZOT (Dmégon), rendu atoxique par le fluorure de sodium, contenait primitivement 3 milliards de microbes par centimètre cube dont un dixième seulement e gonocoques, le reste en synocoques;

Le néo-dmégon contient 50 millions de gonocoques pour 225 millions de synocoques;

Le vaccin de l'Institut Pasteur, qui contenait un milliard de germes par centimètre cube, en renferme actuellement 4 milliards.

Il est polyvalent et contient dix souches : deux souches proviennent de septicémies isolées par hémoculture; une souche provient d'une péritonite mortelle; sept souches proviennent d'urétrites aiguës et chroniques.

L'eucratol de BARIL et CREUZÉ a ceci de particulier, qu'il ne renferme pas de gonocoques. Sa composition est la suivante :

B. pyocyaniques.............	2 milliards
Aérobies et Anaérobies.....	1 milliard 600 millions
Staphylocoques.............	170 millions
Streptocoques	170 —
B. Coli	60 —

Le vaccin de BRUSCHETTINI contient :

Gonocoques...........................	100 millions
Pseudogonocoques	50 —
Staphylocoques isolés de l'urètre........	20 —
Pseudodiphtériques....................	30 —

Le lipogon de LEMOIGNIC, SÉZARY, DEMONCHY est incorporé dans un mélange d'huiles, qui, d'après ces auteurs, doit retarder de beaucoup son absorption. Il permet d'injecter des doses de 7 à 30 milliards ; il contient 10 à 15 milliards par centimètre cube, théoriquement 12 milliards 500 millions.

DEMONCHY prépare des vaccins concentrés renfermant de 25 à 50 milliards de germes par centimètre cube ; il en injecte jusqu'à 2 centimètres cubes, soit 50 à 100 milliards.

L'excipient de son vaccin est une solution de sulfate de magnésie à 10 0/00. Les microbes sont tués à 56°.

D'autres vaccins utilisent des microbes en totalité ou en partie dissous dans la lessive de soude au dixième .

L'endocorps vaccin Inava contient :

Gonocoques	10 milliards
Staphylocoques	2 milliards
Streptocoques..........................	—
Enterocoques	—
Colibacilles............................	—
Pseudodiphtériques....................	—

par centimètre cube, la moitié étant en solution dans la lessive de soude.

Le vaccin de David THOMSON est obtenu avec des gonocoques entièrement dissous dans cette lessive de soude au dizième.

Le phylacogène de PARKE-DAVIS est formé de lysats microbiens comprenant 50 0/0 de microbes spécifiques et 50 0/0 de microbes variés : staphylocoques, streptocoques pyogènes, bacilles pyocyaniques, diplocoque de la pneumonie, bacilles typhiques, diphtériques, colibacilles, streptocoques du rhumatisme, de l'érisypèle, etc. L'excipient contient 0,5 0/0 de phénol.

Le gonagone du Dr A. JAUBERT (248) est dit antiblennorragique, antimicrobien et antitoxique. Ce vaccin semble avoir donné d'excellents résultats entre les mains de FRANÇOIS (130), de FOUQUIAU (128), de DARGET et A. BOILEAU (76), et de FELLOUS (483).

Les conclusions très justes du Dr JAUBERT sont les suivantes : un bon vaccin doit répondre aux conditions suivantes et c'est le cas du gonagone :

a) Pluralité des races de gonocoques;

b) Renouvellement fréquent des souches;

c) Pouvoir antigénique, antimicrobien et surtout antitoxique élevé;

d) Présence de germes associés.

On voit, d'après ces chiffres, que les doses injectées par les différents auteurs varient dans des proportions énormes, suivant le mode de préparation du vaccin.

Au début, on jugeait comme prudent de ne pas dépasser 100 millions de germes par injection et d'y arriver progressivement en partant de 5 à 10 millions.

Voici par exemple une formule de traitement de Karl KLAUSE, de Breslau (260) en 1913

Première dose chez les fiévreux et les affaiblis .	5	millions
Première dose chez les autres	10	—
Doubler la dose tous les quatre jours jusqu'à.	80	—
La dernière dose la plus forte, souvent renouvelée à ce même titre	100	—

Aujourd'hui, on ne tient plus compte de ces règles et on a une tendance à admettre que les doses primitivement employées étaient beaucoup trop faibles, d'autant plus que les réactions ne sont pas absolument proportionnelles aux doses injectées.

Le vaccin de l'Institut Pasteur est utilisé de la dose de 250 millions à 1 milliard dans une première série, de 1 à 2 milliards dans une seconde après quelques jours de repos.

Le Dr DEMONCHY (89, 90), qui a toujours préconisé les grosses doses de vaccins, et qui semble s'en être bien trouvé, utilise des auto- ou stock-vaccins à 25 milliards par centimètre cube, dose qu'il atteint progressivement, en suivant l'intensité des réactions qui sont évidemment quelquefois très violentes et très pénibles pour les malades.

Tous les vaccins commerciaux sont forcément hétérogènes; ils sont, de plus, en général, polyvalents, c'est-à-dire formés de plusieurs races de gonocoques réunies.

Les mixed-vaccins contiennent plusieurs espèces de microbes différents, par exemple le gonocoque associé au synocoque [NICOLLE et BLAIZOT (337)], le gonocoque associé aux staphylocoques *aureus, albus* et *citreus* (PANOFF).

Le phylacogène gonococcique de PARKE-DAWIS est formé de 50 o/o d'extraits gonococciques et de 50 o/o d'extraits de microbes divers.

Enfin, le vaccin de CREUZÉ, primitivement formé de gonocoques et de microbes divers, ne contient plus aujourd'hui que ces derniers à l'exclusion du gonocoque.

D'après la presque unanimité des auteurs, les vaccins autogènes sont supérieurs aux stock-vaccins, surtout aux monovalents; les polyvalents s'en rapprochent, sans toutefois les égaler.

Tous les auteurs reconnaissent que la vaccination autogène serait préférable, mais elle n'est guère applicable que pour un médecin possédant un laboratoire; les auto-vaccins confiés à certains laboratoires professionnels sont, hélas! souvent fantaisistes. Un bon stock-vaccin de confiance me semble infiniment préférable à un auto-vaccin de ce genre.

L'auto-vaccination a, en outre, le défaut de demander quatre à cinq jours de préparation, pendant lesquels le malade serait privé de soins, à moins de le soumettre pendant cette période à une vaccination hétérogène.

Enfin, dans tous les cas tant soit peu anciens, les gonocoques mélangés à d'autres microbes peuvent être difficiles à isoler, et même, dans certains cas de rhumatisme blennorragique par exemple, on peut ne pas les trouver du tout dans l'urètre, d'où ils ont disparu depuis longtemps.

Certains auteurs, comme LEFUR (285), LEBRETON (273), ne tiennent pas compte de ces difficultés techniques. Persuadés qu'ils sont de l'utilité d'injecter au malade non seulement ses gonocoques, mais encore les microbes divers qui l'accompagnent, ils font une culture totale, raclent le produit et en font un vaccin composite. Cette manœuvre manque totalement de précision. DEBAINS a bien insisté sur ce fait dans la communication qu'il a faite, en collaboration avec moi, à l'Association française d'Urologie, 1924 (246). Les microbes poussant ensemble s'étouffent réciproquement, les espèces les moins intéressantes prédominent, le gonocoque est annihilé.

Un bon vaccin polymicrobien doit être fait par le mélange de cultures isolées et dosées chacune d'après le but qu'on se propose.

B. — *RÉACTION VACCINALE*

L'injection de vaccin est suivie au bout de peu de temps d'une phase dite négative pendant laquelle les symptômes ont une tendance à s'aggraver. WRIGHT explique ce phénomène par la combinaison des microbes injectés avec les opsonines, qui, de ce fait, diminuent dans le sang, ce qui favorise momentanément les microbes du foyer morbide. Puis, ces opsonines immobilisées se libèrent, s'ajoutent à celles qui ont été nouvellement créées et s'élancent à l'attaque des microbes.

C'est la *phase positive*, la phase désirée de sédation et d'amélioration, consécutive à l'*immunisation active*, dans le cours ou au déclin de laquelle on peut faire une seconde vaccination, qu'il serait imprudent de pratiquer dans la phase négative. Cette phase négative, d'après WRIGHT, ne doit pas dépasser vingt-quatre heures.

La phase négative est caractérisée par trois ordres de phénomènes :

1° Une réaction générale;

2° Une réaction locale;

3° Une réaction focale.

Nous avons étudié plus haut ces réactions dont nous nous sommes servis pour le diagnostic des blennorragies chroniques; nous n'y reviendrons donc pas (page 375).

C. — *RÉSULTATS THÉRAPEUTIQUES DE LA VACCINATION ANTI-GONOCOCCIQUE*

1° *Résultats thérapeutiques en cas de foyers ouverts.*

Les foyers blennorragiques ouverts sont l'urètre de l'homme et de la femme, dans toute son étendue, en état d'infection récente; la vessie, la vulve et le vagin des petites filles, le vagin des femmes, le col utérin et le rectum.

De l'avis presque unanime de tous les auteurs qui se sont occupés de vaccination, ces foyers ne sont nullement influencés par la vaccination. Nous verrons plus loin ce que cette formule peut avoir d'un peu trop absolu.

Le vagin des petites filles, le col utérin des femmes adultes et l'urètre en état d'infection chronique peuvent être considérés comme intermédiaires entre les foyers ouverts et les foyers fermés. Ils semblent en effet plus accessibles que les autres aux bons effets de la vaccination.

SCHINDLER (395) admet comme explication de l'impuissance du vaccin contre les gonocoques des muqueuses le trop rapide entraînement au dehors de ces gonocoques par les phagocytes, avant que les anticorps ne puissent les atteindre, ce qui empêche la modification spécifique de la muqueuse.

BRUCK (45) est du même avis; il considère que les gonocoques n'ont pas le temps de faire des récepteurs et d'excréter des endotoxines, parce qu'ils sont trop vite expulsés de la muqueuse.

Pour expliquer l'action simultanée favorable du vaccin sur les gonocoques prostatiques et urétraux, il admet dans son travail avec SOMMER que dans les complications telles que la prostatite et l'épididymite, l'antigène injectée trouve une surface d'attaque suffisante sur les récepteurs spécifiques immobilisés dans ces complications et, seulement dans ce cas, a une force suffisante pour attaquer les gonocoques urétraux.

C'est peut-être là l'explication de l'influence favorable si étrange que les épididymites, abandonnées à elles-mêmes, sans aucun traitement local de l'urètre, exercent sur l'évolution de la blennorragie urétrale.

Aussitôt l'épididymite installée, l'écoulement, si important qu'il fût auparavant, diminue dans de très notables proportions. Au bout de quelques jours, il peut disparaître complètement, au point que, dans certains cas, qui ne sont pas excessivement rares, la guérison complète de l'urètre peut succéder à une épididymite, sans intervention d'aucun traitement local ou interne.

Ne semble-t-il pas que dans ces cas les anticorps qui ont eu le loisir de se créer dans l'épididyme au contact des gonocoques qui y sont immobilisés sont utilisés par l'organisme contre les gonocoques urétraux?

Ce fait nous prouve que les gonocoques urétraux ne sont pas si à l'abri qu'il semblerait de l'action des anticorps et doit nous encourager à poursuivre dans ce sens cette étude.

L'action favorable du vaccin sur le col utérin des femmes et peut-être le vagin des petites filles est expliquée par SCHINDLER (395), de la façon suivante : dans ces lésions considérées comme intermédiaires entre les lésions ouvertes et les lésions fermées, le pus est, comme dans l'urètre, extérieur à la muqueuse, mais il y stagne si bien qu'une quantité suffisante d'endotoxine a le temps de devenir libre et de créer la réaction d'immunité.

a. — URÉTRITE BLENNORRAGIQUE AIGUË ET CHRONIQUE.

L'action nulle des vaccins en cas d'urétrites récentes est affirmée par les auteurs suivants : BRUCK (42), ASCH (9), dans trente cas ; ROHRBACH (372), dans dix cas ; DROBNII (107) ; MAUTÉ (317), dans quatorze cas ; SCHULTZ (399), ERLACHER (115), BUTEAU (49), SACHS (387), OPPENHEIM (349), FRIEDLANDER et REITER (134), VERBOFF (433), H. MULLER (332), FARKAS (119), FOCKLER (126), HAGEN (155), KYRLE et MUCHA (266), P. DELBET (87), par les rapporteurs du Congrès belge d'Urologie, HERMANS et Van den BRANDEN (181) (1921), et de l'Association française d'Urologie (1923), MINET et DEBAINS (328), enfin avec une certaine restriction par moi-même (236).

Ceux qui admettent une action des vaccins sur l'urètre sont les suivants :

MENZER (325) traite ses malades exclusivement par son vaccin, mais en les condamnant au séjour au lit pendant deux à trois semaines. Chaque injection produit une réaction urétrale de moins en moins forte ; quand elle arrive à être nulle, la guérison clinique est obtenue. La durée moyenne du traitement est de quarante-sept jours. Il admet que la vaccine ne doit pas être limitée aux lésions fermées, mais qu'elle est le meilleur moyen de traitement de tous les cas aigus et chroniques.

MERKURIEW et SILBER (326) considèrent que la vaccine a un effet très net sur l'allure clinique de la blennorragie. Quinze à trente-six heures après le vaccin, il y a diminution de l'écoulement et des gonocoques.

BALLENGER (15) admet une heureuse action de l'union du traitement local à la vaccination; c'est également l'avis de BRANDWEINER (39, 40).

François DE RENAIX (Belgique) (131) rapporte que sur vingt-six cas traités à la clinique du professeur LEGUEU, un cas d'urétrite aiguë datant d'un mois qui n'avait été traitée par les lavages ni avant, ni après la vaccination, a été guéri par une seule injection de vaccin de Renaud dosé à 2 à 3 milliards de gonocoques par centimètre cube.

Un second malade atteint d'une blennorragie de huit jours qui avait déjà subi trois lavages a été également guéri par une seule injection de ce vaccin.

Enfin, une urétrite aiguë greffée sur une goutte matinale guérit de même le lendemain d'une unique injection du même vaccin. Neuf autres malades guérirent aussi, mais beaucoup plus lentement.

DEMONCHY (90), en maniant d'énormes doses de stock et surtout d'auto-vaccins, semble avoir obtenu des résultats très intéressants et qui doivent nous encourager à ne pas abandonner la vaccination de l'urétrite blennorragique. Une très louable prudence l'empêche de se livrer à des publications trop hâtives, si bien que ce n'est guère que par quelques communications orales que je suis renseigné sur les résultats de ses longs travaux sur cette question.

Je crois pouvoir les résumer ainsi d'une façon à peu près exacte:

1° Quelques très beaux cas guéris par quelques piqûres de vaccin, sans traitement local, à faire croire, quand on les rencontre, qu'on tient enfin le vrai traitement de la chaudepisse;

2° A part ces cas, malheureusement rares, 50 o/o de bons résultats pour les stock-vaccins, 60 o/o pour les auto-vaccins;

3° Le restant absolument réfractaire à l'action vaccinale (voir plus loin, page 442, l'analyse de la thèse de son élève Joseph LANÇON qui complète l'action insuffisante des vaccins par quelques lavages de permanganate).

DEMONCHY admet que l'on ne commence à avoir une action sensible sur l'urètre que quand on a atteint 100 à 120 milliards de germes injectés. Les doses injectées par lui varient de 100 à 200 milliards, 4 à 8 centimètres cubes de son vaccin.

J'ai moi-même pratiqué beaucoup de vaccinations (236). En opérant avec le stock-vaccin de l'Institut Pasteur j'ai eu trois beaux cas, dont un très beau, sur une trentaine de cas aigus ; les vingt-sept autres ont tous été ensuite très rebelles. Aucun d'eux n'a mis moins de trois mois à guérir, alors que ma moyenne habituelle est de trente-cinq jours.

J'en ai conclu, peut-être un peu trop hâtivement, que les stock-vaccins, je pourrais même ajouter les auto-vaccins à petite dose tels qu'on nous les livre et tels qu'on les fabrique actuellement, peuvent avoir, mais très rarement, une fois sur dix au plus, un très heureux effet sur l'urétrite blennorragique.

Je me demande si parfois, dans les autres cas, ils n'ont pas un effet déplorable sur l'évolution de la blennorragie, en sensibilisant le malade au gonocoque.

J'ai encore un reproche à leur faire. J'ai observé un cas dans lequel ils ont semblé rendre inopérante la preuve de bière chez un malade qui avait subi précédemment un long traitement par les lavages. La preuve de bière faite dans ces conditions donna un résultat négatif et pourtant le malade n'était pas guéri ; il le prouva en rechutant de lui-même plus tard. C'est un gros inconvénient de la vaccination, car la preuve de bière est pour nous une arme indispensable. Je tiens à pouvoir continuer à m'y fier.

Le Dr MAUTÉ est du même avis. Je répète ses propres paroles : « On ne peut se rendre compte, pour quelques rares cas heureux, combien on peut faire de mal aux blennorragiques, en les vaccinant à tort et à travers. »

Il changera peut-être d'avis plus tard, mais actuellement, il est profondément dégoûté des vaccins gonococciques et ne veut plus faire que de la chimio-thérapie contre le gonocoque.

Il me semble que ce jugement n'est pas sans appel : les grosses doses de DEMONCHY constituent un fait nouveau qui nous forcent à réviser ce procès. Je leur dois, entre les mains de DEMONCHY lui-même, quelques beaux succès. Je n'ose dire de chiffre, car un de ces beaux cas a récidivé récemment. Ce qui me séduit dans cette méthode, c'est qu'elle permet de constater l'action indiscutable du vaccin sur l'urètre.

Prenons un malade récalcitrant au traitement des lavages. Malgré déjà trois mois de traitement régulier par les lavages de permanganate, si on dépasse de quelques heures l'intervalle de vingt-quatre heures, il recoule abondamment. Vaccinons-le avec le vaccin à 25 milliards de DEMONCHY : $0^{cm^3},25$, puis $0^{cm^3},5$, puis

1 centimètre cube, 1 centimètre cube, etc., tous les deux à trois ou quatre jours suivant les réactions. Tant que nous sommes au-dessous de 100 milliards, l'urètre a toujours besoin de son lavage toutes les vingt-quatre heures. Quand on atteint 100 milliards à 125 milliards, on peut sans aucun inconvénient faire un intervalle de trente-six heures sans que l'écoulement reparaisse; poussons un peu plus loin la vaccination et rien ne nous empêchera désormais de suspendre le traitement local; le malade ne recoule plus. Il guérira ou il ne guérira pas sous l'influence de la vaccination; mais, de toute façon, nous aurons là une preuve indiscutable de l'action des vaccins à grosse dose sur l'urétrite blennorragique. C'est encourageant pour l'avenir; peut-être qu'en connaissant mieux la question, nous arriverons à multiplier les cas de succès de la vaccinothérapie à hautes doses appliquées aux urétrites à gonocoques.

Résumons-nous, j'estime qu'il est très imprudent de vacciner à tort et à travers les urétrites aiguës. En règle générale, il faut s'en abstenir et les traiter comme par le passé par les lavages. Si, au bout de plusieurs mois de traitement, elles se montrent réfractaires aux lavages et si nous ne pouvons pas arriver à trouver l'obstacle qui s'oppose au succès du traitement, il faut recourir au vaccin, de préférence l'auto-vaccin en employant les hautes doses proposées par DEMONCHY.

Depuis que j'ai écrit ce qui précède, le Dr Joseph LANÇON (470), élève de DEMONCHY, a publié une très intéressante thèse intitulée : « De l'emploi du vaccin de DEMONCHY dans le traitement de l'urétrite gonococcique ». Il y expose la méthode de traitement préconisée par son maître et appliquée dans le Dispensaire de Préservation sociale que celui-ci dirige rue d'Odessa. Il y joint 170 observations de malades traités suivant cette méthode. Elle consiste dans l'association de la vaccinothérapie aux lavages de permanganate, mais avec ceci de particulier que le traitement commence par la vaccination seule et se termine par les lavages seuls.

Quelle que soit la période de la blennorragie dans laquelle se présente le malade, on lui fait huit vaccins, à raison de un tous les deux jours, voire même trois jours. Environ seize jours se passent ainsi, sans que le malade subisse aucun autre traitement.

Après les deux premières injections, exagération des phénomènes locaux; dès la quatrième vaccination, l'écoulement diminue et les urines tendent à s'éclaircir; après la sixième, les urines deviennent complètement limpides; après la huitième vaccination, on passe aux lavages de permanganate qui ont très rapidement raison des gonocoques qui subsistent. Quatre à huit lavages journaliers suffisent dans la plupart des cas.

Sur ces 170 observations, trente fois les malades ont semblé guéris par la seule vaccination avant les lavages qui leur ont été appliqués du reste quand même.

La plupart de ces malades ont guéri en un mois, quelques-uns même entre trois semaines et un mois. Quelques prolongations de traitement ont été dues à des cas de prostatite ou de littrites.

Le vaccin utilisé est un stock-vaccin venant de douze souches, émulsionné dans une solution de sulfate de magnésie à 10 0/00 mis en ampoules de 2 centimètres cubes contenant 25 milliards de microbes par centimètre cube et chauffé pendant trois jours de suite à 56°.

Il est injecté sous la peau du flanc à 5 centimètres au-dessus et en arrière de l'épine iliaque antéro-supérieure, en plein tissu cellulaire sous-cutané.

Suivant la réaction obtenue, les injections sont faites progressivement, en partant de un quart de centimètre cube, jusqu'à 1^{cm^3},5 et même, mais rarement, 2 centimètres cubes.

En cas de réaction vive, on donne un ou deux comprimés d'aspirine de 0^{gr},50.

Cette méthode me semble très séduisante: elle est beaucoup moins astreignante pour le malade et pour le médecin que ma méthode de lavages et elle évite les traumatismes des lavages complets dans les cas aigus, quand ils se font difficilement chez les malades récalcitrants.

Son grand avantage, très appréciable pour le traitement hospitalier, est de réduire au minimum la perte de temps du malade et du médecin, les quinze premiers jours nécessités par mes lavages étant remplacés par une piqûre tous les deux jours.

La durée habituelle de ce traitement, un mois, est un peu meilleure que ma moyenne qui est de trente-six jours. Elle a été de trente-cinq jours pour une longue série de malades de guerre. La grande supériorité que je lui trouve, c'est qu'il semble éviter les cas prolongés que la méthode des lavages rencontre presque forcément deux à trois fois sur dix. Mais ces mauvais cas ne viendront-ils pas un jour assombrir la moyenne que le Dr LANÇON nous présente aujourd'hui si favorable? Au début de mes lavages de permanganate, j'ai eu aussi des séries merveilleuses que je serais bien embarrassé de reproduire aujourd'hui.

Je ferai néanmoins à cette méthode un reproche, c'est qu'elle laisse couler le malade copieusement pendant au moins huit jours, puisque c'est seulement à la quatrième piqûre que l'écoulement commence à diminuer et l'urine à s'éclaircir. Bien des malades, surtout ceux qui sont mariés, apprécient beaucoup le tarissement presque immédiat de la sécrétion urétrale que leur procurent les lavages et acceptent volontiers de le payer par une notable prolongation du traitement.

Il est bien regrettable que la vaccination et les lavages ne puissent être utilisés simultanément au début d'une blennorragie. Le Dr DEMONCHY considère cette méthode comme fort dangereuse et je suis tout à fait de son avis à cet égard.

Ces quelques objections étant faites, je tiens à préciser que le Dr DEMONCHY, par ses patients travaux sur la vaccination gonococcique à hautes doses, a rendu à l'urologie un immense service, en prouvant d'une façon définitive que cette vaccination a un effet incontestable sur l'infection urétrale, effet jusqu'alors contesté parce que nous utilisions tous des vaccins trop faibles, tout au plus capables d'influencer des gonocoques fatigués par un long traitement.

J'ai dénommé ce genre de vaccin, vaccin à grande puissance; j'espère que ce nom lui restera, associé à celui de son père incontestable, le Dr DEMONCHY.

Pour les urétrites chroniques à gonocoques, l'efficacité du vaccin est un peu plus évidente, bien que BRUCK (42) lui refuse encore, dans ce cas, toute action manifeste. LEFUR (285), au contraire, en est très partisan.

ASCH (9), sur vingt-deux cas d'urétrites chroniques, a cru voir trois fois un assez bon effet. MENZER (324, 325), EYRE et STEWART, FROHNSTEIN (135), ont signalé de très bons effets de la vaccination dans les cas d'urétrites chroniques sans complications, mais en général en s'aidant du traitement local. Mais les observations les plus remarquables à ce sujet sont celles du regretté LECLERC-DANDOY (278), qui admettait le peu d'efficacité du vaccin de Bruck, l'arthigon, dans les urétrites à gonocoques débutantes, mais qui en a obtenu les effets les plus remarquables dans les cas chroniques à gonocoques, principalement quand le mal s'est étendu à l'urètre postérieur, mais il insistait sur le fait « que le vaccin seul ne suffit pas à guérir l'infection blennorragique et qu'il est nécessaire de lui adjoindre les traitements locaux habituels, parmi lesquels les grands lavages de permanganate de potasse constituent toujours le moyen le plus efficace et le plus pratique ».

Sur trente-huit cas, trente et un ont évolué d'une façon favorable et rapide, grâce, selon lui, au vaccin arthigon.

J'ai dit plus haut le peu que j'avais à dire sur les résultats favorables, un peu déconcertants par leur constance, de l'autovaccination en cas de gonocoque révélé par la spermo-culture. Je répète que cette question n'est pas au point et a besoin d'être reprise avec un contrôle très sérieux du résultat des spermocultures.

b. — Cervicite blennorragique.

La cervicite des femmes, tout en constituant une infection de muqueuse, semble bien influencée dans un grand nombre de cas par le vaccin. Est-ce parce que, comme Schmitt (396) le suppose, le bouchon du col en fait un foyer fermé?

Sur cinquante-deux cas, signalés par Karl Klause (260), traités sans succès depuis quinze à soixante-dix-neuf jours, trente-neuf ont été guéris : quatorze après la première, dix-huit après la deuxième, sept après la troisième vaccination. En deux à vingt et un jours, les gonocoques disparurent.

Par contre, Bruck et Sommer (45) signalent un cas de cervicite et d'urétrite que trois vaccinations en dix jours n'influencèrent pas, malgré une énorme réaction de 2°,3. Fœckler (126) est du même avis. Schmitt (396), sur vingt-quatre cas, a obtenu par le vaccin douze guérisons et deux guérisons probables, les dix autres furent seulement améliorées sans résultat définitif.

Comme vérification de la guérison, il recommande le lavage du col à l'eau oxygénée et l'aspiration suivant la méthode de Klepp, qui sert également pour le traitement local.

Schultz (399) est arrivé, dans certains cas isolés de gonorrhée aiguë du col, à obtenir la guérison par la vaccination sans traitement local, mais il préfère la combinaison des deux traitements.

c. — VULVO-VAGINITE DES PETITES FILLES.

Suivant les auteurs, les effets sont nuls ou excellents.

Les premiers essais de vaccination en Amérique contre cette affection ont été pratiqués avec un certain succès par BUTLER et LONG (50); ils obtinrent onze guérisons sur treize cas, avec une moyenne de traitement de trente-neuf jours.

FŒCKLER (126) traite deux cas par la vaccination, les croit guéris, mais ils récidivent peu de temps après.

WEINSTEIN obtient des succès dans vingt-huit cas. BRUCK et SOMMER (45) citent un cas dans lequel six injections furent faites en quatorze jours de $0^{cm^3},02$ à $0^{cm^3},20$, sans traitement local. Les gonocoques disparurent à la première injection, mais, au bout de six semaines de guérison apparente, il y eut une récidive provenant de l'urètre ou du rectum.

Mais une autre observation de guérison avec quatre piqûres en quatre semaines leur permet d'affirmer l'action du vaccin dans la vulvo-vaginite.

SCHMITT (396) signale deux cas de guérison extrêmement rapide en quatre injections.

RYGIER (385) en a obtenu également de bons résultats.

LECLERC-DANDOY (278) obtint un succès après un an et demi de traitement impuissant par les lavages sur une fillette de 14 ans, atteinte de vulvo-vaginite depuis sa première enfance. Cinq piqûres en tout, de $0^{cm^3},5$, puis 1 centimètre cube, d'arthigon suffirent à la guérir définitivement.

CHURCHILL et SOPER (66), HAMILTON et COOKE ont également publié des cas favorables : trente cas, soignés par le vaccin, donnèrent à ces derniers 60 o/o de succès, alors que le traitement habituel ne leur donne que 26,6 o/o de guérisons. Des insuccès complets ont été notés par BOAS et WULFF.

Je n'ai pas d'expérience personnelle dans cette question, ayant toujours traité mes vulvo-vaginites par le traitement local sans vaccination.

Je répète que, pour réussir, ce traitement local doit être très énergique. Il faut utiliser de très fortes doses comme pour un trajet para-urétral (voir page 351).

2° *Résultats thérapeutiques en cas de foyers fermés.*

a. — Prostatite blennorragique.

L'effet de la vaccination dans les cas de prostatite blennorragique est, en général, reconnu bon par les auteurs : Farkas (119), dans deux cas, Hagen (155), Kyrle et Mucha (266), Menzer (325), Ballenger (15).

Bruck (42), dans un premier travail (*Deutsche Med. Wochenschrift*, 1909, n° 11), nie toute action du vaccin en cas de prostatite. Mais, plus tard, il note des cas heureux (45) (*Munchn. med. Wochenschrift*, 1913, n° 22). Trois cas d'urétro-prostatite sont soignés par le vaccin et le traitement local antérieur; après la deuxième piqûre dans le premier cas, après la première dans les deux autres, les gonocoques disparurent de la sécrétion prostatique. Cinq cas sont soignés par le vaccin seul: sauf un insuccès qui récidiva après une apparente guérison, les quatre autres cas guérirent très rapidement, deux après la première, deux après la troisième piqûre.

Schultz (399) a cinq bons cas sur dix, les autres améliorés au point de vue de la quantité de la sécrétion purulente et du gonflement.

Drobnii (107) considère le vaccin comme spécifique dans ces cas, mais il recommande bien de ne pas abandonner le traitement local : massage, compresses chaudes, boues, etc...

François (131), parmi les cas traités à la clinique de Necker par le vaccin de Renaud, cite un cas d'urétro-prostatite, guéri en sept semaines.

Hermans (179) constate une notable diminution de la durée du séjour à l'hôpital pour les cas de prostatite, traités par l'arthigon, en moyenne quatorze jours.

Asch (9) est moins enthousiaste; sur dix cas de prostatite aiguë, deux fois seulement il lui semble que la maladie ait été abrégée.

Enfin, Klause (260) n'admet pas une action égale du vaccin dans tous les cas de prostatite : dans quarante cas de prostatite catarrhale (infection de la prostate sans augmentation de volume) il n'a obtenu aucun effet; au contraire, dans trente et un cas de prostatite parenchymateuse aiguë traités uniquement par le vaccin, et dans seize cas de prostatite parenchymateuse chronique il a observé un très bon effet dans 31 o/o des cas chroniques et 33 o/o des cas aigus; le restant, 68 et 67 o/o, restants non influencés, tant qu'ils ne subissaient aucun traitement local en plus du vaccin.

Dans quarante cas de prostatite parenchymateuse dont onze chroniques et vingt-neuf aigus, traités localement en même temps qu'ils étaient vaccinés, 46 o/o des chroniques et 66 o/o des aigus purent cesser tout traitement local après la vaccination, les 54 et 34 o/o restants durent le continuer.

François (131) a observé trois cas de prostatite survenant dans le cours du traitement vaccinal d'urétrites aiguës. Ils n'évoluèrent pas vers la suppuration. On continua les vaccinations avec le traitement local.

Dans un quatrième cas, où la prostatite existait à son début, au commencement du traitement, il se forma un abcès de la prostate. Il admet que, dans ce cas, le vaccin semble plutôt avoir donné un coup de fouet à l'infection prostatique. Il abandonna cette idée, quand, lors de la prostatectomie, on ne trouva dans le pus que des microbes vulgaires. Ceci ne prouve du reste pas du tout que cette prostatite n'ait pas été gonococcique à son début.

b. — Épididymite et funiculite blennorragiques.

Nous arrivons aux complications nettement fermées de la blennorragie, dans lesquelles le vaccin semble avoir une action réellement spécifique. Cette action est néanmoins bien difficile à apprécier : il n'est pas facile de discerner si l'amélioration obtenue est due à un cas particulièrement bénin, au repos au lit, ou au traitement local employé concomitament. Ce qui a le plus de valeur en pareil cas, c'est l'impression générale d'un spécialiste qui a soigné un grand nombre de cas d'épididymites avec ou sans vaccin et qui reconnaît sur l'ensemble de ses cas les avantages évidents de la série vaccinée.

Rappelons rapidement les travaux publiés sur ce sujet :

En 1908, Ballenger (15), Kinnear (259), relatent leurs bons résultats.

En 1909, Bruck (42, 43) traite par le vaccin treize cas d'épididymites unilatérales; huit eurent trois injections sous-cutanées, quatre en eurent deux, un en eut quatre. Il obtint huit guérisons complètes, sans aucune trace d'induration en huit à douze jours. Dans deux cas, l'inflammation diminua rapidement, mais fut longue à disparaître; dans deux cas, il resta un noyau dans la queue de l'épididyme. Un cas resta non influencé et dut être traité par la ponction de la vaginale et des emplâtres adhésifs.

En 1910, Fœckler associe la vaccination aux pansements alcoolisés.

Bruck (43) ne pratique la vaccination que quand les phénomènes aigus ont été amoindris par le débridement ou le traitement résolutif. Il la pratique immédiatement dans les cas subaigus sans fièvre.

C'est, d'après lui, le procédé qui laisse le moins d'induration consécutive. Comme adjuvant, il utilise les compresses à l'alcool à 50 o/o avec 2 o/o de résorcine.

En 1911, Fœckler (126) trouve que ses cas d'épididymites n'ont pas été sensiblement plus vite et mieux guéris que par les traitements ordinaires. La durée moyenne du traitement fut de vingt-huit jours; dans les cas résistants, la durée atteignit le double de ce temps. Il a toujours fait en même temps le traitement local de l'urètre et de la prostate. Sur quarante-neuf cas, huit sont restés avec pas ou très peu d'induration, tous les autres en ont conservé une de la grosseur d'un pois à une noisette.

Schultz (399) sur quatre-vingt cas d'épididymites a soixante-dix cas très heureusement influencés, ils ont eu de une à sept piqûres. La réaction fut de 37°,4 à 38° dans quatorze cas, de 38° à 40° dans quarante-neuf. L'amélioration n'est pas proportionnelle à la réaction : des cas avec très peu de réaction fébrile ont donné de très beaux résultats. La réaction n'est donc pas nécessaire pour une bonne influence thérapeutique. Sur ces soixante-dix cas, quarante et un au bout de quatorze jours ne présentaient plus aucun symptôme. Dans quatorze cas, il restait du gonflement de l'épididyme, mais sans modification de consistance. Dans douze cas, il nota un noyau plus ou moins gros dans la queue de l'épididyme; dans trois cas, il persista de la sensibilité, sans rien de perceptible localement.

Les dix cas restants n'éprouvèrent du traitement aucune amélioration, Schultz attribue cet insuccès à la différence des races des gonocoques. Sur douze cas de funiculite, huit furent très bien influencés comme douleur, gonflement et dureté, quatre restèrent non influencés.

En 1912, Rohrbach (372), dans sa très intéressante étude sur les résultats de quarante-trois épididymites traités par les divers procédés connus, rapporte les faits suivants :

Sur vingt-sept épididymites, traitées par le vaccin arthigon, la durée moyenne du traitement fut de quinze jours (six à trente-trois). Dans 50 o/o des cas, le séjour à l'hôpital ne dépassa pas quatorze jours.

D'abord, suivant le conseil de Bruck, il n'a vacciné que les apyrétiques; mais, plus tard, il constata qu'une légère fièvre n'est pas une contre-indication.

Dans quatorze cas, l'arthigon supprima les douleurs spontanées d'une façon évidente, peu d'heures après la première injection : treize fois, la douleur à la pression disparut très vite; trois fois après la troisième et la quatrième vaccination, un épanchement vaginal disparut résorbé.

Les reliquats furent très bons dans treize cas : dans quatre cas, en six, douze, quatorze, dix-sept jours le dégonflement fut complet, le côté malade était aussi souple que le côté sain; dans les neuf cas restants, l'épaississement qui subsista n'était ni dur ni douloureux.

Dans quatorze cas, il ne constata aucune action régressive due à l'arthigon et, dans dix cas, il resta un noyau plus ou moins dur. Même dans ces mauvais cas, la moyenne de traitement de quatorze jours est un beau résultat.

Pour la funiculite, sur cinq cas trois furent très améliorés : diminution du gonflement et de la sensibilité. Il constate, comme Schultz, que la réaction fébrile n'est pas nécessaire, pour obtenir un bon résultat thérapeutique; mais elle est néanmoins d'un bon pronostic, étant donnée sa fréquence dans les bons cas.

Il conclut que nous avons dans le vaccin gonococcique un moyen de traitement spécifique, absolument inoffensif et d'application non douloureuse qui, à peu près dans 50 o/o des cas, supprime rapidement la douleur spontanée et la douleur provoquée, abrège la durée de la maladie et conduit à une complète ou presque complète *restitutio ad integrum*.

Ces bons résultats sont confirmés par Merkuriew et Silber (326), Nuteau (347), H. Muller (332). K. Klause (260), sur

363 cas, a 321 bons résultats, avec disparition complète du noyau dans 30 o/o des cas. Sur dix cas de funiculite, deux seulement furent influencés.

HAGEN (155) redoute l'action exacerbante du vaccin sur les épididymites et les funiculites à leur début; il le considère comme contre-indiqué dans ce cas. Il ne l'emploie que quand l'inflammation a atteint son acmé et même commence à se calmer, c'est-à-dire du deuxième au troisième jour après le début.

Les récidives d'épididymites peuvent se produire malgré le vaccin, surtout en cas de funiculites; il considère même que la vaccination, par l'exacerbation des gonocoques urétraux, peut déterminer une épididymite en cours de traitement.

Cette opinion est combattue par MENZER (324), MERKURIEW (326) et DROBNII (107).

Pourtant, les résultats de ASCH (9) semblent confirmer sa manière de voir : sur dix cas soignés par le vaccin Parke-Davis, trois semblent bien influencés comme gonflement et comme douleur en trois jours, mais ils durèrent quand même trois semaines et il persista un noyau. Dans les sept autres cas le deuxième testicule se prit! Sur six cas soignés avec le vaccin de MENZER, il a eu deux guérisons en quatorze jours, trois cas sans aucun effet notable, un cas de prise de l'autre testicule. Sur vingt cas soignés avec l'arthigon, il a eu douze guérisons complètes en huit jours à trois semaines, huit fois sans ou presque sans reliquat et huit cas non influencés.

BRANDWEINER (39), KEIL (257), MALETERRE (304) ont eu également des résultats analogues.

MALETERRE admet les avantages signalés par tous les auteurs de la vaccination en cas d'épididymites, mais il trouve que cette méthode n'est pas à la portée de tous les médecins, et il lui préfère le sérum antiméningococcique.

HERMANS (179), sur trente-cinq cas d'orchites, a commencé le traitement, dans dix cas, par le sérum antiméningococcique, qui est le plus puissant moyen analgésique dans ce cas, puis par l'arthigon, chez les autres par l'arthigon seul. Il considère que, par ce moyen, la durée de séjour à l'hôpital est considérablement diminuée. Il conseille de faire la vaccination le soir pour permettre au malade de se reposer après.

NAKANO (334) trouve que le résultat de la vaccine est très bon au point de vue de la douleur qui disparaît le lendemain de la première piqûre et du gonflement qui disparaît progressivement; mais il reconnaît qu'elle n'empêche pas des infiltrations dures de persister dans la suite.

C'est également l'avis de VERBOF (433).

FROHNSTEIN (135) a obtenu de très bons résultats immédiats et tardifs dans vingt-quatre cas d'épididymites aiguës et dix cas d'épididymites chroniques.

Pour ma part, j'avoue que je n'ai pas suffisamment d'expérience à ce sujet pour prendre parti dans cette question, C'est pendant la guerre que j'ai vu presque toutes les épididymites de ma carrière, je les ai soignées sans vaccins, pour la bonne raison qu'il n'était pas facile de nous en procurer. J'ai eu, bien entendu, des cas graves, des cas moyens et des cas légers, en nombre suffisant pour me montrer combien l'appréciation des avantages d'une méthode thérapeutique est difficile dans une maladie qui, à elle seule, sans aucune thérapeutique effective, présente tant de variétés dans son acuité et dans sa durée. *N'attribue-t-on pas souvent à la vaccination des résultats heureux qui ne demandaient qu'à se produire tout seuls, sans elle?*

Depuis la guerre j'ai traité une mauvaise épididymite très longue par le vaccin de l'Institut Pasteur, et je dois dire que je n'ai rien vu de convaincant comme effet.

c. — VÉSICULITE BLENNORRAGIQUE.

J'ai encore très peu d'expérience à ce sujet. Je renvoie à ce que j'ai dit plus haut relativement à cette affection qui me semble souvent diagnostiquée à tort et à travers. Les observations de vésiculites traitées par le vaccin sont rares et peu démonstratives, étant donné le doute qui plane souvent sur la réalité de la vésiculite.

FULLER (136), qui attribue à la vésiculite la plupart des cas de rhumatisme blennorragique, s'étonne que le vaccin puisse l'influencer. Il admet que seule la vésiculotomie peut améliorer ces cas.

Moi aussi, j'ai peine à comprendre comment les gonocoques inclus dans la gelée vésiculaire peuvent être influencés par les anticorps de l'organisme. Ils me semblent bien extériorisés pour être influençables. Laissons à l'avenir le soin de résoudre cette question. Heureusement, du reste, les vésiculites blennorragiques sont rares.

d. — Rhumatisme blennorragique.

De l'avis commun de tous les auteurs qui se sont occupés de la vaccination antigonococcique, le rhumatisme blennorragique, au moins à l'état aigu, est le triomphe de cette médication.

Tous ces auteurs sont à peu près d'accord pour reconnaître qu'elle a une action sédative très rapide sur la douleur, puis qu'elle produit progressivement le dégonflement des régions péri-articulaires et la résorption de l'épanchement. Ces heureux résultats s'obtiennent en un temps plus ou moins long, mais quelquefois très rapide.

Mac Oscar (302), (1909) cite un cas de guérison en seize jours d'un rhumatisme d'un an, avec le vaccin antigonococcique de Burrough et Welcome.

Pierre Mauriac (313) cite un cas d'arthrite purulente du genou très rapidement améliorée par sept piqûres de vaccin de Nicolle.

Deschamps cite une arthrite du poignet droit et des articulations métacarpo-phalangiennes très rapidement guérie par cinq injections du même vaccin.

Siredey cite trois cas d'hydarthrose du genou : les deux premières sont guéries en quinze jours ; la troisième, très violente arthrite, de celles qui finissent par l'ankylose, est très améliorée au point de vue du gonflement et de la douleur quarante-huit heures après la première injection ; cette amélioration s'accentue après la troisième ; au bout de vingt-cinq jours de traitement, le malade pouvait se lever.

Hébert (172) conclut de onze observations que, sous l'influence du vaccin de Nicolle, la douleur cesse rapidement, et que les exsudats même anciens se résorbent vite. Troisfontaines (424) cite deux cas d'arthrite du poignet chez des jeunes filles. Dans la première, au bout de dix piqûres, sédation de la douleur et diminution du gonflement, résultat moyen ; dans le deuxième, très aigu, la guérison pouvait être considérée comme complète à la troisième piqûre.

Fontanilles (127) cite deux cas assez favorables dans une arthrite du genou et un cas de talalgie avec rhumatisme de l'épaule.

J'ai moi-même obtenu la guérison complète de deux cas de talalgie ancienne par quelques piqûres de phylacogène blennorragique de Parke-Davis et plus récemment d'un autre cas par douze piqûres de vaccin de Bruschettini.

Bien entendu, ces résultats ne sont pas constants : le regretté Paul Delbet m'a communiqué oralement un cas d'arthrite ankylosante du genou qu'il traita sans aucun résultat par dix-sept piqûres de vaccin de Nicolle. Le genou s'enkylosa et il se repentit de ne pas avoir pratiqué l'arthrotomie au début.

En fait, la vaccinothérapie peut être employée avec avantage et sans danger dans les formes subaiguës, surtout poly-articulaires du rhumatisme blennorragique; mais il serait imprudent de se fier à elle seule dans les cas d'arthrites pseudo-phegmonneuses qui si souvent conduisent à une ankylose rapide.

Il vaut mieux, dans ces cas, recourir à l'arthrotomie large, complétée par le nettoyage minutieux de l'articulation à l'éther avec ablation des blocs fibrineux, des brides et des franges synoviales, comme le recommandent Michel (de Nancy) et Mondor (327 et 505) au Congrès français de chirurgie en 1926.

On a également proposé d'injecter directement le vaccin dans les articulations malades, comme l'ont fait Debré et Paraf (81) pour le sérum antigonococcique.

Dikansky, de Moscou (101), a présenté également au Congrès de chirurgie de 1926, ses observations de vaccinothérapie intra-articulaire, dans les arthrites gonococciques aiguës, avec un vaccin composé de corps microbiens de gonocoques et de leurs produits de culture dans le bouillon. Il considère que cette vaccination intra-articulaire abrège la durée du traitement et amène le rétablissement complet de la fonction de l'articulation.

e. — Septicémie gonococcique.

Comme je l'ai fait remarquer plus haut (page 287); il ne convient pas de cataloguer sous un même nom le passage du gonocoque par l'appareil circulatoire pour aller se localiser dans un tendon ou une articulation et la localisation de ces gonocoques dans l'appareil circulatoire lui-même, en particulier dans le cœur. Ce dernier cas seul me semble mériter le nom de septicémie gonococcique. En fait, il est presque toujours mortel, alors que le premier cas n'expose les malades qu'à de mauvaises séquelles.

Les cas de véritable septicémie gonococcique ainsi définis, sont heureusement très rares; je n'en ai observé que deux dans toute ma carrière. Ils se sont terminés tous les deux par la mort, malgré tous les moyens employés pour les combattre. La vaccinothérapie essayée dans le second de ces cas ne donna aucun résultat appréciable, pas plus du reste que la sérothérapie intra-veineuse. J'ai essayé un peu tard dans ce cas la chimio-thérapie sous forme d'injections intra-veineuses de mercuro-chrome, suivant la méthode de YOUNG (449); j'ai regretté de ne pas avoir essayé cette méthode plus tôt. Entre les mains de son auteur, elle semble avoir donné de très bons résultats.

Dans l'observation de CHOLZOW (68) que j'ai rapportée plus haut (page 302), le vaccin gonococcique semble avoir guéri un cas grave de septicémie gonococcique avec culture du sang positive.

f. — VACCINATION PAR LA VOIE BUCCALE.

La vaccination par la voie buccale a séduit bien des médecins par son innocuité.

En 1912, Duncan de New-York (508) a proposé de faire avaler au malade des bols de 1^{cm^3} d'une pâte formée par le pus de la femme contaminante mélangé de sucre. Il joignait à cette *autothérapie* de l'auto-pyo-thérapie, en lui injectant quelques gouttes d'un lysat obtenu en diluant cinq à dix gouttes de son pus dans 15 centimètres cubes d'eau distillée, le tout bien secoué après six heures de séjour à la température de la chambre et filtré au filtre Berkefield.

Cette méthode a provoqué l'éclosion de spécialités pharmaceutiques qui permettent de prendre en capsules ou pilules des cultures mortes de gonocoques. J'ai pu observer les effets de ces dernières, ils m'ont paru absolument nuls.

CHAPITRE XVIII

BLENNORRAGIE ET MARIAGE

Comme je l'ai dit plus haut, au chapitre de la gonococcie chronique, je ne suis pas d'accord avec beaucoup de mes collègues sur la fréquence de la blennorragie chronique, autrement dit du gonocoque latent et récidivant.

D'après les résultats de la spermo-culture, la plupart des anciens blennorragiques sont soupçonnés de rester porteurs de gonocoques, soit qu'ils se présentent avec les symptômes habituels de l'urétrite simple : goutte matinale et filaments dans les urines, soit même qu'ils aient l'apparence de la santé la plus parfaite.

Le Dr Mauté, dont la compétence en bactériologie est si grande, s'exprime ainsi dans une de ses lettres :

« Cela n'empêche pas que le gonococcisme latent a une durée indéfinie et qui dépasse en tous cas de beaucoup la période des constatations bactériologiques positives, même les mieux conduites ; que les spermo-cultures négatives ne donnent bien souvent qu'une pauvre sécurité et que l'on tend à attribuer à l'infection secondaire une importance qu'elle n'a pas. »

Avouez que, dans ces conditions, il faut avoir du courage, pour se marier, quand on est un ancien blennorragique.

Si la proportion de 80 o/o de cas positifs indiquée par les spermo-cultures était exacte et si la conception formulée par le Dr Mauté devait être acceptée sans réserves, la blennorragie deviendrait une véritable calamité publique et le mariage devrait être un véritable épouvantail pour les jeunes filles.

On a vu que je suis moins pessimiste; je tiens à répéter ici que si j'admets que la blennorragie chronique est très fréquente chez la femme, par le fait de l'absence à peu près complète de soins appropriés, et par suite de la multiplicité de ses foyers extra-urétraux, je suis au contraire convaincu de l'extrême rareté de la gonococcie réellement chronique de l'homme.

Je sais bien que je me trouve dans des conditions un peu spéciales : la plupart de mes malades sont atteints de blennorragie récente que je traite immédiatement par les lavages. Si je cesse trop tôt ces lavages, ils rechutent instantanément comme au premier jour. Il n'y a pas là place pour l'établissement d'une gonococcie chronique. C'est peut-être pour cela que je me suis fait cette opinion plutôt optimiste sur l'avenir des blennorragiques. Ce n'est pas du reste que je nie l'existence de la gonococcie chronique de l'homme.

Je rappelle ce qui la caractérise : c'est, *chez les anciens blennorragiques, hommes ou femmes, l'existence de foyers infectés, isolés au milieu d'organes non infectables.*

Chez l'homme, par exemple, la sécrétion prostatique présente des gonocoques évidents et pourtant l'urètre, perpétuellement traversé par ces microbes, reste indemne.

Chez la femme, certains foyers infectés avoisinent d'autres foyers qui restent indéfiniment sains.

Il ne faut donc pas tabler sur l'absence de repoussées aiguës pour affirmer l'absence de la gonococcie chronique. Il faut, pour que ces repoussées se produisent, des irritations multiples et violentes, et encore, même dans ces conditions, *elles ne se produisent qu'à leur heure et non à la nôtre.*

Ce gonocoque chronique, invisible à tout examen, rebelle à toute réactivation, ce gonocoque dont parle le Dr MAUTÉ qui a une durée indéfinie, dépassant en tous cas de beaucoup la période des constatations bactériologiques positives, même les mieux conduites, ce gonocoque existe ; le tout est de savoir quelle est sa fréquence chez l'homme.

Je l'estime, dans ma clientèle, à 3 o/o au lieu de 80 o/o. Il est possible que, dans d'autres clientèles, elle soit plus grande, mais certainement pas dans des proportions pareilles. On a vu, au chapitre de la spermo-culture, les raisons qui, pour moi, sont la cause de ces divergences d'appréciation.

Qu'il y en ait 3 o/o ou plus, peu importe, le tout est de savoir les dépister quand ils se présentent à nous pour nous demander l'autorisation de se marier.

Une chose que je puis affirmer à ce sujet c'est qu'*il n'existe pas de procédé d'analyse absolu qui puisse donner une sécurité complète et immédiate au jeune fiancé ancien blennorragique. Ce serait*

une grave imprudence que de se fier à une spermo-culture négative pour l'autoriser à se marier.

J'ai vu des rechutes gonococciques incontestables quinze jours à un mois après spermo-culture négative (sept jours, dix-sept jours, vingt-deux jours) [J. JANET (246)].

Non, ces analyses, si minutieuses qu'elles soient, ne suffisent pas; il faut, pour autoriser à se marier un ancien blennorragique, surtout s'il est suspect, une étude longue et patiente.

Il faut, bien entendu, commencer par une recherche approfondie de toutes les sécrétions que l'on peut récolter de l'urètre, de la prostate, des vésicules séminales. Si le malade ne se présente pas dans de bonnes conditions pour les recueillir, il ne faut pas hésiter à le faire revenir dans de meilleures conditions, en nous apportant le plus de documents possible : goutte du matin recueillie sur verre et sur chiffons, filaments du matin recueillis sur verre.

En cas de résultat négatif, on se lance dans les réactivations, à la bière, à l'eau de Vichy Grande-Grille, au champagne. Puis on passe aux lavages irritants, preuve de Neisser, oxy-cyanure de mercure 0gr,25 à 0gr,50 0/00, nitrate d'argent 0gr,25 0/00; à la dilatation aux gros béniqués avec léger massage de l'urètre sans lavage antiseptique consécutif; au massage de la prostate, également sans lavage. Je réprouve, comme beaucoup trop violent et pouvant être ultérieurement préjudiciable au malade, le procédé proposé par ROUCAYROL et RENAUD BADET (377) qui consiste à badigeonner à l'endoscope toute la muqueuse urétrale avec du nitrate d'argent à 5 0/0.

Puis on a recours, quand on peut les proposer, aux coïts répétés en préservatif; pour plus de sûreté encore (hélas!) à la masturbation répétée.

Bien entendu, il faut en profiter pour faire une spermo-culture, en se conformant aux desiderata que j'ai formulés plus haut (page 370) et que je répéterai ici, étant donnée leur importance :

1° Vérifier si le milieu employé est capable de cultiver les gonocoques de collection;

2° Isoler les éléments Gram-négatifs;

3° Vérifier qu'ils sont incapables de cultiver sur gélose ordinaire.

Il est évident que c'est plus long que d'appeler gonocoque

tout coque Gram-négatif, mais c'est plus sûr et le pourcentage des cas positifs s'en ressent.

Il existe encore un moyen de réactivation qu'il ne faut pas négliger, c'est l'épreuve du vaccin gonococcique. Une ou deux piqûres d'un vaccin à forte dose produisent une phase négative qui favorise la pullulation des gonocoques dans l'urètre. Ce genre d'épreuve est classique en Allemagne.

Enfin, si le patient est porteur d'un écoulement et a besoin de traitement, il faut, sans hésiter, en même temps que l'on fait ces épreuves, commencer le traitement de l'urétrite chronique ou de l'urétrite simple et, bien souvent, sous cette influence, les gonocoques reparaissent.

Est-ce à dire qu'il faut soumettre tous les fiancés, anciens blennorragiques, à toutes ces épreuves? Certainement non. Il faut savoir reconnaître, parmi ces fiancés, celui qui est suspect de ceux qui ne le sont pas.

Faites-vous raconter les différentes poussées de blennorragies observées; étudiez bien si, pour chacune, une contagion nouvelle est probable ou si elle est douteuse. Notez bien les périodes d'incubation de chacune de ces poussées, notez surtout celles de ces poussées qui sont venues d'elles-mêmes, loin de tout coït, à la suite d'excès.

Méfiez-vous des blennorragies trop multipliées, tout en vous rappelant qu'il y a des abonnés au gonocoque qui ont des quantités de chaudepisses, dues, chacune, à une contagion nouvelle.

Faites-vous raconter les traitements suivis : lavages ou balsamiques ou traitement par le mépris. Tenez ces derniers pour suspects. Demandez la façon dont les différentes poussées se sont terminées, si les épreuves pour vérifier la guérison ont été faites. Enfin faites-vous bien expliquer comment l'urètre s'est comporté entre ces poussées au point de vue des écoulements, des filaments, de la douleur, etc.

Vous avez ainsi des éléments pour classer vos candidats au mariage en suspects et non-suspects. Réservez toute votre attention aux suspects, faites-leur subir toute la série des épreuves; en cas de résultat négatif, recommencez-les un mois après et même un autre mois après. Il faut néanmoins savoir que parmi les non-suspects, il peut se trouver un chronique à sa première poussée, chez lequel on a bien peu de raisons de prévoir une blennorragie récidivante, puisqu'elle n'a pas encore eu le temps de récidiver. C'est pour cela que, même les non-suspects doivent être, quand ils nous consultent, étudiés de près, avant de recevoir leur patente nette.

Quant aux suspects, il faut savoir les faire attendre. Une année d'observation n'est pas de trop pour les cas où le gonocoque chronique est probable. On en profitera pour soigner, pendant ce temps-là, l'urètre de ces malades qui en a, en général, besoin.

Voici, d'après FINGER (123), les conditions qu'il faut exiger des anciens blennorragiques pour les autoriser à se marier :

1° *Caractère purement épithélial de la sécrétion et en particulier des filaments;*

2° *Absence complète de gonocoques dans cette sécrétion et dans ces filaments, même après irritation artificielle de la muqueuse par un lavage de l'urètre au nitrate d'argent ou au sublimé* (*Preuve de Neisser*, 1883). *Les caractères précédents doivent persister pendant deux à quatre semaines d'examens journaliers;*

3° *Être exempt de manifestations locales : rétrécissement, prostatorrhée* qui nécessiteraient la prolongation du traitement.

J'ai publié, en 1893, dans les *Annales des maladies des organes génito-urinaires*, un article intitulé « Réceptivité de l'urètre et de l'utérus. Blennorragie et mariage (193) ».

J'y disais que ces lois de FINGER sont très louables, parce que, le premier, il a vu qu'il y avait quelque chose d'autre que le gonocoque à redouter dans les rapports conjugaux : la diapédèse leucocytaire, le rétrécissement, la prostatorrhée indiquent un mauvais état urétral, qui, même indépendamment de tout gonocoque, peut nuire à la jeune épouse.

Je répète souvent à mes malades que, pour avoir une femme saine, il faut être soi-même rigoureusement sain.

Quel est donc ce second ennemi avec lequel il faut encore compter? Ce sont les infections secondaires : staphylocoque, bacille pseudo-diphtérique, entérocoque et probablement beaucoup d'autres espèces que nous ne dénommons pas.

Bien que le Dr MAUTÉ me dise que : « l'on tend à attribuer à l'infection secondaire une importance qu'elle n'a pas », je persiste à croire que, *pour la femme, ces infections secondaires sont terriblement dangereuses, je dirai même aussi dangereuses que l'in-*

fection gonococcique et que leur fréquence est au moins égale sinon supérieure.

Je vais résumer, pour le prouver, deux observations publiées dans l'article dont je viens de parler.

F..., au moment de son mariage, était depuis longtemps mon client. Je l'avais déjà, à plusieurs reprises, soigné pour des poussées d'infections secondaires dues à un état de réceptivité ancien provoqué par trois blennorragies précédentes. Je n'ai jamais observé chez lui de gonocoques.

Au moment de son mariage, il était dans un bon état urétral, sa sécrétion était absolument tarie, les filaments peu abondants, surtout muqueux, l'urètre exempt de rétrécissement.

Quelques mois après, F... vient me consulter pour un écoulement abondant dans lequel je trouvai une culture intense d'une bactérie courte. Il m'avoua en même temps qu'il avait donné la chaudepisse à sa femme et qu'elle était traitée pour cette affection par son médecin habituel.

Je demandai à voir cette femme et je constatai chez elle, dans un écoulement utérin purulent très abondant, une bactérie qui me sembla, optiquement, être la même que celle de son mari. L'absence de gonocoques chez cette femme était évidente.

H... a eu deux chaudepisses, la seconde s'est prolongée pendant les années qui ont précédé son mariage.

Il me consulte en avril 1892. Je le trouve exempt de gonocoques mais en état d'urétrite épithélio-purulente, infectée de trois espèces de microbes, avec une forme bactérienne prédominante. Le malade m'annonce son intention de se marier le mois suivant. Je m'y oppose formellement. Il me déclare qu'il lui est impossible de suivre mon conseil et il me demande ce qu'il faut faire pour éviter les accidents.

Je lui recommande une désinfection régulière de son urètre par des lavages de sublimé.

Au bout de quelques lavages, tout était rentré dans l'ordre et, pendant un mois, plusieurs gouttes matinales observées ne révélèrent plus jamais la présence d'un microbe.

Il se maria en mai 1892. Grâce aux précautions que je lui avais indiquées : lavage du méat au sublimé, injection antiseptique journalière de sa femme il ne se passa rien d'anormal jusqu'en janvier 1893. Mais, à cette époque, sa femme contracta une métrite aiguë avec écoulement séro-purulent excessivement abondant.

Cet écoulement, à l'examen, me montra une culture pure d'une intensité extraordinaire d'une toute petite bactérie courte. Elle fit plus tard une poussée salpingienne.

Ces infections féminines sont le plus souvent prises pour de la blennorragie et soignées comme telle.

Il m'est arrivé bien des fois d'examiner de jeunes époux accusés d'avoir donné la blennorragie à leur femme et de ne trouver chez eux aucun gonocoque. Celles de ces femmes que j'ai pu examiner étaient, en général, infectées par ces bactéries courtes, signalées dans les deux observations précédentes.

Pour ma part, j'ai observé la plupart des contagions gonococciques des femmes, dans le cours de leur mariage, à la suite des infidélités de leur époux, mais, au début du mariage, c'est presque toujours des infections secondaires que j'ai rencontrées.

Aussi ai-je proposé, dans l'article en question, la loi suivante :

Les contre-indications absolues au mariage pour les anciens blennorragiques sont :

1° *Le gonocoque ;*

2° *L'état de réceptivité.*

Je ne peux pas m'étendre sur les conditions qui créent cet état de réceptivité et sur les moyens de le combattre. Il est caractérisé par une culture microbienne abondante envahissant les filaments et les sécrétions profondes de l'urètre.

Les microbes observés dans la goutte ont beaucoup moins d'importance, à ce point de vue, que les microbes des filaments et de la sécrétion prostatique. Ces infections secondaires sont souvent faciles à supprimer, mais elles se reproduisent avec une fréquence désespérante.

Seul un bon traitement prolongé de l'urètre peut, en améliorant l'état de la muqueuse, modifier cet état. Comme moyen palliatif, il faut proposer la désinfection quotidienne du méat au sublimé ou à l'oxycyanure de mercure et recommander une grande propreté vaginale à la conjointe de ces malades.

Le coït, dans le voisinage des règles, doit être particulièrement évité, à plus forte raison pendant les semaines et même les mois qui suivent les couches.

Il faut exiger le coït en préservatif pendant les six mois qui suivent la reprise des rapports. L'utérus est, en effet, pendant les règles et surtout après l'accouchement, dans un état maximum de réceptivité.

Beaucoup de jeunes gens se marient en toute confiance, sous le fallacieux prétexte qu'ils n'ont jamais nui à leurs anciennes maîtresses. Ce n'est pas une raison pour ne pas nuire à leur future femme. Les organes génitaux jeunes, étroits, pas ou mal lavés, comme le sont ceux d'une jeune mariée, sont infiniment plus réceptifs que ceux d'une femme qui a une longue pratique du coït et des ablutions.

Comme conclusion, je dirai qu'il est très difficile et très dangereux de laisser marier un mauvais urètre et que, pour conserver un bon urètre, il suffit de bien traiter ses chaudepisses ou mieux encore de ne pas en avoir.

Cette question si importante a été l'objet de bien des travaux depuis celui de NOGGERATH (340) qui, le premier, jeta le cri d'alarme, en montrant les énormes dangers que la blennorragie fait courir à la femme.

Le Dr DIDAY (100, 458) a publié ses conseils aux maris coupables, le Dr BAZY (26) a posé la question : L'urétrite chronique est-elle contagieuse? NEISSER, FINGER (123), Louis JULLIEN (469) ont traité cette question à fond; NOGUÈS (344) l'a mise au point dans son article « Blennorragie et mariage » de la *Revue médico-thérapeutique* (1914), et dans son chapitre sur l'urétrite chronique dans l'*Encyclopédie Française d'urologie* (345). Robert HENRY (466) l'a reprise, en 1926, en insistant beaucoup sur l'utilité des cultures pour assurer le diagnostic de guérison.

DIAGNOSTIC DE GUÉRISON DE LA BLENNORRAGIE

Les épreuves et analyses diverses pour vérifier la guérison de la blennorragie ont été proposées en dehors de celles dont nous avons parlé plus haut au chapitre de la réactivation gonococcique (pages 84 et 372). Ici je fais de larges emprunts à MARSELOS qui, dans son traité de la blennorragie, a fort bien résumé cette question, en y ajoutant lui-même un système de preuves intéressant. PERVES, de Bordeaux (355), en 1921, a également mis cette question au point.

1° *Méthode Motz.*

Instillation dans l'urètre d'une solution de nitrate d'argent à 1 0/0 que le malade doit garder trois à quatre minutes en serrant le méat.

Le malade doit revenir trois heures après sans avoir uriné; on prélève la goutte, on fait un Gram, on recueille l'urine, on la centrifuge et on examine le dépôt. (Cette méthode rentre dans la preuve de NEISSER.)

2° *Méthode Alexander.*

Instillation dans l'urètre d'une certaine quantité d'eau oxygénée additionnée d'une quantité égale d'eau distillée : ce mélange, en se décomposant, fait une mousse qui entraîne les gonocoques; on l'examine au microscope.

3° *Méthode Clarkson.*

Massage de la prostate et des vésicules séminales. Dans le cas où ce massage ne produit rien, on suspend tout traitement pendant dix-huit jours, sans aucun régime, même avec quelques écarts de vin, de bière, de mets épicés.

Dans le cas où cette seconde épreuve ne produit rien, on introduit une bougie ou un béniqué dans l'urètre, on pratique le massage de l'urètre sur cette bougie.

Ensuite, on procède au massage de la prostate et des vésicules seminales, ainsi qu'à une instillation de nitrate d'argent à 1 0/0 et une injection de vaccin antigonococcique.

On prélève le produit obtenu et on l'examine.

Si on ne trouve pas de gonocoques, on fait revenir le malade le lendemain matin, sans avoir uriné, on prélève la goutte et on la cultive; si cette culture est négative, le malade est guéri.

4° *Méthode Muller.*

Au lieu des moyens spécifiques utilisés généralement pour réactiver le gonocoque, MULLER emploie une injection hypodermique de 1 centimètre cube d'une solution d'albumine tirée du lait (Aolan); la piqûre doit être faite à deux ou trois endroits différents de la face dorsale de l'avant-bras.

On répète cette injection trois jours après et le lendemain on procède à l'examen de la sécrétion. Il n'y a pas de réaction générale, mais une augmentation de la sécrétion purulente de l'urètre et une pullulation notable des gonocoques.

La lacto-protéine de Carrion doit pouvoir remplacer cet Aolan.

5° *Méthode Roucayrol et Renaud-Badet.*

En 1919, ROUCAYROL et RENAUD-BADET ont proposé de badigeonner à l'endoscope tout l'urètre du patient avec du nitrate d'argent à 5 o/o et de lui faire boire beaucoup de bière. Le lendemain, ils prélèvent les sécrétions de l'urètre, de la prostate et le sperme en vue de l'examen direct et de la culture (377).

6° *Méthode Roucayrol.*

En 1923, ROUCAYROL abandonne le badigeonnage au nitrate et le remplace par les moyens suivants (379) :

Pendant huit jours, boire de la bière, de l'alcool, de l'eau de Vichy Grande-Grille. Se livrer à la danse, à l'équitation, à la bicyclette, à l'auto. Il conseille de s'abstenir de tout coït, par crainte d'une contamination nouvelle. Après ces épreuves, prélèvement par raclage des sécrétions de l'urètre, en évitant autant que possible la flore de la fosse naviculaire, examen direct et culture.

Centrifugation du premier jet d'urine, examen et culture.

Recueil de l'urine vésicale à la sonde pour ne pas laisser échapper une bactériurie. Massage de la prostate, et centrifugation des quelques gouttes d'urine émises après ce massage. Examen et culture.

Enfin spermo-culture.

7° *Méthode Marselos d'Athènes.*

Il cherche à combiner les moyens topiques avec les moyens généraux :

1° Le matin, injection hypodermique de 1 centimètre cube d'Aolan à deux endroits de la face dorsale de l'avant-bras.

Dans une seconde publication, en 1927, il remplace cette injection par une injection endodermique de 1 centimètre cube de sang pris au malade lui-même.

2° De huit à douze heures après, application de la diathermie urétrale pendant vingt-cinq à trente minutes à la plus forte température possible, 44°,5 à 45°, même 46°.

3° Le même jour, manger des mets épicés et boire abondamment du vin et de la bière;

4° Le lendemain, diathermie seule;

5° Le troisième jour, injection de sang et diathermie;

6° Le quatrième jour, diathermie seule;

7° Le cinquième jour, injection de sang et diathermie;

8° Le matin du sixième jour, avant que le malade urine, massage de la prostate, des vésicules et des glandes de Cowper;

9° Récolte de l'urine et de l'écoulement, analyse au Gram, culture du sédiment de l'urine et du sperme.

8° *Tests de guérison employés dans l'armée britannique.*

Ils nous ont été transmis par M. Visbecq (435) :

Avant d'être considéré comme sain, un homme qui a été atteint de la blennorragie et qui est apparemment guéri sera soumis à trois reprises successives à une semaine d'intervalle, après la cessation du traitement, aux tests ci-dessous indiqués.

Avant et pendant l'exécution de ces tests, il recevra un traitement provocateur comme suit :

1° Il reprendra ses habitudes (boissons alcooliques, pickles, épices, etc.);

2° A la première visite, passage d'une sonde métallique à plein calibre;

2° A la deuxième visite, instillation de nitrate d'argent (urètre antérieur et postérieur) ;

4° Si le traitement provocateur n'a révélé aucun symptôme, on peut recourir à l'injection d'une dose de vaccin gonococcique.

N. B. — Pas de miction avant les quatre heures qui précèdent l'examen.

Tests : 1° Urètre. — L'examen ne devra révéler aucun écoulement ou seulement un écoulement léger, transparent et exempt de gonocoques.

La palpation sur bougie métallique ne devra révéler ni abcès péri-urétral ni épaississement, etc.

Il est conseillé d'avoir recours, au moins une fois, à l'examen urétroscopique, pour déceler des lésions non constatables par les autres modes d'examen.

2° L'urine. — *a*) Examen microscopique de préparations de filaments et de dépôt centrifugé.

b) Si on ne trouve pas de gonocoques, il est conseillé de procéder à des cultures.

3° Prostate et vésicule séminale. — La palpation ne doit révéler ni hypertrophie, ni sensibilité, ni induration, ni abcès.

Après massage de ces organes :

a) Préparation des sécrétions recueillies au méat ou du dépôt provenant d'une solution salée préalablement injectée dans la vessie.

b) Si on ne trouve pas de gonocoques, il est conseillé de procéder à des cultures.

4° *Complément de test.* — Il est suggéré, en outre, d'examiner le sang; à moins que la réaction ne soit négative, le sujet ne sera considéré comme guéri qu'après avoir satisfait à de nouveaux examens.

A noter que, si le sujet a été traité par le vaccin, son sang peut donner une réaction positive, dans certains cas, pendant trois mois après la cessation du traitement. Une diminution persistante de la valeur de la réaction constatée par des examens répétés durant ce laps de temps sera une forte présomption de guérison, si elle s'ajoute à des résultats favorables obtenus avec les tests précédemment exposés.

Si cette méthode est réellement mise en pratique dans l'armée anglaise, nous ne pouvons que nous incliner devant une semblable précision, qui n'est certainement pas atteinte dans la nôtre.

Voici toutes les preuves qui sont utilisées pour dépister les gonocoques latents. Je me résume en disant que, en cas de blennorragie récente traitée par nous par ma méthode de lavages, la bière suffit amplement pour vérifier la guérison.

En cas de blennorragie manifestement récidivante, toutes ces preuves sont excellentes et doivent être utilisées et répétées, surtout en cas d'examen prématrimonial.

Dans l'immense majorité des cas, elles donneront toute satisfaction.

Rappelez-vous néanmoins qu'en cas d'abcès péri-urétral, momentanément torpide et enkysté, toutes ces preuves peuvent être impuissantes à dévoiler la latence des gonocoques, qui, dans ces cas-là, se réveillent à leur heure et non pas à la nôtre.

En résumé, ici comme toujours, un résultat négatif ne prouve rien. C'est par la multiplicité des examens, pratiqués à intervalles très espacés, pour laisser agir l'influence du temps, que l'on pourra porter avec le moins de chances possible d'erreur le diagnostic de guérison de la blennorragie.

CHAPITRE XIX

TRAITEMENT DE LA BLENNORRAGIE DANS LES HOPITAUX ET DISPENSAIRES

J'ai publié (203), dans le *Bulletin de la Société française de prophylaxie sanitaire et morale*, 10 juillet 1904, un travail sur ce sujet, j'y fais de larges emprunts dans ce chapitre.

La blennorragie de l'homme et de la femme devrait avoir dans nos hôpitaux et dans nos dispensaires une place beaucoup plus large que celle qu'elle y occupe actuellement. Cette maladie est encore plus répandue que la syphilis; mal traitée, elle s'éternise, multiplie les contagions, conduit l'homme à la stérilité et produit chez la femme ces lésions si fréquentes de l'utérus et de ses annexes qui peuplent nos services de chirurgie, en les rendant encore plus sûrement stériles.

Un traitement précoce et rationnel transforme du tout au tout cette redoutable affection et supprime, dans la plupart des cas, ses complications. Ce traitement si efficace dans notre clientèle aisée, il ne me semble pas impossible d'en faire profiter les classes pauvres. J'avoue néanmoins qu'il est infiniment plus difficile à réaliser que le traitement hospitalier de la syphilis.

Le traitement de la blennorragie de l'homme et de la femme en clientèle est déjà fort absorbant, mais néanmoins réalisable à cause du petit nombre de sujets à traiter chaque jour. Il n'en est pas de même dans les consultations hospitalières ou dans les dispensaires qui seraient rapidement encombrés de patients, s'il y était proposé au public un traitement sérieux de la blennorragie.

Pour se rendre compte du degré d'encombrement auquel on arriverait rapidement, il suffit de savoir que chaque malade nouveau représente un roulement de trente lavages au moins par jour : en effet, chaque malade exige en moyenne un mois de traitement, à raison d'un lavage par jour, pour être amené à la guérison. Au bout d'un mois, à raison d'un malade nouveau chaque jour, nous aurons donc trente malades à laver.

Un roulement de dix nouveaux consultants par jour, ce qui n'a rien d'excessif, représente un travail de trois cents lavages par jour, même le dimanche.

Chaque lavage durant au moins dix minutes, un médecin ou un infirmier ne pourra en faire que six à l'heure. Ces trois cents lavages demanderaient donc cinquante heures de travail assidu, et ce travail se répéterait tous les jours sans exception, car la moindre interruption intempestive du traitement par les lavages lui enlève toute efficacité.

Si la consultation fonctionne pendant cinq heures par jour : trois heures le matin et deux heures le soir ou quatre heures le matin et une heure le soir, il faudrait dix assistants pour mener à bien une pareille besogne.

Il est évident que ces dix assistants pourraient se trouver facilement dans une ville de Faculté où tous les étudiants devraient être astreints à un stage d'au moins six semaines dans un service de vénéréologie; mais, dans les autres villes, il n'en serait plus de même. Pourrons-nous compter d'une façon absolue sur les assistants stagiaires ou bénévoles? Il est prudent de chercher une autre solution, permettant de suppléer à leur pénurie possible, et c'est d'autant plus nécessaire qu'il nous est impossible de demander à nos malades de perdre tous les jours leur matinée en attendant leur tour de lavage.

Cette solution est peu élégante, elle répugnera à beaucoup de médecins, elle est pourtant la seule qui soit réalisable : elle consiste à dresser le plus rapidement possible les nouveaux arrivants à faire leur lavage eux-mêmes et à leur confier cette besogne, aussitôt qu'ils sont assez experts, pour pouvoir l'exécuter sans trop de danger pour eux.

Après tout, ne vaut-il pas mieux leur faire faire leur lavage à eux-mêmes sous notre direction avec des instruments propres et appropriés, plutôt que de leur conseiller de la faire à leur domicile dans des conditions déplorables?

Le grand avantage de cette méthode c'est que, si le malade perdra peut-être sa matinée le jour de ses premières visites, il ne perdra qu'un minimum de temps pour les visites ultérieures, aussitôt qu'il sera expert en lavage. Si le service était ouvert de sept heures du matin à neuf heures, sous la surveillance d'un seul assistant, tous ces auto-lavages pourraient être faits sans gêner les malades dans leur travail, ce qui est indispensable pour un traitement d'aussi longue durée.

Le chef de service et les autres assistants viendraient ensuite de neuf heures à onze heures, pour examiner les malades nouveaux et dresser les nouveaux malades à faire leur lavage.

Une seconde consultation tardive, dix-huit heures à dix-neuf heures par exemple, permettrait de faire aux malades très aigus le second lavage dont ils ont besoin, sans les déranger dans leur travail.

J'ai proposé de réaliser ce problème en disposant dans une grande salle des tables d'examen et de traitement, au minimum deux : une pour le chef de service et une pour son assistant et des bidets pour les auto-lavages, le nombre des tables et des bidets étant proportionné à l'importance du service.

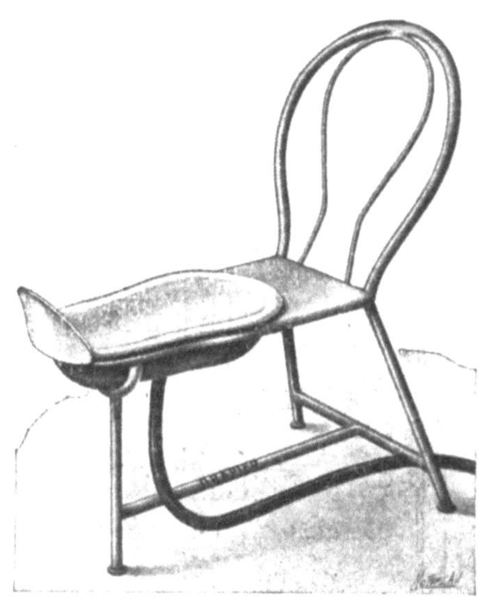

Fig. 141. — Bidet à dossier en tôle émaillée de P. Barbellion.

Rien n'empêcherait, du reste, si on disposait d'un nombre suffisant d'assistants, de les faire asseoir à côté du bidet sur des tabourets bas, à la droite du patient et de leur faire faire les lavages. A leur défaut, les malades se laveraient eux-mêmes.

J'avais proposé, dans le travail cité plus haut, de faire faire des bidets à dossier en grès émaillé. P. Barbellion les a réalisés en tôle émaillée pour la clinique de Necker (*fig.* 141).

Chaque bidet pouvant assurer cinq lavages à l'heure, dix bidets nous fourniraient cinquante lavages à l'heure, sans compter les malades examinés et soignés sur les tables à raison de cinq à l'heure.

Un service de dix bidets et quatre tables permettrait donc de soigner soixante-dix malades à l'heure, soit trois cent cinquante par jour, en travaillant à plein pendant cinq heures par jour.

Grâce à ce dispositif, les malades capables de se laver eux-mêmes trouveraient toujours un bidet libre et perdraient fort peu de temps.

ORGANISATION DU SERVICE

Il faut avoir deux salles de traitement, une pour les hommes et une pour les femmes, ayant chacune une salle d'attente.

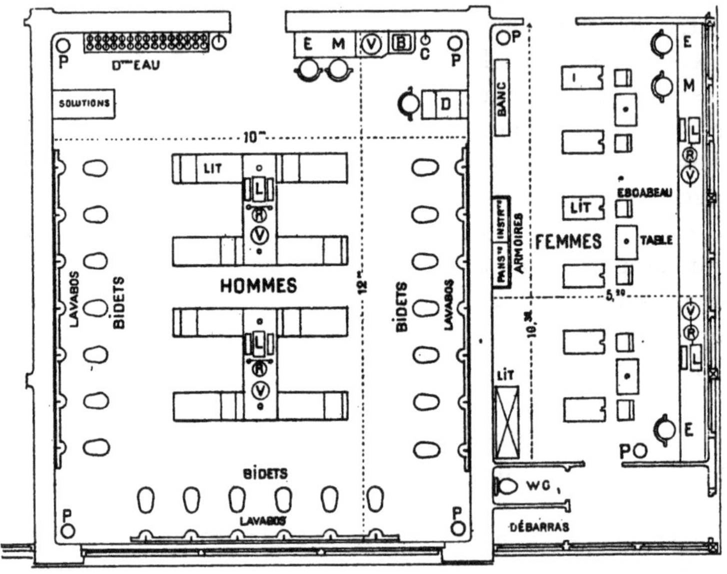

FIG. 142. — Mon projet de service hospitalier de traitement de la blennorragie chez l'homme et chez la femme.

Dans mon plan primitif, qui correspondait à un service blennorragique à construire à l'hôpital Saint-Louis (*fig.* 142), j'avais également prévu un laboratoire de bactériologie, un laboratoire de chimie, une salle de service et un cabinet pour le médecin, mais n'en demandons pas tant aujourd'hui.

Ce projet a enfin vu le jour dans le service du Dr HEITZ-BOYER, à l'hôpital Saint-Louis.

1· *Salle de traitement des hommes.*

La salle de traitement des hommes doit comporter à son entrée :

1° Une installation pour l'examen des malades nouveaux, prise de la fiche d'observation E, examen microscopique des sécrétions M, centrifugation C, analyse microscopique et chimique de l'urine ;.

2° Une table pour l'assistant chargé de la surveillance des malades en traitement : examen des verres d'urine, réglage des doses, vérification microscopique de la guérison.

Ceci nécessite une table assez grande pour que les deux assistants puissent y trouver place; sur cette table, l'écritoire E, la boîte à fiches (à moins, ce qui serait préférable, que le service des fiches ne soit fait par un employé dans la salle d'attente), le microscope M, sur le mur une tablette pour les réactifs chimiques et microscopiques, un dispositif d'éclairage artificiel pour le microscope.

A côté de cette table, un poste d'eau pour le lavage des mains, il servira en même temps de vidoir V.

Un centrifugeur C.

Une auge à verres avec égouttoir latéral, pour placer les verres pleins d'urine B.

Du même côté, un lit disposé pour l'examen endoscopique et la galvanocaustique, si possible la haute fréquence diathermique D. De l'autre côté, le service de distribution des solutions prescrites aux malades qui se lavent eux-mêmes.

A cet effet, il faut pouvoir disposer d'une quantité d'eau bouillie proportionnelle au nombre de malades traités. Pour les services importants, on peut avoir recours à l'appareil de stérilisation d'eau Vaillard-Desmaroux, ou à celui de la maison Flicoteaux.

Pour les petites installations, de simples lessiveuses à robinet chauffées au gaz suffisent. On peut aussi avoir recours à des récipients à robinet que l'on remplit d'eau bouillie à l'aide de grandes bouillottes chauffées dans un office.

Dans tous les cas, deux réservoirs sont nécessaires, l'un contenant de l'eau chaude, l'autre de l'eau froide, pour pouvoir régler facilement la température de lavages. Le réservoir à eau chaude peut être moins grand que le réservoir d'eau froide ; on peut le réduire à un petit bouilleur à robinet, toujours rempli et toujours chauffé au gaz, pour maintenir l'eau bouillie qu'il reçoit au voisinage de la température d'ébullition. Quand on prépare un bock pour faire un lavage, il suffit d'ajouter, suivant la température extérieure, un tiers ou un quart d'eau bouillie chaude à l'eau bouillie froide, pour obtenir une bonne température.

A côté de ce service de distribution d'eau, doit se trouver un poste à vidoir pour vider les fonds de bocks, l'eau bouillie qui sert à les rincer et une étagère portant des éprouvettes graduées en 50 et 100 centimètres et les *solutions-mères* de permanganate de potasse, d'oxycyanure de mercure, d'acétate de zinc, d'albargine, *toujours à* 1 0/0 *pour faciliter le réglage de doses, chaque centimètre cube correspondant à* 1 *centigramme;* la solution-mère de chlorure de sodium à $7^{gr},50/50$ (15^{gr} 0/0) est commode pour rendre le lavage isotonique.

Les solutions dangereuses, comme les solutions-mères de nitrate d'argent ou de novocaïne, seront reléguées dans une armoire dont les clés seront remises en bonnes mains.

En outre, il faut prévoir au même endroit la réserve des bocks, autant de bocks qu'il y a de tables et de bidets dans la salle.

Quels bocks utiliser? Les bocks en tôle émaillée sont inacceptables, ils reçoivent toutes les poussières et ne permettent pas de suivre l'écoulement du liquide. Ce qui me semble le plus pratique et le plus économique c'est d'avoir recours aux simples litres de verre, en verre clair, suspendus par un dispositif analogue au collier que j'ai fait faire par M. Gentile (*fig.* 6) et munis d'un tube formant siphon, la courte branche de ce siphon étant représentée par une tige métallique creuse à coudure arrondie, sur laquelle vient se fixer le tube de caoutchouc (*fig.* 8). Sur ce tube, une pince à pression, jamais de robinet d'ébonite. Le seul inconvénient de ce système, c'est de nécessiter l'amorçage du tube. Il faut prévoir une seringue de verre pour cet usage.

Ces litres, chacun muni de son siphon, seraient rangés, en attente, sur une tablette murale, leurs tubes pendant verticalement le long du mur, pour venir plonger dans un long bac, de même longueur que la tablette et rempli d'oxycyanure de mercure à $0^{gr},25$ 0/00.

Il faut également prévoir près de l'arrivée de l'eau bouillie un récipient suspendu au mur ou placé sur une table, rempli d'oxycyanure de mercure à $0^{gr},25$ 0/00, pour y faire plonger la tige des siphons, pendant qu'on remplit les litres.

Sur la même table se trouve un récipient rempli d'oxycyanure à $0^{gr},25$ 0/00 ou d'eau phéniquée faible et garni d'un support pour les canules urétrales (*fig.* 11) et, d'autre part, un bouilleur chauffé au gaz pour faire bouillir les canules usagées. Une pince spéciale à instruments sert à porter ces canules du bouilleur dans leur récipient.

J'avais primitivement proposé d'utiliser la bouteille renversée avec vide-bouteille. Le malade aurait rapporté sa bouteille au service de distribution et aurait laissé le tube près de son bidet. Le système du litre siphonné rapporté au complet au service de distribution me semble préférable au point de vue de la propreté.

Au centre, un plus ou moins grand nombre de tables d'examen et de traitement. On peut également, suivant les commodités, les ranger le long d'une des parois de la salle.

Il en faut au minimum deux : une pour le chef de service et une pour son assistant. Dans ma description d'un dispensaire blennorragique citée plus haut, j'en proposais huit, disposées quatre par quatre sous la forme de deux H. Les quatre branches de cet H représentant quatre tables d'examen et la barre transversale une table servant de support aux instruments utilisés par les quatre assistants de ce groupe (*fig.* 143).

Cette table centrale portait un lavabo V, un bouilleur à instruments avec deux bacs refroidisseurs L, un de chaque côté, l'arrivée d'eau chaude et d'eau froide pour les lavages R et un bec Bunsen. Ce dispositif est évidemment très pratique et simplifie beaucoup la besogne des assistants, mais il nécessite la circulation souterraine de l'eau chaude, de l'eau froide et du gaz, ce qui complique beaucoup l'installation Aux quatre coins de cette table centrale sont disposés les quatre porte-bocks à élévation, une pour chaque table. En prévoir un seul pour deux tables serait une économie mal placée, car les deux assistants deviendraient solidaires et seraient condamnés à utiliser tous les deux la même pression.

Les tables de traitement seront construites le plus simplement possible. Comme dans un dispensaire on ne peut pas songer à garnir chaque table pour chaque malade avec une serviette, on peut utiliser des tables percées à leur centre d'une large cavité pour l'écoulement des eaux de lavage. Ces eaux sont réunies dans un caniveau commun qui traverse la salle, recouvert de lames de fonte mobiles. Le dessus de ces tables sera, suivant les ressources dont on dispose, en bois ripoliné, en métal émaillé, en céramique ou mieux encore en lave émaillée.

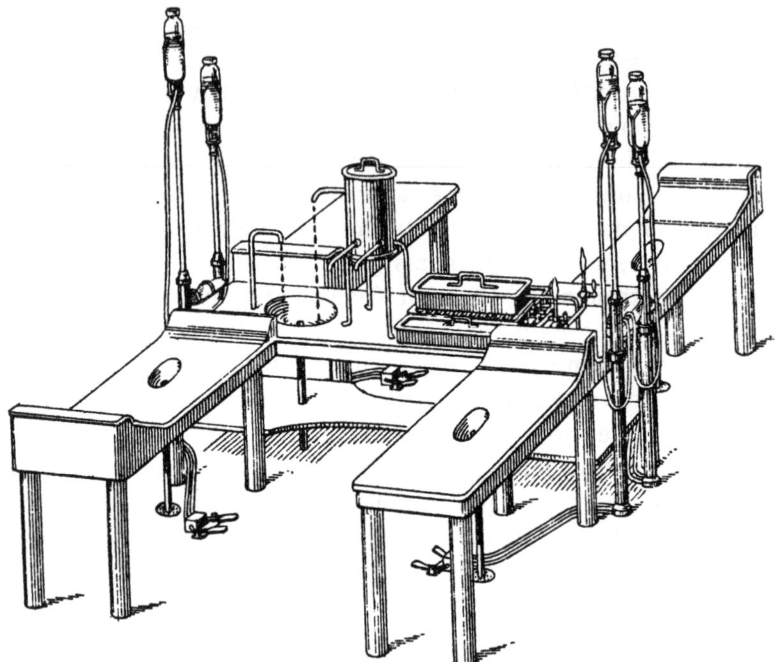

FIG. 143. — Lits d'examen et de traitement disposés en H.

Si on ne peut pas recourir aux tables perforées, il faudra recevoir les lavages dans un bassin ovale placé entre les jambes du malade. Ce bassin est vidé dans le vidoir, lavé et immergé entre les usages dans une cuve à eau.

Si on ne peut pas adopter la disposition des tables en H, il faut mettre à la disposition de tous les assistants une table de lave émaillée sur laquelle seront disposés un bouilleur à instruments avec bac refroidisseur, un bec Bunsen, une ou deux boîtes à canules, un plateau avec les différentes seringues utiles : seringue vésicale, seringues urétrales, seringues de 2 centimètres cubes, une boîte ou bocal de coton hydrophile.

A côté de cette table, côte à côte, un poste d'eau avec vidoir. Il sert en même temps de lavabo et de vidoir pour les urines et les lavages, et une auge à verres cylindriques de 500 centimètres cubes. Elle doit pouvoir contenir plusieurs verres, et les bassins à lavages quand on s'en sert.

Cette auge doit être, elle aussi, alimentée par un robinet; son égouttoir latéral sert à poser les verres pleins d'urine.

Dans un service tant soit peu important, il serait bon de donner aux assistants une arrivée spéciale d'eau bouillie chaude et froide, ou d'eau bouillie froide avec un petit bouilleur à eau chaude, pour éviter les pertes de temps qui résulteraient du remplissage de tous les bocks de la salle à la même arrivée d'eau.

La seconde auge à verres n'est évidemment utile que dans un service important, puisqu'il y en a déjà une de prévue au service d'examen des entrants.

Dans un petit service, cette dernière pourrait suffire pour tous les besoins de la salle.

Dans les parties restées libres des parois de la salle, face au mur, une série de bidets solides en faïence, fixés au sol et se vidant dans un caniveau général longeant les murs.

Ces bidets doivent avoir la forme des bidets de lavabos, sans pieds antérieurs, de manière à permettre aux malades de s'y asseoir sans retirer leur pantalon. Il serait bon d'établir en arrière de chacun d'eux un dossier métallique, permettant au malade de s'y appuyer, pour obtenir le relâchement musculaire désirable.

Il serait bon de disposer, en face de chaque bidet un petit robinet d'eau ordinaire pour le lavage des mains et de la verge avant le lavage. L'eau s'évacuerait directement dans le caniveau qui longe le mur et qui, celui-là, ne serait pas recouvert.

Également en face de chaque bidet, le mur porterait trois pitons d'accrochage pour le bock, pour les pressions basse, moyenne et haute. Ces pitons doivent être plantés à $0^{m},75$, 1 m. et $1^{m},25$ de hauteur au-dessus du niveau supérieur du bidet.

On pourrait évidemment remplacer ce système par des élévateurs à poulie, ou des appareils élévateurs du commerce, mais ce qu'il faut éviter avant tout c'est de mettre à la disposition des malades des pressions dangereuses et inutilisables. Il faut limiter la pression à un maximum impossible à dépasser

Le nombre des bidets dépendra naturellement de l'importance de la consultation. Je répète, qu'avec un travail de cinq heures par jour, chaque bidet correspond à un malade nouveau par jour. S'il y a cinq nouveaux par jour, il faut cinq bidets; s'il y en a dix, il en faut dix et ainsi de suite. Et encore, à la condition d'avoir en plus deux tables par chaque série de cinq bidets : deux tables et cinq bidets, quatre tables et dix bidets, huit tables et vingt bidets.

Malgré le défaut d'esthétique qui en résulterait forcément pour notre salle, je crois qu'on ne peut pas éviter de munir chaque bidet d'un porte-manteau posé au mur. Il faudrait également en prévoir pour les tables des assistants. Comment se débarrasser autrement des chapeaux et manteaux de nos malades? L'abandon de ces vêtements dans la salle d'attente est impossible, il se produirait des vols à chaque instant.

Un vestiaire avec un employé spécialement affecté à ce service résoudrait ce problème, mais ce serait une solution coûteuse et rarement applicable.

Dans le cas où on aurait cet employé à sa disposition, il faudrait en profiter pour lui faire faire en même temps le service des fiches : rédaction de l'en-tête des fiches, conservation et classement de ces fiches.

2° *Fonctionnement du service des hommes.*

Le fonctionnement de la consultation ainsi comprise est très simple : les malades nouveaux sont vus par le chef de service. Il pratique lui-même les analyses nécessaires et établit les fiches de diagnostic et la nature du traitement qui doit être suivi.

De là, ils sont dirigés sur les assistants qui leur apprennent à faire eux-mêmes leur lavage sur les tables de traitement.

Une fois instruits, ils peuvent venir à une heure plus matinale et sont vus à leur entrée dans la salle par un assistant qui les examine, régle les doses et la nature des lavages, et les inscrit sur une petite fiche. Sur la présentation de cette fiche, l'infirmier chargé de la distribution des solutions leur remet la solution prescrite dans un litre armé de son siphon amorcé et muni d'une canule urétrale stérile.

Ils se rendent au premier bidet vacant, accrochent le flacon à la hauteur prescrite, grâce à l'anneau dont est muni son goulot. Il serait bon que ce dispositif d'accrochage du litre fût en outre pourvu d'une sorte de pincette, capable de saisir et d'immobiliser la canule pendant le transport du litre et pendant les préparatifs du lavage, pour lui éviter tout contact (*fig.* 6).

Cela fait, les malades se lavent les mains et la verge au petit robinet qui est prévu en face de chaque bidet, et ils font leur lavage sous la surveillance d'un assistant spécialement chargé de ce service.

Si le lavage est mal fait ou ne réussit pas, cet assistant dispose un siège bas à côté du bidet et termine lui-même le lavage, en complétant l'instruction du malade. Ce même assistant, quand il y a lieu, fait les massages de prostate, dans la position debout, le malade s'appuyant sur le dossier du bidet. Les soins plus délicats, tels que les lavages des lacunes ou des trajets doivent être forcément faits sur les tables de traitement. Le chef de service se réserve le traitement des cas difficiles et fait en sorte de voir de temps en temps tous ses malades, pour rectifier, s'il y a lieu, le diagnostic et le traitement et pour prévoir l'approche de la guérison.

J'ai publié en 1921 (226) un petit manuel sur le diagnostic, le traitement et la prophylaxie de la blennorragie chez l'homme et chez la femme qui m'a été demandé par le ministère de l'hygiène, pour être distribué à ses chefs de service.

3° *Salle de traitement des femmes.*

Pour la consultation des femmes, il ne peut en être de même, car elles ne peuvent pas se soigner elles-mêmes.

Leur traitement très délicat ne peut être fait que par des assistants ou par des infirmières très expérimentées.

Il faut donc disposer dans la salle de traitement des femmes autant de lits à speculum que l'importance de la consultation en comporte. Un de ces lits doit être disposé pour pouvoir y faire de l'endoscopie, de la galvano-caustique et, si possible, de la diathermie.

Devant chacun de ces lits, un tabouret servant d'escabeau pour monter sur le lit et de siège pour l'assistant. Une plaque de bois à charnière, rembourrée si l'on veut, que l'on rabat dans le premier cas et que l'on remet en place dans le second, rend ce double usage possible (*fig.* 3).

Le bord antérieur du siège du lit à speculum doit être échancré, comme il est dit au chapitre du matériel, pour faciliter les manœuvres et l'écoulement des lavages.

Ces lavages et l'urine, s'il y a lieu, sont reçus dans un bassin à glissière situé au-dessous. Ce bassin se vide dans un caniveau général ou dans un seau.

Entre ces lits, il faut disposer des tables basses pour y déposer les instruments nécessaires, et les porte-bocks à élévation variable. Il est bon que chaque lit ait sa table et son porte-bock.

En face de chaque lit, une lumière à projecteur, pour suppléer à la lumière du jour, presque toujours insuffisante pour un bon examen gynécologique.

Contre le mur qui fait face aux lits, on disposera une longue table sur laquelle on mettra, suivant l'importance de la consultation un ou deux groupes comprenant : un bouilleur avec bac refroidisseur L, un réservoir à eau bouillie tiède R et un lavabo vidoir V, les réserves de coton hydrophile et de gaze stérile, une vitrine à instruments et à sondes, des bols supportant le flambage, l'écritoire et la boîte à fiches E, le microscope M et le centrifugeur. Aux angles de la salle les appareils de chauffage P. Si on ne dispose que d'eau bouillie froide il faut prévoir en plus un petit bouilleur à robinet destiné à chauffer au degré voulu l'eau des lavages.

Un assistant, affecté à chacun de ces lits, ne pourra pas traiter plus de quatre femmes par heure, ce qui donne un rendement assez médiocre, étant donné que la blennorragie des femmes est souvent longue à guérir, à cause des règles qui interrompent forcément le traitement de l'utérus pendant quelques jours, au grand détriment de sa réussite. A raison d'une moyenne de quarante lavages par femme, il faudrait deux assistants, travaillant pendant cinq heures par jour, pour traiter chaque femme nouvelle par jour.

Une salle de traitement comportant six lits pourrait donc assurer le traitement de trois femmes nouvelles par jour; ce qui est fort peu. Pour éviter l'encombrement d'un service de ce genre, il faudrait en établir un dans tous les hôpitaux ou créer de multiples dispensaires dans les grandes villes.

Outre ces deux services de traitement des hommes et des femmes, le dispensaire blennorragique doit comprendre une salle de débarras dans laquelle on pourra installer l'appareil à stériliser l'eau.

Il serait pratique de placer cette salle, si cela est possible, entre les deux salles de traitement des hommes et des femmes, de manière à les alimenter facilement toutes deux.

Un bureau avec armoires fermant à clé, pour conserver les instruments, les microscopes, les linges et objets de pansement est également, sinon indispensable, au moins très utile.

CHAPITRE XX

MÉTHODES NOUVELLES DE TRAITEMENT DE LA BLENNORRAGIE ACTUELLEMENT A L'ÉTUDE

Nous allons maintenant passer très rapidement en revue des méthodes nouvelles encore à l'étude, d'où sortiront peut être dans un avenir prochain de nouvelles directives qui modifieront de fond en comble le traitement de la blennorragie.

A. — *AUTO-PYOTHÉRAPIE*

Le Dr MAUTÉ (322) a essayé, depuis 1909, la vaccination gonococcique sous toutes ses formes, il a utilisé diverses préparations y compris d'autres vaccins que ceux préparés dans son laboratoire. Il en est, dit-il, encore à chercher une série, même peu nombreuse, de cas démonstratifs (*La Clinique*, avril 1925)

« En présence de ces insuccès qu'il est tenté d'attribuer à ce que les substances utiles à injecter n'existent peut-être pas sur le gonocoque cultivé artificiellement, il s'est adressé à la pyothérapie, en utilisant, pour la préparation de l'injection immunisante le gonocoque ou les produits gonococciques fixés dans l'exsudat qu'il provoque, sans intermédiaire de milieu de culture artificiel (Méthode de DUNCAN (New-York) 1912, (508), page 455).

« Le produit injectable est préparé en partant du pus pris dans l'urètre du malade. C'est une solution sodique de ce pus. Il est préparé spécialement pour chaque malade, de sorte qu'il s'agit d'une auto-inoculation.

« Quand l'écoulement est abondant, le pus est prélevé directement dans l'urètre et ajouté à une solution de lessive de soude à 1/10 dans la proportion de II à III gouttes par centimètre cube. On recueille en cinq à six jours de quoi faire 12 à 15 centimètres cubes de solution. On filtre après neutralisation et on met en ampoules.

« S'il s'agit d'un cas plus chronique dans lequel il persiste seulement un suintement minime ou des filaments, il suffit de faire recueillir cinq à six jours de suite le premier jet d'urine, dans un flacon stérile. On centrifuge le plus tôt possible après l'émission de l'urine et on ajoute à la soude le culot purulent dans la proportion de I à II ou III gouttes par centimètre cube, suivant l'abondance du suintement ou des filaments.

La solution sodique est injectée tous les deux à trois jours dans le tissu cellulaire sous-cutané.

« Dans la blennorragie aiguë, il ne commence pas les injections avant le dixième jour. Il ne dépasse pas pour chaque malade douze injections.

« Dans les cas aigus, il a obtenu en moyenne la guérison complète sans filaments en moins de cinq semaines et, dans plus d'un tiers des cas chroniques, il a obtenu des résultats nettement favorables et pouvant supporter l'épreuve de la critique.

« Les malades traités ont été soumis, en même temps, à la thérapeutique locale convenable dans chaque cas.

« Sur quarante-sept cas traités en quinze mois il n'a pas observé une seule complication ni aucun passage à l'état chronique.

« Il conclut en disant que tout traitement local de blennorragie aiguë devrait être accompagné d'injections sous-cutanées de son pyolysat sodique. »

B. — *AUTO-HÉMOTHÉRAPIE*

Proposée par LANGE, en 1910, l'auto-hémothérapie consiste à réinjecter à un malade son propre sang lysé ou non dans son tissu cellulaire sous-cutané. ARTAULT, de Vevey (4) (*Soc. de Thérap.*, 12 oct. 1921), a constaté la guérison d'urétrites en quelques jours par injection d'exsudat séro-lymphatique. QUÉRY reprend ces recherches en 1921. SCHAHMANN (391) énonce des résultats semblables (*Acad. de Méd.*, 21 mars 1923).

LAVENANT (267, 268) (*Compte rendu de l'Ass. Franç. d'urologie*, octobre 1923) cite sept observations d'urétrites, épididymites et prostatites rapidement guéries par l'hémo-thérapie combinée avec l'injection intra-veineuse de 2 centimètres cubes de manganèse colloïdal, méthode indiquée par le Dr MÉLAMET (323) qui l'a beaucoup employée (*Soc. de Méd. de Paris*, 1921, p. 418).

« La technique consiste à pratiquer tous les jours une injection intra-veineuse de 2 centimètres cubes de manganèse colloïdal. Par la même aiguille, au bout de quelques secondes, on aspire 2, 3, 4, 5 centimètres cubes de sang que l'on injecte dans le tissu cellulaire sous-cutané. Il se produit une réaction qui peut être immédiate. »

DESCARPENTRIES (94) (de Roubaix) a guéri par des injections d'auto-sang lysé deux cas d'arthrites gonococciques rebelles à toute thérapeutique médicale. Sa technique consiste à injecter tout d'abord 1 milligramme de scopolamine et 2 centigrammes de morphine. Une heure après, prise de sang et première injection.

Pour cela, il prend 10 centimètres cubes de sang au malade, les hémolyse dans 20 centimètres cubes d'eau stérile ; le mélange obtenu est injecté en trois fois à trois heures d'intervalle.

Je me suis beaucoup inspiré, dans ce chapitre, de l'excellent rapport de MINET (328) à l'Association Française d'urologie, 1923.

C. — *PROTÉINOTHÉRAPIE*

Plusieurs auteurs, entre autres MAUTÉ et DEBAINS, considèrent qu'il est difficile de distinguer en clinique les effets de la vaccinothérapie proprement dite de ceux de la protéinothérapie due aux albumines hétérogènes contenues dans les vaccins.

De là à utiliser directement ces protéines sans élément vaccinal il n'y avait qu'un pas. Et, en effet, cette thérapeutique, non spécifique a donné des résultats au moins égaux à ceux de la vaccinothérapie la plus efficace.

C'est surtout le lait, en injections intra-musculaires, qui a surtout été utilisé dans ce but.

L'historique et la technique de cette méthode ont été bien étudiés dans la thèse du Dr ROUX (381) : « Contribution à l'étude du traitement du rhumatisme blennorragique. Les injections intra-musculaires de lait associées à la vaccinothérapie. » (1925, Paris). Nous lui empruntons un résumé de cette question :

« *a*) Les Allemands (SCHMIDT, OTTO SACHLES, LUDKE) et les Autrichiens [MULLER (333)] faisaient bouillir le lait pendant quinze minutes, le répartissaient en ampoules et injectaient

3 centimètres cubes tous les trois jours par voie intra-musculaire. »

b) En France le procédé de THIROLOIX était en vigueur

« On ajoute 10 grammes de peptone sèche dans un litre de lait de vache; on fait bouillir trois quarts d'heure et on filtre trois fois à froid pour n'avoir pas de grumeaux. Le lait peptoné est réparti dans des tubes qui sont stérilisés à l'autoclave pendant une demi-heure à 110°.

« Ainsi préparé, le lait est injecté au lieu d'élection de la région fessière, aux doses de 10 à 20 centimètres cubes, injections que l'on répète tous les jours ou tous les deux jours. »

En 1923, TANSARD (416) employait le lait simplement bouilli à la dose de 5 centimètres cubes, sauf la première piqûre qui n'est que de 2 centimètres cubes par crainte de diathèse colloïdoclasique.

Après une série de piqûres, si l'on veut reprendre le traitement, il importe d'injecter 1 centimètre cube d'abord, en augmentant de cette quantité à chaque séance pour atteindre la dose normale.

La réaction est assez vive après la première piqûre, quelquefois même très violente. Plus tard ces réactions s'atténuent. Les conclusions de TANSARD sont les suivantes :

« Urétrite aiguë bons résultats, surtout en associant les lavages;

« Urétrite chronique : amélioration toujours, guérison le plus souvent;

« Prostatite aiguë : le lait semble supérieur aux vaccins.

« Cystite aiguë : deux insuccès sur douze cas;

« Épididymite : c'est ici qu'on a les meilleurs résultats;

« Cystite chronique : bons résultats. »

ROUX (381) a obtenu d'excellents résultats de l'association lait et vaccin dans plusieurs cas d'épididymites blennorragiques.

« D'après le professeur WIDAL (443), la nature des corps injectés importe peu, tous peuvent être employés à condition de déterminer le choc. Outre les métaux colloïdaux et les protéines, des solutions salines ou glycosées hypertoniques peuvent par voie veineuse engendrer le même effet. »

D. — *CHIMIOTHÉRAPIE*

Comme le dit le Dr DUHOT (111) de Bruxelles, c'est en 1912 et 1913 que surgit la première notion de la possibilité d'agir sur le gonocoque urétral par la chimiothérapie intra-veineuse :

Duhot (110), « Essai de chimiothérapie intra-veineuse de la blennorragie par le néo-salvarsan », *Revue belge d'urologie* et *de dermatologie*, n° 3, novembre 1912, JANET et LÉVY-BING (245), « Traitement de la blennorragie et de ses complications par le néo-salvarsan », *Gaz. des hôpitaux*, 20 février 1913.

Nous avions à cette époque observé les uns et les autres que les malades atteints simultanément de syphilis et de blennorragie et traités au néo-salvarsan guérissaient beaucoup plus vite que les autres de leur blennorragie. De là à essayer de traiter les blennorragies par les injections intra-veineuses de néo-salvarsan, il n'y avait qu'un pas. Nous fîmes des essais dans ce sens et les résultats furent encourageants, mais pas suffisamment probants pour nous déterminer à adopter cette méthode.

Je tiens à citer également ici le Dr ROBLES, bien qu'il n'ait rien publié à ce sujet, car il a été un des premiers à utiliser dans le traitement de la blennorragie les colloïdes d'argent en injections intra-veineuses.

LÉVY-BING et DURŒUX (293), (« Un cas de rhumatisme blennorragique grave traité par le néosalvarsan », *Ann. des mal. vénériennes*, mai 1913; « Traitement des complications locales de la blennorragie et plus particulièrement de l'épididymite par les injections intra-veineuses de sels arsénicaux (294), » *Ann. des mal. vénériennes*, novembre 1919; « Traitement des salpingites aiguës d'origine blennorragique par les injections intra-veineuses de sels d'arsenic (292) », *Ann. des mal. vénériennes*), utilisèrent systématiquement dans un grand nombre de cas de rhumatisme, d'épididymites ou de salpingites blennorragiques, les injections intra-veineuses de néo-salvarsan. LÉVY-BING les considère comme particulièrement efficaces contre les phénomènes généraux de la blennorragie.

Plus tard, le professeur CANO (51) publia un très intéressant travail sur le traitement de la gonococcie par les injections intra-veineuses et intra-prostatiques de méthyl-phénol-sérum (*Archives urologiques de la clinique de Necker*, tome IV, fasc. 1).

« Ce produit est une composition phénolique de bleu de méthylène associé à un sérum animal riche en protéines et globulines, mais débarrassé des autres albumines. Elle contient 4 o/o de phénol et 0,70 o/o de bleu de méthylène pur. Le traitement consiste en injections intra-veineuses de 10 centimètres cubes, faites tous les deux jours dans la veine du pli du coude.

« En général, les troubles objectifs disparaissent après la quatrième ou la cinquième injection et la guérison clinique et bactériologique est assurée en trente à quarante jours. Dix injections suffisent pour obtenir ce résultat.

« Après la dernière injection on fait des lavages de permanganate faible à 1/8.000. Avec cette méthode, les complications locales, comme l'épididymite, l'inflammation des ganglions, les abcès ainsi que les manifestations éloignées, causées par le gonocoque, disparaissent plus rapidement qu'avec tout autre traitement. La blennorragie chronique est supprimée et les rechutes sont évitées.

« Les seules contre-indications réelles dans l'emploi de ce sérum sont la néphrite et les lésions cardiaques graves. »

En juin 1925, paraît un travail très important qui nous ouvre de nouvelles espérances.

Celui de Hugh. H. YOUNG (449) : « Le mercuro-chrome dans le traitement des infections de l'appareil urinaire », *The Journal of Urology*, juin 1925. Ce travail fut suivi par beaucoup d'autres sur le même sujet (450).

Il a traité vingt-six cas d'urétrite gonococcique aiguë avec douze guérisons : disparition de l'écoulement, éclaircissement des urines et absence de gonocoques, soit 46 o/o de succès. Ce n'est que dans de très rares cas qu'il obtint encore des colonies microbiennes par culture du liquide prostatique.

Les doses de mercuro-chrome ont varié suivant les cas de 2 milligrammes à 4 à 5 milligrammes par kilogramme et le nombre des injections de une à six.

Il faut employer des doses de 4 à 5 milligrammes par kilogramme si on veut assurer la guérison.

Il est probable que les gonocoques sont expulsés des tissus et qu'ils continuent à vivre et à se développer dans l'urètre. Il est alors indiqué de pratiquer en même temps de grands lavages antiseptiques.

Douze cas d'arthrites gonococciques avec cinq guérisons apparentes et quatre améliorations notables. L'écoulement urétral fut tari et l'urine devint stérile à la suite de deux injections de 5 milligrammes de mercuro-chrome par kilogramme. Il emploie une solution de « mercuro-chrome 220 soluble » à 1 0/0, dans de l'eau fraîchement distillée que l'on doit tiédir et non faire bouillir.

L'injection est faite dans une veine du pli du coude; chez les enfants on peut la faire dans la veine jugulaire externe, voire même dans la cavité péritonéale.

Dans la plupart des observations, il a injecté chaque fois 5 milligrammes de mercuro-chrome par kilogramme, soit 22^{cm^3},5 d'une solution à 1 0/0 par 100 livres de poids; rarement il est allé jusqu'à 7 et 8 milligrammes.

Les doses inférieures à 5 milligrammes sont presque toujours inefficaces. La réaction est en général minime.

Le chlorhydrate de diamino-méthyl-acridine, appelé aussi jaune d'acridine, acriflavine, gonacrine, trypaflavine, est déjà depuis longtemps utilisé en injections ou lavages pour le traitement de la blennorragie. Les principaux travaux sur ce sujet sont ceux de Baer et Klein (12) et de Davis et Harrel (80) (1918).

Il a été aussi utilisé dès cette époque dans le traitement des septicémies.

En 1920, Bruck (47), puis W. Patzchke (352) et Wassermann et K. Zieler (451) l'utilisent en injections intra-veineuses pour le traitement de la blennorragie et de ses complications.

Bruck (47) injecte 50 centimètres cubes de trypaflavine à 0^{gr},50 0/0 deux fois par jour dans les épididymites et dans les orchites.

En 1921, Ahlswede (2) utilise une solution à 2 0/0 dont il injecte de 10 à 40 centimètres cubes jusqu'à atteindre 0^{gr},80 par jour.

W. Schönfeld (398) cherche à mettre cette question au point.

Walter Haupt de Bonn traite la gonococcie chez la femme par des injections intra-veineuses de trypaflavine.

En 1922, Arthur Pincsohn, de Breslau (356) en fait autant.

Puis viennent, en 1925, les travaux de Jausion, Diot et Vourexakis (249); en février 1926, de Jausion et Vaucel (250); enfin, de Jausion, Vaucel et Diot en juin 1926 (251).

La technique utilisée par ces derniers auteurs consiste à pratiquer, jusqu'à guérison, des injections intra-veineuses de 5 centimètres cubes de gonacrine à 2 o/o, tous les deux jours en moyenne.

Cette question a été reprise plus récemment par TRIFU, de Bucarest (422) et par P. ADELMANN (1). Il semble résulter de leurs travaux que la blennorragie à son début avant le cinquième jour peut être heureusement influencée par la gonacrine intraveineuse, même sans traitement local. TRIFU (422) a guéri, dans ces conditions, quatre cas de blennorragie avec huit à douze injections, portant sur seize à vingt-huit jours, sans aucun traitement local.

Dans les premiers jours ou en cas de traitement abortif, on peut utiliser les injections tous les jours.

Les résultats publiés par les auteurs suivants sont très encourageants :

DUHOT (111), en Belgique : « La chimiothérapie intra-veineuse de la blennorragie », *Le Scalpel*, 20 mars 1926; SKUTESKY (403) en Allemagne : « Ein neuer Weg der Gonorrhœbehandlung », *Wien. Klin. Woch*, 1925, n° 33.

TISSOT (419), CLARA et LEBEUF (69), « Les injections intraveineuses de chlorhydrate de diamino-méthyl-acridine dans le traitement de la blennorragie », *Ann. Mal. Ven.*, 1926, p. 758) sont moins enthousiastes. Ils admettent bien que ce traitement peut obtenir l'abortion de la chaudepisse tout à fait à son début; mais ils constatent que, dans la blennorragie confirmée, les échecs sont très nombreux. La guérison est parfois obtenue mais « la durée de l'affection est aussi longue que dans les traitements ordinaires ».

Quoi qu'il en soit, le traitement adopté par le Dr JAUSION nous ouvre une voie nouvelle qui se perfectionnera plus tard et détrônera peut-être un jour les méthodes actuelles de traitement de la blennorragie.

Elle est bien exposée dans la thèse de DRUDIN (108).

Elle consiste à injecter trois fois par semaine chez les malades non hospitalisés 5 centimètres cubes d'une solution à 1/50 de gonacrine avec une seringue de 10 à 20 centimètres cubes qui permet de faire du brassage de la solution avec le sang.

Chez les hospitalisés, on peut faire des injections quotidiennes de 5 centimètres cubes à 1 o/o ou biquotidiennes de 2 à 3 centimètres cubes à 1/200.

On obtiendrait, paraît-il, un meilleur effet encore en s'aidant du mordançage par l'alun de chrome (sulfate de potasse et de chrome) qui est associé dans une même solution au chlorhydrate de diamino-méthyl-acridine dans la proportion de 1/50 des deux produits.

Par l'injection intra-veineuse additionnelle de 5 centimètres cubes de sérum physiologique bicarbonaté à 30 o/o, ils ont obtenu la réduction de la douleur de la prostatite et de la cowpérite aiguë, en même temps qu'ils assuraient ainsi une plus prompte action du colorant.

Ils utilisent [Jausion et Diot (252), Jausion, Meersmann et Pecker (254)] tant comme moyen de diagnostic des gonococcies chroniques que comme contrôle de la guérison de leur malade la séro-réaction gonococcique, proposée en 1925 par Bezançon, M. P. Weil et Rubinstein (382).

E. — *DARSONVALISATION (HAUTE FRÉQUENCE)*

1° *Diathermie.*

On pourra se documenter avec précision sur cette très intéressante question dans l'excellent livre de Bordier (37).

Roucayrol (376) étudie depuis de longues années l'action de la diathermie dans la blennorragie de l'homme et de la femme. Il a apporté à l'appareil de haute fréquence de Darsonval des modifications d'une précision extrême, pour mieux l'approprier au but poursuivi. Étant donné qu'il cherche à utiliser des températures qui frisent le maximum tolérable par la muqueuse, il s'est surtout attaché au réglage de la température des instruments utilisés, non seulement dans leur ensemble, mais dans leurs divers segments, pour compenser l'élévation naturelle et progressive de la température de l'urètre, du méat jusqu'au col vésical et de l'entrée du vagin au col de l'utérus.

Heitz-Boyer (177) a cherché, lui aussi, à approprier l'appareil de haute fréquence de Darsonval aux besoins de l'urologie médicale et opératoire. Le dispositif qu'il a adopté est moins puissant que celui de ROUCAYROL, peut-être moins capable d'atteindre les hautes températures nécessitées pour le traitement des femmes, mais, en pratique, il est très suffisant pour les besoins des urologues.

La diathermie a une double action : elle élève la température de l'organe traité, même dans les profondeurs de la muqueuse, jusqu'à un chiffre désagréable pour le gonocoque et de plus elle provoque une exsudation abondante de la muqueuse avec une polynucléose très intense. D'où un effet évacuateur et décongestionnant très marqué pour l'urètre et ses glandes, pour l'utérus et ses annexes.

La diathermie peut également rendre de grands services dans les complications de la blennorragie : prostatite, épididymite [ROUCAYROL (380) et MARSELOS (474) d'Athènes], rhumatisme, annexites chez la femme.

Les électrodes varient suivant ces cas : une grosse bougie d'Hégard n° 18 dans le rectum avec, d'autre part, une large plaque en cotte de mailles ou en damier de ROUCAYROL sur le ventre pour les prostatites; une double coquille proposée par ROUCAYROL pour les épididymites; la plaque ischio-perinéale de MARSELOS; une double plaque appropriée suivant la région pour les arthrites, enfin un speculum plein avec plaque dorsale ou ventrale pour les annexites.

La diathermie de l'urètre se fait à l'aide de béniqués nus ou partiellement recouverts pour limiter la zone d'action sur un rétrécissement par exemple, l'autre pôle étant représenté par une large plaque lombaire.

ROUCAYROL (378) pour agir autant que possible sur toute l'étendue de la muqueuse urétrale barde son malade de plaques dorsale, ventrale, périnéale et pénienne.

Je dirai de la diathermie comme de la chimiothérapie que c'est là une arme nouvelle précieuse pour nous, bien que les travaux parus jusqu'à présent ne nous aient pas complètement convaincus de son efficacité. Il nous faut, en tous cas, la retenir comme une excellente épreuve de guérison de la blennorragie (ROUCAYROL (376, 380), MARSELOS, d'Athènes) (308) à cause de la propriété qu'elle a d'expurger avec intensité les produits glandulaires de l'urètre et de l'utérus.

Les résultats publiés par ROUCAYROL devront être repris,

vérifiés sans emballement et sans parti pris. S'il ne sort pas de cette enquête le traitement idéal et pratique de la blennorragie, il en sortira certainement quelque chose au point de vue de la sédation des complications congestives de la blennorragie, surtout chez la femme, pour laquelle nos moyens d'action étaient si limités jusqu'à présent.

2° *Tubes ozono-thermiques de Morgenstern.*

Les tubes de MORGENSTERN dont le fonctionnement est unipolaire développent dans l'urètre ou dans le rectum de la chaleur, de l'ozone et une multitude de petites étincelles qui excitent la musculature urétrale et déterminent une abondante sécrétion des glandes de l'urètre.

L'auteur a proposé une électrode droite pour l'urètre antérieur et une électrode en forme de béniqué pour l'urètre tout entier. Bien que ces électrodes soient construites en verre Pyrex, cette dernière a semblé un peu rébarbative à tous nos collègues.

L'électrode rectale destinée au traitement des prostatites est un gros tube de verre légèrement recourbé à son extrémité qui porte une fossette pour encadrer la prostate; une graduation marquée sur la partie droite de l'instrument permet de l'enfoncer au degré voulu, après vérification digitale de la profondeur qu'il faut atteindre pour bien agir sur la prostate. On lira avec intérêt sur ce sujet le travail du Dr J.-E. MARCEL, 1927 (473).

3° *Tubes à vide de Mac Intyre.*

Eux ne donnent que de la chaleur et des effluves; on peut les appliquer à l'urètre ou au rectum.

Pour les femmes des tubes appropriés permettent d'agir sur la muqueuse cervicale et sur la muqueuse ectropionnée du col. Ils donnent de très bons résultats dans les ulcérations du col.

F. — *Traitement de la blennorragie chronique par la dilatation gazeuse (méthode de Maisler).*

Ce traitement, proposé par BIZARD et MAISLER (499) en 1927, consiste :

1° A verser dans l'urètre par le corps de pompe d'une seringue de 2 centimètres cubes fixée au pavillon d'un instillateur 1 à 2 centimètres cubes de néol à concentration variable, suivant la sensibilité et l'état du canal urétral. (Ils ne nous indiquent du reste pas quelle peut être cette concentration.)

Cette première injection se fait à canal ouvert;

2° A injecter immédiatement après dans l'urètre par le même instillateur qui a été laissé en place 1 centimètre cube de protéinate d'argent à 1/10. Cette deuxième injection est faite avec la même seringue de 2 centimètres cubes mais cette fois munie de son piston. Elle est pratiquée à canal fermé, le malade devant lui-même comprimer son gland autour de l'instillateur.

Pendant ce deuxième temps les auteurs recommandent de faire quelque va-et-vient avec le piston jusqu'à ce que la mousse du produit se dégage par le méat malgré la pression du malade sur le gland.

Le but de cette méthode est de faire pénétrer l'antiseptique dans le fond des cryptes et culs-de-sac glandulaires grâce à la pression gazeuse développée par le mélange du protéinate d'argent avec le néol.

Je conçois bien l'efficacité de cette manœuvre pour l'urètre antérieur; je la conçois moins bien pour l'urètre postérieur qui, lui, ne peut être fermé du côté vésical.

A moins d'utiliser la sonde métallique à ballon de Heinrich (173) (page 119).

CONCLUSIONS

La méthode des grands lavages de permanganate de potasse que j'ai proposée en 1892 (192) n'est pas encore désuète aujourd'hui, c'est la meilleure preuve de son efficacité.

Elle a réalisé un énorme progrès sur les méthodes précédentes : laisser couler, injections à la seringue, traitement interne par les balsamiques.

Ses grands avantages sont :

1° La cessation presque immédiate de l'écoulement, ou au moins sa réduction à des proportions infimes, facile à dissimuler, ce qui est précieux pour les malades mariés.

2° La durée relativement courte du traitement dans 80 o/o des cas, les 20 o/o restants constituant les traitements prolongés, inévitables quelle que soit la méthode employée. Avec un peu de patience, on obtient, même dans ces cas, une guérison complète, sans passage à l'état chronique, si on a bien soin de chercher la cause de l'insuccès du traitement dans les repaires para-urétraux ou le gonocoque se tient à l'abri de l'action des lavages.

Il est évident que la méthode des lavages n'est pas une panacée qui agit automatiquement; elle nécessite une connaissance approfondie des gîtes du gonocoque et de ses mœurs.

3° La suppression à peu près totale de toutes les complications de la chaudepisse : en pratique plus d'épididymites, et jamais, cela d'une façon absolue, jamais de rétrécissements consécutifs.

Seule la prostatite qui, somme toute, n'est qu'une extension de l'infection de l'urètre postérieur, persiste comme complication possible chez les malades traités par les lavages.

J'ai montré que, dans ces cas, la continuation des lavages à doses très faibles, en s'abstenant rigoureusement de tout massage était le meilleur moyen d'obtenir la guérison qui ne se fait pas attendre plus d'un mois après le début de la prostatite.

La très grande rareté des épididymites et la bonne résolution des prostatites chez les malades traités par les lavages ont une importance considérable au point de vue de la conservation de la fécondité des anciens blennorragiques. Je crois pouvoir me féliciter d'avoir conservé ainsi à la France un bon nombre d'enfants, alors que c'est par régiments que les mauvaises méthodes de traitement de la blennorragie les ont supprimés par les épididymites et les prostatites graves qu'elles provoquent.

Le grand défaut de la méthode des lavages c'est l'assiduité et la régularité absolue qu'elle exige : un lavage par jour, souvent deux, sans arrêt, même les dimanches et les jours de fête, il n'en faut pas plus pour décourager bien des médecins.

Celui qui veut bien traiter les blennorragiques, hommes et femmes, doit se sacrifier entièrement à sa clientèle, car toute infraction à la loi de régularité du traitement se paye très cher : la cure s'éternise et perd son efficacité.

Il n'est pas étonnant, dans ces conditions, que l'on ait cherché à réaliser des traitements moins astreignants.

Ces essais de traitement moderne de la blennorragie ont été nombreux : la vaccinothérapie, la sérothérapie, la chimio thérapie, la diathermie ont été, successivement ou simultanément, seules ou associées aux lavages, utilisées pour combattre le gonocoque. Ces essais présentent le plus grand intérêt, les demi-succès qu'ils obtiennent sont encourageants pour l'avenir, mais on peut dire qu'aujourd'hui, ils n'ont pas encore détrôné les lavages. Leurs insuccès sont encore trop fréquents pour que nous puissions les adopter définitivement comme méthode classique de traitement. Les lavages seront certainement détrônés un jour, mais ils me semblent devoir fournir encore une longue carrière, avant la mise au point définitive d'une méthode de remplacement.

Après tout, le traitement idéal de la chaudepisse n'est-il pas le traitement abortif qui, dans de bonnes conditions, guérit les malades en trois jours ? Quelle méthode peut être comparée à celle-là ? Avant même qu'on ait eu le temps de préparer un vaccin, le malade est déjà guéri.

Le traitement abortif par les injections d'argyrol a été importé d'Amérique en même temps que ce produit. Il en est fait mention dans les brochures de réclame qui nous furent distribuées à cette époque, mais d'une façon très vague sans aucune précision sur les doses, les intervalles des injections et leur nombre.

J'ai réglé ce traitement et j'en obtiens de très bons résultats : 50 o/o de ces traitements abortifs réussissent, j'en ai récemment réussi neuf de suite. Sur une série de 342 cas de blennorragie que j'ai publiée en 1925, 133 soit presque un tiers ont pu être traités en abortifs. Sur ces 133 cas, 59 ont réussi, ce qui correspond à peu près à 18 o/o de la totalité des cas traités.

Si les malades étaient mieux instruits, s'ils connaissaient l'importance qu'il y a pour eux à demander des soins le plus tôt possible après l'apparition de la première goutte, nous pourrions considérablement multiplier ces tentatives de traitement abortif et arriver peut être à guérir ainsi en trois jours 50 o/o de la totalité des malades qui se présentent à notre consultation.

Ceci n'a rien d'utopique, puisque mes malades prévenus par un premier succès de traitement abortif réussissent presque à coup sûr les abortifs suivants. Chez un de mes malades, j'en ai réussi quatre, chez plusieurs autres, trois.

Multiplier les occasions de traitement abortif, appliquer à ceux qu'on ne peut aborter le traitement des grands lavages avec toutes ses finesses, s'aider d'un bon vaccin en cas de traitement prolongé ou de blennorragie récidivante, tel est pour moi, aujourd'hui et probablement pour quelque temps encore, le meilleur traitement de la blennorragie.

Enfin j'ai mené le bon combat contre les fâcheuses tendances modernes qui consistent à pourchasser un gonocoque imaginaire que l'on ne se donne même pas la peine de chercher, tant on est convaincu de sa présence, où que l'on découvre grâce à de fausses analyses. Je suis bien sûr qu'à ce point de vue l'avenir me donnera raison.

BIBLIOGRAPHIE DES OUVRAGES CITÉS

1. ADELMANN P., « La Gonacrine dans le traitement de la blennorragie », *Journal d'Urologie*, juin 1927, p. 510.
2. AHLSWEDE Edward (Hambourg), « Traitement intra-veineux de la blennorragie », *The urologic and cutaneous Review*, juin 1921, n° 6, p. 340.
3. ALEXANDER, « Ueber Wertlosigkeit der Provokation », *Zeitschr. für Urologie*, 1907, XIII.
4. ARTAULT (Vevey), « Lymphothérapie », *Société de Thérapeutique*, octobre 1921.
5. ASCH Paul (Strasbourg), « Die interne und lokale Behandlung der akuten Gonorrhœ in Uretroscopische Beleuchtung », *Folia Urologica*, 1907, n° 1.
6. ASCH Paul (Strasbourg), « Gonorrhoische Membranen und Faltenbildungen », *Folia urologica*, 1910, n° 8.
7. ASCH Paul (Strasbourg), « Gonokokken träger », *Zeitschr für Urologie*, 1911, p. 714.
8. ASCH Paul (Strasbourg), « Die abortive Behandlung der Gonorrhoischen Epididymitis », *Zeitschr für Urologie*, 1911, p. 87.
9. ASCH Paul (Strasbourg), « Ueber den diagnostischen und Therapeutischen Wert der Sera und Vakzine für die Behandlung Gonorrhoischer Erkrankungen », *IVe Congrès allemand*, 29 septembre 1913.
10. ASCH Paul (Strasbourg), *Die moderne Therapie der Gonorrhœ beim Manne*, Bonn, 1914.
11. AUSTERVEIL Ladislas, « Ueber die Elektrische Behandlung der Akuten Gonorrhoischen Nebenhoden Entzundung », *Pester med. chir. Presse*, 1910, n° 3.
12. BAER et KLEIN, « Trypaflavin ein metallfreies antigonorrhoicum », *Munch med. Wochenschr.*, 1918, n° 35.
13. BAERMANN, « Ueber die Pathogenese der Gonorrhoischen Epididymitis und uber Versuche dieselbe durch Punktion zu behandlen », *Deutsche med. Wochenschr.*, 1903, n° 40.
14. BAERMANN, « Ibid. », *Arch. fur Derm. und Syph.*, 1905, 14, p. 5776.
15. BALLENGER Edgar (Atlanta), « Vaccine Therapy in genito-urinary infections », *Journ. of Amer. med. association*, 1908 et *New-Yok med. Journ.*, 3 juillet 1909.
16. BALLENGER E. et ELDER Omar F. (Atlanta), « Ein weiterer Bericht uber Einsiegelungs abortiv Behandlung bei beginnenden Gonorrhœ », *Zeitsch. für Urologie*, 1914, p. 31.

17. BARBE, « Le traitement du pseudo-rhumatisme blennorragique par le sérum antiméningococcique de Dopter », *Arch. de med. et de chir. navale*, avril 1913, n° 4.

18. BARBELLION Georges, « Gonococcisme latent, recherche et traitement », *Ass. franç. d'urologie*, 1919, p. 213.

19. BARBELLION Georges, « Note complémentaire sur le gonococcisme latent et la vaccination antigonococcique », *Ass. franç. d'urologie*, 1920, p. 291.

20. BARBELLION Georges, « La spermoculture », *Journées médicales de Bruxelles*, 1922.

21. BARBELLION Georges, « Gonococcisme latent et culture du liquide séminal », *Journal de médecine de Paris*, 1922, p. 11.

22. BARBELLION Georges, « Spermoculture et autovaccination dans la blennorragie chronique », *Ass. franç. d'urologie*, 1924.

23. BARBELLION Pierre, « Gonocoque et pseudo-gonocoque », *Th. Paris*, 1927.

24. BARBELLION Pierre, « Gonocoque latent et spermoculture », *Journal d'urologie*, juillet 1927, p. 36.

25. BAZET (San Francisco), « Epididymotomie in the treatment of blennorroica epididymitis », *California State Journal of medecine*, avril 1906 et *Ann. des mal. des org. génito-urin.*, 15 avril 1906.

26. BAZY, « L'urétrite chronique est-elle contagieuse? » *Le Bulletin médical.*

27. BELFIELD (Chicago), « Pus tube in the male, Surgical and vaccine treatment », *Journ. of the Amer. med. association*, Chicago, 22 avril 1906, 25 déc. 1909 et 17 janv. 1920, p. 148.

28. BÉNASSON, « De quelques traitements récents du rhumatisme blennorragique », *Th. Paris*, 1910.

29. BENSAUDE et MEYER, « Du traitement des sphincteralgies par les courants de diathermie », *Journal des Praticiens*, 24 juil. 1926.

30. BEZANÇON et GRIFFON, « Culture du gonocoque sur le sang gélosé », *Soc. de Biologie*, 30 juin 1900, p. 647.

31. BIER, *L'hyperémie et son action thérapeutique*, Traduction MACHARD.

32. BLOKUSEWSKI (Daun), « Zur Verhutung der Gonorrhoischen Infection beim Manne », *Derm. Zeitschr.*, 1895, n° 23.

33. BLOKUSEWSKI (Daun), « Zur Austilgung der Gonorrhœ », *Allgem. med. central Zeitung*, 1898, n°s 100 et 101.

34. BOETZNER W. (Berlin), « Zur Behandlung der arthritis gonorrhoica der Grossen Gelenke mittels Stauungs hyperœmie », *Zeitschr. für Chirurgie*, Bd 93.

35. BÖHM (Prague), « Ueber Punktion bei Epididymitis Gonorrhoica », *Pragen med. Wochenschr.*, 1904, n° 2.

36. BORDES J., « La révulsion ignée dans le traitement des orchi-épididymites blennorragiques », *Th. Bordeaux*, 1912.

37. BORDIER, *Diathermie et Diathermothérapie*, Paris, 1927.

38. BRANDSFORD Lewis (Saint-Louis), *Buffalo med. Journal*, nov., 1902.

39. BRANDWEINER, « Die Vakzine Behandlung der Gonorrhœ », *Med. Klinik*, 1913, n° 43.

40. BRANWEINER et HOCH, « Zweite Mitteilung uber Gonorrhœ », *Wien-Klin-Wochenschr.*, 1913, n° 32.

41. BRUCK Carl, « Ueber Spezifische Immun-Körper gegen Gonococcus », *Deutsch, med. Wochenschr.*, 23 août 1906, p. 1368.

42. BRUCK Carl, « Ueber spezifische Behandlung gonorrhoischer Prozesse », *Deutsch. med. Wochenschr.*, 1909, n° 11.

43. BRUCK Carl, « Ueber Epididymitis gonorrhoica und ihre Behandlung », *Medic-Klinik*, 1910, n° 12.

44. BRUCK Carl, « Die Behandlung der Gonorrhœ und ihrer Komplikationen », *Terap. monatshefte*, janv. et mars 1913, p. 177.

45. BRUCK et SOMMER, « Ueber die diagnostische und therapeutische Verwendbarkeit intravenöser Arthigon injectionen », *Munch, med. Wochenschr.*, 1913, n° 22.

46. BRUCK Carl, « Neue therapeutische und prophylaktische Versuche bei Gonorrhœ », *Deutsch. med. Wochenschr.*, 23 oct., 1913.

47. BRUCK Carl, « Zur Intravenösen Behandlung gonorrhoischer Prozesse mit Trypaflavin und silberfarbstoffverbindung », *Derm. Wochenschr.*, 1920, Bd 71, p. 908.

48. BRUCHNER et CHRISTEANU, « Sur l'agglutination du gonocoque », *Société de biologie*, 1906, n° 18.

49. BUTEAU, « Die Behandlung der Epididymitis gonorrhoica mit Gonokokken vakzine Arthigon », *Wien. med. Wochenschr.*, 1912, n° 40.

50. BUTLER et LONG, « Vaccine treatment of gonorrhœ in female children », *Illinois M. J. Springfield*, 1908, p. 538.

51. CANO, « Traitement de la gonococcie par les injections intra-veineuses et intra-prostatiques de méthyl-phénol-sérum », *Arch. urolog. de la clin. de Necker*, tome IV, fasc. I, 1923.

52. CARLE (Lyon), « Traitement abortif par les injections de permanganate de potasse », *La Clinique*, 9 août 1907.

53. CARLE (Lyon), « Traitement abortif de l'urétrite blennorragique par les injections », *Consult. méd. françaises*, Paris (Poinat), fasc. XXIV.

54. CARLE (Lyon), *Traitement de la blennorragie*, Paris, 1910.

55. CARLE (Lyon), « Le traitement abortif de la blennorragie par les sels d'argent », *Province médicale*, 19 nov. 1910.

56. CARLE (Lyon), « Des injections dans le traitement abortif de la blennorragie ; indications et conditions de réussite », *Progrès médical*, 17 août 1912.

57. CARLE (Lyon), « Traitements expectatifs et traitements antiseptiques dans la blennorragie aiguë. Étude comparative et critique », *Ass. franç. d'urologie*, 1913, p. 463.

58. CATTIER, *Traitement de la blennorragie chez l'homme et chez la femme. La blennorragie dans l'armée*, Paris, 1919.

59. CEALIC et STROMINGER, « Un cas d'arthrite blennorragique guérie par le sérum antiméningococcique », *Journal d'urologie*, 15 mars 1912.

60. CHAUVET Stephen, « Traitement actuel du rhumatisme blennorragique », *Œuvre médico-chirurgicale*, n° 68, Masson, Paris, 1912.

61. CHEVALIER Edgar, *Chirurgie des voies urinaires*, Paris, Baillière, 1899.

62. CHEVELLE et GEORGEL (Nancy), Gonococcie buccale (stomatite métastatique), guérie par le sérum de Dopter », *Rev. prat. des mal. des org. génito-urinaires*, mai 1914.

63. Cholzow B.-N., « Ein Fall von Allgemeinen Gonokokken infektion (Gonosepticémie) », *Zeitschr. für Urologie*, 1911, p. 961.

64. Christmas, « Le Gonocoque et sa toxine », *Ann. de l'Institut Pasteur*, 1897, p. 617.

65. Christmas, « Contribution à l'étude du gonocoque et de sa toxine », *Ann. de l'Institut Pasteur*, 1900, p. 331.

66. Churchill et Soper, « Vulvo-vaginite des petites filles », *Journal Americ. med. association*, 1908.

67. Ciuffo (Milan), « Sieri antigonococci, loro azione curativa et fenomene anafilattico », *Giorn. Ital. de mal. vener.* Milano, 1910, p. 815.

68. Ciuffo (Milan), « La sérothérapia antigonococcica », *Ibid.*, 1911, p. 51.

69. Clara et Lebeuf, « Les injections intra-veineuses de diamino-méthyl-acridine dans le traitement dela blennorragie », *Ann. des mal. vénériennes*, 1926, p. 758.

70. Clowes G.-H.-A. et Gardner James A., « La réaction de déviation spécifique du complément dans la blennorragie, sa valeur comme aide du diagnostic clinique », *New-York med. Journal*, 12 oct., 1912, p. 734. *Compte rendu, Revue clinique d'urologie*, 1912, p. 662.

71. Cohn (Berne), « Ein Fall von Paraurethraler Gonorrhœ », *Deut. med. Wochenschr.*, 1907, n° 1.

72. Cooper, « Ueber die Gonorrhœ Behandlung mit Allosan », *Med. Press and Circular*, London, 1910, n° 3702.

73. Cordier, « Contribution au traitement des métrites par le caustique de Filhos », *Th. Paris*, 1925.

74. County B.-A., « La fixation du complément du Gonocoque, recherches et analyses », *Philadelph. med. Society*, 28 mai 1913, *Compte rendu in Journal d'urologie*, 1913, p. 873.

75. Dalsace Robert, « Le bactériophage de d'Hérelle, ses applications en thérapeutique urinaire », *Th. Paris*, 1925.

76. Darget et Boileau, « L'auto-vaccination dans le traitement de la blennorragie », *Société franç. d'urologie*, 17 janv. 1927, p. 33.

77. Da Silva, « Un cas de gonococcémie », *Gazetta medica de Bahia*, janvier et février 1916.

78. Dauforth, « Observation of the use of gonococcic serum with report of cases », *Buffalo med. Journ.*, 1909-1910, LXV, 13, 15.

79. David, « Ueber die prophylactische Einfluss des Gonosans auf die Komplikationen der Gonorrhœ, *Allgem. med. Central Zeitung*, 1908, n° 13.

80. Davis et Harrel, « L'acriflavine dans le traitement de la blennorragie, *Journal of Urology*, août 1918 et *Britisch med. Journ.*, 1919, p. 352.

81. Debré P. et Paraf J., « Principes généraux et bases expérimentales de la sérothérapie antigonococcique », *Compte rendu de la Société de Biologie*, 29 nov., 1913. et *Presse médicale*, 13 déc., 1913, p. 1013.

82. De Beurmann, Regnauld Eugène et Cottin F., « Traitement de l'épididymite blennorragique par les boues radioactives », *Bull. et mém. de la Soc. méd. des hôpitaux de Paris*, 24 mai 1912.

83. De Campagnolle R., « Ueber den Wert der Modernen Instillation Prophylaxe der Gonorrhœ », *Zeitschr. für Bekämpfung der Geschllschskrankeiten*, vol. III, n° 1.

84. DELBET Paul, « Orchite et stérilité », *Assoc. franç. d'urologie*, 1902, p. 247.

85. DELBET Paul et CHEVASSU, « Les oblitérations blennorragiques de l'épididyme et leur traitement chirurgical », *Revue de chirurgie*, 10 mai 1908, n° 5.

86. DELBET Paul, « De la stérilité chez l'homme et son traitement par les anastomoses épididymo-déférentielles », *Assoc. franç. d'urologie*, 1913, p. 530.

87. DELBET Paul, *Société d'obstétrique et de gynécologie de Paris*, janvier 1914 (Discussion).

88. DEMBSKA Vera, « Zur Frage der Serodiagnostik und Vakzine therapie bei der gynœkologischen gonorrhœ », *Monatshefte für Prakt. Derm.*, Bd 51, n° 11.

89. DEMONCHY, « La culture du gonocoque », *Société de Biologie*, 28 juin 1919.

90. DEMONCHY, « Vaccinothérapie dans les urétrites aiguës », *Presse médicale*, 21 déc. 1921.

91. DE SARD, « L'argyrol dans le traitement de l'urétrite blennorragique », *Presse médicale*, 13 février 1909.

92. DE SARD, « Traitement de l'urétrite blennorragique », *Ass. franç. d'urologie*, 1909, p. 299.

93. DE SARD, « Traitement de la blennorragie par le phytol », *Journal d'urologie*, 1924, t. I, p. 317.

94. DESCARPENTRIES (Roubaix), « Faits cliniques à la suite d'injection d'auto-sang hémolysé », *Écho médical du Nord*, 17 juin 1922.

95. DESCHAMPS, « Untersuchungen uber die Propagation des Gonokokkus in den hinteren Teil des Uretra », *Allgem. Wiener med. Zeitung*, 1907, n° 36.

96. D'HERELLE, « Sur un microbe invisible antagoniste des bacilles dysentériques », *C. R. Acad. des Sciences*, t. CLXV, p. 373.

97. D'HÉRELLE, *Le Bactériophage*, Masson, 1921.

98. DIDAY, *Règlement de l'urination nocturne des prostatiques*, Paris, 1892.

99. DIDAY, *La néomiction des cystostomisés, sa réglementation et locomotion des cystopathes*, Paris, 1893.

100. DIDAY, *Le péril vénérien dans les familles*, Lyon.

101. DIKANSKI (Moscou), « Vaccinothérapie intra-articulaire dans les arthrites gonococciques », *Congrès français de chirurgie*, 1926, p. 654.

102. DOPTER, « La sérothérapie antiméningococcique », *Ann. de l'Institut Pasteur*, 1910, n° 2.

103. DOPTER, « L'action bactériologique du sérum antiméningococcique sur le méningocoque », *Société de Biologie*, 1910.

104. DOPTER et NICOLLE, « Recherches sur les antigènes méningococciques et gonococciques », *Ann. de l'Institut Pasteur*, avril 1919.

105. DOUAY E., « L'infection gonococcique de la femme », *Le journal médical français*, mars 1926.

106. DOURTHE, « Le pied blennorragique et la talalgie », *Rev. franç. de médecine et de chirurgie*, 1905, n° 27.

107. DROBNII M., « Traitement de la blennorragie et de ses complications par la vaccination gonococcique », *Vratchebnaia Gazieta*, 17 juin 1912, *Compte rendu Revue clin. d'urologie*, mai 1913.

108. DRUDIN Jean-Robert, « Étude sur le traitement de la blennorragie par injection intra-veineuses de Gonacrine », *Th. Paris*, 1926.

109. DUBOSC, « Les accidents de la sérothérapie antiméningococcique », *Th. Paris*, 1911.

110. DUHOT Robert (Bruxelles), « Essai de chimiothérapie intra-veineuse de la blennorragie par le néo-salvarsan », *Revue belge d'urologie et de dermatologie*, nov. 1912.

111. DUHOT Robert (Bruxelles), « La chimiothérapie intra-veineuse de la blennorragie », *Le Scalpel*, 20 mars 1926.

112. DURUPT, « Ce qu'il faut entendre par gonococcie. Technique de préparation des autovaccins antigonococciques », *Le Journal médical français*, mars 1926, p. 92.

113. DURUPT et NOGUÈS, « Quelques considérations nouvelles sur le gonocococque latent », *Journal d'urologie*, mars 1927, p. 202.

114. EISING (New-York), « The diagnostic use of Gonococcus vaccine for gonorrheal infection », *Med. Record.*, 1, 6, 1912.

115. ERLACHER, « Kausale und symptomatologische Behandlung Gonorrhoischer Prozesse der Mannes », *Deutsch. med. Wochenschr.*, 1913, n° 3.

116. ESCAT, « Note sur l'épididymite blennorragique. Traitement chirurgical », *Ass. franç. d'urologie*, octobre 1903.

117. ESCAT, « Traitement de l'épididymite blennorragique grave », *Ass. franç. d'urologie*, 1906.

118. FABRE et DUJOL, « Diagnostic de la gonococcie puerpérale par les moyens de laboratoire », *Bull. de la Soc. d'obstétrique et de gynécologie de Paris*, janvier 1914.

119. FARKAS, « Mit der gonokokken vakzine Arthigon erzielte Erfolg bei gonorrhoische Gelenkentzundung », *Pester méd. chir. Presse*, 1912, n° 46.

120. FAURE-BEAULIEU M., « La septicémie gonococcique prouvée par la constatation du gonocoque dans le sang circulant », *Th. Paris*, 1906.

121. FAURE-BEAULIEU M., « La septicémie gonococcique au point de vue clinique et thérapeutique », *Le Journal médical français*, mars 1926.

122. FEGE Albert, « Massothérapie de l'arthrite blennorragique à la phase aiguë », *Th. Paris*, 1910.

123. FINGER, *La blennorragie et ses complications*, Trad. HOGGE, 1894.

124. FINGER, « Die prophylaxe und abortiv Behandlung der Gonorrhœ », *Deutsch. med. Wochenschr.*, 1905, n° 7.

125. FISICHELLA V., « Sull actione curativa del siero antigonococcico », *Policlinica*, Roma, 1911.

126. FÖCKLER, « Zur Vakzine Behandlung der Gonorrhœ », *Derm. Wochenschr.*, 1911.

127. FONTANILLES, « Rhumatisme blennorragique, orchite blennorragique traités et guéris par le vaccin antigononococcique de Nicolle », *La Loire médicale*, 15 janvier 1914.

128. FOUQUIAU, « Vaccinothérapie dans le traitement de la blennorragie », Rapport de M. R. GOUVERNEUR, *Soc. franç. d'urologie*, 21 mars 1927.

129. FRANÇOIS Jules (Anvers), « Les vésiculites chroniques non tuberculeuses », *Ann. de la Soc. belge d'urologie*, 1920-1921, n° 3.

130. FRANÇOIS Robert (Paris), « La vaccinothérapie dans la blennorragie aiguë », *La Clinique*, nov. 1926.

131. François de Renaix Jules, « Le vaccin gonococcique dans les affections blennorragiques », *Arch. urolog. de la clinique de Necker*, 20 janvier 1914.

132. Frank (Berlin), « Zur Prophylaxe des Tripers », *Allgem. med. central Zeitung*, 1899, n° 6.

133. Frank (Berlin), « Traitement par l'hyperthermie des affections inflammatoires avec infiltration des voies urinaires », *Ass. franç. d'urologie*, 1913.

134. Friedlander et Reiter, « Ueber Vakzine Behandlung der gonorrhoischer Komplikationem », *Berl. klin. Wochenschr.*, 1910, n° 36.

135. Frohnstein H., « Vaccinothérapie et vaccino-diagnostic de la blennorragie », *Revue clin. d'Urologie*, juillet 1913.

136. Fuller E. (New-York), « Gonorrheal Rheumatism cured by seminal vesiculotomy », *New-York med. Journ.*, 30 mai 1908.

137. Fuller E. (New-York), « The management of Gonorrheal rheumatism », *Medical Record*, 15 juin 1912.

138. Gauducheau, *La prophylaxie antiseptique des maladies vénériennes*, Paris, 1921 ; — *Id.*, *Revue d'hygiène et de police sanitaire*, Paris, 1921 ; — « Il est facile de supprimer les maladies vénériennes », *Revue d'hygiène et de police sanitaire*, mars 1921 ; — « Désinfection antivénérienne », *Mouvement sanitaire*, 30 sept., 1927.

139. Gayler, « Gonorrheal arthritis treated with antigonococcic serum », *Journ. of Amer. med. association*, Chicago, 1908.

140. Gennerich, « Klinische Beitrage zur Kollargol Behandlung der Tripper Rheumatismus imbesonderen akuter Folge Zustande des Trippers », *Munch. med. Wochenschr.*, 1912, n° 15.

141. Gentilhe F., « Du traitement des arthrites blennorragiques par la ponction et le lavage à l'eau chaude », *Th. Bordeaux*, 1910.

142. Gilbert (Genève), « L'auto-sérothérapie », *Congrès de Rome*, 1894.

143. Giscard J.-B. (Toulouse), « Diagnostic de la guérison de la blennorragie. Gonococcisme latent et culture du sperme », *Th. Toulouse*, 1923.

144. Giscard J.-B. (Toulouse), « La culture du gonocoque, son application à la vaccinothérapie et au diagnostic de guérison de la blennorragie chez l'homme », *Journal d'urologie*, janvier 1924.

145. Giscard J.-B. (Toulouse), « Technique de la spermoculture », *La Clinique*, avril 1925, p. 89.

146. Griffon, « Diagnostic de la blennorragie dès la péricde d'incubation par culture sur sang gélosé », *Ann. des mal. des org. génito-urin.*, 1907, p. 261.

147. Grimberg et Uzan, « La biothérapie non spécifique de la blennorragie », *Le bulletin médical*, 13 déc. 1922.

148. Guépin, « De la nécessité des cultures pour la recherche du gonocoque », *Acad. des Sciences*, 7 oct., 1907.

149. Guépin, « Bactériologie clinique des prostatites aiguës et subaiguës », *Acad. des Sciences*, 4 déc. 1911.

150. Guépin, « Les porteurs de germes blennorragiques », *Acad. des Sciences*, 1914.

151. Guépin, « Les porteurs de germes blennorragiques. Quand et comment peut-on conclure à la guérison d'une gonococcie? » *Moniteur médical*, 16 nov. et 21 déc. 1920, 11 janvier et 1er mars 1921.

152. GUGGISBERG (Berne), « Die Frage der Vakzine therapie und Vakzine diagnose der Gonorrhœ », *Munch. med. Wochenschr.*, 1912, n° 22.

153. GUIARD, *La blennorragie chez l'homme*, Paris, 1894.

154. GUICHARD (Caen), « Traitement du rhumatisme blennorragique par le sérum antiméningococcique », *Ann. Méd. de Caen*, nov. 1911.

155. HAGEN Félix, « Die Behandlung der Gonorrhœ und ihrer Komplikationen mit Gonokokken Vakzine », *Med. Klinik*, 1912, n° 7.

156. HAGNER, « Operative treatment of acute gonorrheal Epididymitis », *Med. Record*, 13 oct., 1906.

157. HAGNER, *Transact. of Amer. Assoc. of genito. urin. Surgeous* (6 cases) 1907, p. 262.

158. HAGNER (25 cases) *Amer. Assoc. of genito. urinar. Surgeous*, 11 juillet 1908, p. 161.

159. HAGNER, « A supplemental report on the operative treatment », *Med. Record*, 4 déc. 1909, p. 944.

160. HAGNER, *Mississipi Valley med. Assoc.*, oct., 1911.

161. HAGNER et FULLER, « Operative treatment of gonorrheal epididymitis on 63 cases », *Lancet Clinic Cincinnati*, 1912, p. 10.

162. HAHN Gerhard, « Ueber Tripper rheumatismus », *Medizin. Klinik*, 1910, n° 52.

163. HAMONIC, « Traitement de certaines affections genito-urinaires par l'argent colloïdal », *Assoc. franç. d'urologie*, 10 oct., 1907.

164. HAMONIC, *Ann. des mal. des org. genito-urin.*, 1908, p. 1882.

165. HAMONIC, *Assoc. franç. d'urologie*, oct., 1908, p. 232.

166. HAMONIC, « Traitement des épididymites blennorragiques par les injections interstitielles d'électrargol », *Assoc. franç. d'urologie*, 1919, p. 42.

167. HAPSTER Charles, « Gonococcie rénale », *The Amer. Journal of Urology*, juillet 1913, p. 345.

168. HARRISON C.-W., « Complement deviation in the diagnosis of gonococcial infection », *Journal of the Royal Army med. corps*, février 1914.

169. HASTINGS Wood. Th. (New-York), « L'épreuve de la fixation du complément dans les arthrites déformantes infectieuses et dans l'arthrite déformante simple par la recherche de leurs germes : gonocoques, streptocoques et autres », *Journal of the Amer. med. association*, 19 avril 1913, p. 1208.

170. HAUPT Walter (Bonn), « Traitement de la gonococcie chez la femme par injection intra-veineuse de Trypaflavine », *Zentralblatt für Gynækologie*, 27 août 1921, p. 1225.

171. HAUSSMANN (Berlin), « Zur Verhutung des Trippers », *Deutsch. med. Wochenschr.*, 1885, n° 25.

172. HÉBERT A., « Note sur quelque cas de gonococcie aiguë ou chronique traités par le vaccin de Ch. Nicolle. » *Normandie médicale*, 1er février 1914.

173. HEINRICH Arthur, « New okklusivspuldilataloren zur Behandlung der Weiblichen und der hinteren männlichen Harnrohren Gonorrhœ », *Munch. med. Wochenschr.*, 1912, n° 37.

174. HEITZ-BOYER, « Traitement de l'orchite blennorragique », *Presse médicale*, 28 sept., 1912.

175. HEITZ-BOYER, « Syndrome entéro-rénal », *Jour. de méd. et de chir.*, 10 mars 1920.

176. HEITZ-BOYER, « Syndrome entéro-rénal (néphrites, pyélites et cystites d'origine intestinale », *Journal médical français*, mai 1922.

177. HEITZ-BOYER, « Appareil médico-chirurgical de haute fréquence », *Soc. d'électrothérapie et de radiologie*, avril 1923.

178. HERESCO et CÉALIC, « Traitement des complications articulaires de la blennorragie par les injections de sérum antiméningococcique », *Journal d'urologie*, 15 avril 1912, p. 477.

179. HERMANS Paul, « Traitement des complications de la blennorragie par le vaccin », *Ann. de la Soc. belge d'urologie*, 1913, n° 3, p. 179.

180. HERMANS Paul, « Quatre vasotomies avec injection de la vésicule séminale », *Ann. de la Soc. belge d'urologie*, 1920-1921, n° 3.

181. HERMANS et Van DEN BRANDEN, « La vaccinothérapie du Gonocoque », *Congrès belge d'urologie*, 1921.

182. HIRSCH, « Hyperémie de Bier », *Berlin, Klin. Wochenschr.*, 1905, n° 39.

183. HOGGE (Liége), « Quelques mots sur l'anatomie et le développement de l'urètre, de la prostate et de la vessie », *Ass. franç. d'urologie*, 1897, p. 418.

184. HOGGE (Liége), « Les urétro-prostatites », *Journal d'urologie*, mars 1924, pp. 177 et 273.

185. HOLMES, *The Lancet*, London, 1864.

186. HORAND, *Mémoires de la Société des sciences médicales de Lyon*, 1877.

187. HUDELO, « Gonococcie », *Nouveau traité de médecine de* ROGER, WIDAL et TEISSIER.

188. HUEHNER (New-York), « Clinical gonorrhœ in the male », *New-York med. Journal*, 6, 11, 1909.

189. JADASSOHN, « Zur pathologischen Anatomie und allgemeinen Pathologie des gonorrhoischen Prozesses », *IVe Deutsch. Dermat. Congres Breslau.*

190. JANET Jules, « Asepsie et antisepsie en urologie », *Encyclopédie française d'urologie*, tome Ier.

191. JANET Jules, « Matériel urologique », *Encyclopédie française d'urologie*, tome Ier.

192. JANET Jules, « Diagnostic et traitement de l'urétrite blennorragique », *Ann. des mal. des org. génito-urin.*, avril et juin 1892.

193. JANET Jules, « Réceptivité de l'urètre et de l'utérus. Blennorragie et mariage », *Ann. des mal. des org. génito-urin.*, 1893.

194. JANET Jules, « Traitement abortif de la blennorragie par le permanganate de potasse. Mode d'action de ce produit », *Ann. de Dermatologie*, 1894.

195. JANET Jules, « Traitement de la blennorragie chronique chez l'homme », *Ann. des mal. des org. génito-urin.*, juin 1895.

196. JANET Jules, « La prophylaxie de la blennorragie », *Rev. de thérap. méd. chir.*, 1897.

197. JANET Jules, « Quelques cas d'urétrites aseptiques et infectieuses primitives », *Ass. franç. d'urologie*, 1897, p. 286 et 318.

198. JANET Jules, « Traitement de la blennorragie », *Rev. de thérap. méd. chir.*, déc. 1897.

199. JANET Jules, *Traitement abortif de la blennorragie* (non publié), Prix Herpin de Metz, 1898.

200. JANET Jules, « Traitement de la blennorragie chronique », *Rev. de thérap. méd. chir.*, 1er déc. 1898.

201. JANET Jules, « Les repaires microbiens de l'urètre », *Ann. des mal. des org. génito-urin.*, avril 1901.

202. JANET Jules, « Entérite et bactériurie », *Ann. des mal. des org. génito-urin.*, 1903, p. 161.

203. JANET Jules, « Traitement des maladies vénériennes dans les hôpitaux » *Bull. de la Soc. franç. de prophylaxie sanitaire et morale*, 10 juillet 1904; *Compte rendu Assoc. Franç. d'urologie*, 1904, p. 411.

204. JANET Jules, « La femme et le gonocoque », *Rev. de thér. méd. chir.*, 15 déc. 1905.

205. JANET Jules, « Traitement de la blennorragie chez la femme enceinte », *Ass. franç. d'urologie*, 1905, p. 271.

206. JANET Jules, « Traitement abortif de la blennorragie par l'argyrol », *Ass. franç. d'urologie*, 1910, p. 262.

207. JANET Jules, « Traitement abortif de la blennorragie par l'argyrol », *Ass. franç. d'urologie*, 1911, pp. 313 et 320.

208. JANET Jules, « On connaît mal le gonocoque », *Recueil de mémoires d'urologie médicale et chirurgicale*, juillet 1911 (Masson).

209. JANET Jules, « Conduite à tenir en cas de blennorragie matrimoniale », *Journal d'urologie*, 1912, t. II, p. 577.

210. JANET Jules, « Évolution naturelle du gonocoque chez l'homme et chez la femme », *Journal d'urologie*, 1912, t. II, p. 715.

211. JANET Jules, « Respectons l'épithélium cylindrique de l'urètre de nos malades et leurs testicules. Évitons toute complication », *Journal d'urologie*, 1912, t. II, p. 855.

212. JANET Jules, « Importance d'un diagnostic très précis des urétrites », *Journal d'urologie*, 1913, t. Ier, p. 73.

213. JANET Jules, « L'avenir du traitement de la blennorragie », *Journal d'urologie*, 1913, t. Ier, p. 221.

214. JANET Jules, « Prophylaxie de la blennorragie chez l'homme et chez la femme », *Journal d'urologie*, mars 1913, t. Ier, p. 353.

215. JANET Jules, « Précautions et soins à prendre pendant la période d'incubation de la blennorragie », *Journal d'urologie*, 1913, t. Ier, p. 493.

216. JANET Jules, « La première goutte », *Journal d'urologie*, t. Ier, p. 639.

217. JANET Jules, « Traitement abortif de la blennorragie », *Journal d'urologie*, 1913, t. Ier, p. 785.

218. JANET Jules, « Doit-on laisser couler une blennorragie ? » *Journal d'urologie*, 1913, t. II, p. 103.

219. JANET Jules, « Doit-on, de parti pris, laver les deux urètres dans tous les cas de blennorragie ? » *Journal d'urologie*, 1913, t. II, p. 257.

220. JANET Jules, « Valeurs des armes que nous possédons contre le gonocoque », *Journal d'urologie*, 1913, t. II, p. 435.

221. JANET Jules, « Technique des lavages sans sonde », *Journal d'urologie*, 1913, t. II, p. 648.

222. JANET Jules, « Traitement antiseptique de la blennorragie confirmée, choix de l'agent antiseptique à employer. Les doses et les intervalles des lavages », *Journal d'urologie*, 1913, t. II, p. 797.

223. JANET Jules, « La fin du traitement de la blennorragie », *Journal d'urologie*, 1913, t. II, p. 970.

224. JANET Jules, « La bactériurie », *Congrès international d'urologie*, Berlin, juin 1914.

225. JANET Jules, « Traitement de la blennorragie aux armées et à l'intérieur », (Rapport). *Ass. franç. d'urologie*, 1918.

226. JANET Jules « Diagnostic et traitement de la blennorragie chez l'homme et chez la femme. Prophylaxie des maladies vénériennes », *Publication du Ministère de l'Hygiène, de l'Assistance et de la Prévoyance sociales*, Paris, 1921.

227. JANET Jules, « Considérations générales sur la gonococcie chronique » *Ass. franç. d'urologie*, Strasbourg, oct. 1921.

228. JANET Jules, « La blennorragie discrète de la femme », *Paris médical*, 4 mars 1922.

229. JANET Jules, « Quelques cas d'urétrites simples », *Ass. franç. d'urologie*, 1922, p. 358.

230. JANET Jules, « Ne dites jamais une solution au quatre millième, au vingt millième », *Journal d'urologie*, 1922, t. Ier, p. 367.

231. JANET Jules, « Blennorragie totale devenant antérieure », *Journal d'urologie*, 1922, t. II, p. 133.

232. JANET Jules, « Les traitements prolongés », *Journal d'urologie*, 1922, t. II, p. 291.

233. JANET Jules, « Les blennorragies guéries qui continuent à couler, les blennorragies non guéries qui ne coulent pas », *Journal d'urologie*, 1922, t. II, p. 419.

234. JANET Jules, « Quand doit-on commencer à s'occuper de la lacune de Morgagni dans le traitement de la blennorragie ? » *Journal d'urologie*, 1922, t. Ier, p. 445.

235. JANET Jules, « Variante dans le traitement abortif de la blennorragie par les injections d'argyrol », « Traitement abortif et repaires microbiens », *Journal d'urologie*, 1923, t. Ier, p. 13.

236. JANET Jules, « Vaccinothérapie », *Soc. franç. d'urologie*, 1923, p. 152.

237. JANET Jules, « Seringue urétrale portative », *Ass. franç. d'urologie*,. oct. 1923.

238. JANET Jules, « Cas curieux de traitement abortif », *Ass. franç. d'urologie*, 1923, p. 230.

239. JANET Jules, « Prophylaxie de la blennorragie chez l'homme et chez la femme », *Ass. franç. d'urologie*, oct. 1923.

240. JANET Jules, « Résultats du traitement de mes 342 derniers cas de blennorragie », *Ass. franç. d'urologie*, 1924.

241. JANET Jules, « Les crayons à l'argyrol dans le traitement de la blennorragie féminine », *Ass. franç. d'urologie*, 1925.

242. JANET Jules, « Traitement de la blennorragie basse de la femme », *Paris médical*, 6 mars 1926.

243. JANET Jules, « La blennorragie anale », *Ass. franç. d'urologie*, 1926, p. 457.

244. JANET Jules, « De l'importance des lacunes de Morgagni dans le traitement de la blennorragie », *Ass. franç. d'urologie*, 1927.

245. JANET Jules et LEVY-BING Alfred, « Traitement de la blennorragie et de ses complications par le néosalvarsan », *Gaz. des hôpitaux*, 20 février 1913.

246. JANET J. et DEBAINS, « Résultat de quelques spermo-cultures », *Ass. franç. d'urologie*, 1924, p. 319.

247. JANET J. et DEBAINS, « Les staphylocoques Gram-négatifs dans les spermo-cultures », *Soc. franç. d'urologie*, 1925, p. 23.

248. JAUBERT A., « De la vaccinothérapie dans la blennorragie aiguë et chronique », *Les Sciences médicales*, 30 sept. 1926.

249. JAUSION, DIOT et VOUREKAKIS, « Essai de chimio-thérapie intraveineuse de la blennorragie par le chlorhydrate de diamino-méthylacridine », *Acad. de méd. de Paris*, 2 juin 1925.

250. JAUSION et VAUCEL, « Nouvelles recherches sur la chimio-thérapie intra-veineuse de la gonococcie. Les procédés de mordançage en thérapeutique », *La Presse médicale*, 13 fév. 1926, p. 193.

251. JAUSION, VAUCEL et DIOT, « L'acridino-thérapie des affections gonococciques, son intérêt, son avenir », *La Presse médicale*, 26 juin 1926.

252. JAUSION et DIOT, « La Gonoréaction de Rubinstein et Gauran. Contrôle de la thérapeutique antigonococcique et de la guérison de la blennorragie », *Soc. franç. de Derm. et de Syph.*, 7 juillet 1926.

253. JAUSION et DIOT, « Gonolyso-vaccin et gonotoxine dans la cure de l'urétrite aiguë », *Soc. de Biologie*, 17 juil. 1926, p. 538.

254. JAUSION, MEERSMANN F. et PECKER A., « La gono-réaction chez les blennorragiens », *Paris médical*, n° 23, 4 juin 1927.

255. JESIONEK, « Stomatite blennorragique chez l'adulte », *Deutsch. Arch. für Klin. Medicin*, 1898, fasc. 1 et 2.

256. KAST, « Stomatite blennorragique », *Th. Bonn*, 1894.

257. KEIL Adolphe, « Zur Vakzine Behandlung der Gonorrhœ und deren Komplikationen », *Prager med. Wochenschr.*, 1913, n° 38.

258. KEWIN R.-O., « Le traitement local de la blennorragie aiguë et chronique », *Medical Record*, tome LXIII, n° 22, *Compte rendu in Zeitschr. für Urologie*, 1911, p. 928.

259. KINNEAR, *Arch. für Jinnere medicin*, 1908.

260. KLAUSE Karl (Breslau), « Ueber Vakzine Behandlung bei Gonorrhœ », *Th. Berlin*, 1913.

261. KLEPPER C., « Stomatite gonococcique », *Derm. Wochenschr.*, 1925, n° 39, p. 1440.

262. KLINGMULLER, « Ueber die Behandlung der Gonorrhœ des Mannes », *Munch. med. Wochenschr.*, 1910, n° 32; — *Id.*, Halle, 1912.

263. KOCK Raymond, « La biologie du gonocoque », *Th. Paris*, 1905.

264. KŒNIG, « Ueber Stauungsbehandlung der Epididymitis gonorrhoica », *Mediz. Klinik*, 1906, n° 21.

265. KOLLMANN et OBERLANDER, *Die chronische Gonorrhœ der Männlichen Harnröhre*, Leipzig, 1901.

266. KYRLE et MUCHA, « Ueber intravenöse Arthigon Injektionen », *Wien. Klin. Wochenschr.*, 1913, n° 43.

267. LAVENANT, « Vaccination et auto-hémothérapie » (Statistique de 1921 à 1923, annexe du rapport de MINET et DEBAINS), *Ass. franç. d'urologie*, oct. 1923.

268. LAVENANT, « La vaccinothérapie dans le traitement de la gonococcie », *Ass. franç. d'urologie*, 1923, p. 159.

269. LAVENANT, « Le traitement de l'urétrite aiguë gonococcique », *Le Journal médical français*, 1926, p. 108.

270. LEBEUF François, *La vaccinothérapie antigonococcique*, Paris, 1924.

271. LEBRETON, « Diagnostic et traitement de la blennorragie latente chez l'homme », *Ass. franç. d'urologie*, 1920, p. 293.

272. LEBRETON, « Le traitement des porteurs de germes blennorragiques », *L'évolution médico-chirurgicale*, déc. 1920, p. 42.

273. LEBRETON, « L'auto-vaccination dans la blennorragie », *Ass. franç. d'urologie*, 1921, p. 497.

274. LEBRETON, « La gonococcie peut-elle être génitale d'emblée? », *Ass. franç. d'urologie*, 1922 et *Journal d'urologie*, t. XIV, nº 4, p. 331.

275. LEBRETON, « La gonococcie est-elle curable? » *Revue de médecine*, mars 1922, p. 166.

276. LEBRETON, « Du gonococcisme latent », *Toulouse médical*, 15 mai 1922, p. 386.

277. LEBRETON, « Nécessité et valeur de la culture du sperme dans les urétrites chroniques », *La Clinique*, avril 1925, p. 87.

278. LECLERC-DANDOY, « Vaccinothérapie par l'arthigon dans la blennorragie », *La Policlinique*, 1er mai 1914.

279. LEDERER O. (Prague), « Gonokokken Vakzine als diagnostisches Hilfmittel », *Wien. med. Wochenschr.*, 1912, nº 40.

280. LE FUR René, « Traitement des urétrites à gonocoques rebelles », *Ass. franç. d'urologie*, 1905, p. 283.

281. LE FUR René, « Les complications et le traitement de la blennorragie chez l'homme », *Soc. médicale de Paris*, 26 nov. 1904 et *Progrès médical*, 24 déc. 1904.

282. LE FUR René, « Infection gonococcique d'un rein déjà atteint d'hydronéphrose aseptique, néphrostomie, guérison », *Ass. franç. d'urologie*, 1904, p. 753.

283. LE FUR René, « Traitement des blennorragies rebelles et récidivantes », *Ass. franç. d'urologie*, 1908, p. 147.

284. LE FUR René, « Maladies des voies urinaires inférieures et des organes génitaux », *Traité de médecine de* BROUARDEL, GILBERT et THOINOT, Paris, 1908.

285. LE FUR René, « De la vaccinothérapie et de la sérothérapie dans l'urétrite chronique », *La Clinique*, avril 1925, p. 84.

286. LE MASSON, « Traitement des infections génitales à gonocoques par les injections de sérum antiméningococcique », *Soc. d'obstétrique*, 8 nov. 1909.

287. LE MASSON, « Note sur l'application du sérum antiméningococique de Flexner au traitement de l'infection gonococcique aiguë de la femme », *Ann. de gynéc. et d'obstétrique*, déc. 1909.

288. LEMIERRE A., « Note sur l'emploi de la trypaflavine dans le traitement des infections graves », *Paris médical*, 3 déc. 1925, p. 475.

289. LEMOINE G. (Bruxelles), « Contribution à l'étude des oblitérations blennorragiques de l'épididyme », *Ann. de la Soc. belge d'urologie*, 1920-1921, n° 3.

290. LESCHEW (Saint-Pétersbourg), « Zur Frage der Behandlung mit antigonokokken Serum », *Folia urologica*, août 1910.

291. LESPINASSE V.-D., « Suppression de la stérilité par une épididymo tomie définitive avec formation d'un sac artificiel pour recueillir le sperme », *Journal of the Amer. med. Association*, 28 nov. 1914.

292. LEVY-BING et DURŒUX, « Traitement de salpingites aiguës d'origine blennorragique par les injections intra-veineuses de sel d'arsenic », *Ann. des mal. vénériennes*.

293. LEVY-BING et DURŒUX, « Un cas de rhumatisme blennorragique grave traité par le néosalvarsan », *Ann. des mal. vénériennes*, mai 1913.

294. LEVY-BING et DURŒUX, « Traitement des complications locales de la blennorragie et plus particulièrement de l'épididymite blennorragique par les injections intra-veineuses de sels arsénicaux », *Ann. des mal. vénériennes*, nov. 1919.

295. LÉVY-WEISSMANN (Paris), « La blennorragie ano-rectale », *Journal d'urologie*, 1923, t. Ier, p. 13.

296. LEYDEN, « Stomatite blennorragique chez une fillette de six jours », *Centralblatt für Gynocologie*, 1893, p. 185.

297. LOP (Marseille), « Arthrite blennorragique du genou avec hydarthorse; tentative d'auto-séro-thérapie, guérison », *Gaz. des Hôpitaux*, 17 sept. 1912.

298. LUYS Georges, *Traité de la blennorragie et de ses complications*, Paris, 1914.

299. LUYS Georges, « Le lavage des vésicules séminales », *Leçons urologiques de la Clinique*, 1922-1923.

300. LUYS Georges, « Le lavage des vésicules séminales », *Bull. et mém. de la Soc. de Médecine de Paris*, 24 janvier 1925.

301. LUYS Georges, « Traitement moderne de l'urétrite blennorragique », *La Clinique*, avril 1925, p. 79.

302. MACOSCAR, « The treatment of gonorrheal rheumatism with vaccine», *Lancet*, London, 1909.

303. MAILLE, « Résultats obtenus par un auto-vaccin adjoint au traitement classique d'une série de gonorrhées chroniques », *Ass. franç. d'urologie*, 1921, p. 477.

304. MALETERRE F., « Les sérums et les vaccins dans le traitement actuel du rhumatisme et de l'orchite blennorragique », *Th. Paris*, 1913.

305. MARFAN et DEBRÉ, « Gonohémie à manifestations viscérales multiples. Vaccin de Wright et sérum antiméningococcique », *Compte rendu de la Soc. méd. des hôpitaux de Paris*, 3 juin 1910.

306. MARION, « Quelques observations d'affections gonococciques traitées par le sérum de Stérian », *Soc. franç. d'urologie*, 3 juillet 1922.

307. MARION, « Rapport sur trois cas de pyélonéphrites par Kummer », *Soc. franç. d'urologie*, déc. 1923, p. 230.

308. MARSELOS Valère (Athènes), *Méthodes de contrôle de la guérison de la blennorragie*, Athènes, 1924.

309. MARSELOS Valère (Athènes), « La longévité du gonocoque », *Progrès médical d'Athènes*, 1925, n° 6.

310. MARSELOS Valère (Athènes), « Nouveau traitement d'épreuve de la blennorragie », *Journal d'urologie*, mars 1927, p. 237.

311. MARTIN E., « Sterility from obstruction at the epididymes cured by operative Means », *The New-York med. Journal*, 10 oct. 1903.

312. MARTINEAU, *Leçons cliniques sur la blennorragie chez la femme*, Paris, 1885.

313. MAURIAC Pierre et GUÉNARD François, *Sur quelques applications de la vaccination anti-gonococcique*, 1914.

314. MAUTÉ, « La vaccinothérapie », *Bull. de la Soc. de l'Internat*, nov. 1908.

315. MAUTÉ, « Vaccinothérapie, technique, indications, résultats », *Consultations médicales françaises*, 1909, n° 29. (Poinat, édit., Paris).

316. MAUTÉ, « Ma pratique de la vaccinothérapie », *Soc. de Biologie*, 27 mars 1909, p. 517.

317. MAUTÉ, « Essai de vaccinothérapie de la blennorragie chez l'homme », *Journ. des praticiens*, 7 août 1909.

318. MAUTÉ, *Id.*, *Ann. des mal. des org. génito-urinaires*, 1911, p. 875.

319. MAUTÉ, « Que peut-on attendre actuellement de la vaccinothérapie dans le traitement des coli-bacilluries? » *Presse médicale*, 4 juin 1921.

320. MAUTÉ, « Quelques réflexions sur la vaccinothérapie dans la pratique courante », *Jour. de méd. de Paris*, 11 mars 1922.

321. MAUTÉ, « Traitement des infections coli-bacillaires des voies urinaires par le vaccin coli-soude ».

322. MAUTÉ, « Que peut-on attendre actuellement d'une thérapeutique spécifique de la blennorragie? Une nouvelle thérapeutique spécifique de la blennorragie ».

323. MÉLAMET, Hémothérapie *Soc. de médecine de Paris*, 1921, p. 418.

324. MENZER, « Die Kausale Behandlung der akuten und chronischen Gonorrhœ des Mannes », *Munch. med. Wochenschr.*, 1911, n° 46.

325. MENZER, « Zur intravenösen Anwendung der Gonokokken Vakzine » *Med. Klinick*, 17 août 1913.

326. MERKURIEW et SILBER, « Die Anwendung der Gonokokken Vakzine bei Gonorrhœ », *Klin. therap. Wochenschr.*, 1911, n° 28.

327. MICHEL (Nancy) et MONDOR, « Arthrites gonococciques. (Diagnostic et anatomie pathologique) », *Congrès français de chirurgie*, 1926.

328. MINET et DEBAINS, « État actuel de la vaccinothérapie et de la sérothérapie dans la gonoccocie », *Rapport Ass. franç. d'urologie*, oct. 1923.

329. MORESTIN, « L'arthrectomie dans les arthrites blennorragiques interminables du genou », *Bull. et mém. de la Soc. de chirurgie*, 18 octobre 1911.

330. MOSCOU, « Urétrite blennorragique guérie par le sérum antiméningococcique, *Ass. franç. d'urologie*, oct. 1910, p. 290.

331. MULLER et OPPENHEIM, « Ueber den Nachweiss von Antikörper in Serum eines an Arthritis gonorrhoica Erkrankten mittels Complement Ablenkung », *Wien, Klin-Wochenschr.*, 1906, n° 29.

332. MULLER Hermann, « Die therapeutische und diagnostische Bedeutung der Vakzination bei Gonorrhœ des Mannes », *Med. Klinik*, 1912, n° 43.

333. MULLER Hermann, « Une méthode non spécifique de provocation de la blennorragie urétrale », *Munch. med. Wochenschr.*, 2 janv. 1920.

334. NAKANO, « Histopathologische Studie der Epididymitis gonorrhoica und ihre Behandlung », *Zeitschr. für Urologie*, 1913, h. 7.

335. NEISSER (Breslau), « Ueber Versuche zur Verhutung der gonorrhoischen Uretral Infection », *Deut. med. Zeitung*, 1895, n° 69.

336. NEISSER (Breslau), « Ueber ortliche und innerliche Behandung der Gonorrhœ », *Med. Klinik*, 1907, n° 14.

337. NICOLLE et BLAIZOT, « Sur un nouveau vaccin antigonococcique », *Ass. franç. d'urologie*, 10 oct. 1913. *Comptes rendus de l'Académie de médecine*, 24 nov. 1913.

338. NICOLLE, DEBAINS et JOUAN, « Étude sur le méningocoque et le sérum antiméningococcique », *Ann. de l'Institut Pasteur*, 1918, p. 150.

339. NICOLLE, JOUAN et DEBAINS, « Recherches sur les antigènes méningococcique et gonococcique », *Ann. de l'Institut Pasteur*, avril 1919, p. 261.

340. NŒGGERATH, *Die latente Gonorrhœ in weiblichen Geschlescht*, Bonn, 1872.

341. NOGUÈS, « Des urétrites non gonococciques », *Ass. franç. d'urologie*, 1897.

342. NOGUÈS, « Guérison spontanée de la blennorragie au cours d'une pyrexie aiguë », *Ann. des mal. des org. génito-urin.*, 1907, tome II, p. 1288.

343. NOGUÈS, « Traitement des complications de la blennorragie par le sérum antiméningococcique », *Ass. franç. d'urologie*, oct. 1911.

344. NOGUÈS, « Blennorragie et mariage », *Revue médico-thérapeut.*, 1914.

345. NOGUÈS, Chapitre « Urétrite chronique », *Encyclop. franç. d'urologie.*

346. NOGUÈS et DURUPT, « Quelques remarques sur la culture du sperme chez les sujets atteints d'urétrite chronique », *Soc. franç. d'urologie*, 8 janv. 1923.

347. NUTEAU M., « Die Behandlung des Epididymitis gonorrhoica mit Gonokoken Vakzine Arthigon », *Wien. med. Wochenschr.*, 1912, n° 40.

348. ONEIL, « Summary of results reperted of vaccin and Sera in Urology », *Amer. ass. of gen. Urin Surgeous*, 1910.

349. OPPENHEIM, « Ueber neuere Gonorrhœ Behandlung », *Klin. Therap. Wochenschr.*, 1913, n° 38.

350. ŒTTINGER et MARIE, « Un cas de gonococcémie primitive avec mort », *Soc. méd. des hôpitaux*, 1914. *Compte rendu in Quinzaine médicale*, 15 mars 1914, p. 83.

351. PARAF, « Sérothérapie antigonococcique », *Th. Paris*, 1920.

352. PATZCHKE W. et WASSERMANN E., « Ueber die intravenose anwendung des Argoflavins bei Komplicationen männlicher Gonorrhœ », *Derm. Wochenschr.*, 1910, t. LXXI.

353. PERRIN Jean (Marseille), « Les prostatites chroniques méconnues », *Journal d'urologie*, janvier 1927, p. 21.

354. PERRIN Jean (Marseille), « La blennorragie est-elle une affection générale ? » *Journal d'urologie*, juin 1927, p. 496.

355. PERVEZ, « Le contrôle de la guérison de la blennorragie chronique et latente chez l'homme », *Th. Bordeaux*, 1921.

356. PINCSOHN Arthur, « Traitement de la gonorrhée de la femme par les injections intra-veineuses de tripaflavine », *Zentralblatt für Gynækologie*, n° 24, 17 juin 1922.

357. PIROGOFF, *Ponction du testicule*, 1852, *in* Harry SMITH, *The Lancet*, London, 1864, vol. II, p. 149.

358. PISSAVY et CHAUVET, « Traitement du rhumatisme blennorragique par les injections de sérum antiméningococcique », *Bull. et mém. de la Soc. méd. des Hôpitaux de Paris*, 1904, II, p. 45.

359. POSNER et COHN, « Zur Diagnose und Behandlung der Azoospermie », *Deut. med. Wochenschr.*, 14 juil. 1904.

360. QUIMBY, « Sterility in the male, its operative treatment when due to bilateral epididymitis », *Boston med. and surg. Journal*, 8 novembre 1906.

361. RAMOND et CHIRAY, « Guérison du rhumatisme blennorragique par les injections de sérum antiméningococcique », *Soc. médicale des hôpitaux*, 25 nov. 1910, p. 529.

362. RAMOND, « A propos du traitement de l'arthrite blennorragique », *Soc. médicale des hôpitaux*, 3 nov. 1911.

363. RENAULT Alexis, « Traitement des arthrites blennorragiques par les boues radioactives », *Bull. médical*, déc. 1910.

364. RENAULT Alexis, « Comment doit-on traiter une blennorragie aiguë? » *Monde médical*, 1913.

365. RICHET Charles fils, « L'anaphylaxie », *Presse médicale*, Paris, 1908, p. 185.

366. RICHET Charles fils, « Immunité, anaphylaxie », *C. R. de la Soc. de Biologie*, 1910, p. 252.

367. RICHET Charles fils, « De la délimitation de l'anaphylaxie », *Journal médical français*, 15 janv. 1913, p. 14.

368. RICHET Charles fils, « Les accidents sériques et leurs traitements », *Journal médical français*, 15 janv. 1913, p. 34.

369. RICORD, *Traité pratique des maladies vénériennes*, Paris, 1838.

370. RIEBOLD, « Ueber die Behandlung akuter Arthritiden mit intravenösen Kollargol injektionen », *Munch. med. Wochenschr.*, 1906, n° 32.

371. ROGERS et TORREY, « The treatment of gonorrheal Infection by a specific antiserum », *Journ. of the Amer. med. Association*, 1906, p. 261; 1907, p. 918.

372. ROHRBACH, « Ueber neuere Behandlungs methoden gonorroischer Komplikationen », *Derm. Zeitschr.*, 1er janv. 1912, pp. 1 et 21.

373. ROSENTHAL, « Clinical notes on Gonorrheal cases treated with serum », *Atlanta Journal Rec. med.*, 1910, p. 625.

374. ROSINSKI, « Stomatite blennorragique chez les nouveau-nés », *Zeitschr. für Geburtshilfe und Gynækologie*, 1891, fas. 1 et 2.

375. ROTH Max., « Welcher Wert haben die Balsamica, insbesondere die neueren für die Behandlung der Gonorrhœ », *Zeitschr. für Urologie*, 1913, p. 10.

376. ROUCAYROL, « Action de la diathermie dans la blennorragie », *Acad. des Sciences*, 1er mai 1919.

377. ROUCAYROL et RENAUD-BADET, « Contrôle bactériologique de la guérison des urétrites », *Journal d'urologie*, 1919, p. 469.

378. ROUCAYROL, « La diathermie endo-urétrale et endo-vaginale », *Ass. franç. d'urologie*, 1992, p. 378.

379. ROUCAYROL, « Diagnostic bactériologique de la guérison des infections uro-génitales », *Ass. franç. d'urologie*, 1923, p. 334.

380. ROUCAYROL, « Traitement des épididymites gonococciques par la diathermie », *Journal d'urologie*, juillet 1926.

381. ROUX, « Contribution à l'étude du rhumatisme blennorragique. Les injections intra-musculaires de lait associées à la vaccinothérapie », *Th. Paris*, 1925.

382. RUBINSTEIN et GAURAN, « Séro-diagnostic des affections gonococciques », *Société de Biologie*, nov. 1923.

383. RUECK G.-A. (New-York), « A fatal case of Gonococcus septicemia », *New-York medical Record*, 4 janv. 1913.

384. RYCKEWAERT Pierre, « Traitement des rhumatismes blennorragiques par les injections intra-veineuses du sérum antigonococique », *Th. Paris*, 1921.

385. RYGIER, « Ueber Arthigon Behandlung der Vulvovaginitis Kleiner Mœdchen », *Deut. med. Wochenschr.*, 1911, n° 50.

386. SAAR, « Ueber der Wert der Gonosan Behandlung bei der Gonorrhœ des Mannes », *Munch. med. Wochenschr.*, 1905, n° 46.

387. SACHS Otto, « Zur Vakzine Behandlung der Gonorrhœ », *Wien. med. Wochenschr.*, 15 nov. 1913.

388. SAKAGUCHI et WATABIK (Tokio), « Kutane reaction bei Gonorrhœ Kranken », *Derm. Wochenschr.*, n° 25, Bd 54.

389. SALLE Robert, « Sérothérapie et vaccinothérapie de la blennorragie », *Th. Lyon*, 1913.

390. Mlle SANSONETTE, « Contribution à l'étude de la diathermie en gynécologie », *Th. Paris*, 1923.

391. SCHAHMANN, *Académie de médecine*, 1922.

392. SCHINDLER, « Zur Behandlung des Epididymitis gonorrhoica », *Verhandlung der deutsch. dermat. Gesellschaft*, Bern, 14 sept. 1906, p. 488. et *Deutsch. med. Wochenschr.*, 20 déc. 1906.

393. SCHINDLER, « Zur Behandlung der Epididymitis gonorrhoica mit Punktion », *Deutsche Zeit.*, juin 1908, p. 375.

394. SCHINDLER, « Die Behandlung der Gonorrhœ, insbesondere mit Wasserhaltigen Glutmasse als Vehikel für anti-gonorrhoica », Arch. fur Gynœkologie 1908, heft 3 ; *Berlin. Klin. Wochenschr.*, 1909, n° 37 ; *Ibid.*, 1910, n° 40; *Munch. med. Wochenschr.*, 1912, n° 18.

395. SCHINDLER, « Ueber die Wirkung von Gonokokken Vakzine auf dem Verlauf Gonorrhoischen Prozesse », *Berl. Klin. Wochenschr.*, 1910.

396. SCHMITT A. (Wurzbourg), « Die specifische Behandlung der Gonorrhœ mit besonderer Berücksichtigung der Cervix-Gonorrhœ », *Munch. med. Wochenschr.*, 1911, n° 41.

397. SCHMUTZ, *Traitement des épididymites aiguës blennorragiques par le sérum antiméningococcique.* (Étude comparée), Paris, 1913.

398. SCHÖNFELD W., « Sind die verschiedene Arten der intravenösen Behandlung des Trippers beim Weibe (mit Silber und Farbstoff prœparaten oder deren kombination) ein Vorschritt gemessen en den neuzeitlichen Provokation Verfahren zür Feststellung der Heilung? », *Derm. Zeitschr.*, 1921, fasc. 1 et 2.

399. SCHULTZ J.-H., « Klinische Erfahrungen mit dem Gonokokken Vakzine Arthigon », *Deutsch. med. Wochenschr.*, 1911, n° 50.

400. SCHWARTZ Hans et MAC NEIL Archibald, « Quelques expériences sur la fixation de complément dans le diagnostic de l'infection gonococcique de l'appareil génito-urinaire », *Th. Amer. Journal of the med. science*, déc. 1912, p. 277. *Compte rendu in Journal d'urologie*, 1913, p. 815.

401. SELLEI, « Das Biersche Stauungsverfahren bei einigen urologischen Erkrankungen », *Zeitschr. für Urologie*, 1907, p. 737.

402. SIMMONDS, « Die Ursachen der Azoospermie », *Deutsche Archiv für Klin. medicin*, octobre 1908.

403. SKUTESKY, « Ein neuer Weg der Gonorrhœ Behandlung », *Wien. Klin. Wochenschr.*, 1925, n° 33, p. 910.

404. SMITH Harry, *The Lancet*, London, 1864, vol. II, p. 149.

405. SOUPAULT, « Action du radium sur quelques affections articulaires », *Soc. méd. des hôpitaux de Paris*, 11 nov. 1904.

406. SOUPLET, « La blennorragie maladie générale », *Th. Paris*, 1893.

407. SPITZER Ludwig, « Zur Verhutung der Gonorrhœ », *Allgem. Wien. med. Zeitung*, 1907, n° 2.

408. STEIN R., « Gonorrhœ therapie und Gonokokken Nachweiss », *Wien. Klin. Wochenschr.*, 1908, n° 3.

409. STELLWAGEN, « The treatment of gonorrheal infection by antigonococcic serum », *Therap. gaz.*, Detroit, 1910, p. 248.

410. STERIAN, « Essai sur la sérothérapie antigonococcique polymicrobienne. Étude clinique et bactériologique de 16 cas traités dans le service Civiale, Hôpital Lariboisière », *Journal d'urologie*, février 1921.

411. STERIAN, *La sérothérapie des affections blennorragiques par un nouveau sérum polymicrobien et polyvalent*, Paris, Chaix, 1922.

412. STROMINGER, « Note sur un cas de septicémie gonococcique guérie par les injections de sérum antiméningococcique », *Ann. des mal. des org. génito-urin.*, 1910, n° 21.

413. STROMINGER, « Note sur le traitement des complications générales et locales de la blennorragie par le sérum antiméningococcique », *Ass. franç. d'urologie*, 1912, p. 307.

414. SWINBURNE, « Observation with Rogers-Torrey antigonococcic serum », *Med. Record*, New-York, 1908.

415. SWINBURNE, « Gonorrheal arthritis method of diagnosis and treatment », *Med. Record*, 25, 5, 1912.

416. TANSARD, « De l'emploi des injections intra-musculaires de lait et de la vaccinothérapie dans le traitement de la blennorragie », *Presse médicale*, 13 janvier 1923, p. 37.

417. THOMAS B.-A. et IVY K.-H., « La réaction de fixation du complément. Analyse des résultats donnés par son emploi. *Soc. méd. de la région de Philadelphie*, 28 mai 1913.

418. THOUVENET, « Sérodiagnostic de la blennorragie », *Th. Paris*, 1920.

419. TISSOT J., « Chimiothérapie intra-veineuse de la blennorragie par le chlorhydrate de diamino-méthyl-acridine », *Soc. de médecine de Paris*, 29 mai 1926, n° 10.

410. TORREY, « Un sérum antigonococcique pour le traitement efficace du rhumatisme blennorragique », *Journal of Amer. med. association*, 27 janv. 1906, n° 4.

421. TRIDON P. (Berck), « Fréquence des péritonites gonococciques chez les petites filles atteintes de vulvo-vaginite », *La Gynécologie*, mars 1913, p. 147.

422. TRIFU (Bucarest), « Tratamentul blenoragici cu Gonacrina intravenos », *Rev. med. spitalul*, mars 1927, n° 3.

423. TRIFU (Bucarest), « Spalaturile vesiculelor seminale », *Romania medicala*, mars 1927, n° 5.

424. TROISFONTAINES, « Note sur le vaccin antigonococcique de Nicolle », *Ann. de la Soc. méd. chir. de Liége*, déc. 1913.

425. UTEAU, « Traitement de la blennorragie par des injections intra-urétrales de sérum antiméningococcique », *Toulouse médical*, 1er juillet 1910.

426. UTEAU, « Sur le traitement général et local de la blennorragie par les injections de sérum antiméningococcique », *Ass. franç. d'urologie*, 1911, p. 311.

427. UTEAU, « Petite chirurgie urinaire », *Actualités médicales* (Baillière), 1916.

428. UTEAU et SAINT-MARTIN, « Les solutions isotoniques dans le traitement de la blennorragie », *Toulouse médical*, 15 mai 1913.

429. VAILLARD, « Traitement de l'arthrite blennorragique du genou par les injections intra-articulaires de sublimé », *Gaz. des hôpitaux*, 1905, n° 33.

430. VANNOD, « Contribution à l'étude du gonocoque », *Centralblatt für Bakteriol.*, janv. 1907.

431. VANNOD, « Zur Behandlung der Gonorrhœ mit Gonokokken serum », *Korrespond. Blatt für Schweizer Ærtzte*, oct. 1913, n° 40.

432. VELPEAU, « Incision de la vaginale en cas d'épididymite blennorragique » (1840) *in Traité des maladies vénériennes* de VIDAL DE CASSIS, 1854.

433. VERBOFF, « La vaccinothérapie dans les affections gonococciques » *Rev. Clin. d'urologie*, 1912, p. 660.

434. VIDAL Paul, *Le traitement spécifique et radical de la blennorragie*, Paris, 1917.

435. VISBECQ, « Tests de guérison de la blennorragie employés dans l'armée britannique », *Soc. de méd. milit. française*, 6 avril 1922, *compte rendu in La Clinique*, avril 1925, p. 102.

436. WŒBER (Berne), « La sérothérapie dans la gonorrhée de la femme », *Korrespond. Blatt für Schweizer Ærtzte*, 1913, n° 25.

437. WAGNER Willy, « Ueber die Heisluft Behandlung gonorrhoischen Gelenkentzundungen », *Med. Klinik*, 1908, n° 25.

438. WATSON B., « The diagnosis of chronic gonokokken infection », *Glaskow. med. Journal*, oct. 1912.

439. WATSON Spencer, *The Lancet*, London, 1867, p. 261.

440. WEISZ Franz (Budapesth), « Ueber die neure Gonorrhœ Therapie », *Wien. med. Wochenschr.*, 2 août 1913, n° 32.

441. WICKHAM, « Quelques notes sur l'emploi du radium en thérapeutique », *Ann. de Derm. et de Syph.*, oct. 1906.

442. WIDAL et FAURE-BEAULIEU, « Endocardite blennorragique. Constatation du gonocoque dans le sang, pendant la vie, et sur les végétations valvulaires, après la mort », *Bull. de la Soc. méd. des hôpitaux*, 30 juin 1905, p. 613.

443. WIDAL, ABRAMI et BRISSAUD, « Considérations générales sur la protéinothérapie et le traitement par le choc colloïdoclasique », *Presse médicale*, 5 mars 1921.

444. WOSSIDLO, *Die Gonorrhœ des Mannes und ihre Komplikationen.* Leipzig, 1909.

445. WRIGHT, « Vaccinotherapy », *Britisch med. Journal*, 1900, 1901, 1903.

446. WRIGHT, « Principes et emploi de la vaccinothérapie », *Communic. à la Soc. royale de Londres*, 1903.

447. WRIGHT, *Studies on immunisation*, Londres, 1909.

448. WYETH C.-A. (New-York), « Gonorrhœ from a Pathological stand point », *New-York med. Journal*, 21 juin 1913.

449. YOUNG Hugh H. (Baltimore), « The use of mercuro-chrome in the treatment of septicemia », *Transact. of the Amer. Surgical Assoc.*, 1925, p. 503.

450. YOUNGH Hugh H. (Baltimore), « Intravenous mercurochrome in the treatment of urological infections », *The Journal of Urology*, juin 1925.

451. ZIELER K., « Behandlung des Trippers beim Weibe », *Munch. med. Wochenschr.*, 1920, n° 46, p. 1336.

452. ZIELER K., « Die Wirkungsweise der modernen Gonorrhœ Therapie », *Munch. med. Wochenschr.*, 1907, n° 7.

453. ZUPNIK, « Die Beziehung der Meningokokken zu den Gonokokken », *Berl. Klin. Wochenschr.*, 1906, n° 53.

ADDENDUM

454. AUDRY, *Précis des maladies blennorragiques*, Paris, Steinheil, 1894.

455. CATHELIN et GRANDJEAN, *L'infection gonococcique et ses complications*, Paris, 1927.

456. CHABANIER, « Culture du sperme et vaccination antiblennorragique », *Ass. franç. d'urologie*, 1923, p. 194.

457. DAVID Charles, « Quelques nouveaux traitements de la blennorragie », *Gaz. des hôpitaux*, 19 mars 1927.

458. DIDAY, *La pratique des maladies vénériennes*, Paris, 1894.

459. DOMBRAY Pierre, *Diagnostic biologique de la gonococcie. Méthode de culture, méthode de fixation de l'alexine, méthode de précipitation*, Paris, 1927.

460. DOMINICI et GY, « De l'application du radium au rhumatisme blennorragique », *La Clinique*, 24 janvier 1908, n° 4.

461. DELEFOSSE, *Traitement de la blennorragie chez l'homme et chez la femme*, Paris, 1897.

462. DIND, *La blennorragie et ses complications*, Lausanne, 1902.
463. FROMME F., *Die Gonorrhœ des Weibes*, Berlin, 1914.
464. GRUNFELD, *Die Endoskopie der Harnröhre und Blase*, Stuttgart, 1881.
465. GUYON Félix, *Leçons cliniques sur les maladies des voies urinaires*, Paris, 1894.
466. HENRY Robert, « De la guérison de la blennorragie », *Le Journal médical français*, mars 1926.
467. JANET Jules, « Hémospermie », *Ass. franç. d'urologie*, 1926, p. 436.
468. JANET Jules, « Quelques perfectionnements apportés au traitement des rétrécissements de l'urètre par la dilatation », *Centralblatt für die Krankheiten der Harn und sexual Organe*, 9 nov. 1895.
469. JULLIEN Louis, *Blennorragie et mariage*, Paris, J.-B. Baillière, 1898.
470. LANÇON Joseph, « De l'emploi du vaccin de Demonchy dans le traitement de l'urétrite gonococcique », *Th. Paris*, 1927.
471. LE FUR, « Maladies des organes génito-urinaires de l'homme », *Nouveau traité de médecine et de thérapeutique de Gilbert et Carnot*, Paris, 1923.
472. MAGNER, « The complement fixation test in gonorrhea », *Lancet*, London, 1910, t. II, p. 123 à 125.
473. MARCEL J.-E., « Un nouveau traitement de la blennorragie : l'ozonothermie », *Ann. des mal. vénériennes*, août 1927.
474. MARSELOS (Athènes), *L'épididymite et l'orchite blennorragique, leur traitement*, Athènes, 1924.
475. MÖLLER, *Arch. für Dermatologie*, 1904.
476. RAVAUT, *Les maladies dites vénériennes*, collection Armand Colin, Paris, 1922.
477. TANSARD, « Traitement de la blennorragie par l'association de la chimiothérapie et de la protéinothérapie, *Presse médicale*, 28 déc. 1927.
478. VERCHÈRE, *La blennorragie chez la femme*, Paris, 1894.
479. CHEVALIER P. et BOURGEOIS J., « Les purpuras gonococciques », *Le sang*, 1927, n° 4. Compte rendu *in Bulletin médical*, avril 1928, p. 479-488.
480. DE SARD J., « A propos de l'article de MM. J. Tissot et P. Thevenard sur le traitement abortif de la blennorragie par l'argyrol », *Journal d'urologie*, février 1928.
481. DIDAY, « Traitement local antiparasitaire de la blennorragie », *Lyon médical*, 1884.
482. DIDAY, « Traitement abortif de la blennorragie », *Bulletin médical*, 13 mai 1891.
483. FELLOUS, *La vaccinothérapie dans la blennorragie aiguë et l'anatoxine gonococcique*, Paris, 1927.
484. GERSON L., « Les formes aiguës et subaiguës de la syphilis articulaire », *Th. Paris*, 1928.
485. GIRARD R., « Note sur l'action des injections d'arséno-benzènes dans les septicémies gonococciques », *Progrès médical*, 1926, n° 16.
486. GORY M. et JAUBERT A., « La spermo-culture », *Presse médicale*, 28 mars 1928.
487. GORY M. et JAUBERT A., « La spermo-culture, sa technique, sa valeur diagnostique », *Journal d'urologie*, avril 1928.

488. JANET J., « Traitement abortif de la blennorragie », 6e Congrès de chirurgie, *Bulletin médical*, 15 mai 1892.

489. JANET J., « Traitement de la phase gonococcique de la blennorragie », *Semaine médicale*, 14 janvier 1893.

490. JANET J., « Appareil élévateur pour les lavages au siphon », *Ann. des mal. des org. génito-urinaires*, nov. 1895.

491. JANET J., « Le traitement abortif de la blennorragie », *Urologie du Praticien*, n° 2, juillet 1928.

492. LAMBLIN M.-J., « Traitement du rhumatisme blennorragique par les composés arsenicaux organiques », *Journal des sciences médicales de Lille*, 19 février 1928.

493. LE FORT, « Anomalies fistuleuses du pénis », *Ann. des mal. des org. génito-urinaires*, juillet 1896.

494. LISSOSVSKI S.-N., « Contribution à l'étude de l'antigène gonococcique dans l'urine des malades atteints de blennorragie », *Journal d'urologie*, mars 1928.

495. NEISSER, « Zur Behandlung der akuten Gonorrhoe. Ein neues Silber Prœparat : Protargol. Prolongirte Injektionen », *Derm. Centralblatt.*, oct. 1897.

496. TISSOT J. et THÉVENARD P., « De quelques considérations relatives au traitement abortif de la blennorragie par l'argyrol », *Journal d'urologie*, nov. 1927.

497. TISSOT J. et THÉVENARD P., « Réponse à M. de Sard à propos du traitement abortif de la blennorragie par l'argyrol », *Journal d'urologie* avril 1928.

498. BALOZET L. et LÉPINAY E., « Recherche d'un principe bactériophage contre le gonocoque », *Journal d'urologie*, avril 1928.

499. BIZARD et MAISLER, « Traitement de la blennorragie chronique par la dilatation gazeuse (méthode de Maisler) », *Bull. de la Soc. de médecine de Paris.*, n° 15, 11 nov. 1927.

500. CHEVALIER P., BOURGEOIS J. et LÉVY-BRUHL G., « Purpura généralisé chronique et presque apyrétique d'origine gonococcique », *Bull. de la Soc. médicale des hôpitaux*, janv. 1927.

501. GAUTIER, « De l'action de l'oxycyanure de mercure dans les vessies éliminant de l'iodure de potassium », *Ass. française d'urologie*, 1927, p. 259.

502. LÉVY-BING et GERBAY, « Des conditions permettant l'abortion de la syphilis », *La médecine*, nov. 1920 et *Annales des maladies vénériennes*, 1920, p. 477.

503. LÉVY-BING et GERBAY, « Traitement abortif de la syphilis », *La Médecine*, nov. 1922.

504. MILIAN G., « L'Hétérothérapie », *Paris médical*, 6 nov. 1920.

505. MONDOR, « Les artrites gonococciques », Masson, 1928.

506. RICHARD G., « Du traitement des urétrites gonococciques chez l'homme par les injections abortives d'argyrol et les lavages de permanganate », *Th. Paris*, 1919.

507. CARLE (Lyon), « Du traitement de la blennorragie aiguë par les injections. Abortif ou suppressif », L'*Urologie du praticien*, n° 2, juillet 1928.

508. DUNCAN, H. (New-York), « Gonorrhea : its prevention and cure by autotherapie », *Médical Record*, 30 mars 1912.

509. LEBRETON, « Formes cliniques de la gonococcie latente », *Ass. Française d'urologie*, 1923, p. 236-244.

510. DARGET, « Spermotocystite et épididymite bilatérales gonococciques sans urétrite prémonitoire guéries par l'autovaccination », (Rapport de M. Noguès) *Soc. Française d'urologie*, 12 mars 1923, p. 92-95.

511. BŒCKEL, « Quelques cas de gonococcie génitale latente sans urétrite gonococcique prémonitoire ». *Ass. Française d'urologie*, 1925, p. 301.

512. DAVID, « L'infection gonococcique génitale d'emblée chez l'homme sans urétrite blennorragique préalable ». *L'Hôpital*, janvier 1927.

513. MEYER SÉRAPHIN, « Contribution à l'étude de la gonococcie génitale d'emblée », *Th.Strasbourg* 1928.

514. RAVAUT et DUCOURTIOUX, « Traitement sérothérapique des arthrites gonococciques «, *Presse médicale*, 1er janvier 1927

515. BILGER, « Traitement de la Blennorragie urétrale par la vaccination, en particulier par l'auto-vaccin », *Th. Strasbourg*, 1923.

514. JEANBREAU, in *Précis de Pathologie chirurgicale* (Masson et Cie), *Tome V* : « Appareil génital de l'homme ».

BIBLIOGRAPHIE DES TRAVAUX QUI ONT ÉTÉ PUBLIÉS SUR LE TRAITEMENT DE LA BLENNORRAGIE PAR LES GRANDS LAVAGES DE PERMANGANATE DE POTASSE DE 1892 A 1897.

1892. JANET, « Diagnostic et traitement, de l'urétrite blennorragique », *Annales des mal. des org. génito-urinaires*, 1892, IV et VI.

JANET, « Traitement abortif de la blennorragie », 6e Congrès de la chirurgie française. *Bulletin médical*, 1892, 15, V.

REICHLINE, « Traitement des urétrites d'après la nouvelle méthode de Janet de Paris », *Youjno-Rousskaya Meditzinskaga Gazieta*, 1892, Kv° 5 et 8.

1893. JANET, « Traitement de la phase gonococcique de la blennorragie », *Semaine médicale*, 1893, 14,1.

TIXERON, « De la blennorragie utérine et son traitement par le permanganate de potasse », *Ann. d. mal. d. org. gén. urin.*, 1893, I.

DANDOIS, *Revue médicale de Louvain*, 1893, VI, VIII.

JANET, « Réceptivité de l'urètre et de l'utérus, blennorragie et mariage », *Ann. d. mal. d. org. gén. urin.*, 1893, VIII; *Nouv. archiv. d'obstétrique*, 1893, 25, XII.

DELAROCHE, « Traitement de la blennorragie par les lavages au siphon », *Thèse de Paris*, 1893, 26, VII.

SOREL, « Note sur deux cas de la blennorragie aiguë guérie par le traitement abortif au moyen du permanganate de potasse », *Normandie médicale*, 1893, IX.

REVERDIN, « Traitement de l'uréthrite par les lavages au permanganate de potasse », *Ann. d. mal. d. org. gén. urin.*, 1893, I.

JANET, « Traitement abortif de la blennorragie par le permanganate de potasse. Mode d'action de ce produit », *Annales de dermatologie et de syphiligraphie*, 1893, X. S., 1013-1036.

DEBRU, *De la blennorragie, de son vrai traitement par la nouvelle méthode des lavages*, Montpellier, 1893.

MOREL-LAVALLÉE et GUINARD, *Journal de Médecine de Paris*, n° 43, 1893.

BJORLING, *Studier öfver Dröppelu hos Mankönet*, Malmö, 1893.

MOLINIÉ, « De l'emploi des grands lavages de permanganate dans la blennorragie », *Soc. Méd. Toulouse*, 1893.

1894. BALZER, *in* : *Thérapeutique des maladies vénériennes*, 1894.
GUÉRARD, *in* : *La blennorragie chez l'homme*, 1894.
BARTHÉLÉMY, *Société franç. de Dermatol.*, 1894, 2, VIII.
MANTEGAZZA, *La Sperimentale*, 1894, V.
MAJOCCHI, « Nuova Canula per la irrigazione a doppia corrente nella cura dell' uretrite anteriore acuta », *Il policlinico*, 1894, 15, V.
MIBELLI, « Behandlung der Urethritis gonorrhoica mit Kalium permanganicum », *Monatsh. f. Dermatol.*, 1894, Bd. 19, Heft 6.
AUDRY, « Uber die Behandlung des Trippers nach der Janetschen Methode », *Monatsh. f. prakt. Dermatol.*, 1894, Bd. 18, S. 528; — *Précis des Maladies Blennorragiques* Paris, 1894..
MARTIGNY, « De la blennorragie et de son traitement par les lavages vésicaux au permanganate de potasse », *Thèse de Paris*, 1894, 5, VII.
KRAFT, *Janet's Methode van Behandlung von uretritis Gonorrhoica, Nederland Tydsden voor Geneesk*, 1894, 18, VIII.
FURST, « Die Abortivbehandlung des Trippers nach Janet », *Deutsche Medizinische Wochenschritt*, 1894, 6, IX.
HOGGE, « Contributions à l'étude du traitement des urétrites », Société médico-chirur. de Liège. *Ann. d. mal. d. org. gén. urin.*, 1894, XI.
JANET, *in* : « Quelques instruments nouveaux ou perfectionnés destinés au traitement des maladies de voies urinaires », *Ann. d. m. d. org. gén. urin.*, 1894, III, S. 211.
SCHALENKAMP, « Lokalbehandlung der Gonorrhoe beim Manne », *Therap. Mon.*, 1894, XII.
TIXERON, « Traitement des infections blennorragiques de la femme par le permanganate de potasse », *Thèse de Paris*, 1894, 27, XII.
KOHLER, « Beitrag zum Studium der Therapie des Gonorrhoe im Gonokokken », *Stadium Wiener Med. Pr.*, 1894, 30, XII.
CHRISTIAN, « Traitement de la blennorragie par l'irrigation de l'urèthre », *Therapeutisch Gazette*, 15 nov. 1894.
GUIARD, *La blennorragie chez l'homme*, Paris, 1894.
ROUTIER, « Traitement de la blennorragie », *Presse médicale*, 10 nov. 1894.

1895. STRAUFS, « Der heizbare Irrigator, etc. », *Allgem. Med. Centralztg*, 1895, 59.
MANTEGAZZA, « Resultate des Gebrauchs des Kalium permanganicum in der Gonorrhoe », *Giorn. ital. mal. vener.*, 1895, XXX, I.
ECKELUND, « Beitrag zur Behandlung der Gonorrhoe nach Janetscher Methode », *Archiv. f. Dermatol. u. syphilis*, 1895, Bd. 31, Heft. 3.
VALENTINE, « Tripperbehandlung mit intravesikalen Injectionen von Kalium permanganicum », *Journ. of. cut. gen. urin. diseases*, 1895, VI.
JANET, « Traitement de la blennorragie chronique chez l'homme », *Annal. d. m. d. org. gén. urin.*, 1895, VI.
FRANK, « Tripperbehandlung nach Janet », 67 Versamml. deutscher Naturforsher und arzte zu Lübeck, *Abt. f. Dermatol.*, 18, IX, 1895.

CUMSTON, « The treatment of gonorrhoea in the male by urethral irrigations of $KMnO^4$ », *Journ. of. ent. and gen. urin. diseases*, octobr. 1895.

JANET, « Appareil élévateur pour les lavages au siphon », *Ann. d. m. d. org. gén. urin.*, 1895, XI, S. 999.

PICCININI, *De la blennorragia y su tratamiento por los lavages uretro-vesicales sin sonda al permanganoto de potasa*, Buenos-Ayres, 1895.

GUIARD, « Comment faut-il traiter la blennorragie chez l'homme? », *Gazette des hôpitaux*, 12 et 19 janvier 1895.

PRIOR, « Blennorragie urétrale chez la femme traitée par les grands lavages », *Journal of cutan. diseases*, octobre 1895.

STRAUFS, « Ueber Technik und Erfolge der Behandlung der Gonorrhoe mit spülungen mit Kalium permanganicum », *Altg. med. Zentral Zeitung*, n° 82.

GREENE CUMSTON, *Journal of entan. and genit. urin. organ.*, oct. 1895.

1896. SWINBURNE, « Observations on the use of permanganate of potash irrigations in the treatment of the acute stages of Gonorrhoe », *America Medico-surgical Bulletin*, New-York, février 1896.

GOLDBERG, « Die behandlung des Trippers durch Spülungen mit übermangansauren kali », *Centrabl. für die krankheiten der Harn und sexual organe*, mai 1896.

GOLDBERG, « Weitere Mittheilungen zur abortion der Gonorrhoea incipiens », *Centralblatt für innere Medicin.*, 10 oct. 1896.

GOLDBERG, « Die Technik der Harnröhrenspülungen zur Behandlung des Trippers », *Deutsch Medizinal Zeitung*, 1896, n° 26.

JANET, « Traitement abortif de la blennorragie », *Première session de l'Assoc. française d'urologie*, 1896, p. 73.

BORZENCKI, « Traitement de la Gonorrhée par la méthode de Janet », *Przeglad Lekarski*, août 1896.

1897. HOGGE, *Contribution à l'étude clinique des urétrites; 250 cas d'uréthrites gonococciques traitées par la méthode des grands lavages de permanganate*, Liége, 1897.

JANET, « Traitement de la blennorragie », *Revue de thérapeutique*, décembre 1897 et janvier 1898.

VALENTINE, « Improvements in the irrigation treatment of Gonorrhoea », *Medical Record*, 5 juin 1897.

NICBERGALL, « Die Behandlung der Gonorrhoe durch spülungen mit Ubermangansauren kali nach Janet », *Deutsche Militärztbl. Zeitsch.*, 8, 9, 10, 1897.

MOLLER, « 100 Fälle von uretritis gonorrhoica behandelte nach Janets Methode », *Arch. für Dermat. und syph.*, Bd. XXXV, heft 1, 1897.

DE KEERSMŒCKER, *Ann. de la Soc. de Méd. d'Anvers*, mars 1897.

TABLE DES MATIÈRES

PREMIÈRE PARTIE

CONSIDÉRATIONS GÉNÉRALES SUR LA BLENNORRAGIE

CHAPITRE PREMIER

Matériel.

CHAPITRE II

Le Péril blennorragique.

CHAPITRE III

Ce que doit être une clientèle de blennorragiques.

DEUXIÈME PARTIE

BLENNORRAGIE CHEZ L'HOMME

CHAPITRE IV

Diagnostic de la blennorragie chez l'homme.

A. — *Examen du malade.*

B. — *Examen microscopique des sécrétions récoltées.*

CHAPITRE V

Traitement de la blennorragie chez l'homme.

A. — *Description des procédés thérapeutiques à utiliser.*

B. — *Considérations générales sur le traitement de la blennorragie.*

C. — *Traitement des différentes variétés de l'urétrite blennorragique.*

CHAPITRE VI

Complications de la blennorragie chez l'homme.

A. — *Anomalies et complications péniennes urétrales et para-urétrales de la blennorragie.*

B. — *Complications génitales de la blennorragie.*

C. — *Complications urinaires de la blennorragie.*

CHAPITRE VII

Complications à distance de la blennorragie.

TROISIÈME PARTIE

BLENNORRAGIE CHEZ LA FEMME

CHAPITRE VIII

Évolution de la blennorragie chez la femme.

CHAPITRE IX

Diagnostic de la blennorragie chez la femme.

CHAPITRE X

Traitement de la blennorragie chez la femme.

CHAPITRE XI

Complications profondes de la blennorragie chez la femme.

CHAPITRE XII

Vulvo-vaginite des petites filles.

QUATRIÈME PARTIE

AFFECTIONS BLENNORRAGIQUES ET PROCÉDÉS DE TRAITEMENT COMMUNS AUX DEUX SEXES

CHAPITRE XIII

Gonococcie chronique de l'homme et de la femme.

CHAPITRE XIV

Blennorragie extragénitale.

CHAPITRE XV

Prophylaxie blennorragique.

CHAPITRE XVI

Sérothérapie de la blennorragie.

CHAPITRE XVII

Vaccinothérapie antigonococcique.

CHAPITRE XVIII

Blennorragie et mariage.

CHAPITRE XIX

Traitement de la blennorragie dans les hôpitaux et les dispensaires

CHAPITRE XX

Méthodes nouvelles de traitement de la blennorragie actuellement à l'étude.

TOURS. — IMPRIMERIE R. ET P. DESLIS, 6, RUE GAMBETTA. — 18-10-28.

JUIN 1928

MASSON ET Cie
EDITEURS — PARIS

Radiologie Clinique

du Tube Digestif

publié sous la direction

de MM. PIERRE DUVAL, J.-CH. ROUX, H. BÉCLÈRE

I. — ESTOMAC ET DUODÉNUM

par Pierre DUVAL

Jean-Charles ROUX *Henri* BÉCLÈRE

(1928). Un volume in-4° (25×32) de 240 pages contenant 400 radiographies et 432 schémas inédits, reliure toile, fers spéciaux. . . . . **250** fr.
Relié en deux volumes pour expédition à l'étranger **265** fr.

CE LIVRE est le premier du genre. A une exigence nouvelle de la pratique, il apporte un type nouveau de publication : c'est un *Traité clinique* de Radiographie.

— il groupe 400 radiographies inédites d'affections de l'estomac et du duodénum.

— il donne de chacune un double commentaire : des dessins schématiques explicatifs et une description *médicale* détaillée, — description contrôlée *dans chaque cas* par un résultat opératoire *réel* ou par un traitement médical suivi et prolongé.

— il classe enfin ces images selon un plan qui permet de situer chaque cas concret à sa place dans la Pathologie

Cet exposé de clinique sémiologique a été présenté avec une richesse de développement inédite encore dans un livre de diagnostic radiologique.

DANS LA MÊME SÉRIE (*En préparation*).

TOME II. — ***Intestin, Foie et Pancréas***

par MM. J. GATELLIER, F. MOUTIER et P. PORCHER

Pr. D. — 420. *

Atlas de
Radiographie Osseuse

I. SQUELETTE NORMAL

PAR

G. HARET A. DARIAUX
Électro-radiologistes des Hôpitaux de Paris.

Jean QUÉNU
Professeur agrégé à la Faculté de Médecine, Chirurgien des Hôpitaux de Paris

avec la collaboration de H.-P. CHATELLIER
Oto-rhino-laryngologiste des Hôpitaux

(1927). Un vol. in-4° (25×32) de 132 p. avec 123 fig. et 123 schémas. Relié fers spéciaux. **160 fr.**

C'est un atlas de radiographie osseuse, *normale*, réalisé en collaboration par un chirurgien et deux radiographes expérimentés : il est destiné à servir d'instrument de travail à tous ceux qui ont besoin d'interpréter une radiographie, depuis l'étudiant jusqu'au clinicien.

On y trouvera toutes les images utiles : toutes les parties du squelette ont été reproduites, de face, de profil, de 3/4 et sous les angles où l'on peut pratiquement examiner un organe.

Les 65 premières images concernent *l'adulte*, les 60 dernières concernent *l'enfant* pris depuis la période fœtale jusqu'à 16 ans.

En face de chaque document a été publié *un schéma établi sous une forme nouvelle;* ce schéma, en effet, a été dessiné sur une seconde radiographie identique à la première et reproduite à la même échelle. Les notations anatomiques ont été portées sur cette seconde image, de sorte que le lecteur embrasse d'un coup d'œil : la radiographie, le schéma analytique et son commentaire anatomique.

DANS LA MÊME SÉRIE (*En préparation*).

Atlas de Radiographie osseuse. — II. ***Système osseux pathologique.*** *Luxations, Fractures, Affections acquises, Malformations.*

P. LECÈNE
Professeur à la Faculté de Médecine de Paris.

R. LERICHE
Professeur à la Faculté de Médecine de Strasbourg.

Thérapeutique Chirurgicale

OUVRAGE COMPLET EN TROIS VOLUMES

TOME I. — ***Généralités. — Membres***, par R. LERICHE. 644 pages.

TOME II. — ***Tête, Bouche, Cou, Thorax, Glande mammaire,*** par P. LECÈNE; ***Rachis, Bassin***, par R. LERICHE; ***Nez, Oreilles, Larynx,*** par F. LEMAITRE. 508 pages.

TOME III. — ***Abdomen et Organes Génito-Urinaires***, par P. LECÈNE, 646 pages.

(1926). Prix de chaque volume. Broché. . . . . **62** fr.
Prix de chaque volume. Relié toile, fers spéciaux . **75** fr.

La conception de cet ouvrage est entièrement nouvelle.

Les auteurs supposent connues du lecteur les données essentielles de clinique et de pathologie chirurgicale, c'est-à-dire l'anatomie pathologique, la sémiologie et le diagnostic positif et différentiel des lésions.

La thérapeutique chirurgicale comprend trois parties essentielles : 1° Les indications du traitement chirurgical; 2° La réalisation de ces indications; 3° Les résultats que donne l'acte chirurgical exécuté.

Max EINHORN
Professeur de Médecine au Post-Graduate Medical School de New-York

Le Tube duodénal

ses applications au diagnostic et à la thérapeutique

OUVRAGE TRADUIT PAR LE Dr GUSTAVE MONOD

(1927). Un volume de 136 pages avec 126 figures et 29 planches en noir et une planche double en couleurs. . **25** fr.

F. LEJARS
Professeur de Clinique chirurgicale à la Faculté de Médecine de Paris.
Chirurgien de l'hôpital Saint-Antoine.
Membre de l'Académie de Médecine.

Exploration Clinique
et diagnostic chirurgical

DEUXIÈME ÉDITION ENTIÈREMENT REFONDUE

(1927). Un volume de 912 pages avec 1.054 photographies et dessins originaux, broché. . . **100** fr.
Relié toile . **120** fr.

Pour établir cliniquement un diagnostic, il faut deux opérations distinctes mais connexes; d'abord la *recherche des signes physiques*, l'exploration, opération sensorielle qui nécessite une technique réglée et un entraînement progressif, puis l'*interprétation rationnelle des signes recueillis*, opération intellectuelle qui suppose des connaissances étudiées en pathologie.

« Devant telle ou telle affection régionale, dit le Professeur Lejars dans sa préface, *à quoi penser? comment explorer?* Je répéterai maintes fois ces deux appels qui traduisent au mieux l'idée qui m'a conduit. » Il faut que le médecin — que tout médecin — sache regarder, palper, percuter, mobiliser, explorer, pour tout dire.

C'est cette technique, qui est *figurée et décrite* dans ce bel ouvrage : *figurée* par des photographies abondantes, inédites, *décrite* dans un style concis qu'ont su apprécier les médecins du monde entier pour lesquels « La Chirurgie d'urgence » du Professeur Lejars a toujours été le guide sûr et indispensable.

F. LEJARS

Traité de chirurgie d'urgence

8e Édition (1921). *2e tirage* (1925). 1.120 pages, 1.100 figures, 20 planches : broché. **140** fr. Relié toile, en 2 vol. **175** fr.

M. CHIRAY
Professeur agrégé à la Faculté de Médecine de Paris.
Médecin des Hôpitaux.

I. PAVEL
Assistant Universitaire à la Faculté de Médecine de Bucarest.

La Vésicule biliaire

Anatomie, Physiologie, Sémiologie, Pathologie Thérapeutique.

AVEC UN EXPOSÉ DE RADIOLOGIE VÉSICULAIRE

par A. LOMON, Électro-radiologiste des hôpitaux de Paris.

(1927). Un volume de 568 pages avec 158 figures et 4 planches en couleurs. . . . . 70 fr.

MONOGRAPHIE complète de la vésicule biliaire. Après un exposé d'anatomo-physiologie, on trouvera développés : *Les méthodes d'examen* (Epreuves de l'excrétion vésiculaire provoquée, Radiologie de la vésicule). *Les syndromes vésiculaires. La pathologie vésiculaire.* Enfin *des considérations thérapeutiques tant médicales que chirurgicales.*

Le travail des auteurs ne s'est pas limité aux travaux principaux, on trouvera à leur place maints documents intéressants, maints faits cliniques qui n'avaient pas été groupés jusqu'à présent.

Félix RAMOND
Médecin de l'Hôpital Saint-Antoine.

Les Maladies de l'estomac et du duodénum

(1927) Un volume de 414 pages avec 17 figures 40 fr.

NOTIONS d'anatomie, d'histologie et de physiologie gastrique. — Étiologie générale des maladies de l'estomac. — Interrogatoire et examen du dyspeptique. — L'Examen radiologique et chimique, autres recherches pratiques de laboratoire. — Les Grands symptômes et les Grands syndromes gastriques. — Les Gastrites. — Les Ulcérations de l'Estomac, ulcérations aiguës, ulcère chronique. — Les duodénites et les périduodénites. — Les Tumeurs de l'Estomac. — L'Aérophagie et l'Aérogastrie ; hernie gastrique diaphragmatique. — Les Sténoses pyloriques et médio-gastriques, les dilatations de l'estomac, la ptose de l'estomac. — Les spasmes gastriques, l'atonie gastrique, l'incontinence pylorique. — Les dyspepsies secondaires et réflexes. — Les dyspepsies nerveuses. — Régimes et médications.

Gaston COTTE
Professeur agrégé à la Faculté de Médecine de Lyon.
Chirurgien des Hôpitaux.

Les Troubles Fonctionnels de l'Appareil génital de la femme

ÉTUDE PHYSIOLOGIQUE, CLINIQUE ET THÉRAPEUTIQUE

Un volume grand in-8 de 570 pages avec 117 figures. . **60 fr.**

L'AUTEUR dans une série de chapitres étudie la *menstruation et ses troubles :* insuffisances menstruelles et aménorrhée, hyperménorrhées, polyménorrhées et métrorragies, troubles du molimen cataménial et crise intermenstruelle; *la copulation, le sens génital et leurs troubles :* dyspareunies, vaginisme, hyperexcitation génitale et frigidité: *la fécondation de l'ovule, la nidation de l'œuf* et la stérilité de la femme qui en est le corollaire. L'auteur étudie ensuite *les sécrétions de l'appareil génital et leurs troubles.*

A propos de la *circulation sanguine de l'appareil génital,* il décrit la congestion utéro-annexielle sous ses différents aspects. Après quelques rappels anatomiques sur *l'innervation de l'appareil génital,* il consacre de très bonnes pages à la dysménorrhée et aux autres syndromes sensitifs de la sphère génitale.

Dans un dernier chapitre enfin, réservé aux *insuffisances ovariennes et aux troubles consécutifs à la castration,* il montre ce qu'on est en droit d'attendre aujourd'hui d'une opothérapie bien comprise et des greffes chirurgicales.

H. VIGNE
Accoucheur des hôpitaux de Paris.

B. JEAN
Ancien interne de la Maison départementale de la Seine.

L'Année obstétricale

Travaux de 1925 et Questions obstétricales d'actualité

avec la collaboration de V. ROBIN
Professeur à l'École nationale vétérinaire d'Alfort.

(1927). Un volume de 248 pages. **40 fr.**

BIBLIOGRAPHIE systématique des travaux obstétricaux parus en 1925. C'est en quelque sorte un annuaire obstétrical.

G. MARION
Professeur agrégé à la Faculté de Médecine de Paris.
Chirurgien du Service Civiale (Hôpital Lariboisière).

Traité d'Urologie

2e Édition refondue (1928). Deux volumes formant ensemble 1.192 pages avec 482 figures et 31 planches hors texte en coulenrs, relié toile, fers spéciaux. . **200 fr.**

C'EST un exposé de tout ce qui touche à l'Urologie, présenté d'une façon essentiellement pratique.

Il comprend : 1° *Une description de l'anatomie* macroscopique et microscopique des organes urinaires.

2° Un chapitre sur les *diverses méthodes d'exploration*, y compris la technique des Examens de laboratoire chimiques et bactériologiques.

3° Une étude des grands symptômes urinaires et leur signification : ce chapitre de *sémiologie* générale, que l'auteur considère comme la base des maladies des voies urinaires, constitue avec le précédent un véritable Traité de diagnostic urologique.

4° *La pathologie* des affections de l'appareil urinaire tient naturellement la plus grande place avec pour chacune d'elles un exposé sur l'étiologie, l'anatomie pathologique, les symptômes, le diagnostic, le pronostic et le traitement.

5° La partie *thérapeutique* est exposée de la même manière éminemment pratique et répond à cette nécessité de tout ouvrage de spécialité d'être à la fois médico-chirurgical. On y trouvera un *formulaire urologique* avec renseignements précis sur les médications, les régimes et modèles d'ordonnance, formulaire qui sera très apprécié des praticiens.

6° Mais c'est surtout la *technique opératoire* urologique qui constitue la partie la plus originale et la plus personnelle de l'ouvrage.

L'auteur ne décrit qu'une seule technique pour chaque opération : celle que l'expérience lui a montré être la meilleure, celle dont le lecteur doit attendre des résultats satisfaisants.

Cette partie de technique est complétée par l'étude des *explorations instrumentales* (cystoscopie, cathétérisme urétéral, urétroscopie, étincelage).

Dr Constantin V. ECONOMO
Professeur de Psychiatrie et de Neurologie à l'Université de Vienne.

L'Architecture cellulaire normale de l'Écorce cérébrale

ÉDITION FRANÇAISE, par le Dr Ludo VAN BOGAERT
Agrégé à l'Université libre de Bruxelles.

(1928). Un volume grand in-8 de 184 pages avec 61 figures. **30 fr.**

Cet ouvrage d'une haute tenue scientifique est l'œuvre personnelle d'un des maitres de la Neurologie contemporaine; il a pour but de fournir aux psychiatres, aux neurologues, aux chercheurs, aux étudiants, sous une forme aisément accessible, les notions indispensables à la connaissance de l'*architectonie cellulaire corticale.*

Dans cet ouvrage, le Professeur Economo détermine par une description de la structure générale, les caractères principaux des champs les plus importants de l'écorce cérébrale, en même temps qu'il indique leur fonction. Il apporte ainsi à l'anatomie macroscopique, un moyen nouveau pour la délimitation des lobes et des régions; il établit pour les lobes pariétal, occipital, temporal, et en partie pour le cerveau olfactif d'autres limites que celles jusqu'à présent admises.

Pierre MARIE

Travaux et Mémoires

TOME PREMIER

(1927). Un volume de 350 pages avec figures. . **30 fr.**

TOME DEUXIÈME

(1928). Un vol. de 394 pages avec 48 figures et 2 planches. **30 fr.**

Le nom du Professeur Pierre Marie est resté attaché aux grandes questions de Neurologie. Ses travaux épars dans les nombreux journaux, les revues et les recueils divers, ont été intégralement reproduits et groupés ici.

A. C. GUILLAUME

Vagotonies, Sympathicotonies Neurotonies

2e Édition (1927). Un volume de 562 pages. **40 fr.**

Étude *étiologique, clinique et thérapeutique* des états de déséquilibre du système nerveux de la vie organo-végétative. L'auteur expose tout d'abord sa classification des états de déséquilibre vago-sympathique, conforme aux états morbides rencontrés en clinique. Il consacre les chapitres suivants à la description clinique des syndromes de vagotonie, de sympathicotonie et de neurotonie, aux méthodes d'exploration de la vie organo-végétative, aux états morbides qui s'apparentent à la vagotonie, à la sympathicotonie et aux neurotonies. L'ouvrage se termine par une étude des causes provocatrices de ces états, leur diagnostic et leur traitement.

P. GILIS

Professeur d'Anatomie à la Faculté de Médecine de Montpellier.

Anatomie élémentaire des centres nerveux et du sympathique chez l'homme

(1927). Un vol. de 232 pages avec 35 dessins et 1 planche. **20 fr.**

A.-C. GUILLAUME

Les Radiations lumineuses en physiologie et thérapeutique

DE L'INFRA-ROUGE A L'INFRA-VIOLET

(1927). Un volume de 516 pages avec 17 figures . **40 fr.**

Ce qu'il importe de savoir pour le médecin c'est beaucoup plus le pourquoi des modes d'action des radiations, leurs effets physiologiques et pathologiques, que de connaitre des règles d'applications et de dosage thérapeutique, puisqu'on **n'est** pas encore fixé sur la réelle valeur de l'activité de ces radiations.

Les radiations lumineuses ont-elles cette efficacité qu'on leur attribue? Quels peuvent être leurs inconvénients? C'est ce que dit l'auteur dans cet ouvrage.

E. GÉRAUDEL

Chef de laboratoire à la Faculté de Paris.

Le Mécanisme du cœur

et ses anomalies

ÉTUDES ANATOMIQUES
ET ÉLECTROCARDIOGRAPHIQUES

(1928). Un volume de 286 pages avec 200 figures. . . **55 fr.**

L'AUTEUR détermine par l'étude des anomalies du mécanisme cardiaque, le fonctionnement normal du cœur.

La division générale de l'ouvrage est la suivante :

Exposé de l'électrocardiographie, principe et technique. Rappel des notions anatomiques indispensables à toute étude sur le mécanisme cardiaque ; description de l'électrocardiogramme normal et de ses variétés.

L'auteur aborde alors les anomalies du mécanisme cardiaque. A chaque type, il joint l'explication classique, puis son explication personnelle.

R. LUTEMBACHER

HISTOPATHOLOGIE VIVANTE

Structure des muscles striés

Étude Cinématographique des contractions normales et atypiques des muscles et du myocarde.

(1928). Un volume de 156 pages avec 103 figures. . **45 fr.**

ÉTUDE nouvelle et très personnelle à l'aide de la microcinématographie des contractions des muscles du cœur. L'auteur montre que les fibres striées possèdent une structure différente de celle admise jusqu'à présent. — Comme matériel d'étude, il utilise des muscles vivants dont les contractions sont suivies sous le microscope à l'aide du cinématographe. — C'est un ouvrage documentaire très richement illustré, un chapitre d'histopathologie vivante permettant de suivre toutes les anomalies fonctionnelles des muscles du cœur.

L. PELLISSIER

Ancien Interne des hôpitaux de Paris.

L'Hypertension artérielle solitaire

(1927). Un volume de 272 pages. . . . . **30 fr.**

Marcel LABBÉ
Professeur à la Faculté de Médecine de Paris.

Floride NEPVEUX
Chef de laboratoire à la Faculté de Médecine de Paris.

Acidose et Alcalose

PHYSIOLOGIE, PATHOLOGIE, THÉRAPEUTIQUE

(1928). Un volume de 304 pages. . **30 fr.**

DANS les organismes vivants, il existe un équilibre remarquable entre les acides et les bases. Le sang, les humeurs, et la plupart des cellules offrent une réaction légèrement alcaline. Le *p*H qui mesure cette réaction est d'une grande constance : ses variations autour du chiffre moyen sont, à l'état physiologique, de très petite amplitude.

L'acidose et l'alcalose sont provoquées par une modification du mécanisme régulateur qui maintient l'équilibre acidobasique.

Cet ouvrage est une étude complète des états d'acidose ou d'alcalose qui s'installent dans l'organisme au cours de différents états pathologiques.

Marcel LABBÉ
Professeur à la Faculté de Médecine de Paris.

P.-L. VIOLLE
Chef de Laboratoire à la Faculté de Médecine de Paris.

Métabolisme de l'eau

ŒDÈMES — DIURÈSE — THÉRAPEUTIQUES HYDRIQUES

(1927). Un volume de 256 pages. **28 fr.**

I. L'eau dans l'organisme. — II. Les œdèmes. — III. Les éliminations aqueuses. Les facteurs rénaux et extra-rénaux de la diurèse. — IV. Les épreuves de polyurie provoquée et l'épreuve de la diurèse fractionnée. — V. Etude de l'élimination urinaire de l'eau dans un certain nombre de cas pathologiques. — VI. Influence des boissons sur le métabolisme. Les régimes de boissons. — VII. La diurèse hydrominérale. — VIII. La thérapeutique hydrique.

Léon BINET
Professeur agrégé de Physiologie à la Faculté de Médecine de Paris.

Questions physiologiques d'actualité

(1927). Un volume de 228 pages avec 55 figures. . . . . **18 fr.**

A. CALMETTE
Sous-Directeur de l'Institut Pasteur.

L'Infection bacillaire et la Tuberculose
chez l'homme et chez les animaux

Processus d'infection et de défense.
Étude biologique et expérimentale. - Vaccination préventive

avec la collaboration de A. BOQUET et L. NÈGRE
Chefs de laboratoire à l'Institut Pasteur de Paris.

3ᵉ *Edition* (1928). Un volume grand in-8 de 884 pages avec 30 figures et 34 planches hors texte dont 25 en couleurs. **125 fr.**

La première partie de l'ouvrage « *L'ultra-virus et le bacille tuberculeux. — Les processus d'infection bacillaire* » réunit ce qui a trait au bacille, à ses toxines, aux types anatomo-pathologiques de l'infection tuberculeuse, à ses localisations, à ses voies d'accès.

La deuxième partie « *Tuberculose expérimentale et infection tuberculeuse chez les animaux* », comprend l'étude des différents modes d'inoculation ou d'infection tuberculeuse, de la tuberculose des animaux, en particulier de la tuberculose bovine ; le rôle du lait et de la viande des bovidés tuberculeux dans la contamination.

Dans une troisième partie sont étudiés : « *Les processus de défense et le diagnostic de l'infection tuberculeuse* », ferments cellulaires, réactions humorales, examen des produits d'expectoration ou de sécrétion, réaction tuberculinique et anticorps, avec les meilleures techniques pour leur recherche et pour leur titrage précis.

La dernière partie du livre expose les idées de l'auteur sur l'immunité antituberculeuse, relate les résultats de ses enquêtes personnelles sur la distribution géographique de l'infection bacillaire à travers le monde, résume toutes les tentatives effectuées pour réaliser soit la sérothérapie, soit la vaccination et les résultats obtenus.

A. CALMETTE
Sous-Directeur de l'Institut Pasteur.

La Vaccination préventive
contre la Tuberculose par le B. C. G.

avec la collaboration de C. GUÉRIN, A. BOQUET, L. NÈGRE

(1927). Un volume de 250 pages . . . . . . **22 fr.**

Léon BERNARD
Professeur à la Faculté de Paris.
Membre de l'Académie de Médecine.
Conseiller technique sanitaire.

Robert DEBRÉ
Professeur agrégé à la Faculté de Paris.
Membre du Conseil supérieur
d'Hygiène publique de France.

Cours d'Hygiène

PAR MM.

ARNAUD — LÉON BERNARD — BIRAUD — BRUMPT
CAMUS — COUVELAIRE — CRUVEILHIER — DARRÉ
ROBERT DEBRÉ — DIENERT — DIMITRI — DOPTER
DUJARDIN-BEAUMETZ — DUVOIR — FEINE — FROIS
GOUGEROT — GUILLON — JOYEUX — KOHN-ABREST
H. LABBÉ — LESNÉ — LORTAT-JACOB — MARTEL — NATTAN-LARRIER — NICOLAS - OTT POTTEVIN — J. RENAULT
RIEUX — ROLANTS — GUSTAVE ROUSSY — SABOURAUD
SACQUÉPÉE — TANON — HENRY THIERRY — TIFFENEAU
VALLÉE — VITRY

TOME I. — ***Épidémiologie et prophylaxie des maladies infectieuses. Épidémiologie générale. Épidémiologie et prophylaxie spéciales. Prophylaxie générale. Hygiène sociale. Protection maternelle. Hygiène professionnelle.*** — *1.248 pages.*

TOME II. — ***Hygiène publique, hygiène alimentaire, hygiène urbaine.*** — *800 pages.*

(1927). Les deux vol. ensemble 2.060 pages avec 214 fig. **160** fr.

Cet important ouvrage contient la documentation la plus neuve et la plus complète qui soit actuellement sur toutes les questions d'hygiène.

Aux *médecins* il donne, non des conceptions périmées réduisant essentiellement l'hygiène à la technique et à la police sanitaire, mais les moyens destinés à combattre le mal et les mesures propres à l'éviter.

Aux *techniciens spécialistes* il apporte l'enseignement théorique nécessaire pour les formations que réclame l'hygiène publique, il est le guide indispensable au cours de leurs visites et de leurs stages.

D'une documentation précise, ce Cours d'Hygiène est l'ouvrage à consulter à chaque instant, qu'il s'agisse d'un arrêté à prendre, d'un rapport à rédiger, d'un avis à donner, d'une construction à faire, etc.

A.-B. MARFAN
Professeur à la Faculté de Médecine de Paris.
Médecin de l'hospice des Enfants-Assistés.

Clinique des maladies de la première enfance

2e Série (1928). 656 pages avec 50 figures. **60 fr.**

Cette deuxième série de cliniques complète un ensemble dans lequel le professeur Marfan expose les résultats de ses travaux et de son expérience sur l'hygiène et les maladies du premier âge.

Les deux premiers ouvrages de cette série, l'un et l'autre épuisés : *Traité de l'Allaitement et de l'Alimentation des enfants du premier âge* (*3e édition*) et *Les affections des voies digestives dans la première enfance*, ont été suivis d'une *Première série de Cliniques* consacrée aux affections de la bouche, des voies respiratoires, à la tuberculose, aux affections du cœur.

Cette deuxième série renferme une étude de la *Syphilis congénitale* et des *Anémies du premier âge*, une *Description du rachitisme avec un exposé critique des travaux récents sur cette affection*, une *étude des maladies des os, de la peau et du système nerveux des enfants.*

Clinique des maladies de la première enfance

1re Série (1926). 608 pages. **58 fr.**

V. HUTINEL
Professeur honoraire de Clinique médicale infantile.

Le Syndrome malin dans les maladies de l'enfance

(1927). Un volume de 308 pages. . **32 fr.**

Caractéristiques cliniques du syndrome malin. — Symptôme, complications, rôle de certaines lésions organiques. — Conséquence des manifestations malignes (équilibre des liquides dans les états adynamiques). Synthèse des observations cliniques, discussion des explications qui en ont été tentées. — Essais d'hygiène et de prophylaxie.

P. NOBÉCOURT
Professeur à la Faculté de Médecine de Paris
Médecin de l'hôpital des Enfants Malades.

CLINIQUE MÉDICALE DES ENFANTS

Livres de *science médicale appliquée.* Le clinicien qu'est le professeur Nobécourt met en scène le malade, il révèle son histoire, l'observe, l'examine, l'analyse, expose les méthodes mises en œuvre pour porter un diagnostic, les difficultés, les hésitations, les traitements institués. Enfin, il tire du fait particulier les enseignements d'ordre général qu'il comporte.

Le médecin trouve dans ces livres simples et clairs des idées nettes et précises sur la plupart des cas graves qu'il rencontre.

I. — Affections de l'Appareil respiratoire

Épuisé.

II. — Affections de l'Appareil circulatoire

(1925). Un volume de 372 pages avec 122 figures.. . 40 fr.

III. — Troubles de la nutrition et de la croissance

(1926). Un volume de 404 pages avec 104 figures. . . . 45 fr.

IV. — Affections de l'Appareil urinaire

(1927). Un volume de 350 pages avec 56 figures. . . . 40 fr.

V. — Affections du Système nerveux

1928). Un volume de 374 pages avec 70 figures. . . . 45 fr.

J. DARIER

Médecin honoraire de l'hôpital St-Louis.

Précis de Dermatologie

4e Édition (1928.) Un volume de 1102 pages avec 120 figures.
Broché. . **85 fr.**; Cartonné toile. . . **100 fr.**

(Collection de Précis Médicaux)

CE livre, basé sur une longue et patiente expérience personnelle, est à la fois un traité de dermatologie, œuvre d'un spécialiste expérimenté, et un traité didactique des maladies de la peau d'une remarquable précision, éclairé des lumières de la pathologie générale.

L'Étude morphologique de l'affection cutanée est la premiere étape du diagnostic; l'auteur prend comme point de départ la lésion élémentaire dont les différentes manifestations constituent l'éruption; si la dermatose ne se manifeste pas par une éruption, il caractérise l'état morbide, choisit un certain nombre de formes dermatologiques élémentaires et signale les lésions anatomiques qu'elles traduisent.

La deuxième partie du livre est consacrée à l'étude des maladies de la peau proprement dites, des entites morbides à étiologie définie, classées suivant la nature de leur cause, et dans chacun de ses chapitres le Dr Darier envisage le diagnostic et le traitement.

Un mémento thérapeutique comprenant des formules toutes expérimentées à l'hôpital ou en clientèle termine cet ouvrage.

Dr L. BROCQ

Cliniques Dermatologiques

2e Série (1927). Un volume de 600 pages. . . **70 fr.**

LE Docteur Brocq avait déjà publié dans une première série de clinique ses principales leçons professées au lit du malade; il les complète par un second volume. Avec ce nouveau livre qui, sur 58 cliniques, en contient 37 non éditées jusqu'à ce jour, on aura une idée exacte des principaux travaux dermatologiques de l'auteur et de l'influence qu'ils ont pu exercer dans la spécialité.

Cliniques Dermatologiques

1re Série (1924). Un volume de 740 pages avec 54 figures **100 fr.**

F. TERRIEN

Professeur de Clinique ophtalmologique à la Faculté de Médecine de Paris.
Ophtalmologiste de l'Hôtel-Dieu.

Chirurgie de l'Œil et de ses annexes

3e Édition (1927). Un vol. de 646 pages, avec 565 fig. **100 fr.**

Après avoir rappelé les notions anatomiques avec les points de repère essentiels, et les précautions à prendre avant toute intervention, l'auteur décrit les opérations courantes.

L'étude des indications opératoires et celle des soins à donner à l'opéré ne sont pas négligées non plus que celle des complications pouvant survenir à la suite de l'intervention.

Ont été décrites en détail les opérations sur le globe oculaire, en particulier l'extraction de cataracte. Le lecteur trouvera exposées dans tous leurs détails les règles à suivre pour la situation de l'opérateur et de son aide, la tenue du couteau, la fixation de l'œil, la technique des incisions. les précautions à prendre.

F. TERRIEN

SÉMIOLOGIE OCULAIRE

Anatomie — Physiologie — Pathologie

I. — La Calotte cornéo-sclérale

(1923). 260 pages, 144 figures. 40 fr.

II. — Le Diaphragme irido-ciliaire

(1924). 240 pages, 126 figures. 40 fr.

III. — Le Cristallin

(1926). 240 pages, 158 figures. 40 fr.

IV. — Statique et dynamiques oculaires

(1928). 222 pages, 100 figures. . . . . 40 fr.

TRAITÉ DE PHYSIOLOGIE NORMALE ET PATHOLOGIQUE

OUVRAGE COMPLET EN 11 VOLUMES

Publié sous la direction de G.-H. ROGER

Professeur de Physiologie à la Faculté de Médecine de Paris.
Doyen de la Faculté.

Secrétaire Général : ***Léon BINET***

Professeur agrégé de Physiologie à la Faculté de Médecine de Paris.

C'EST la première fois que, conçu sous une forme aussi large, paraît un *Traité de physiologie normale et pathologique.*

Ce nouveau *Traité de Physiologie* en onze volumes, publié sous la direction du professeur Roger, n'est ni un compendium de physiologie, où seraient accumulées toutes les données de la biologie, ni un simple résumé de physiologie appliquée. C'est une œuvre assez étendue pour que chacun des collaborateurs, choisis parmi les plus compétents, puisse y développer son effort personnel et par une critique raisonnée mettre au point une question donnée.

Seul, un traité comme celui-ci, largement conçu et largement réalisé, permet à la fois la documentation, la recherche, l'étude et une direction, pour l'application.

TOME III. *Fonctions hépatiques et excrétion.* — (1928). Un volume de 756 pages avec 81 figures, broché **70 fr.**
Relié . **85 fr.**

Physiologie du foie, par G.-H. ROGER. — Physiologie de la vésicule et des voies biliaires extra-hépatiques, par M. CHIRAY et PAVEL. — Les foies des invertébrés, par L. CUÉNOT. — L'excrétion, par L. CUÉNOT. — Physiologie des reins, par F. RATHERY. — Excrétion de l'urine, par Ch. DUBOIS.

TOME IV. *Les sécrétions internes.* — (1928). Un volume de 586 pages avec 125 figures. Broché. . **65 fr.**
Relié. . **80 fr.**

Étude générale des sécrétions internes, par J.-E. Abelous. — Pancréas. Sécrétion interne, par E. Hédon et L. Hédon. — La rate, par J.-E. Abelous, R. Argaud, L.-C. Soula. — Le Thymus, par J. Parisot et G. Richard. — Glande pinéale, par M. Laignel-Lavastine. — Glande thyroïde, par MM. Garnier et R. Huguenin. — Les glandes parathyroïdes, par M. Garnier et R. A. Turpin. — Hypophyse et région infundibulo-tubérienne, par Gustave Roussy et J.-J. Gournay. — Les insuffisances surrénales, par A. Tournade.

TOME VII. *Les Humeurs. Sang et Lymphe. Réactions d'immunité.* — Un volume de 520 pages avec 58 fig. dans le texte, broché. . . . **50 fr.**
Relié. . . . . . **65 fr.**

Sang, propriétés générales et morphologie (J. Jolly). — Hémoglobine et ses dérivés (René Fabre). Les Albuminoïdes respiratoires chez les invertébrés (L. Cuénot). — Plaquettes sanguines (Ph. Pagniez). — La Moelle osseuse (G.-H. Roger). — Coagulation du sang (M. Doyon). — Hémorragies (Henri Delaunay). — La Transfusion du sang (P.-Emile Weil). — Le Système lacunaire (Ch. Achard). — La Lymphe (Léon Binet et Justin-Besançon). — Ganglion lymphatique (Schulmann). — Immunité, antigènes, anticorps (J. Bordet). — Théories de l'anaphylaxie (A. Besredka).

TOME XI *et dernier.* — *Reproduction et Croissance.* — Un vol. de 516 pages avec 93 fig. dans le texte, broché. . **50 fr.**
Relié fers spéciaux. . **65 fr.**

Genèse des produits sexuels et fécondation (Ch. Champy). — L'Appareil génital mâle (H. Busquet). — L'Appareil génital femelle (Henri Vignes). — Caractères sexuels secondaires (A. Pezard). — La Gestation, l'Embryon et le Fœtus, le Placenta (H. Vignes). — La Femme enceinte (H. Vignes et E. Bach). — Physiologie du nouveau-né et du nourrisson (Léon Binet). — La Sécrétion lactée (Ch. Porcher). Etude histologique de la croissance (Ch. Champy). — Etude physiologique de la croissance (E. Lesné et Léon Binet). — Hérédité (E. Rabaud). — Tératologie (E. Rabaud).

Sous presse et en préparation

TOME I. *Physiologie générale.* — (environ 500 pages).

TOME II. *Digestion.*
(1928). Un volume avec figures. . *Paraîtra en novembre 1928.*

TOME V. *Respiration.* — (environ 450 pages).

TOME VI. *Circulation.* — (environ 500 pages).

TOME VIII. *Physiologie musculaire. Chaleur animale.* — (environ 650 pages). . *Paraîtra en novembre 1928.*

TOMES IX et X. — *Physiologie nerveuse.* — (environ 550 pages chacun).

FASCICULE IV. ***Maladies infectieuses et parasitaires.*** — *2e édition* (1925). 820 p., 134 fig. et 5 pl. en couleurs. **75 fr.**

Maladie de Heine-Médin. — Encéphalite léthargique. — La Rage. — La Tuberculose. — Septicémie tuberculeuse. — Les Pseudo-tuberculoses. — Morve. — Lèpre. — Verruga. — Actynomicose. Aspergillose. — Les Mycétomes. Les Oosporoses. Les Sporotrichoses. Les Blastomycoses. — Spirochétoses. — Syphilis ou Tréponémose.

FASCICULE V. ***Tome I. Maladies infectieuses et parasitaires*** (*fin*). — *2e édition* (1924). 452 pages, 196 figures, 3 planches en couleurs. . . . . **55 fr.**

Chancre simple. Granulome des organes génitaux. — Chancre et bubon poradéniques. — Goundou, Pian. — Fièvres récurrentes. — Sodoku. — Le Paludisme, La Fièvre bilieuse hémoglobinurique. — Kala-Azar. Bouton d'Orient. — Trichinose. — Filariose, Strongylose. Distomatose, Coccydiose, Sarcosporidiose. — Echinococcose, Cysticercose. — Trypanosomoses humaines, Bilharzioses. — Erythème polymorphe et Erythème noueux.

Tome II. Le Cancer. — *2e édition* (1927). Un volume avec figures et planches en couleurs. . . *Paraîtra en octobre 1928.*

FASCICULE VI. ***Intoxications.*** — *2e édition* (1925). 520 pages, 27 figures, 4 planches en couleurs . . . . **65 fr.**

Les intoxications. — Saturnisme, Intoxications par le cuivre, le zinc, l'étain. — Phosphorisme. Arsenicisme. Hydrargyrisme, Intoxication par l'oxyde de carbone, le gaz d'éclairage, l'hydrogène sulfuré, le sulfure de carbone, les hydrocarbures. — Intoxication par l'acide picrique. — Intoxication par les gaz de guerre. — L'Alcoolisme. — Caféisme. — Théisme. — Intoxication par le kawa. — Intoxications par l'opium, l'éther, la cocaïne. — Tabagisme. — Intoxications diverses. — Intoxication d'origine alimentaire. — Intoxication par les champignons.

FASCICULE VII. ***Avitaminoses. Maladies par agents physiques. Troubles de la nutrition.*** — *2e édition* (1924). 584 pages 36 figures. . . . . **65 fr.**

Vitamines et Avitaminoses. — Scorbut. — Scorbut infantile. — La Pellagre. — Bériberi. — L'Intoxication par les venins et la sérothérapie antivenimeuse. — Troubles et maladies déterminés par l'Anaphylaxie. — Maladie Sérique. — Maladies par agents physiques. — Troubles et maladies de la nutrition.

FASCICULE VIII. ***Affections des glandes endocrines. Troubles du développement.*** — *2e édition* (1925). 462 pages, 107 figures, 1 planche en couleurs . . . . **55 fr.**

Troubles du développement général. — Pathologie de l'hypophyse. — Acromégalie. — Pathologie de la glande pinéale. — Pathologie de la glande thyroïde. — Myxœdème. Goitre exophtalmique. — Pathologie des parathyroïdes. — Pathologie du thymus. — Pathologie des capsules surrénales. — Troubles des glandes génitales. — Syndromes pluriglandulaires.

FASCICULE IX. ***Affections du Sang et des Organes hématopoïétiques.*** — (1927). 1 volume de 802 pages avec 184 figures et 8 planches en couleurs. . . . . **80 fr.**

Pathologie du globule rouge, Chloroanémies, Anémies graves, Polyglobulies. — Pathologie du globule blanc. Leucocytoses, Leucémies, Affections hémorragipares, Hémophilie. — Purpura. — Pathologie des organes hématopoïétiques. — Pathologie de la moelle osseuse, des ganglions. — Pathologie de la rate.

FASCICULE X. ***Pathologie de l'Appareil circulatoire.*** *En préparation.*

FASCICULE XI. ***Pathologie de l'appareil respiratoire.*** (Nez, Larynx, Trachée, Bronches, Poumons). — *2e édition* (1926). 658 pages, 90 figures, 5 planches. . . . . . . **70 fr.**

Séméiologie de l'appareil respiratoire. — Pathologie du nez et du larynx. — Affections de la trachée et des bronches. — Asthme. — Bronchopneumonies. Pneumonoconioses. — Syphilis pulmonaire et autres affections du poumon. — Cancer pleuropulmonaire. — Kystes hydatiques du poumon.

FASCICULE XII. (1926). ***Pathologie de l'appareil respiratoire*** (*suite*). — ***2e édition.*** 596 pages, 56 figures, 10 pl. **70 fr.**

Tuberculose et pseudo-tuberculoses pulmonaires. — Pathologie de la Plèvre. — Pathologie du Médiastin et adénopathies trachéo-bronchiques.

FASCICULE XIII. ***Pathologie de l'Appareil digestif*** (Bouche, Pharynx, Œsophage, Estomac). — ***2e édition*** (1926). 858 pages, 138 figures, 4 planches en couleurs. . . . **85 fr.**

Pathologie de la Bouche. — Pathologie du Pharynx. — Affections communes à la bouche et au pharynx. — Pathologie de l'Œsophage. — Pathologie de l'Estomac.

FASCICULE XIV. ***Pathologie de l'Appareil digestif*** (Intestin) — (1924). 580 pages, 168 figures, 7 planches en couleurs . . . . **65 fr.**

Pathologie de l'intestin. — Les Affections gastro-intestinales des Nourrissons. — Vers intestinaux. — Ankylostomiase. — Séméiologie des fèces. — Pathologie du rectum et du côlon terminal.

FASCICULE XV. ***Pathologie des glandes salivaires du pancréas et du péritoine.*** — ***2e édition*** (1926). 564 pages 133 figures, 2 planches en couleurs . . . . **65 fr.**

Pathologie des glandes salivaires, — du Pancréas. — Affections aiguës du Péritoine. — Affections chroniques du péritoine. — Kystes hydatiques du péritoine.

FASCICULE XVI. ***Pathologie du Foie.*** (*Paraîtra en octobre 1928*).
(1928). 1048 pages, 163 fig., 20 planches en noir et en coul. **125 fr.**
— Séméiologie physique du foie. — Séméiologie fonctionnelle. —

Syndromes d'insuffisance et de suractivité fonctionnelles du foie. — Le Syndrome d'hypertension portale. — Les Ictères. — Spirochétose ictéro-hémorragique. — Congestions du foie. — Les cirrhoses du foie. Les dégénérescences du foie. — Néoplasmes du foie. — Les hépatites infectieuses aiguës. — Tuberculose du foie. — Syphilis hépatique) — Foie et Paludisme. — Les abcès du foie. — Echinoccocose hépatique. — Les hépatites toxiques pyléphlébites. — Affections des voies biliaires. — Lithiase biliaire. — Cancer des voies biliaires.

FASCICULE XVII. *Pathologie des Reins. Affections des Reins. Hémoglobinimie.* . (*Sous presse.*)

FASCICULE XVIII. *Pathologie du système nerveux.* (*Sémiologie Générale*). — (1928). 812 pages, 256 figures en noir et couleurs, 2 planches en noir et couleurs. . . . . . . **85** fr.

Coma et apoplexie. — Céphalée. — Vertiges. — Troubles du sommeil; Troubles psychiques. — Aphasies. — Troubles de l'élocution. — Troubles de la Motilité. — Troubles de la Tonicité. — Troubles des réactions électriques. — Troubles de la réflectivité. — Troubles de la sensibilité. — Troubles sensoriels. — Liquide céphalo-rachidien.

FASCICULE XIX. *Pathologie du système nerveux (cerveau et cervelet).* — (1925). 1016 pages, 261 figures, 40 planches en noir et 6 planches en couleurs . . . . **105** fr.

Syndrome pyramidal (Hémiplégie). — Hémianesthésie cérébrale. — Hémianopsie. — Epilepsie Jacksonienne. — Topographie cranio-encéphalitique, Syndromes corticaux. — Syndromes sous-corticaux. — Traumatismes du cerveau. — Infections. — Troubles circulatoires. — Tumeurs cérébrales. — Syphilis cérébrale. — Paralysie générale. — Encéphalopathies infantiles. — Pathologie du Cervelet. — Les Syndromes labyrinthiques.

FASCICULE XX. *Pathologie du système nerveux.* (Bulbe, nerfs craniens, méninges, moelle.). . ***En préparation.***

FASCICULE XXI. *Pathologie du système nerveux* (Nerfs, sympathique, névroses.). — (1927). 900 pages, 415 figures, 1 planche double. . . . . **85** fr.

Névralgies, Syndromes radiculaires, Blessures des nerfs, Névrites, Poly-Névrites, Névrite interstitielle hypertrophique, Zona. — Les syndromes sympathiques. — Troubles vaso-moteurs. — Troubles trophiques. — Troubles viscéraux d'origine nerveuse. — Troubles thermiques d'origine nerveuse. — Migraine. — Névroses, Dyskinésies. — Maladies familiales du système nerveux.

FASCICULE XXII (et dernier). ***Pathologie des Muscles, Os et Articulations.*** — (1924). 560 pages, 209 figures, 2 planches en couleurs. . . . . **65** fr.

Affections des muscles. — Maladies des os. — Dystrophies osseuses. — Rachitisme. — Ostéomalacie. — Achondroplasie. — Pseudo-rhumatismes infectieux et toxiques. — Rhumatismes chroniques.

Précis de Technique Opératoire

PAR LES PROSECTEURS DE LA FACULTÉ DE MÉDECINE DE PARIS

Nouvelle série: 7 volumes avec de nombreuses figures.

CETTE collection est devenue, en France et dans tous les pays où elle a été traduite, un instrument classique de travail, et il n'y a guère d'étudiants ou de praticiens qui ne la possèdent.

Dans cette nouvelle série, les auteurs, s'adjoignant en la personne des jeunes prosecteurs leurs élèves et continuateurs, ont revu et au besoin récrit avec eux les différents volumes de la série. Des anciennes éditions n'ont été conservés que les chapitres de chirurgie restés classiques. Les techniques ont été remaniées et adaptées aux idées actuellement courantes. Les procédés anciens ont été supprimés et remplacés par les procédés modernes acceptés par la majorité des chirurgiens. De nouveaux chapitres ont été ajoutés. L'illustration enfin a été presque entièrement refaite.

Appareil génital de la femme, par R. PROUST et le Dr CHARRIER. *6e Édition* (1927). Broché. **18** fr. Cartonné. **25** fr.

Membre inférieur, par GEORGES LABEY et le Dr J. LEVEUF. *5e Édition* (1923). Broché. **18** fr. Cartonné. **25** fr.

Tête et cou, par CH. LENORMANT et P. BROCQ, 247 *figures*. *6e Édition* (1923). Broché. . **18** fr. Cartonné. **25** fr.

Appareil urinaire et appareil génital de l'homme, par Pierre DUVAL et le Dr GATELLIER. *6e Édition* (1923). Broché. **18** fr. Cartonné. **25** fr.

Pratique courante et Chirurgie d'urgence, par V. VEAU et le Dr D'ALLAINES. *7e Éd.* (1924). Br.. **18** fr. Cart. **25** fr.

Thorax et membre supérieur, par A. SCHWARTZ et le Dr METIVET. *7e Édition* (1925). Broché. **18** fr. Cart. **25** fr.

Abdomen, par M. GUIBÉ et J. QUÉNU. *6e Édition* (1926). Broché. . **22** fr. Cartonné. . **30** fr.

COLLECTION DE PRÉCIS MÉDICAUX

Précis de Pathologie Chirurgicale

BEGOUIN ET F. PAPIN — HENRI BOURGEOIS
PIERRE DUVAL ET J. GATELLIER
GOSSET ET D. PETIT-DUTAILLIS — JEANBRAU — LECÈNE
LENORMANT — PROUST ET R. SOUPAULT
TIXIER ET M. PATEL

5e Édition. Entièrement refondue (1928), 6 volumes formant 5480 pages avec 1918 figures. Prix des six volumes :
Brochés . . . . . . **270** fr. | Cartonnés toile. . **330** fr.
Chaque volume. Broché. **45** fr. Cartonné toile. . **55** fr.

L'OUVRAGE entièrement refondu, et même, pour une part importante, un ouvrage *nouveau*.

Deux indications suffisent à montrer dans quel esprit a été conçue et réalisée cette refonte :

La première est l'étendue nouvelle du *Précis* qui est de plus de 5.000 pages contre 4.000 à l'édition précédente.

La seconde indication, c'est que tous les auteurs de la première heure ont travaillé, et travaillé de leur personne, à mettre sur pied cette cinquième édition; ils se sont, en outre, adjoint cinq collaborateurs nouveaux pris parmi ceux de leurs élèves que leurs travaux recommandaient à ce choix.

TOME I. — ***Pathologie Chirurgicale générale, Maladies générales des Tissus*** par P. LECÈNE, L. TIXIER, M. PATEL. — 962 pages, 360 figures.

TOME II. — ***Tête et rachis. Bassin***, par H. BOURGEOIS, CH LENORMANT, R. PROUST et R. SOUPAULT. — 970 pages, 342 figures.

TOME III. — ***Cou, Thorax, Glandes mammaires*** par H. BOURGEOIS, P. LECÈNE, CH. LENORMANT. — 680 pages, 161 figures.

TOME IV. — ***Abdomen*** par A. GOSSET et D. PETIT-DUTAILLIS, PIERRE DUVAL, et J. GATELLIER. — 918 pages, 355 figures.

TOME V. — ***Appareil génital de l'homme. Pathologie urinaire. Gynécologie*** par E. JEANBRAU, P. BÉGOUIN et F. PAPIN. 1028 pages, 302 figures.

TOME VI. — ***Fractures et Luxations. Affections acquises et congénitales des membres*** par E. JEANBRAU, L. TIXIER et M. PATEL ; R. PROUST et SOUPAULT. — 922 pages. 397 figures.

COLLECTION DE PRÉCIS MÉDICAUX

Précis de
Pathologie Médicale

PAR

F. BEZANÇON, MARCEL LABBÉ, LÉON BERNARD, J.-A. SICARD, A. CLERC, P.-ÉMILE WEIL, PHILIBERT, S.-I. DE JONG, A. SEZARY, CH. FOY, PASTEUR VALLERY-RADOT, G. VITRY, MARCEL BLOCH, J. PARAF et THIERS.

Ouvrage complet en 7 volumes.

TOME I. **Maladies infectieuses,** par FERNAND BEZANÇON et PHILIBERT. 540 pages, 75 figures : broché . **35** fr.
Cartonné . **42** fr.

TOME II. **Maladies infectieuses** (2e Partie), par FERNAND BEZANÇON et PHILIBERT. — **Intoxications**, par LÉON BERNARD et JEAN PARAF. 646 pages, 91 figures : broché. . **35** fr.
Cartonné. **42** fr.

TOME III. *2e Édition.* **Maladies de l'appareil respiratoire,** par FERNAND BEZANÇON, et S.-I. DE JONG.
Paraîtra en 1928.

TOME IV. **Maladies du cœur et des vaisseaux,** par A. CLERC.
Paraîtra en 1928.

TOME V. (*2e Édition*). **Maladies du sang et des organes hématopoïétiques,** par P. ÉMILE WEILL et MARCEL BLOCH. **Maladies des reins,** par PASTEUR VALLERY-RADOT. 636 pages, 74 figures : broché.. . **35** fr.
Cartonné . **42** fr.

TOME VI. *2e Édition.* **Maladies de l'appareil digestif et de la nutrition,** par MARCEL LABBÉ et G. VITRY. 830 pages, 403 figures : broché . **40** fr.
Cartonné. . **48** fr.

TOME VII. **Maladies du système nerveux,** par M. SICARD, CH. FOIX et THIERS. — **Glandes endocrines,** par A. SÉZARY.
En Préparation.

COLLECTION DE PRÉCIS MÉDICAUX

M. LAMBLING

Précis de Biochimie

3e Édition (1921). 2e tirage (1925) revu et corrigé par E. Gley, professeur au Collège de France. 724 pages : broché. **38 fr.**
Cartonné . . **46 fr.**

A. RICHAUD

Précis de Thérapeutique et Pharmacologie

6e Édition (1924). 1042 pages, 14 figures : broché. . **50 fr.**
Cartonné.. **60 fr.**

M. ARTHUS

Précis de Physiologie

7e Édition (1927). 1152 pages, 287 figures : broché . **60 fr.**
Cartonné. . **70 fr.**

M. ARTHUS

Précis de Chimie physiologique

10e Édition (1924), 452 pages, 115 figures, 5 planches :
Broché. . **35 fr.**
Cartonné. . . . . **44 fr.**

M. ARTHUS

Précis de Physiologie microbienne

(1921). 408 pages : broché. . **25 fr.**
Cartonné. . . . . **32 fr.**

F. BEZANÇON

Précis de Microbiologie clinique

4e Édition . *En préparation.*

COLLECTION DE PRÉCIS MÉDICAUX

M. LANGERON

Précis de Microscopie

4e Édition (1925). 1034 pages, 315 figures : broché. **50 fr.**
Cartonné. **58 fr.**

Ch. JOYEUX

Précis de Médecine coloniale

(1927). 832 pages, 138 figures : broché. **55 fr.**
Cartonné.. **65 fr.**

E. BRUMPT

Précis de Parasitologie

4e Édition (1927). 1452 pages, 795 fig., 5 pl. : broché. **90 fr.**
Cartonné. **100 fr.**

L. BARD

Précis d'Examen de laboratoire

4e Édition (1921). 830 pages, 162 figures : broché... **40 fr.**
Cartonné.. **48 fr.**

J. COURMONT *Ch. LESIEUR* *A. ROCHAIX*

Précis d'Hygiène

par Paul Courmont et A. Rochaix.

3e Édition (1925). 902 pages, 320 figures : broché... **50 fr.**
Cartonné. **58 fr.**

COLLECTION DE PRÉCIS MÉDICAUX

J. DARIER

Précis de Dermatologie

4e *Édition* (1927). 1102 pages, 120 figures : broché. **85** fr.
Cartonné. **100** fr.

A. LACASSAGNE *Étienne MARTIN*

Précis de Médecine Légale

3e *Édition* (1921). 752 pages, 115 figures : broché. **42** fr.
Cartonné. **50** fr.

Ét. MARTIN

Précis de Déontologie et de Médecine professionnelle

2e *Édition* (1923). 344 pages : broché. . . **18** fr.
Cartonné. . . **24** fr.

L. OMBRÉDANNE

Précis clinique et Opératoire de Chirurgie infantile

2e *Édition* (1926). 1140 pages, 584 figures : broché. . **65** fr.
Cartonné. **75** fr.

P. NOBÉCOURT

Précis de Médecine des Enfants

5e *Édition* (1926). 1022 pages, 229 figures, broché. **58** fr.
Cartonné. **70** fr.

V. MORAX

Précis d'Ophtalmologie

3e *Édition* (1921). 870 pages, 450 figures et 4 planches en coul.
Broché. . **52** fr.
Cartonné. . . . . **60** fr.

Pr. D. — 420.

COLLECTION DU MÉDECIN PRATICIEN

FLORAND et GIRAULT

Diagnostic et traitement des affections du tube digestif

(1922). 410 pages, 62 figures. . 28 fr.

R. LEDOUX-LEBARD

La radiologie du médecin praticien

Radio-diagnostic des maladies de l'appareil digestif

(1926). 288 pages, 101 figures, 12 planches. . . . . . . 40 fr.

Nouveauté

Dr ÉTIENNE

Professeur agrégé à la Faculté de Médecine de Montpellier.

Traitement des Fractures par le praticien

(1927.) Un volume de 194 pages avec 145 figures . 16 fr.

Ce petit livre a été écrit pour le praticien, qui en présence d'une fracture, sans radiographie, sans appareil spécial, sans aide expérimenté, avec sa seule intelligence, son savoir et son habileté manuelle doit formuler et appliquer un traitement.

Paul SOLLIER Paul COURBON

Pratique sémiologique des Maladies mentales

Guide de l'Étudiant et du Praticien

(1924). 458 pages, 87 figures . 30 fr.

COLLECTION
"MÉDECINE ET CHIRURGIE PRATIQUES"

Marcel LABBÉ
Professeur de Pathologie générale à la Faculté de Paris.

Le Traitement du Diabète

2e Édition (1926). 158 pages. . . . 10 fr.

L. NÈGRE   A. BOQUET
Chefs de laboratoire à l'Institut Pasteur.

Antigénothérapie de la Tuberculose par les extraits méthyliques de bacilles de Koch

(1927). 158 pages . . . . 16 fr.

Michel-Léon KINDBERG
Médecin des Hôpitaux de Paris.

La Collapsothérapie de la Tuberculose Pulmonaire

(1927). 160 pages, 12 figures. . . . . 15 fr.

P. GUIBAL (*de Béziers*)
Ex-interne des Hôpitaux de Paris.

Traitement chirurgical de la Dilatation Bronchique

(1924). 174 pages, 31 figures . . . . 12 fr.

CHIRAY *et* J. LEBON

Les Insuffisances Pancréatiques

(1926). 210 pages . . . . 20 fr.

Fidel FERNANDEZ-MARTINEZ

Traitement de l'Ulcus gastroduodénal

(1927). 138 pages . . . . 12 fr.

Mise au point de la *question thérapeutique*, sans que soient négligées les considérations étiologiques et pathogéniques, bases du traitement. Etude complète de l'ulcère simple, de l'ulcère infecté et des complications les plus fréquentes.

COLLECTION
" MÉDECINE ET CHIRURGIE PRATIQUES "

LEROUX-ROBERT
Chef des Travaux de Physiothérapie oto-rhino-laryngée de l'Hôpital Saint-Louis.

La H[te] Fréquence en O.-R.-Laryngologie
Diathermie, Haute tension, Effluvation, Diathermo-Coagulation, Étincelage

2e *Édition* (1927). 216 pages, 113 figures. **26 fr.**

André MOULONGUET
Oto-rhino laryngologiste des Hôpitaux de Paris.

Les Vertiges labyrinthiques

(1927). 166 pages, 17 figures. . . . . **18 fr.**

C. PASCAL — Médecin en chef des asiles d'aliénés de la Seine.
J. DAVESNE

Traitement des maladies mentales par les chocs

(1926). 184 pages. . . . . **18 fr.**

René CRUCHET *A. RAGOT* *J. CAUSSIMON*

La Transfusion du sang de l'animal à l'homme

(1927). 106 pages, 13 figures. . **12 fr.**

Exposé des recherches effectuées par les auteurs en vue de généraliser la transfusion de l'animal à l'homme. Historique. Procédés. Conditions de succès.

LORTAT JACOB — Médecin de l'Hôpital Saint-Louis.
POUMEAU-DELILLE — Interne des Hôpitaux de Paris.

La Syphilis médullaire

(1928). 152 pages . . . . **14 fr.**

Acquisitions récentes touchant la symptomatologie, les formes cliniques, le diagnostic clinique et de laboratoire de la syphilis médullaire. Bases d'une thérapeutique rationnelle.

C. LEVADITI
de l'Institut Pasteur.

L'Herpès et le Zona

Ectodermoses neurotropes

ÉTUDE ÉTIOLOGIQUE ET PATHOGÉNIQUE

(1926). Un volume de 388 pages avec 87 figures. . . **42** fr.

H. GRENET
Médecin
de l'Hôpital Bretonneau.

R. LEVENT
Ancien Interne
des Hôpitaux de Paris.

L. PÈLLISSIER
Interne des Hôpitaux
de Paris.

Les Syphilis viscérales tardives

(1927). Un volume de 378 pages. . . . . **32** fr.

Paul RAVAUT
Médecin de l'Hôpital Saint-Louis.

Syphilis — Paludisme Amibiase

NOTES DE THÉRAPEUTIQUE PRATIQUE

3e *Édition* (1927). Un volume de 284 pages. . . . . **22** fr.

A. SÉZARY
Médecin de l'Hôpital Broca.
Chef de laboratoire à la Faculté de Médecine de Paris.

La Syphilis nerveuse

Étiologie-Pathogénie-Prophylaxie-Traitement

ÉTUDES CLINIQUES ET BIOLOGIQUES

(1926). Un volume de 208 p. avec 2 planches hors texte. **26** fr

Georges GUILLAIN
Professeur à la Faculté de Médecine de Paris.

Ivan BERTRAND
Chef du laboratoire à la Faculté de Médecine de Paris.

Anatomie topographique du système nerveux central

(1926). Un volume grand in-8 de 322 pages avec 60 planches originales. Broché . . . . **80** fr.
Relié toile . . . . **95** fr.

CH. FOIX
Professeur agrégé à la Faculté de Médecine de Paris.

J. NICOLESCO
Assistant d'Histologie à la Faculté de Médecine de Bucarest.

ANATOMIE CÉRÉBRALE

Les Noyaux gris centraux

et la région mésencéphalo-sous-optique

suivie d'un appendice sur l'Anatomie pathologique de la maladie de Parkinson.

(1926). 582 pages, 356 fig., 4 planches en coul., broché. **135** fr.
Relié toile. **165** fr.

J. DEJERINE
Professeur à la Faculté de Médecine de Paris.

Sémiologie des affections du système nerveux

(1926). 2e tirage conforme à l'édition de 1914. Un volume de 1220 pages, avec 564 figures en noir et en couleurs et 3 planches hors texte, relié toile . . . . **190** fr.

P. DELMAS-MARSALET
Interne des Hôpitaux de Bordeaux.

Les Réflexes de posture élémentaires

Étude Physio-Clinique

(1927). Un vol. de 176 pages avec 111 tracés originaux. **16** fr.

Jules COMBY
Médecin de l'hôpital des Enfants-Malades.

Deux cent soixante Consultations médicales pour les Maladies des Enfants

8e *Édition* (1925). 520 pages. . **20** fr.

A.-B. MARFAN

Les vomissements périodiques avec acétonémie

2e *Édition* (1926). 88 pages. . **9** fr.

E. TERRIEN
Ancien chef de clinique infantile de la Faculté.

Précis d'alimentation des nourrissons

5e *Édition* (1926). 322 pages. . **25** fr.

Précis d'alimentation des jeunes enfants du sevrage à dix ans

5e *Édition* (1926). 452 pages. . . . **28** fr.

V. WALLICH
Professeur agrégé à la Faculté de Médecine de Paris.

Ed. LÉVY-SOLAL
Professeur agrégé à la Faculté de Médecine de Paris.

Éléments d'Obstétrique

5e *Édition* (1926). 710 pages, 179 figures. . . . . . . **40** fr.

André LÉRI
Professeur agrégé à la Faculté de Médecine de Paris.

Études sur les affections des os et des articulations

(1926). 460 pages, 128 figures. . . **58** fr.

Albert MOUCHET
Chirurgien des Hôpitaux de Paris.

Louis TAVERNIER
Professeur agrégé à la Faculté de Médecine de Lyon. Chirurgien des Hôpitaux.

Pathologie des ménisques du genou

(1927). 100 pages, 25 figures. . . . . **18** fr.

R. LERICHE
Professeur de Clinique chirurgicale à la Faculté de Strasbourg.

POLICARD
Professeur d'histologie à la Faculté de Lyon.

Les Problèmes de la Physiologie normale et pathologique de l'os

(1926). 230 pages, 31 figures. . . **35** fr.

Th. TUFFIER *P. DESFOSSES*

Petite chirurgie pratique

7e *Édition* (1926). 744 pages, 477 figures. **54** fr.

R. BENSAUDE
Médecin de l'Hôpital Saint-Antoine.

TRAITÉ D'ENDOSCOPIE RECTO-COLIQUE

Rectoscopie — Sigmoïdoscopie

2ᵉ Édition (1926). 180 p., 115 fig., 90 fig. en noir et en coul. **125** fr.

H. BLANC M. NÉGRO
du service Civiale (Hôpital Lariboisière).

La Cystographie

Étude radiologique de la vessie normale et pathologique.

(1926). 192 pages, 108 figures . . . . **48** fr.

WELLS P. EAGLETON

Thrombo-phlébite infectieuse

du sinus caverneux

(1926). 160 pages, 16 figures. . . . . **35** fr.

Henri HARTMANN
Professeur de Clinique médicale,
Chirurgien de l'Hôtel-Dieu.

Chirurgie de l'estomac

Avec la collaboration de Nicolae Barbilian — R. Bensaude — Chabrut-Astaix — A. Metzger — de Poliakoff — Robert Tarjan.

1ʳᵉ Partie (1926). 336 pages, 115 figures (*Travaux de Chirurgie, 6ᵉ Série*) . . . . **52** fr.

Iser SOLOMON
Radiologiste à l'Hôpital Saint-Antoine.

Précis de Radiothérapie profonde

(1926). Un volume de 512 pages avec 174 figures. . . . . **75** fr.

Toute commande de livres doit être accompagnée de son montant augmenté de 10 °/ₒ pour la France et de 15 °/ₒ pour l'Étranger, pour frais de port et d'emballage.

96 290. — Imprimerie Lahure, 9, rue de Fleurus, Paris. — 1926

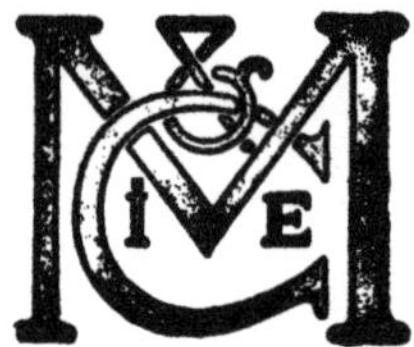

MASSON ET Cie, ÉDITEURS

Bei Fragen zur Produktsicherheit wenden Sie sich bitte an:
If you have any questions regarding product safety,
please contact:

Walter de Gruyter GmbH
Genthiner Straße 13
10785 Berlin
productsafety@degruyterbrill.com